Til ss.

GUIDE PRATIQUE

POUR L'ÉTUDE ET LE TRAITEMENT

DES MALADIES DES YEUX.

I.

OUVRAGES DU MÊME AUTEUR.

LETTRE A M. MAUNOIR, sur un nouvel instrument destiné à rectifier ou agrandir l'incision de la cornée dans l'opération de la cataracte et de la pupille artificielle. Paris, 1832, in-8, avec planches.
— Deuxième édition sous presse.

MEMORIA SULL' ESTIRPAZIONE DELL' UTERO CANCEROSO, couronné et imprimé par ordre de la société médico-chirurgicale de Bologna. 1836.

RECHERCHES MÉDICO-CHIRURGICALES sur l'opération de la cataracte et les moyens de la rendre plus sûre. Deux éditions consécutives. 1834 et 1837.
— Le même, publié en Belgique, avec une lettre ophthalmologique adressée à M. Vleminckx. 1837.

DE L'IRIS ET SES MALADIES, contenant l'anatomie microscopique et comparée de cette partie de l'œil, l'histoire de l'iritis simple et spécifique, mémoire couronné par la société médico-pratique de Paris, suivi d'un mémoire contenant la description des altérations congéniales et accidentelles de l'iris (sous presse).

L'ouvrage aura 20 livraisons de texte et 20 planches, gravées et coloriées avec soin.

Prix de la livraison, contenant une planche et le texte, 1 fr.

On souscrit au bureau de la Société Encyclographique, et chez l'auteur, rue Jacob, 30. — Déjà cent souscripteurs sont inscrits.

PARIS. — IMPRIMERIE DE COSSON,
rue Saint-Germain-des-Prés, 9.

GUIDE PRATIQUE

POUR L'ÉTUDE ET LE TRAITEMENT

DES MALADIES DES YEUX,

PAR

CH.-J.-F. CARRON DU VILLARDS,

Docteur en médecine et chirurgie, professeur d'ophthalmologie à Paris, membre de l'Académie royale des sciences de Turin, de la société médicale d'émulation, et de la société de médecine pratique de Paris; associé correspondant de la société médico-chirurgicale de Bologne; des sociétés royales de Marseille, de Toulouse, du département de l'Ain; des sciences et arts de l'Aube, du Bas-Rhin, de la Nouvelle-Orléans, du cercle médico-chirurgical de Montpellier; de la société des sciences médicales et naturelles de Bruxelles; etc.

Les faits bien établis sont la seule puissance en crédit.

GUIZOT.

TOME PREMIER.

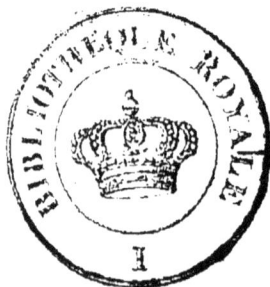

PARIS,

SOCIÉTÉ ENCYCLOGRAPHIQUE DÉS SCIENCES MÉDICALES,

RUE JACOB; Nº 25.

1838.

QUETELET,

Secrétaire perpétuel de l'Académie des sciences de Bruxelles;

VELPEAU,

Professeur de clinique chirurgicale à la Faculté de médecine de Paris;

MIQUEL,

Rédacteur en chef du Bulletin thérapeutique ;

Souvenir affectueux et reconnaissant de l'auteur.

A LA MÉMOIRE

DE CHARLES-JACQUES-LOUIS CARRON,

MÉDECIN PRINCIPAL DES ARMÉES ET HÔPITAUX

DE SA MAJESTÉ LE ROI DE SARDAIGNE,

EN 1793 ;

PROFESSEUR DE L'UNIVERSITÉ DE TURIN,

LAURÉAT DU GRAND PRIX NAPOLÉON DE VACCINE,

EN 1812 ;

ASSOCIÉ NATIONAL ET LAURÉAT DE LA SOCIÉTÉ

DE MÉDECINE DE PARIS,

MON PÈRE, MON PREMIER MAÎTRE ET MON MEILLEUR AMI,

J'OFFRE CE TRIBUT D'AMOUR FILIAL

ET DE RECONNAISSANCE.

PUISSE L'INGRATITUDE DE SES CONCITOYENS

NE PAS LUI REFUSER UN MONUMENT PLUS DURABLE

ET NON MOINS MÉRITÉ !

AVANT-PROPOS.

> Un homme doit toujours travailler pour la science : quant à la récompense, par une voie ou une autre, elle arrive toujours quand on y pense le moins.
>
> *Lettre du professeur Scarpa au professeur Rus-coni (Recherches sur l'opération de la cata-racte , pag. viij).*

Dans toutes mes publications, je n'ai jamais perdu de vue la sentence encourageante que le professeur Scarpa adressait à tous ses élèves, savoir : qu'il fallait songer aux intérêts et au progrès de la science avant tout; que, par une voie ou une autre, la ré-compense arriverait toujours au moment où l'on y penserait le moins. La parole du maître a déjà porté ses fruits, tous ses élèves les plus chers ont recueilli leur part de gloire, sinon de fortune, et j'aime à croire que l'époque n'est pas éloignée où je pour-rai, comme Panizza, Rusconi, Donegana et autres, revendiquer enfin à mon tour ma part dans les travaux inspirés sous l'influence du plus grand chi-

I.

rurgien des temps modernes. S'il vivait encore, je lui dirais : — Maître, me voici! j'ai écrit et entrepris ce livre selon la direction que vous avez toujours imprimée aux travaux de ceux qui ont eu le bonheur de vivre près de vous. Je me suis inspiré par le désir d'être utile à mes jeunes confrères, de payer ma dette à l'humanité en rendant l'étude des maladies des yeux plus facile, en les dépouillant d'une foule de théories dont vous nous avez signalé l'exagération et les travers. J'ai toujours écrit comme j'ai pensé, et surtout comme j'ai vu, et comme vous nous avez appris à voir, sans prévention et sans partialité : je me suis toujours effacé pour montrer les faits, et je n'ai point cherché à me faire un piédestal de la science, mais c'est d'elle que j'espère la récompense de mes travaux. Déjà plus d'une couronne a payé ma persévérance et mes efforts !

Sans l'observation attentive des faits, l'ophthalmologie n'est rien, pas plus que toute autre partie théorique de l'art de guérir : car les faits renversent bien des théories, même les plus brillantes, et les plus probables s'écoulent et ne laissent rien après elles. C'est en procédant ainsi que l'on acquerra une connaissance exacte des maladies des yeux, et que l'on pourra leur opposer un traitement rationnel : aussi un homme qui veut se livrer spécialement à l'exercice de l'ophthalmologie doit-il être médecin et chirurgien avant tout. Louis, l'illustre et savant secrétaire de l'Académie royale de chirurgie, l'avait bien senti. Que l'on écoute et que l'on pèse ses paroles : « On a cru faussement que le savoir nécessaire pour discerner ces diverses affections et pour y remédier faisait en quelque sorte un art particulier : mais quel fruit porterait cette branche, étant séparée du tronc ? Il est bien prouvé par les faits, que les progrès de cette partie de la chirurgie ne sont dus qu'aux grands maîtres qui ont pratiqué l'art dans toute sa plénitude et dont l'expérience, relative aux maladies des yeux, a été éclairée par les lumières que leur avait données les principes qui constituent indivisiblement la science, sans laquelle on ne peut exercer aucune partie avec connaissance de cause (1). »

Malheureusement les choses ne se passent pas ainsi : chaque jour nous voyons des hommes, sans savoir, sans titres, sans conscience, exercer la chirurgie oculaire, monter sur les tréteaux, tromper le public, et crever des yeux à droite et à gauche : la plupart ne savent que perforer une cornée, montrer un cristallin opaque : l'opération sera-t-elle heureuse ? Tant mieux pour eux ; car leur science

_____

(1) *Élémens de la pratique de la chirurgie*, vol. I, p. 438, 4ᵉ édit.

en est encore aux paroles du grand Ambroise Paré :
Je te pansons , Dieu te guarira.

C'est pour cela qu'il faut, en France, un certain courage pour se dire oculiste, pour s'exposer à être appelé collègue par des valets d'anciens oculistes, des dentistes émérites qui s'intitulent et se font appeler oculistes. Heureusement que l'empressement que met M. Orfila a améliorer la position des médecins et à régulariser les études médicales, nous fait espérer que ce scandale cessera.

Si nous avons fait de l'ophthalmologie une étude spéciale, c'est que, dès notre début dans nos études médicales, nous y avons été conduit par les conseils et l'exemple du professeur Scarpa, et ceux de son savant ami le professeur Maunoir.

Pendant dix ans, nous avons été à la tête d'établissemens royaux, de maisons d'éducation civiles et religieuses, où plusieurs milliers d'individus étaient exclusivement soumis à nos soins; nous avons pu alors faire coordonner nos études ophthalmologiques avec la pratique générale de la médecine et de la chirurgie. Bien plus, il nous a été donné de pouvoir en même temps étudier les affections des animaux domestiques; et, certes, cette étude nous a grandement servi, surtout pour la thérapeutique et l'anatomie pathologique. Si nous avons publié des travaux qui se rattachent à la médecine, à l'hygiène et à la chirurgie (1), c'est que nous avons eu pour but de prouver, que nos études générales de médecine marchaient de pair avec notre spécialité, à laquelle nous avons consacré un grand nombre d'articles dans la *Gazette médicale*, le *Bulletin thérapeutique* et le *Journal des connaissances médicales pratiques.*

Lorsque nous avons publié nos recherches sur les causes qui font échouer l'opération de la cataracte, nous avons été bien heureux en voyant tous les organes de la presse s'empresser d'encourager cette publication, dont une seconde édition n'a pas tardé à être nécessaire. Qu'il nous soit permis de rapporter ici l'opinion qu'a émise sur ce livre un homme bien haut placé dans l'ophthalmologie allemande, et auquel nous avions alors le bonheur d'être complétement étranger, ce qui donne plus de prix à son témoignage, exempt de toute camaraderie; voici comme s'exprime M. le professeur D'Ammon, de Dresde :

(1) *Mémoire sur l'emploi thérapeutique de l'eau distillée de laurier-cerise*, couronné par l'Athénée de médecine, 1830.
Mémoire sur les causes de l'accroissement des enfans trouvés, et les moyens de s'opposer à cet accroissement, couronné, en 1831, par la Société royale d'émulation, sciences et arts du département de l'Ain.
Mémoire sur le cancer de la matrice, couronné par la Société de médecine de la Moselle, 1832.
Mémoire sur l'iritis, couronné par la société médico-pratique de Paris, 1837.

« Ce livre, qui est le fruit d'un grand travail et de recherches assidues dans les ouvrages d'ophthalmologie en général, et plus particulièrement dans ceux qui traitent de la cataracte, contient les résultats d'observations nombreuses recueillies dans différentes cliniques ophthalmologiques, et dans sa clientelle privée sur les chances et les circonstances qui accompagnent les différentes méthodes d'opérer la cataracte, et qui peuvent la faire échouer complétement ou incomplétement.

» Ce travail donne un brillant témoignage du zèle avec lequel le docteur Carron du Villards exerce l'ophthalmologie. La question que l'auteur aborde ici est de la plus haute importance, et digne sous tous les rapports de faire le sujet d'une monographie. Cet ouvrage est d'autant plus précieux pour la littérature française qu'elle ne possède de nos jours aucun traité spécial sur la cataracte.

» Il est pour nous d'une utilité moindre, parce que dans presque tous les ouvrages d'ophthalmologie composés en allemand, on a traité ce sujet d'une manière assez satisfaisante. Ce livre ne sera cependant pas lu avec moins d'intérêt en Allemagne, et l'auteur de cette analyse n'hésite pas à avouer qu'il y a appris beaucoup de choses, dont un bon nombre étaient toutes nouvelles, entre autres, par exemple, la formation d'un staphylome de la sclérotique après la scléroticonyxis (p. iij). L'analyse des résultats obtenus par les diverses méthodes d'opérer la cataracte, a dû coûter beaucoup de travail à l'auteur, d'autant plus qu'il y a procédé par la méthode numérique : aussi cette partie du livre est-elle de la plus haute importance ; d'un autre côté, il donne la description des méthodes de Gensoul, Giorgi, Quadri et Adams, qui sont en partie nouvelles pour l'Allemagne. Le chapitre qui est consacré à la cataracte congéniale est également intéressant, seulement, il eût été à désirer que l'auteur eût donné plus de détails sur la cataracte congéniale d'après ses propres connaissances anatomiques.

» Il aurait aussi bien fait de s'étendre plus longuement sur l'anatomie pathologique des yeux après les opérations de la cataracte ; il est vrai qu'il a profité ici des travaux si méritans de Sœmmering et de Cloquet ; mais ensuite il n'a plus rien ajouté à ces faits, ce qu'il aurait pu faire cependant, par des essais sur les animaux. L'ophthalmologie française a beaucoup à espérer du zèle du docteur Carron du Villards, et nous le sommons dans l'intérêt de la science de continuer à marcher dans la voie honorable et brillante qu'il s'est tracée ; il y recueillera plus d'une palme (1). »

---

(1) D'Ammon, *Journal d'ophthalmologie*, tom. V, pag 103.

Il était important pour moi de faire connaître
l'opinion d'un des principaux ophthalmologistes de
l'Allemagne : c'est la seule réponse que je puisse
faire pour le moment à ceux de ses compatriotes
qui prétendent qu'avant eux il n'y avait pas d'ophthalmologie en France, et qu'ils l'ont importée.

Nous devions aussi répéter les dernières paroles
de M. D'Ammon, parce que nous nous sommes
rencontrés, sans le savoir, dans le même concours,
et que nous y avons partagé les palmes qu'il m'appelait à recueillir (1). Ce concours mémorable a
été celui de la société Medico-Pratique de Paris sur
l'iritis, auquel ont pris part un grand nombre de
chirurgiens contemporains, et qui a offert en outre
un fait inoui dans les fastes des concours, savoir :
un confrère qui, ayant employé son temps à aller
se promener en Allemagne, et qui, n'ayant pas eu
celui de terminer son mémoire, se présenta pour
lire son travail (2) au sein de la société même, au
moment où la commission chargée des rapports se
rassemblait pour les terminer et adjuger les prix.
Cette communication aurait pu avoir pour plusieurs
concurrens un résultat fâcheux, s'ils n'eussent pas
connu et apprécié les idées allemandes que conte-

(1) Ammon, *Journal d'ophthalmologie*, tom. V, pag. 109.
(2) Sichel, *Traité de l'ophthalmie, de la cataracte et de l'amaurose*, pag. 65.

nait ce mémoire. Je dois ici un hommage public de reconnaissance à la mémoire du Dʳ Sabatier, qui paralysa, par la droiture de son caractère, l'acte peu courtois dont mes concurrens et moi avons failli être la victime.

Maintenant parlons du plan de l'ouvrage, auquel nous avons donné le nom de *Guide pratique pour l'étude et le traitement des maladies des yeux.* Son titre seul indique le but dans lequel il a été fait, savoir : de favoriser l'étude et le traitement des maladies des yeux sous le rapport pratique ; car, que désirent les médecins, si ce n'est guérir leurs malades le plus promptement possible ? et ceux-ci s'accommodent très-bien de ce désir. Convaincu de la nécessité de rappeler les ouvrages publiés avant nous, afin que ceux qui veulent se livrer à cette partie de la science pussent les consulter avec fruit, nous avons tracé un aperçu bibliographique des ouvrages qui méritent d'être consultés. Si la forme et l'étendue de ce livre nous l'eussent permis, nous aurions voulu, à l'exemple du célèbre professeur Beer (1), donner après chaque auteur l'analyse succincte de ses opinions et de ses doctrines ; mais nous avons dû nous restreindre aux simples désignations indiquées. C'est pour cette

(1) *Bibliotheca ophthalmica.* Viennæ, 1799.

partie de ma publication que je réclame surtout
l'indulgence que j'ai sollicitée pour chaque publication ; car, composé en plusieurs langues, dont le
plus grand nombre me sont inconnues, l'on rencontrera, sans aucun doute, un bon nombre de
fautes de langue et d'impression. Pourquoi, me
dira-t-on, ne pas faire un errata. Je répondrai avec
un de nos plus spirituels écrivains : « Un erratum
est toujours défavorable à une publication, parce
qu'il signale des erreurs qui échappent souvent au
lecteur, et que, s'il les découvre, il a assez de bon
sens pour ne pas croire que l'auteur ou l'impri-
meur les aient faites volontairement!!! »

Comme notre livre est surtout destiné aux médecins praticiens, nous avons cru devoir rappeler
brièvement l'anatomie générale de l'œil et de ses
annexes : l'anatomie intime et microscopique devant faire le sujet d'une publication spéciale : c'est
dans le même but que nous avons esquissé l'histoire
de l'ophthalmologie, et que nous avons fait connaître les formules et les médicamens de quelques
oculistes célèbres de l'antiquité.

Dans l'intime persuasion où nous sommes que le
diagnostic joue un très-grand rôle dans l'étude et
le traitement des maladies des yeux, nous avons
donné avec soin les moyens de rendre le diagnostic
plus facile, en faisant précéder notre travail par un

manuel de l'exploration pratique de l'œil et de ses annexes. Dans le cours de l'ouvrage, nous avons suivi l'ordre anatomique : il nous a paru le plus commode pour l'étude, quoiqu'il nous exposât à des répétitions indispensables.

Cette nouvelle publication rappellera nécessairement les principes émis dans diverses autres publications, notamment dans la *Lettre au professeur Maunoir*, le *Guide pratique pour l'exploration de l'œil et de ses annexes*, et les *Recherches sur les causes qui font échouer l'opération de la cataracte*.

L'ouvrage enfin est terminé par un mémento thérapeutique et pharmaceutique qui doit être de la plus grande utilité pour les praticiens. On s'étonnera peut-être de voir les formules écrites en latin ; mais, ce livre étant destiné à être vendu en Belgique et en Hollande, les médecins et les pharmaciens de ces pays, ont l'habitude de formuler en latin de même que les médecins allemands, j'ai dû laisser pour l'édition française les formules écrites en langue latine.

Un dernier mot : ce livre n'est point un traité complet ni un travail didactique ; il a été écrit sous l'influence pratique, et c'est ainsi que je le présente : il n'est point destiné à suppléer, ou à éclipser telle ou telle production contemporaine, mais à

former un travail qui pût dans un cercle assez étroit rassembler beaucoup de choses : l'avenir prouvera si j'ai bien compris les besoins des praticiens, et des étudians. Je terminerai par ces paroles de l'illustre auteur des Messéniennes : « J'ai toujours li-
» vré mes ouvrages au public sans les défendre : je
» n'ai pas pris parti contre mes juges : j'aurais mau-
» vaise grâce à le faire aujourd'hui où une bienveil-
» lance presque générale est venue adoucir pour moi
» ce que la critique pourrait avoir de sévère. »

Paris, 30 juin 1838.

LITTÉRATURE OPHTHALMOLOGIQUE.

PREMIÈRE PARTIE

SUR LES MALADIES EXTERNES DES YEUX.

1. Sur les maladies des yeux en général.

A. *Écrits préliminaires.*

Ryff (Gualther-Hermann). Nützlicher Bericht, wie man, etc. Traité sur la conservation de la vue et des dents. Wurzbourg, 1548.

Laurentius (André). Discours de la conservation de la vue. Paris, 1600.

Van Hœrnigk (Lud.). Politia medica. Francof., 1638.

Henninger (J.-Conrad). Observationes et cautelæ circa oculorum curationem. Argentor., 1720.

Lichtmann (J.-Michael). Das alte verdunkelte doch wieder, etc. Guérison de l'œil obscurci.

Platner (Zacharias). De medicina ocularia programma. Lipsiæ, 1735.

Junker (Johannes). De defensione alterius oculi, quando alter quocumque malo visu privatus est. Hallæ, 1743.

Taylor (Johannes). Von der Kunst das, etc. Sur l'art de conserver la vue. Pesaro, 1756. — Novus modus confirmandi visum. Milan, 1757.

Quesnai (Franciscus). Observations sur la conservation de la vue. Paris, 1760.

Hoyer (Johann.-Georg.). De visus acie in septuagenario usu Nicotianæ conservata.

Buisch (J.-G.). Guter Rath bei verschiedenen, etc. Bon conseil dans plusieurs maladies des yeux. Hambourg, 1790.

I.

Meninto ou *Meining* (Christ.-Gottlob). Ophthalmologie.

Boerhaave (Hermannus). Prælectiones de morbis oculorum. Gœttingæ , 1746.

Billi (Dom.) Breve trattato, etc. Petit traité des maladies des yeux , 1749.

Taylor (Johann.). Catalogue of 243 diseases, etc. Catalogue de 243 maladies de l'œil. Edinburg, 1749. — Morbi oculorum systematice collecti. Romæ , 1757.

De Sauvages Boissier (Francisc.). Synopsis morborum oculis incidentium genera et species exponens. Monspel., 1753.

Hill (James). The fabrik of the eye, etc. L'organisation de l'œil et les différens maux (désordres) qui troublent la vue. Londres, 1758.

Porterfield (William). A treatise of, etc. Traité sur les yeux. Edinbourg , 1759.

Guérin. Traité sur les maladies des yeux. Lyon, 1769.

Gendron (Louis-Florent Deshais). Traité des maladies des yeux et des moyens et opérations propres à leur guérison. Paris , 1770.

Pouteau (Claude). Traité des maladies des yeux. Paris , 1770.

Plenk (Jos.-Jacob). Doctrina de morbis oculorum. Viennæ, 1777.

Troja (Mich.). Lezioni intorno alle malattie degli occhj, etc. Neapoli , 1780. Leçons sur les maladies de l'œil et leur traitement suivant la nouvelle université.

Chandler (Georg.). A treatise on the diseases of the eye , etc. London , 1780. Traité sur les maladies de l'œil, et leurs remèdes , précédé de l'anatomie de l'œil, de la théorie de la vision et des différentes espèces de vue imparfaite.

Desmonceaux (l'abbé). Traité des maladies des yeux et des oreilles. Paris, 1786.

Rowley (William). A treat. on one hundred and eighteen, etc.

Traité de 118 maladies principales des yeux et des paupières. Londres, 1790.

Kortum (Carl. - Georg. - Theodor.). Medic. – chirurg.
Handb., etc. Manuel médico-chirurgical des maladies
des yeux. Lemgo, 1791.

Beer (G.-Joseph). Lehre der Augenkrank, etc. Guide pour
l'ophthalmologie. Vienne, 1792.

Horrebow (Magnus). Tractatus de oculo humano, ejusque
morbis. Hafniæ, 1792.

C. *Mémoires ou observations sur plusieurs maladies des yeux,
ou sur plusieurs opérations sans ordre.*

Cradok (Samuel). Generalia circa suffusionem, guttam se-
renam et inflammationem. Leidæ, 1693.

Woolhouse (J.-Thomas). Expériences des différentes opérations manuelles et des guérisons qu'il a pratiquées aux
yeux. Paris, 1711.

Fischer (J.-Andreas). Disp. de curandis præcipuis oculorum affectibus. Erford., 1723.

Hofman (Fridericus). Disp. de morbis oculorum præcipuis.
Halæ, 1728.

Duddell (Benedictus). Treat. on the diseas. of, etc. London, 1729. Traité sur les maladies de l'œil et les différentes espèces de cataractes.

Devaux (J.-Petr.) Disp. de præcipuis oculorum affectibus.
Argentor., 1734.

Idema (Petrus). Ontleed en natuur kondige verhandel, etc.
Leeuwarden, 1741. Traité sur l'œil.

Hebenstreit (J.-Ernest). Disp. de oculo lacrymante. Lipsiæ, 1743.

Nannoni (Angelus). Dissertazioni chirurgiche, etc. Dissertations chirurgicales sur la fistule lacrymale, la cataracte, et les remèdes, etc. Parigi, 1748.

Furstenau (J.-Hermann). Disp. de oculorum vitiis præcipuis. Rintelii, 1748.

Jéricho (F.-W.). Diss. sistens modum sectionis oculi in cataracta instituenda, variasque circà ophthalmiam caute-
las. Cui accedit observatio practica de tumore oculi inso-
lito. Utrecht, 1766.

Dachtler (Car.-Friedr.-Ludw.). Disp. de variis oculorum
morbis. Leidæ, 1770.

Rowley (William). An essay on the ophthalmia, etc. Essai
sur l'ophthalmie, sur les inflammations de l'œil, etc., avec
des instructions sur les différentes méthodes de guérir.
Londres, 1771.

Janin (Johann.). Mémoires et observations anatomiques,
physiologiques et physiques sur l'œil, et sur les maladies qui affectent cet organe, avec un précis des opérations et des remèdes qu'on doit pratiquer pour les guérir. Lyon et Paris, 1772.

Warner (Joseph). A description of the human eye, etc.
Description de l'œil humain et des parties voisines,
avec leurs principales maladies et les méthodes proposées
pour leur guérison. Londres, 1773.

Rowley (William). A treatise on the principal diseases, etc.
Traité sur les maladies principales de l'œil et leur guérison. Londres, 1773.

Vogler. Diss. de oculorum morbis sine ophthalmicis sanandis. Goettingæ, 1778.

Baldinger. De oculorum morbis sine ophthalmicis sanandis,
Progr. Goetting., 1778.

Ware (James). Remarks on the ophtalmy, etc. Remarques
sur l'ophthalmie, la psorophthalmie et l'œil purulent.
Londres, 1780.

Pellier de Quengsy (G.). Recueil de mémoires et d'observations tant sur les maladies qui attaquent l'œil et les
parties qui l'environnent, que sur les moyens de les
guérir, etc. Montpellier, 1783.

Gleize. Nouvelles observations pratiques sur les maladies de l'œil et leur traitement. Paris, 1786.

Beer (G.-Joseph). Praktische Beobachtungen über verschied, etc. Observations pratiques sur différentes maladies des yeux et surtout sur celles qui résultent d'autres maladies du corps. Vienne, 1791.

Conradi (Georg.-Christoph.). Observations chirurgicales dans le *Magasin de chirurgie*, par Arnemann. Goettingen, 1797.

Himly. Remarques sur plusieurs maladies des yeux. Jéna, 1797.

D. *Écrits mêlés.*

1. Systèmes médico-chirurgicaux et abrégés, dans lesquels se trouvent aussi les maladies des yeux dans un ordre méthodique.

Guilielmus de Saliceto. Chirurgia. Venet., 1470.

Celsus (Aurelius-Cornelius). Celsus de re medica. Florentinæ, 1478.

Dela Cerlata (Petrus). Chirurgia. Venet., 1480.

Savonarola (J.-Michael). De ægritudinibus a capite ad pedes. Papiæ, 1486.

Lanfrancus I. Practica, quæ dicitur ars completa totius chirurgiæ. Venet., 1490.—II. Minor chirurgia. Venet., 1545.

Balescon de Tharare, aussi *Valescus de Taranta*. Philonium. Venet., 1490.

De Gadessen (Johannes). Rosa anglica seu practica medicina a capite ad pedes. Papiæ, 1492.

Guainerius (Ant.). De ægritudinibus capitis, oculorum, aurium, etc. Papiæ, 1497.

De Chauliac (Guy), aussi Guido de Cauliaco ou Cantriaco. Chirurgia major. Bergami, 1498.

Theodoricus. Chirurgia. Bergami, 1498.

Brunus. Chirurgiæ magnæ libri II, in Collectione Veneta, 1499.

Gatenaria (Marcus). De curis ægritudinum particularium. Lyon, 1506.

Bertruccius (Nicolaus). Collectorium totius fere medicinæ. Lyon, 1509.

De Vigo (Johannes). Practica ad filium Aloisium data. Romæ, 1514.

Champier (Symphorianus), aussi Campegius. Practica nova de omnibus morborum generibus. Lyon, 1517.

Arculanus (Johannes). Practica medica s. opus in nonum Rhazis. Papiæ, 1517.

Albucasis Abul Casem Khalaf Ebn-Abbas Alzaharavi. Liber theoriæ, necnon practicæ Alzaharavii qui vulgo Alzaravius dicitur. Vindel, 1519.

Hali (Abbas). Regalis dispositio a Stephano latine versa et a Michaele de Capella Synonymis, etc., illustrata. Lyon, 1523.

Plinius (Valerianus). De re medica L. V. Basil., 1528.

Paulus (Ægineta). Παύλου Αἰγινήτου, ἰατροῦ ἀρίστου, βιβλία ἑπτά. L. VII.

Charetanus (Joh.). Wundarzney zu allen, etc. Chirurgie pour toutes les maladies de tout le corps. Strasbourg, 1530.

Arnaldus de Villanova. Breviarium practicæ. Venet., 1532.

Cornarus (Janus). Universæ rei medicæ epigraphe. Basil., 1534.

Benedictus (Alexander). De omnium a vertice ad plantam morborum signis, differentiis, etc., ad Maximilianum imperatorem. Venet., 1535.

Constantini (Africani) Opera. Basileæ, 1536.

Ryff (Gualther-Hermann). Handbüchlein gemeiner Praxis, etc. Petit Manuel de pratique générale de toute la chirurgie. Strasbourg, 1541. — Grosse Chirurgie, etc. Grande chirurgie ou chirurgie parfaite. Francfort, 1545.

—Kleine Chirurgie. Petite chirurgie. Strasbourg , 1542.

Fernelius (J.). L. VII De naturali parte medicinæ. Paris, 1542. — Opus universæ medicinæ. Paris , 1563.

Fuchs (Leonardus). Curandi ratio. Basil., 1542.

Dryander (Johannes). Der ganzen Arznei, etc. Toute la médecine en général. Francfort, 1542. — Arzneispiegel Beneben , etc. Miroir de médecine avec les instrumens anatomiques et chirurgicaux. Francfort, 1547.

Rhazeus. Abubecker Mahummed Ben Zacharia, aussi Rasi ou Rhaze. Continens Rasis ordinatus et correctus per clarissimum artium et medicinæ doctorem, magistrum Hieronymum Surianum , etc. Venet., 1542. — Liber Rasis ad Almanzorem, præfectum urbis Raj. Inter opera exquisitiora Abubeckeri Rhazæ Mahumethi. Basil. , 1544. — Liber Almanzoris. Venet., 1483. — Liber Divisionum. Venet. , 1508.

Gordon (Bernard). Liber medicinæ, s. Compendii medici. Paris , 1542.

Ætius. Tetrabiblion librorum XVI. Vol. VII. Venet., 1543.

De Victoriis (Leonellus). Practica medicinalis, s. de medendis morbis membrorum omnium corporis humani. Ingolstadt, 1545.

Alexander, ordinairement *Trallianus.* Ἀλεξάνδρου Τραλλιάνου βιβλία δυσκαίδεκα , Alexandri Tralliani medici lib. XII. Lutetiæ , 1548. Les XII livres d'Alexandre Trallianus.

Sérapion (Jean, fils). Ben Serapion Rhazel , Practicæ libr. VII, cura Andreæ Alpagi. Venet., 1550.

Ab Altoman (Donat.-Anton.). Ars medica, s. de medendis corporis humani malis. Napoli, 1553.

Avenzoar Al Wazir Abu Merwan Abdelmelek Ibu Zohr. Tajessir ou Theysir. Venet., 1553.

Oribasius. Synopseos ad Eustathium filium, lib. IX. Basil., 1557.

Avicenna (*Abu Ali Al-Hussein Abdallah Ebn Sina*). Canonis libri V, ex editione Johannis Costæi. Venet., 1564.

Wirsung (Christoph). Arzneibuch. Livre de médecine. Heidelberg, 1568.

Nonus. De omnium particularium morborum curatione, ex editione Hermi Martii. Argenter., 1568.

Daléchamp (Jac.). Chirurgie française avec plusieurs figures d'instrumens nécessaires pour l'opération manuelle. Lyon, 1569.

Guintherus (Johannes). Commentar. de medicina veteri et nova. Basil, , 1571.

Leon (Dominicus). Ars medendi humanos particularesque morbos a capite ad calcem. Bonon., 1576.

Paré ou *Parœus* (Ambrosius). Opera omnia a Jacobo Guillemeaux chirurgo edita. Parisiis, 1582.

Berlinus (Georgius). Medicina, XX libris absoluta. Basil., 1587.

Rudius (Eustachius). Ars medica de omnibus corporis humani affectibus internis et externis curandis. Venet., 1590.

Un inconnu). Universæ medicinæ synopsis oculique passionum enumeratio. Vicentiæ, 1595.

Sacchius (Durans). Subsidium medicinæ, in quo, quantum docta manus præstet ad immanes morbos evellendos, elucescit. Urbin, 1596.

Massaria (Alexander). Practica medica, edente Johanne Eaumann. Francof., 1601.

Fragosus (Johannes). Chirurgia universal. Madrit. et Compl., 1601.

Heurnius (Johannes). Tractatus de morbis oculorum, aurium, nasi, etc. Leidæ, 1602.

Mesve (Johannes, junior). Johannis Mesve Damasceni opera. Venet., 1602.

Paracelsus. Opera omnia a Johanne Husero. Argentor., 1605. — Opera omnia. Argentor., 1603.

Liddel (Duncan). Ars medica, succincte et perspicue explicata. Hamburg., 1607.

Mercatus (Ludovicus). De morbis opera omnia, edente Za
charia Palthenio. Francof. , 1608.

Fabricius ab Aquapendente (Hieron.). Opera chirurgica in
. duas partes divisa. Paris, 1613.

Zacutus (Lusitanus). De medicorum principum historia,
liv. I. Amsteld., 1629.

Sennert (Daniel). Medicinæ practicæ, liber V. Parisiis vel
. Witteberg. , 1634.

Barbette (Paulus). Chirurgia, s. Heelkonst na de , etc., chirurgie. Amsterdam , 1657.

Riolan (Johannes). Enchiridion anatomico-pathologicum.
Paris , 1658.

Purman. (Matthias-Godofr). Chirurgisch. Lorbeerkranz,
oder grosse Wundarznei. Grande chirurgie. Halber-
stadt , 1685.—Chirurgia curios. Francof., 1694.

Turquet (Theodor). M. Praxis. Pratique. London, 1690.

Poupart (Francisc). Chirurgie complète. Paris , 1695.

Verduc (J-Baptiste). Pathologie de chirurgie. Paris, 1710.

Heister (Laurentius). Chirurgia. Nürenberg, 1718. $\frac{2}{3}$

Manget (J. Jacobus). Bibliotheca chirurgica, qua omnes
morbi chirurgici a capite ad calcem recensentur cum
suis remediis et curationibus. Genevæ, 1721.

Zwinger (Theodorus). Pædoiatreia practica. Basil., 1722.

Kraeutermann (Valentin). Sicherer Augen-und Zahnarzt.
Arnstett, 1732. Oculiste et dentiste infaillible. ;

De la Faye (George). Principes de chirurgie. Paris, 1738.

Platner (Johannes-Zacharias). Institutiones chirurgiæ rationalis, tam medicæ, quam manualis : adjectæ icones
nonnullorum ferramentorum aliarumque rerum quæ
ad chirurgi officinam pertinent. Lipsiæ, 1745.

Haguenot (Henric.). Disp. de morbis capitis externis. Ge-
nev., 1751.

Ludwig (Cristian-Gottlieb). Iustitutiones chirurgiæ Præ-
lectionibus academicis accommodatæ. Lipsiæ, 1764.

Petit (Franciscus). Traité des maladies chirurgicales, etc.
Paris, 1774.

Lange (Joh.-Heinrich). Die Chirurgie für angehende
Wundaerzte. Lüneburg, 1776. La chirurgie pour les
jeunes chirurgiens.

Chopart et *Desault.* Traité des maladies chirurgicales et
des opérations qui leur conviennent. Paris, 1779.

Bell (Benjamin). A system of surgery, volume III et IV.
Edinburgh, 1785. Système de chirurgie.

Richter (Aug.-Gottlieb). Anfangsgründe der Wundarzneikunst. Gœttingen, 1789. Rudimens de la chirurgie.

Metzger (J.-D.). Handbuch der Chirurgie. Iena, 1791. Manuel de chirurgie.

Brendel (Joannes-Gothofred). Prælectionum academica-
rum, tom. III, curante Hermanno Wilhelmo Linde-
mann. Lipsiæ, 1794.

2. Écrits médico-chirurgicaux dans lesquels plusieurs maladies des yeux
sont exposées sans ordre, ou qui traitent de plusieurs opérations.

Theodorus (Priscianus). Libri ad Timotheum tres. Basil.,
1532.

Erotes. Gyneciis. Basil., 1566.

Pois ou *Piso* (Nicol.). L. de cognoscendis et curandis
præcipue internis humani corporis morbis. Francof.,
1580.

Forestus (Petrus). Observationum chirurgicarum liber XI.
Leidæ, 1591.

Fabricius (Gulielmus), appelé aussi *Hildanus*, par rapport
à son pays. Observationes chirurgicæ. Venet., 1598.

Plater (Felix). Observationum in hominis adfectibus pleris-
que libri III. Basil., 1644.

Lotichius (Johann.-Petrus). Consiliorum et observationum
medicarum libr. VI. Ulm, 1644.

Rhodius (Johannes). Observationum medicinalium centuriæ III. Patavii, 1657.

Decker (Fridericus). Exercitationes med. pract. circa methodum medendi, observationibus illustrat. Leidæ,1673.

Muys (Johannes). Praxis medico-chirurgica rationalis cum decadibus observationum quatuor. Leidæ , 1682.

De La Charière (Joseph). Des opérations de la chirurgie avec plusieurs observations et une idée générale des plaies. Paris, 1690.

Nuck (Antonius). Operationes et experimenta chirurgica, edidit J. T. Tiling, medicinæ studiosus. Leidæ , 1692. — Opera conjuncta. Leidæ,1733.

Verduc (J.-Baptist.). Le Traité des opérations de chirurgie. Paris , 1693.

De La Vauguyon. Traité complet des opérations de la chirurgie. Paris, 1696.

De Sorbait (Paul). Praxis medica. Vindob., 1679.

Dionis (Petrus). Cours d'opérations de chirurgie démontrées au Jardin du Roi. Paris, 1707.

Purman (Mathias-Godofr.). Curiosæ observationes chirurgicæ. Ienæ, 1710.

Marini (Girolamo). Prattica delle più diff. operaz. di chirurg., ecc. Rom. 1723.

Belloste (Augustinus). Suite du Chirurgien de l'hôpital, du mercure, des maladies des yeux, etc. Paris, 1725.

Wepfer (J.-Jacobus). Observationes medico-practicæ de affectibus capitis internis et externis, studio nepotum Bernhardini, et Georg. Mich. Wepfer, Scaphusiæ, 1727.

Hecquet (Philip.). Sur l'utilité de la saignée dans les maladies des yeux. A Paris.

Heister (Laurentius). Observationes medicæ miscellaneæ theoreticæ et practicæ. Resp. Moebio. Helmstadt , 1730.

Villars (Elias-Col. de). Cours de chirurgie dicté aux écoles de médecine, t. IV. Dictionnaire français-latin des termes de médecine et de chirurgie. Paris, 1741.

Demours (Petrus). Observations concernant l'histoire
naturelle et les maladies des yeux. Amsterd., 1741.
— Essais et observations de médecine de la Société
d'Édimbourg. Traduit de l'anglais et augmenté par Demours. T. I. Paris, 1740.

Le Dran (Henricus-Franciscus). Traité des opérations
de chirurgie. Paris, 1743.

Schacht (Johannes-Oosterdyk). Practicæ medicinæ insti-
tution., etc. Ultrajecti, 1747.

Scharp (Samuel). Treatise on the operat. of surg. London,
1747. Traité sur les opérations chirurgicales.

Acrell (Olaus). Chirurgiske haendelser anmarkt uti k Laza-
rettet. Stockholm, 1759. Observations chirurgicales faites
à l'hôpital de Stockholm.

Bertrandi (Ambrosius). Abhandlung von den chirurgischen Operationen mit Kupfern. Wien, 1770. Traité sur
les opérations chirurgicales avec des planches. (Traduit
de l'italien.)

Schmucker (Johann. Lebrecht). Chirurgische Wahrnehmungen. Berlin, 1774. Observations chirurgicales.

Le Blanc. Précis d'opérations de chirurgie. Tom. I. Paris,
1775.

Vogel (Adolph.-Friedr.). Chirurgische Wahrnehmungen.
Erste Sammlung. Lübeck, 1778. Observations chirurgicales. Collection I.

Mohrenheim (Joseph). Beobacht. verschied. chirurg. Vor-
faelle, mit Kupfern. Wien, 1780. Observations sur plusieurs cas chirurgicaux; avec des planches.

Prochaska (Georg.). Beobacht. über einige Augenkrankheiten, in Mohrenheims wienerischen Beitraegen, Dessau
et Leipsik, 1783. Observations sur quelques maladies
des yeux dans les collections Viennoises par Mohrenheim.

Hunczovsky (Johann). Anweisung zu chirurgischen Ope-

rationen. Vienne, 1785. Guide des opérations chirurgicales.

Gesner (Joh.-August-Philipp.). Entdeckungen der neuesten Zeit in der Arzneigelahrtheit. Nordlingen, 1786.
Découvertes pour la médecine des siècles modernes.

Huhn (Otto). Diss. sistens observationum medicarum ac
chirurgicarum fasciculum. Gottingæ, 1788.

Meyer (Abraham). Neues Archiv. der praktisch. Arz-
neik. von Meckel, Theil. Leipzig, 1789. Nouvelles Archives de médecine pratique par Meckel.

Richter (August-Gottlieb) Medicinisch-chirurgische Bemerkungen Gœttingen, 1790. Remarques médico-chirurgicales.

Conradi (Georg.-Christoph.). Auswahl aus dem Tagebuch eines praktischen Arztes. Chemnitz, 1794.

II. EXTRAITS TIRÉS DU PORTEFEUILLE D'UN MÉDECIN.

E. *Collections de plusieurs écrits sur les maladies des yeux.*

1. Par différens auteurs ensemble.

Anel (Dominicus). Nouvelle méthode de guérir les fistules lacrymales, ou Recueil de différentes pièces pour et
contre et en faveur de la même méthode. Turin, 1713.

2. Par différens auteurs seuls.

Heister (Laurentius). De cataracta, glaucomate et amaurosi
Tractatio. Altdorf., 1713.

Platner (Zacharias). Opusculorum tom. III. Lipsiæ,
1749.

Jugler (Jo.-Henric).Opuscula binna medico-litteraria. Alterum Specimen Bibliothecæ ophtalmicæ primum recens
Auctores, qui ad Q. usque Sereni Sammonici ætatem in
medicina ocularia unquam inclaruere, alterum de collyriis veterum, variisque eorum differentiis. Lipsiæ et
Dessau, 1785.

II. LITTÉRATURE DE L'OPHTHALMOLOGIE.

A. *Littérature sur les maladies des yeux.*

Anel (Dominicus). Lettres diverses ou les critiques de la critique del signor Francesco Signorotti, etc. A Turin, 1713.

Signorotti (Francisc.). Informazione fatta dal Chirurgo F. S. ad uno degl' illustr. etc. In Genova e Torino, 1713.

Woolhouse (Thomas). Observations critiques de W. sur un livre imprimé en Angleterre. Londres, 1713.—Réponse aux difficultés touchant la cataracte membraneuse. Trioult, 1726.—Observations sur le mémoire de M. Morand dans l'Hist. de l'Acad. des scienc. Trioult, 1726.

Heister (Laurentius). Apologia et uberior illustratio systematis sui de cataracta, glaucomate et amaurosi contra objectiones Woolhusii et Parisiensis medicorum diarii. Altdorf., 1717. — De Vindiciis sententiæ suæ de cataracta, glaucomate et amaurosi. Altdorf., 1719.

Fidelis (Sincerus), nom imaginé. Kurze Kritik über des Oculisten Woolhouse Lügen und Schandschriften zur Defension H. Heisters. Leipzig, 1719. Critique courte sur les mensonges et les calomnies de l'oculiste Woolhuse, pour la défense de M. Heister.

Camerarius (Elias). De cataractæ natura et lite Woolhousiana. — In System. cautelarum medicarum. Francof., 1721.

Mauchart (Burchard-David). Lettre critique sur le traité des maladies des yeux par Charles de Saint-Yves, dans le Mercure. Paris, 1723. — Réplique à la réponse de M. de Saint-Yves, dans le Journal des Savans, 1724.

De Saint-Yves (Charles). Réponse à une lettre critique de son Traité des maladies des yeux, insérée dans le Supplément du Mercure de mai 1722, sur le nom de M. Mauchart. Paris, 1723. — Observations sur le mémoire de M. Morand fils, concernant les cataractes des yeux. Paris, 1726.

Petit (Franciscus). Lettre contenant des réflexions sur ce que M. Hecquet, docteur régent de la Faculté de Médecine, a fait imprimer, touchant les maladies des yeux, dans son Traité des amers, et dans celui de la digestion et des maladies de l'estomac. Paris, 1732.

Molinelli (Petrus-Paulus). De fistula lacrymali. — In commentar. Acad. Bonon. Bonon., 1745.

Bordenave. Examen des réflexions critiques de M. Molinelli, insérées dans le mémoire de l'Institut de Bologne, contre le Mémoire de M. Petit, sur la fistule lacrymale, inséré parmi ceux de l'Académie des sciences de Paris, 1734.

Petit. Remarques sur l'extrait du mémoire de M. Daviel, inséré dans le Mercure du mois d'août 1752.

Cantwell (Andreas). An account of the success of mons. Daviel's method of extracting cataracts, in a letter to James Paosons. Read april 1 1762. Récit des succès de la méthode de M. Daviel dans l'extraction des cataractes, dans une lettre à James Paosons.

D'Apples. Lettre sur l'opération de la cataracte par extraction.

Mauclerc (Joh.-Henr.). Nomenclatura critica morborum ocularium. Londres, 1768.

Thomasin. Réflexions en forme de lettre sur une observation de M. Pellier, insérée dans le Journal (de médecine) du mois de juillet 1774.

Jugler (Jo.-Heinr.). Bibliothecæ ophthalmicæ specimen imum Hamburg a Reuss, 1783.

Beer (G.-Joseph). Bemerkungen über die, etc. Remarques sur le supplément du numéro 28 de la Gazette médico-chirurgicale de Salzbourg, 1797.

B. *Biographies d'oculistes.*

Bartisch (Georgius). Testimonia wie er mit innerlichen und, etc. Probablement Dresde, 1599. Témoignage de ses conseils qu'il a donnés pour des maladies internes et externes.

Heister (Elias-Fried.). Besondere Nachrichten, etc. Helmstadt, 1736. Renseignemens particuliers sur l'oculiste Taylor.

Taylor (Johannes). Opinion of the, etc. London, 1743. Opinion sur les universités de l'Europe.

Hebenstreit (J.-Ernest.). Vita Platneri. Lipsiæ, 1748.

Platner (Fridericus). Brevis commentatio de vita Joh.-Zachariæ Platneri. In opusculis Joh.-Zach. Platneri, t. I. Lipsiæ, 1749.

Mauchart (Burch.-David). Oratio in famam meritaque D. D. Taylor Angli. Tubingæ, 1750.

Eschenbach (Christ.-Fried.) Bericht von dem Erfolg, etc. Sur le succès des opérations de R. Taylor, surtout celles qu'il a faites à Rostock. Rostock, 1752.

Detharding (Georg.-Christoph.). Disp. de operationibus quibusdam chirurgicis temere institutis. Rostock, 1756.

Heister (Laurentius). Biographie de L. Heister. Helmstadt, 1758. — Vie et œuvres de M. Heister. Quedlinbourg, 1725.

Daviel (Jacobus). Réponse à la lettre de M. le baron de Haller du 11 novembre 1761, insérée dans le Mercure de France, fév. 1762, p. 145.

Walch (J.-Ernst.-Immanuel). Sigillum medici ocularii Romani. Ienæ, 1763. — Antiquitates medicæ selectæ. Ienæ, 1772.

Woolhouse (J.-Thomas). Quadraginta circiter operationes chirurgicæ, quas oculis laborantibus administrat docetque. — In append. Ephem. naturæ curios. Cent. V et VI, p. 129.

D'Apples. Eloge ou abrégé historique de la vie de M. Daviel.

Cheselden (Guliel.). Eloge, dans les Mémoires de l'Académie de chirurgie, t. III, p. 107.

Daviel. Sa biographie se trouve dans : Der graue Staar und dessen Herausnehmung, etc., par Joh. Caspar Hellmann. Magdebourg, 1774. Sa cataracte et son extraction.

Pott (Percival). The chirurgical works of the Percival Pott. London, 1791. Les œuvres chirurgicaux de P. Pott.

Weber. Auszüge aus den Pap., etc. Extraits tirés des papiers d'un feu oculiste allemand, dans le Musée de médecine, publié par la société des médecins et chirurgiens correspondans. Zurich, 1794.

III. PHARMACOLOGIE MÉDICO-CHIRURGICALE POUR LES MALADIES DES YEUX.

A. *Renseignemens sur des remèdes ophthalmiques renommés et aussi sur d'autres remèdes intérieurs qui ont rendu de grands services dans des maladies d'yeux.*

Burrhi (Franc. Joseph). Epistolæ ad T. Bartholinum. Hafniæ, 1669.

Gruhlman (J. Georg.). Specimen medicum de novo contra oculorum caliginem remedio, etc. Jenæ, 1706.

Sloane (Hans). An account of a most, etc. London, 1745. Avis sur un remède très-efficace pour plusieurs maladies des yeux.

Cheval. Histoire d'un remède très-efficace pour la faiblesse et la rougeur des yeux, etc. Traduit de l'anglais par Hans Sloane, à Paris, 1746.

Quelmalz (Samuel-Theodor). Disp. de linctu, oculorum collyrio. Lipsiæ, 1753.

Stok (J. Christian). Disp. de famoso unguento ophthalmico anglico. Jenæ, 1757.

Lanzoni (Joseph). Ophthalmia fotu urinæ curata. Obs. LXV. Act. Nat. curios. Vol. I.

Wedel (Georg.-Wolfg). Laudes viperarum adipis adversus ophtalmias. Eph. Nat. curios. Dec. II. Ann. II. Observ. 125.

Bauer (J. Fridr). Cucurbitularum operatio in lippitudine inveterata. In Actis Nat. curios. Vol. III. Obs. 67.

Willius (J. Valentinus). Aliqua medicamenta ophthalmica quæ valde laudat. In actis Hafniensibus. Vol. II. Obs. 120, 121.

Hildebrand (Joh.-Christian). Vom Nutzen des Auripigmentschwefels in , etc. De l'utilité du soufre. . . . . . dans l'ophthalmie séroso-catarrhale. Nova acta Acad. Naturæ curios. Norimbergæ, 1767, t. III.

Cantwell (Andreas). L'histoire d'un remède pour les maux d'yeux et contre la morsure du chien enragé. Amsterdam, 1767.

Arnauld (Georgius). Remarks on the composition, etc. London, 1770. Remarques et (observations) sur la composition, l'usage et les effets de l'extrait de plomb de Goulard et de son eau végéto-minérale.

Stœrk (Anton). Libellus de usu medico pulsatillæ nigricantis. Vindobonæ, 1771.

Poupart. Réponse à la lettre de M. Toutant, etc., sur l'usage de l'eau végéto-minérale dans les ophthalmies. Dans le Journal de médecine, t. XXXIX, p. 437, an. 1773.

Collin (Henricus Joseph). Florum arnicæ vires et quædam de musti hordei usu, sive, Observationum circa morbos acutos et chronicos factarum pars IV. Viennæ, 1773.

Bloch. Medicinische Bemerkungen, etc. Remarques médicales, avec un traité sur les bains ophthalmiques de Pyrmont. Berlin, 1774.

Hey. Nachricht von den Wirkungen, etc. Traité sur l'effet

de l'électricité dans les gouttes sereines. Remarques et recherches médicales d'une société de médecins de Londres. Traduit de l'anglais. Altenbourg, 1778.

Bell (Benjamin). Account on a safe, etc. London, 1782. Avis d'un remède sûr et efficace pour des yeux malades.

Dawson. Account on a safe, etc. London, 1782. Avis d'un remède sûr et efficace pour des yeux malades.

Jugler (J.-Henr.). Diss. de collyriis veterum, variisque eorum differentiis. Büzov, 1784.

Busch (J.-L. D.). Diss. inauguralis medica sistens quædam de usu remediorum topicorum in oculorum morbis. Hallæ, 1789.

Gleize. Von den Vortheilen der Haarseile, etc., sur les avantages des sétons dans les inflammations de l'œil. Dans le Journal de médecine, t. XXVIII, 1789.

Nose. Nutzen des kalten Aufgusses, etc. De l'utilité des lotions froides de l'arnica dans l'inflammation scrofuleuse. Nouveau magasin pour les médecins, vol. 3, pièce 1 de Baldinger.

Chabrol. Ueber den Gebrauch, etc. Sur l'usage des bains à vapeur pour la guérison des maladies des organes lacrymaux. Dans la Gazette salutaire, 1790.

Greding (Joh.-Ernst.). Von der Kraft des, etc. Grætz, 1790. Sur l'effet de l'extrait de ciguë dans les maladies des yeux. Dans la collection de ses OEuvres médicales, publiées par Charles Guillaume Greding.

Bladgen (R.-B.) Nachricht von den guten Wirkungen, etc. Sur le bon effet d'un tabac à priser mercurial contre les gouttes sereines. Dans les Medical facts and observations. Vol. IV. London, 1793.

Ellinger (Ans.). Ueber die Anwendung, etc. Sur l'usage et l'effet de l'électricité dans les maladies des yeux. Dans les nouveaux Traités philosophiques de l'Académie des sciences de Bavière. Munich, 1794.

Hufeland (C.-W.). Sur son onguent. Dans son Journal de Médecine et Chirurgie pratiques. Vol. IV, pièce 2, 1794.

B. *Descriptions de petites opérations ophthalmiques.*

Fumanellus (Anton.). De ustione capitis in oculorum et pulmonis morbis, etc. Basil., 1543.

Bartholinus (Thomas). Exemplum arteriæ temporalis ob oculi sævum dolorem incisæ felici successu. — In Actis Hafniensibus. Vol. I, obs. 4.

Hampe (Henr.). Disp. de scarificatione oculorum Hippocratica. Duisburg, 1724.

Mauchart (Bourchard-David). Diss. de ophthalmoxysi novantiqua s. Hippocratico-Woolhousiana. Tubingæ, 1726.

Platner (Zacharias). Diss. de scarificatione oculorum. Lipsiæ, 1728.

Prætorius (Fried.-Christ.). Diss. de scarificatione oculorum. Lipsiæ, 1729.

Mauchart (Burc.-David). Dissertatio medico-chirurgica de setaceo nuchæ, auricularum, ipsiusque oculi. Tubingæ, 1742.

Chevalier (Petr. et Steph.) *Pourfour du Petit.* E. senescentibus oculi inflammationibus conjunctivæ scarificatio. Paris, 1746.

Triller (Daniel-Wilhelm). De scarificatione et ustione oculorum ab Hippocrate descripta. Witteb., 1754.

Du Petit (Stephan-Pourfour) et de *Villiers* (Jac.-Franc.) De senescentibus oculi inflammationibus conjunctivæ scarificatio. Parisiis, 1772.

C. *Descriptions et planches des instrumens pour les opérations des yeux.*

Woolhouse (J.-Thomas). Catalogue d'instrumens pour les opérations des yeux. Paris, 1696.

Ruysch (Fridericus). In epistola XIII, instrumentum a Bartischiano diversum depictum dat a Petro Verduyn inventum, aptum ad amputandam cutem palpebrarum vitiose productam. 1700.

Petit (J.-Ludovicus). Observations sur le bandage compressif destiné à la cure de la tumeur lacrymale. Dans les Mémoires de l'Académie des sciences, A., 1745, p. 152.

Pallucci (Nat.-Joseph). Description d'un nouvel instrument propre à abaisser la cataracte avec tout le succès possible. Paris, 1750.

Jung (Joh.-Heinrich). Sendschreiben an Herrn Stadtchirurgus Hellmann, etc. Francfort-sur-Mein, 1775. Lettre à M. Hellmann, chirurgien de la ville de Magdebourg, son avis sur l'instrument de Lobstein pour la cataracte.

Sigerist (Francis). Beschreibung und Erklaerung des Staarnadelmessers, etc. Wien und Graetz, 1783. Description et explication de l'aiguille à cataracte pour l'extraction de la cataracte. Avec une planche.

Gleize. Von dem Ophtalmost. des, etc. Sur l'ophthalmostate de M. Demours, et d'une nouvelle manière de s'en servir. Journal de médecine, chirurgie, etc. Paris, t. LXXV, p. 281.

Brunner. Von dem neuen Instr., etc. Sur le nouvel instrument de M. Guérin, pour l'extraction de la cataracte. Dans la Bibliothèque chirurgicale de Richter, vol. 8, p. 689. Avec le dessin de cet instrument.

Assalini. Neues Instrument zur, etc. Nouvel instrument pour l'extraction de la cataracte. In Giornale fisicomedico ossia Raccolta di osservazioni sopra la fisica, etc., di Luigi Brugnatelli, t. III. Pavia, 1792.

Jurine. Instrument zur, etc. Leipzig, 1793. Instrument pour l'opération de la fistule lacrymale. — Annales modernes de la médecine française, par Ch. W. Hufeland.

3. Mêlé avec d'autres instrumens chirurgicaux.

Scultetus (Johannes). Χειραποθηκή, vel Armamentarium chi-

rurgicum, XLIII tabulis æri incisis exornatum. Ulmæ,
1653.

Schmidt (Josephus). Instrumenta chirurgica, ou Description de tous les instrumens. Francfort, 1660.—Catalogus
200 chirurgischer, etc. Leipzig, 1720. Catalogue de 200
instrumens chirurgicaux et anatomiques. Avec planches.

Garengeot (Renatus-Jacob-Crescent.). Nouveau Traité des
instrumens de chirurgie les plus utiles. Paris, 1723.

Perret (Jean-Jacques). L'Art du coutelier expert en instrumens de chirurgie. Paris, 1772. Avec 122 grandes
planches.

Brambilla (J.-Alex.). Instrumentarium chirurgicum militare austriacum. Viennæ, 1782.

Hofer (Fr.-Jos.). Lehrsaetze des, etc. Erlangen,1791.Thèses
sur les bandages chirurgicaux, t. II.

Knaur (Thomas). Selectus instrumentorum chirurgicorum
in usum discentium et practicorum tabulis exaratus, cum
usus declaratione. Viennæ, 1796. Cum indice tabularum
et instrumentorum trilingui latino-germanico-gallico.

Koehler (Joh.-Val.-Heinr.). Anleitung zum, etc. Guide pour
le bandage, et pour la connaissance des instrumens de
chirurgie les plus nécessaires. Avec planches. Leipsik,
1796.

Arnemann (Justus). Uebersicht der berühmtesten, etc.
Gœttingen, 1796. Revue des instrumens de chirurgie
les plus fameux et les plus usités des temps anciens et
modernes.

DEUXIÈME PARTIE.

SUR LES MALADIES EXTÉRIEURES DE L'OEIL.

Linz (Eduard). Diss. de morbis oculorum externis. Viennæ, 1771.

I. SUR LES MALADIES DES PARTIES AVOISINANT L'OEIL EN GÉNÉRAL.

A. *Sur les maladies des parties avoisinant les paupières en général.*

1. Sur la perte des sourcils et des cils (Madarosis).

2. (Phthiriasis superciliorum).

3. Sur les blessures des parties voisines des yeux, surtout des sourcils.

Camerarius (Elias.). Exilis in cantho oculi vulneris singularia symptomata observ. LV. Ephemer. Nat. curios., Cent. III.

Platner (Zacharias). De vulneribus superciliis illatis, cur cæcitatem inferant, ad locum Hippocratis, Program., Lipsiæ, 1744.

B. *Sur les maladies des paupières en particulier.*

Hoppius. Diss. medica de palpebris, illarumque affectibus. Basil., 1705.

Mueller (J.-Phil.). Disp. de palpebrarum affectibus. Hallæ, 1772.

1. Sur les plaies des paupières.

2. Sur la blepharoptosie.

Nebel (Daniel). Paralysis palpebræ superioris post morbillos paulatim sublata. Obs. CXL. Act. Nat. curios. Vol. I.

I.

2

Adolph (Christian-Michael). De paralysi palpebrarum,
obs. CCXL. Act. Nat. curios. Vol. I.

OEttinger (Fridr.-Christian.) et *Kurper*. Disp. de lapsu palpebræ superioris. Tubing., 1771.

Richter (Aug.-Gottlieb). Proptosis palpebræ. — In Com-
mentat. societ. R. Scient. Gottingensis, a. 1780. Vol. III.

Hennings (F.). Commentatio de Ptosi. Grypsw., 1789.

3. Sur le resserrement spasmodique des paupières.

Jordan (J.-Lud.). Beobachtung einer nach den Blattern
entstandenen, etc. Dans le Magasin de chirurgie, par
Arnemann. Vol. I, pièce 2, pag. 211.

4. (Nictitatio).

5. (Lagophthalmus).

6. (Coloboma).

7. (Ectropium). Sur le renversement des paupières.

Keck (Ægidius-Crato). Disp. de ectropio. Tubingæ, 1733.

Le Dran (Henri-Franc.). Sur un œil éraillé, dans les Mémoires de l'Acad. de chirurgie. T. I, p. 440.

Bordenave. Mémoire dans lequel on propose un nouveau
procédé pour traiter le renversement des paupières.
Dans les Mémoires de l'Acad. de chirurgie, t. V, p. 97.
— Précis historique de la doctrine des auteurs sur
l'opération qu'ils ont proposée pour remédier au renversement des paupières. Dans les Mémoires de l'Acad. de
chirurgie, t. V, p. 110.

Harder (J.-W.). Diss. de Ectropio, etc. Jenæ, 1785.

8. (Entropium).

9. (Trichiasis et Distichiasis).

Heister (Laurentius). De trichiasi oculorum. Helmstadt,
1722.

Cortum. Diss. de trichosi. Francof., 1724.

Avellan (N.). Diss. inaugural. de trichiasi. Upsaliæ, 1792.

Kœhler (Joh.-Val.-Heinr.). Essai d'une nouvelle méthode pour guérir la trichiasis. Leipsick, 1796.

10. (Ancyloblepharon, Anchyloblepharon).

Kaltschmidt (Carolus-Friedr.). Progr. de puero duodecim annorum ancyloblepharo laborante curato. Jenæ, 1764.

Fieliz. Sur un enfant né sans yeux. Dans la Bibliothèque chirurgicale de Richter, vol. V, p. 143.

Badendyk (G.-J.). Diss. de ancyloblepharo. Jenæ, 1785.

11. Sur les inflammations des paupières (Blépharophthalmie).

a. *Sur l'inflammation purulente des paupières (Lippitudo. Ophthalmia purulenta).*

I. SUR L'OPHTHALMIE PURULENTE DES ADULTES.

Schaper. (J.-Ernst.). Disp. de lippitudine crystallifera. Rost., 1704.

Lentilius (Ros.). De lippitudine crystallifera, observ. CLXXVII. Ephem. Nat. curios., cent. IV.

Lanzoni (Josephus). Ophthalmia contagiosa, obs. XLI. Act. Nat. curios., vol. I.

Behrens (Rudolph.-August.). De imaginario quodam miraculo in gravi oculorum morbo, eademque spontanea et fortuita sanatione. Brunswick, 1734.

Pulvermacher (Jos.-Elias). Diss. inauguralis medica sistens quædam de glandulosi oculorum systematis inflammatione. Hallæ, 1788.

Schacht (Joh.-Simon-Salomon). Dissert. inaugur. de epiphora et lippitudine. Hallæ, 1789.

Trampel (J.-E.). Von der eiterigen augenentz. Sur l'inflammation purulente des yeux. Dans ses Observations et expériences médico-chirurgicales. Lemgo, 1789.

Reil (J.-Chr.). Traité sur l'inflammation glanduleuse des yeux. — Memorabilium clinicorum medico-practicorum. Vol. I, Fascic. I. Hallæ, 1790.

II. SUR L'OPHTHALMIE PURULENTE DES NOUVEAU-NÉS (Ophthalmia, S. Lippitudo neonatorum).

Dease (W.). Von dem Eitertr. der Neugeb. Sur la purulence des nouveau-nés. Dans ses Observations sur l'art d'accoucher, dans des accouchemens lents et difficiles, etc. Traduit de l'anglais par C. F. Michaelis. Zittau et Leipzick , 1788.

Schæffer. Von der Eiterung, etc. Sur la purulence des glandes palpébrales, comme une maladie encore peu décrite d'enfans nouveau-nés. Gazette de Salzbourg, 1791, vol. II, p. 225.

Goetz (Joh.-God.). Diss. de ophthalmia infantum recens natorum. Jenæ, 1791.

Dreyssig (Wilh.-Frid.). Dissert. inaugural. de Ophthalmia Neonatorum 4. Erfordiæ, 1793, p. 36.

b. *Sur l'inflammation galeuse des paupières* (Psorophtalmia, S. Ophthalmia purulenta).

Stark (Joh.-Christ.). Von einer langwierigen, etc. Sur une ophthalmie purulente. Extraits des Agendas de l'institut clinique de Jéna. Livraison I. Jéna, 1789.

c. *Sur l'aspérité des paupières* (Trachoma).

Vater (Christianus). Disp. de trachomate. Witteb., 1704.
Muzell (Friedr.-Herm.-Ludw.). Von einer seltenen Ophthalmie. Sur une ophthalmie rare. Dans ses Observations médico-chirurgicales, collection II. Berlin, 1764.

d. *Sur l'érysipèle des paupières.*

e. *Hordeolum.*

f. Sur le bubon pestilentiel des paupières.

12. Sur les engorgemens des paupières.

a. *OEdema palpebrarum.*

Alstorphius (W.-G.). Von einer hartnaeckigen, etc. Sur un engorgement œdématique opiniâtre des paupières infé-rieures. Dans la Collection de traités choisis pour l'usage de médecins praticiens, vol. XIV, part. II, p. 322.

b. *Sur l'emphysème des paupières* (Emphisema palpebrarum).

Brueckner. Von einer Windgeschwulst, etc. Sur un emphy-sème de la paupière supérieure. Dans le Journal de Lo-der, vol. I, part. II, p. 356.

c. *Sur l'engorgement sanguin des paupières* (Ehymoma palpebrarum).

d. *Tumor cysticus , s. melliceris.*

Heister (Laurent). Tumor cysticus, melliceris dictus, avel-lanæ magnitudinis ex palpebra superiori feliciter ex-stirpatus. Obs. CLXXXIX, cent. IV, Eph. Nat. curios.

Mauchart (Burchard-David). Diss. de tumoribus cysticis palpebrarum, et singulari steatomatico tumore scirrhoso palpebræ superioris exciso. Tubingæ, 1750.

e. *Scirrhus et cancer palpebrarum.*

1. En général.

Daviel (Jacobus). A dissertation upon the cancer of, etc. Dissertation sur le cancer des paupières, du nez, du grand angle de l'œil et de ses parties avoisinées, ordi-nairement appelées le *noli me tangere*, incurable jus-qu'aujourd'hui chez les anciens comme chez les moder-nes, mais à présent curable comme d'autres maladies; traduit du français par James Parsons, 1755.

II. CHALAZION, GRANDO.

Zwinger (Theodorus). Grando palpebræ discussa. Eph. Nat. curios., dec. II, an. IX, obs. 227.

III. TYLOSIS.

IV. MILIUM.

II. SUR LES MALADIES DES CONDUITS LACRYMAUX.

Licht (Jo.-Friedr.). De præcipuis viarum lacrymalium morbis. Argentor., 1776.

A. *Sur les maladies de la glande lacrymale et des autres organes destinés à la sécrétion des larmes.*

1. Sur l'engorgement et la suppuration de la glande lacrymale.
2. Sur l'endurcissement de la glande lacrymale.
3. Sur la sécheresse des yeux (Scheroma).
4. Du flux de larmes qui résulte de sérosité amassée (Epiphora).
5. Du flux de sang des yeux.

Mayer (Gothofr.-David). Fluxus sanguinis ex oculis, naribus et ore ob continuam tussim in Bimula lethalis. Obs. 67; Eph. Nat. curios., cent. VI.

Lanzoni (Joseph). Lacrymæ sanguineæ. Obs. XIII, cent. VIII. Eph. Nat. curios.

B. *Sur les maladies des organes destinés pour l'absorption et la sécrétion des larmes.*

1. De la fistule lacrymale en général.

Bauerius de Baueriis (Joh.). De Imola consiliorum de re medica s. morborum curationibus. Bonon., 1489.

Stahl (Georg.-Ernest). Disp. de fistula lacrymali. Hallæ, 1702.

Bianchi (J.-Baptista). De ductibus lacrymalibus novis. Turin., 1715.

Baruffaldi. Diss. de la fist., etc. Dissertation de la fistule lacrymale. Venise, 1717.

Garengeot (Renatus-Jacob-Crescentius). Traité des opérations de chirurgie. Paris, 1720.

Camerarius (Elias). De fistula lacrymali. Dans le Systema cautelarum medicarum. Francof., 1721.

Platner (J. Zacharias). Diss. de fistula lacrymali. Lipsiæ, 1724.

Schobinger (J. Caspar). Disp. de fistula lacrymali. Basil., 1730.

Van Reverhorst (Cornel.). Disp. de ægilope s. fistula lacrymali. Leidæ, 1738.

Deidier (Antonius). De la fistule lacrymale. Dans les Consultations et observations. Paris, 1754.

Vogel (Jacob. Christian). De fistula lacrymali, eamque sanandi methodis tractatus. Gryphiswaldæ, 1756.

Pott (Percival). Observations of that disorders of, etc. Observations des maladies de la cornée de l'œil, appelée ordinairement fistules lacrymales. Londres, 1758.

Pallucci (Natalis Joseph). Methodus curandæ fistulæ lacrymalis. Vindobonæ, 1762.

Petit (J. Ludovicus). Traité des maladies chirurgicales, etc. Paris, 1774.

Witte (J.) Diss. de fistula lacrymali. Erford, 1779.

Merzdorff (Joh.-Frid.-Alexander). Disp. de fistula et blennorrhœa viarum lacrymalium. Hallæ, 1794.

2. De la fistule lacrymale en particulier.

Janin (Joh.). Observation sur une fistule lacrymale occasionée par un coup de feu. 1765.

Hagen (Joh. Phil.). Von einer Thrænenf. Sur une fistule lacrymale. Dans ses observations destinées pour la chirurgie en Allemagne. Miétau, 1772.

Lentin (Lebrecht-Friedr.-Benjamin). Von einer mit dem

Beinfr., etc. Sur une fistule lacrymale accompagnée de nécrose. Dans ses Observations de plusieurs maladies. Gœttingen, 1774.

Gœpel. Geschichte einer , etc. Histoire d'une fistule lacrymale. Dans la bibliothèque chirurgicale de Richter, vol. X, partie 2, p. 293.

a. *De l'hydropsie du sac lacrymal.*

b. *De l'opération de la fistule lacrymale.*

Cowper (Gulielmus). De fistula lacrymali. Dans l'Anatomy of human body. Oxon., 1697.

Anel (Dominicus). Observation singulière sur la fistule lacrymale, etc. Turin, 1713. — Traité de la nouvelle méthode de guérir les fistules lacrymales, ou Discours apologétique en faveur de cette méthode. Turin, 1714 ou 1716. — Diss. sur la nouvelle découverte de l'hydropisie du conduit lacrymal, sur les causes qui la produisent, et sur l'avantage que l'on retire de cette découverte ; de la cure des fistules lacrymales, et la manière de donner à boire par l'œil. Paris, 1716.

Heister (Laurentius). De nova methodo sanandi fistulas lacrymales. Altdorf., 1716. — De fistula lacrymali nova Anelli methodo a nobis sanata. Obs. LXVIII, cent. VIII. Ep. Nat. curios.

Murlatus (Johannes). Fistula lacrymalis igne sanata. In Eph. Nat. curios. Decad. II, Ann. III, obs. 132. 133.

L'Épy (Petr.-Anton.) et Fremont (Des.-Cl.). Non ergo fistulæ lacrymali cauterium actuale ? Paris, 1728.

Ferrein (Anton.). Non ergo fistulæ lacrymali cauterium actuale. Paris, 1738.

L'Épy (Petr. Ant.) et *Ferrein* (Ant.). Ergo fistulæ lacrymali cauterium actuale. Paris , 1738.

Petit (J. Ludovicus). De la fistule lacrymale. — Dans les Mémoires de l'Académie des sciences, A. 1734, p. 135.

—Second mémoire sur la fistule lacryma'e. Dans les Mémoires de l'Académie des sciences, 1740, p. 155.

De la Forest. Nouvelle méthode de traiter les maladies du sac lacrymal, nommées communément fistules lacrymales. Dans les Mémoires de l'Académie de Chirurgie. Tom. II, p. 175.

Louis (Anton). Réflexions sur l'opération de la fistule lacrymale. Dans les Mémoires de l'Académie de chirurgie. Tom. II, p. 193.

Pouteau (Claud.). Mélanges de Chirurgie. Lyon, 1760.— OEuvres posthumes. Tom. III. Paris, 1783.

Lepreux (Paul-Gabriel). E. impeditis lacrumarum viis parari debet lacrumis artificiale iter incavum quod juxta majorem oculi canthum inter superficiem internam palpebrae et oculi globum deprehenditur. Parisiis, 1766.

Henkel (Joachim Friedr.). Von der Thranenf. De la fistule lacrymale. Dans son Traité sur les opérations chirurgicales. Partie II. Berlin, 1771.

Metzger (J. D.). Curationum chirurgicarum, quæ ad fistulam lacrymalem hucusque fuerunt adhibitæ, historia critica. Monasterii a Perenon, 1772.

Blizard. A new method of, etc. Nouvelle méthode de traiter la fistule lacrymale. Londres, 1780.

Schulze (Jo.-Georgius). Diss. de fistulam lacrymalem sanandi methodis. Argentor., 1780.

Wathen (Jonathan-Th.). A new and easy method of, etc. Nouvelle méthode facile pour employer un tube pour la cure de la fistule lacrymale. Londres, 1781.

c. *De la cure de la fistule lacrymale par des médicamens.*

1. De l'obstruction des conduits et des points lacrymaux.

Petit (J.-Ludovicus). Troisième mémoire renfermant plusieurs observations sur une maladie du siphon lacrymal, dont les auteurs n'ont point parlé. Dans les Mémoires de l'Académie des sciences, A. 1743, p. 390. — Quatrième mémoire sur les maladies du siphon lacrymal. Dans les Mémoires de l'Académie royale des sciences, A. 1744, p. 449.

Morgagni (J.-B.). Epistola de obstructione lacrymalium ductuum. In opuscul. miscellan. Venet., 1763.

C. *Sur les maladies de l'angle intérieur de l'œil qui n'agissent que médiatement sur les conduits lacrymaux.*

1. De l'engorgement et de l'abcès de l'angle de l'œil (Anchylops, Ægilops).

V. Horne (Johannes). Disp. de ægilope. Leidæ, 1659.

Albinus (Bernard). Disputatio de ægilope. Francof. ad Viadr., 1675.

Wedel (Georg.-Wolfg.). Disp. de ægilope. Jenæ, 1695.

2. Encanthis.

Bidloo (Godofred.). De encanthide. In decade II Exercitationum anatomico-chirurgicarum. Leidæ, 1708. Aussi in Operibus omnibus anatomico-chirurgicis. Leidæ, 1715.

3. Rhyas, Rhacosis.

III. SUR LES MALADIES DES PARTIES QUI ENVIRONNENT LA CAVITÉ DE L'OEIL, DES PARTIES MOLLES QUI TOUCHENT DE PLUS PRÈS LE GLOBE DE L'OEIL ET DES ENVELOPPES EXTÉRIEURS DE L'OEIL.

A. *Sur les maladies des parties qui environnent la cavité de l'œil.*

Runge (Ludolph.-Henric.). Disput. de morbis præcipuis sinuum ossis frontis et maxillæ superioris, et quibusdam mandibulæ inferioris. Rintelii, 1750.

Boettcher (Johann.-Friederich). Abhandlung von den Krankheiten, etc. Traité sur les maladies des os, des cartilages et des tendons, t. III, avec planches. Kœnigsberg et Leipsick, 1793.

1. Des maladies du sinus maxillaire.

Cowper (Gulielmus). De morbis sinus maxillaris. In Jacobi Drake Anthropologia nova. London, 1707.

Bordenave. Précis d'observations sur les maladies du sinus maxillaire. Dans les Mémoires de l'Académie de chirurgie, t. II, p. 329.

White (Carolus). Von einer glücklich ausgeschnittenen, etc. D'une tumeur de la face extirpée avec succès. Dans ses Cases in surgery with Remarks, t. I. Londres, 1770.

Weyland (Frieder.-Léopold). Diss. inaugularis de Ozæna maxillari cum ulcere fistuloso ad angulum oculi internum complicata. Argentor., 1771.

Plainaud. Ueber ein schwammichtes Gew., etc. Sur une tumeur du sinus maxillaire. Dans les observations chirurgicales choisies de Desault. Traduit du français. Francfort, 1791.

2. Des maladies de l'os frontal.

Schneider (Conrad-Victor). Disp. de osse frontis. Witteb., 1650.

Langguth (Georg.-August.). Progr. de sinus frontalis vulnere sine terebratione curando, 1748.

Hill (James). Von einem Wurme, etc. D'un vers dans le sinus frontal. Dans ses Observations chirurgicales, qui traitent surtout le cancer et les blessures de la tête. Traduit de l'anglais. Leipsick, 1777.

3. Des maladies de la cavité de l'œil même.

Buchner (Andreas-Elias) Grave vulnus orbitæ. In suis miscellaneis physico-medico-mathematicis. 1730.

Sporing (Hermann). Von einem grossen, etc. Os sorti près
de l'œil. Dans H. Swensk. Wet. Acad. Handl., 1742.

Mosque (Friedr.). Operation einer Ex., etc. Opération d'une
exophthalmie. Dans les Nouvelles chirurgicales. Vienne,
1783.

Loder (Johann.-Christian). Beobachtungen und Erfahrungen
über, etc. Observations et expériences sur les athéromes
et leur extirpation. Leipsick, 1793.

B. *Des maladies de la conjonctive.*

Klein (Hieronymus). De præcipuis adnatæ adfectibus. Basil., 1583.

1. De l'ophthalmie (ophthalmia).

Schenk (Michael). De ophthalmia. Heidelberg, 1582.

Sennert (Daniel.) Disp. de ophthalmia. Wittemberg, 1608.

Cuno (Clem.) et *Agricola* (J.). De ophthalmia. 1615.

Ursinus (Léonh.). De ophthalmia. Lipsiæ, 1653.

Bruno (Jacob.-Pancrat.). De ophthalmia. Altdorf., 1653.

Hofer (Tobias). De ophthalmia. Basil., 1653.

Lœsel (J.). Disp. de ophthalmia. Basil., 1653.

Seliz (Melchior). Disp. de ophthalmia. Argentor., 1662.

Schenk (J.-Theodorus). Disp. de ophthalmia. Ienæ, 1667.

Jones (Thomas). Disp. de ophthalmia. Leidæ, 1669.

Henriquez de Villacorta (Francis). Opera chirurgica omnia
Amstelod., 1673, liber II, de ophthalmia.

Rasor (J.-Conrad). Disp. de ophthalmia cum fistula lacrymali. Leidæ, 1675.

Horn (Michael-Heinr.). Disp. de ophthalmia. Lipsiæ,
1677.

Schleyermacher (J.-Georg.). Disp. de ophthalmia laborante
juvene. Giess, 1683.

Wedel (Georg.-Wolfg.) Disp. de ophthalmia. Ienæ, 1684.

Zander (Carol.-Rud.). Disp. de ophthalmia. Leidæ, 1693.

Windius (Gérard). Disp. de ophthalmia. Utrecht , 1705.

Eysel (J.-Philipp.) Disp. de ophthalmia. Erford, 1710.

Hofmann (Fridericus). Casus ægri ophthalmia laborantis. Hallæ , 1717.

Lambrecht (Amos.). Disp. de ophthalmia. Arnst., 1722.

Füsli (J.-Henrici). De obstructione et inflammatione tunicæ adnatæ disp. Basil., 1731.

Sthal (Ivo.-Joh.). Disp. de ophthalmia. Erford, 1732.

Teichmeyer (Herman.-Friedr.). Disp. de ophthalmia, Ienæ, 1732.

Van Velsen (Jacob.). Disp. de ophthalmia. Leidæ, 1741.

Sigwart (Georg.-Friedr.). Diss. continens specimen ophthalmologiæ, de sanatione ophthalmiæ sine ophthalmicis externis. Hallæ, 1742.

Jantke (J.-Jacob). Disp. de ophthalmia. Altdorf., 1743.

Juncker (Johannes). De ophthalmia. Hallæ, 1744.

Wolfahrt (Carl-Christoph). Disp. de inflammatione tunicarum oculi. Leidæ, 1745.

Stelt (J.-Henric.). Disp. de ophthalmia. Leidæ, 1752.

Luther (J.-Melchior). Disp. de inflammatione tunicarum oculi. Erford , 1753.

Aurivillius (Samuel). P. prior classis primæ remediorum ophthalmicorum. Upsal., 1756.

Geach (Franc.). Medical and chirurg. observ. on the Inflam., etc. Londres , 1766. Observations médicales et chirurgicales sur l'inflammation des yeux , sur les maladies vénériennes, etc., etc.

Puswald (J.-Franc.). Disp. de ophthalmia. Vindob., 1769.

Northcote (Wil.). Essay on the ophthalmia. Londres , 1771. Essai sur l'ophthalmie.

Odhelius (Joh.-Lor.). Paemminelser vid det brukeliga saettet at bota ogats Synkdomar. Stockholm , 1772.

Lange (Martin). De ophthalmia commentatio chirurgico-medica. Tyrnaviæ, 1777.

Ware (James). Abhandlung über die Augenentzünlung.

Traité sur l'inflammation des yeux. Dans la collection de traités choisis pour l'usage des médecins praticiens. Vol. 17, pièce 3.

Trnka de Krzowitz (Wenceslaus). Historia ophthalmiæ omnis ævi observata medica continens. Vindob., 1783.

Taube (Ernst). Diss. inauguralis de oculorum inflammationibus. Gœttingæ, 1783.

Mayet (Johann-Bapt.). Quædam collectiones medicæ de ophthalmia. Montpellier, 1788.

Oppermann (Heinrich.). Diss. inaugural. de ophthalmia ejusque therapia specialiori. Erlangæ, 1794.

a. *Sur l'inflammation ophthalmique simple.*

Arnold (Georg-Christian). Von einer besondern Augenentz. Sur une inflammation ophthalmique. Dans ses Observ. physico-medic. Vratislaviæ, 1777.

b. *De l'inflammation ophthalmique produite par des causes extérieures.*

Gœkel (Eberhard). Mica ferri de oculo quinto mense extracta. In Eph. Nat. curios. Dec. III, obs. 14.

Weissenborn (Johannes-Fridericus). Ueber eine oft unbemerkte aeusserliche Ursache sowohl, etc. Sur une cause extérieure que souvent on ne peut découvrir, et qui peut produire et une inflammation ophthalmique et des abcès de la cornée, et par là la cécité même. Avec une observation d'un œil purulent guéri avec succès. Erfort, 1789.

c. *De l'inflammation ophthalmique bilieuse.*

Dobson. Von einer starken Augenentz. Sur une forte inflammation ophthalmique. Commentaire médical d'une société de médecins d'Edinbourg. T. III, pièce 4, pag. 444.

Singeisen (Theod.). Diss. inaugural. de ophthalmia a vitio

ventriculi., cum adversariis nonnullis chirurgico-medi-
cis. Erlangæ , 1786.

d. *De l'ophthalmie habituelle.*

e. *De l'ophthalmie produite par des vers , et en général de l'ophthalmie
consensuelle.*

Pietsch. Lettre sur une ophthalmie produite par la carie des
dents. Dans le Journal de médecine, tom. XXXVI ,
a. 1774 , p. 534.

f. *De l'ophthalmie vénérienne.*

Anisius (Johann). Disp. de ophthalmia in genere ejusque
specie venerea dicta. Leidæ, 1720.

Fischer (Joh.-Andr.) et *Breyer*. Disp. de ophthalmia venerea et peculiari in ea operatione. Erford., 1734.

Schwediauer (J.). Practical observations on the obsti-
nate, etc. Londres, 1784. Observations pratiques sur les
maux vénériens opiniâtres et invétérés.

Pelug (J.-P.-G.). Delineatio arthritidis, atque ophthalmiæ
syphiliticæ observationibus illustrata. Hafniæ, 1784.

I. DE L'OPHTHALMIE SYPHILITIQUE PROPREMENT DITE.

II. DE L'OPHTHALMIE VÉNÉRIENNE.

Camerarius (Alexander). De ophthalmia venerea et peculiari in ea operatione. Tubingæ, 1734.

Fieliz. Heilung einer venerischen Opht., etc. Guérison d'une
ophthalmie vénérienne par vaccination. Dans le Journal
de chirurgie de Loder. Tom. I, pièce 3 , p. 546.

g. *De l'ophthalmie scrofuleuse.*

Büchner (Andreas-Elias). Disp. de inflammatione oculorum
a rachitide cum tuberculis in palpebrarum tunica inte-
riori. Hallæ, 1751.

h. *De l'ophthalmie épidémique.*

Wilser (J.-A.). Diss. inauguralis medica continens anno-

— tationes quasdam circa ophthalmiam epidemicam au-
tumno a. 1786 observatam. Stuttgard., 1787.

i. *De l'ophthalmie purulente en général.*

Willius (J.-Valentinus). Oculus in pus versus. — In actis
Hafniensibus. T. IV, obs. 18.
Platner (Zacharias). De noxis ex suppuratione cohibita in
nonnullis oculorum morbis. Lipsiæ, 1742.

k. *De l'hypopyum.*

Bidloo (Godofredus). De oculo purulento. In Decade I
exercitationum anatomico-chirurgicarum. Leidæ, 1708.
Coschwiz (Georg.-Daniel). Disp. de hypopyo. Hallæ,
1728.
Valentini (Michael-Bern.). Hypopyon. In Eph. Nat. curios.
Decad. II, ann. VI, obs. 70.
Bartholinus (Thomas). De hypopyo. In Actis Hafn. Vol. V,
obs. 19.
Mauchart (Burch.-David). Diss. medico-chirurgica de hy-
popyo. Tubingæ, 1742. Diss. medico-chirurgica de em-
pyesi oculi sive pure in secunda oculi camera. Tubin-
gæ, 1742.
Bassuel (Petr.) et *Le Maire* (Petr.-Steph.). Disp. de hypo-
pyo. Parisiis, 1757.
Andry (Carl-Ludw.-Franc.) et *De la Poterie* (J.-Ant.-Elias).
E. incisioni corneæ in curando hypopyo præstat embro-
che. Parisiis, 1766.
De Hautesierk (Richard). Sur un œil purulent. Dans son
Recueil d'observations de médecine des hôpitaux militaires. T. II. Paris, 1772.
Leporin (Christ.-Polycarp.). Disp. de hypopyo. Gœtting.,
1778.
Pfeifer (J.-H.). Diss. de hypopyo absque operatione chi-
rurgica sanando. Erlangæ, 1784.

Loder (Hr.). Observationis hypopii, et inde enatæ syni-
zeseos pupillæ particula prima. Jenæ, 1791.

1. *Des abcès de l'œil.*

3. Du ptérygium.

a. *Du Pannus.*

Bidloo (Godofred). De Panno. In decade II Exercitationum
anotomico-chirurgicarum. Leidæ, 1708.

Büttner (Franciscus). Pannus oculi feliciter curatus. In
Actis. Nat. curios., vol. II, an. 1730, obs. 77.

b. *Pterygium tenue. Ungula.*

Bidloo (Godofred). De Ungue. In decade II Exercitationum anatomico-chirurgicarum. Leidæ, 1708.

Loew (Andreas). Pterygium ingens et insanabile. In Eph.
Nat. curios., decad. II, ann. IX, obs. 158.

Précourt. Observation sur un ptérygion varico-membra-
neux, compliqué d'un tubercule calleux sur la cornée
transparente. Dans le Journal de médecine, t. XXXII,
1770, p. 453.

4. Des pustules de la conjonctive.

Mauchart (Burchard-David). Conjunctivæ et corneæ oculi
tunicarum vesiculæ ac pustulæ. Tubingæ, 1748.

IV. DES MALADIES DES CORNÉES TRANSPARENTES ET NON
TRANSPARENTES.

A. *Des maladies de la cornée transparente.*

Mauchart (Burchard-David). Diss. corneæ oculi tunicæ
examen anatomico-physiologicum sistens. Tubingæ,
1743.

Bose (Adolph.-Jul.). Disp. de morbis corneæ ex fabrica
ejus declaratis. Lipsiæ, 1767.

1. De la suppuration de la cornée.

a. De l'apostème de la cornée (Onyx. Unguis).

Mauchart (Burch.-Dav.). De ungue oculi, seu pure inter lamellas corneæ. Diss. medica. Tubingæ, 1742.

b. Des ulcères de la cornée.

Le François. Des ulcères de la cornée guéris. Dans le Journal des savans, 1709.

Mauchart (Burch.-Dav.). Diss. de ulceribus corneæ. Tubingæ, 1742.

c. De la fistule de la cornée.

Mauchart (Burch.-Dav.). Diss. medica de fistula corneæ. Tubingæ, 1742.

2. De l'obscurcissement de la cornée en général.

a. Des taches de la cornée.

Mauchart (Burch.-Dav.). Diss. de maculis corneæ, earumque operatione apotrisi. Tubingæ, 1743. — Tobiæ leucomata dissertatione medica dilucidata. Tubingæ, 1743.

Volger (Georg.-Henric.). Diss. inauguralis de maculis corneæ. Gœtting., 1778.

Fœlsch (Georg.-Rudolph.). Diss. de corneæ maculis. Hallæ, 1791.

B. *Des maladies propres à la cornée transparente comme à la cornée non transparente.*

1. Du staphylome.

Gunz (Just.-Gothof.). Diss. de staphylomate. Lipsiæ, 1748.

Mauchart (Burch.-Dav.). Diss. de staphylomate. Tubingæ, 1748.

Gleize. Du staphylome. Dans le Journal de médecine, t. LXXXI.

Odhelius (F.-L.). Méthode das Hornhautstaphylom, etc.

Méthode de guérir le staphylôme de la cornée plus promptement qu'on ne savait le guérir auparavant, ou du moins de le diminuer. Dans les Nouveaux Traités de l'Académie des sciences de Suède. Traduit en allemand par Kæstner en 1790.

Will. Observations sur l'opération d'un staphylome. Dans le Journal de médecine, oct. 1790.

O'Halloran (Sylvest.). Methode geschwinder als bisher moeglich gewesen, etc. Méthode de guérir un staphylôme de la cornée plus promptement qu'on n'a pu le faire autrefois, ou du moins de l'améliorer. Dans les Kœnigl. Vetenskaps Academiens, t. XII, an. 1791.

a. *Du staphylome racemosum.*

Hœrle (Godofr.). Disp. de staphylomate fungoso. Giess., 1746.

TROISIÈME PARTIE.

SUR LES MALADIES INTERNES DES YEUX.

Gelli (Joh.). Συζήτησι; medica de internis oculi affectibus. Basil. 1613.

Irka (Joseph-Léopold.). Tractatus de morbis oculorum internis. Viennæ, 1771.

I. DES MALADIES DES PARTIES INTERNES DE L'OEIL.

A. *Des maladies de l'iris.*

1. Mydriasis.

Battieri (Dom.). Diss. de mydriasi. Basil., 1679.

Mauchart (Burch.-Dav.). Diss. medica de mydriasi s. dilatatione pupillæ. Tubingæ, 1745.

2. Myosis.

3. Synizesis.

Mauchart (Burch.-Dav.). Diss. medico-chirurgica de pupillæ phtisi ac synizesi. Tubingæ, 1745.

Weissenborn (Joh.-Friedr.). Disp. de pupilla nimis coarctata vel clausa. Erfordiæ, 1773.

4. Synechia.

Mauchart (Burch.-Dav.). Diss. de synechia seu præternaturali adhæsione corneæ cum iride. Tubingæ, 1748.

5. Hippus.

6. De la pupille oblitérée.

Odhelius (Joh.-L.). Ein sehr seltsamer Augenschaden. Une maladie de l'œil très-rare. Dans les Traités de l'Académie royale des sciences de Suède pour l'an 1767.

Acrell (Olaus). Anmerkungen über einen Aufsatz. Remarques sur un mémoire d'Odhelius. Dans les traités de l'Académie royale des sciences de Suède, pour l'an 1767.

B. *Des défauts de la vue.*

Salzmann. Thesis de visus obscuratione in genere et specie. Argentor., 1521.

Scheid (J.-Valentin.). Visus vitiatus. Disp. Argent., 1677. — De quibusdam visus imminuti vitiis. Disp. Argent., 1520.

De la Hire (Phil.). Traité des accidens de la vue. Paris, 1694.

Hamberger (Georg.-Erhard.). Publici juris fecit optica oculorum vitia. Jenæ, 1696.

Vater (Christianus). Disp. de Visionis læsionibus in specie in myosi et mydriasi. Witteb., 1706.

Taylor (Johann.). Traité sur les maladies de l'organe immédiat de la vue. Paris, 1735.

Hofman (Friedericus). Disp. de variis visionis vitiis. Hallæ, 1736.

Nicolai (Ernst-Anton.). Abhandelung von den Fehlern des Gesichts. Traité sur les défauts de la vue. Berlin, 1754.

Scott (J.). An Account of a remarkable imperfection of Sight. Histoire d'une imperfection remarquable de la vue. Dans les Transactions philosophiques, tom. LXVIII, 1778, pièce 2, p. 611.

Otto (C.-A.). Specimen inaugur. medico-chirurg., in quo visus vitia contemplantur, nonnullasque observationes in calce addit auctor. Butzowii, 1789.

1. Amaurosis.

I. EN GÉNÉRAL.

Major (J.-Daniel). De amaurosi, vel gutta serena. Kiel, 1673.

Van de Wynpersse (Franc.). Disp. de amaurosi. Leidæ, 1738.

Oehme (Joh.-Bened.-Godofr.). Diss. medico-chirurgica de amaurosi. Lipsiæ, 1748.

Janin (Johan.). Lettre sur une manière de traiter la goutte sereine. Dans le Journal de médecine, etc., an. 1773, t. XXXIX, p. 440.

Nootnagel (Daniel). Diss. inauguralis medica de amaurosi. Erlangæ, 1779.

Trnka de Krzowitz (Wenceslaus). Historia amauroseos omnis ævi observata medica continens. Pars I et II, 705. Vindobon., 1781.

Corvinus (Joh.-Fried.). Diss. inaugural. medica de amaurosi. Tubingæ, 1789.

Richter (Ge.-Gottfr.-Car.). Diss. inaugur. medico-chirurgica de amaurosi. Gotting., 1793.

Crampton (Joh.). Diss. inaug. de amaurosi. Edinbourg, 1793.

a. Nyctalopie.

Kraft (Franciscus). Disp. de nyctalopia. Hallæ, 1791.

b. *Photophobie.*
c. *Phothophilie.*

Vogel (Samuel-Gottl.). Von einer hemeralopie, etc. Sur une héméralopie jointe à une très-singulière photophilie. Dans le journal de chirurgie, d'accouchement, etc., de Loder.

d. *Amblyopie.*
e. *Héméralopie.*

De Hautesierk (Richard). Sur l'héméralopie. Dans son recueil d'observations de médecine des hôpitaux militaires, pièce 2. Paris, 1772.

Stark (Joh.-Christ.). Héméralopie guérie. Jéna, 1789.

f. *Oxyopie.*
g. *Myodepsie.*

Bergen. Diss. de maculis, punctulis, scintillis aliisque corpusculis visui obversantibus. Francof., 1747.

Delius (Henr.-Fridr.). Diss. de phantasmatibus ante oculos volitantibus affectu oculorum singulari. Erlangæ, 1751.

Æpin. Von den schwarzen Flecken, etc. Des taches noires qui semblent voltiger devant les yeux. In novis commentariis Acad. scient. imperial. Petropol., t. X, an. 1764.

Demours. Des fils, taches, etc., qui semblent se mouvoir devant les yeux. Journal de médecine, chirurgie, pharmacie, etc. T. LXXIV. Paris, 1789.

Vogler (Joh.-Henr.-Chr.). Diss. de maculis ante oculos volitantibus. Helmstad., 1795.

Vater (Abraham). Diss. de duobus visus vitiis altero duplicato, altero dimidiato. Wittemb., 1713.

h. *Métamorphosie.*
i. *Presbyopie accidentelle.*

Marat (J.-P.). An enquiry in to the nature, cause and cure of a singular disease of the eyes, etc. Examen de la nature, de la cause et cure d'une singulière maladie des yeux, etc. Londres, 1776.

II. DE LA GOUTTE SEREINE EN GÉNÉRAL.

Camerarius (Elias-Rud.). Pleuritis et abscessus pectoris cum succedente colica et gutta serena. Tubing., 1690.

Wolff. Diss. de amaurosi imperfecta. Traject., 1709.

Heister (Laurentius). De amaurosi salivatione curata. Altdorf, 1713. — De cataracta, glaucomate, amaurosi. Altdorf, 1713.

Alberti (Michael). Diss. de visus obscuratione a partu. Hallæ, 1732.

Gohlius (Joh.-Dan.). De epilepsia hysterica cum amaurosi ex gravi terrore nata, feliciter curata. Obs. XXV, Act. Nat. curios. Vol. I.

Lanzoni (Joseph). Ex impetigine orta cæcitas. Obs. LXVII, Act. Nat. curios. Vol. I.

Camerarius (Alexander). Amaurosis, obs. CLIX. Acta physico-med., Act. Nat. curios. Vol. I.

Heister (Laurentius). Sectio juvenis amaurosi laborantis. Obs. CLXXI, act. nat. curios. Vol. I.

Berner (Gottlieb-Ephraim). Cæcitas ob contusionem capitis ad parietem. In Actis Nat. curios. Vol. II, obs. 70.

Bruner (Joh.-Conr.). De gutta serena. Obs. LXIX, cent. I. Ephem. Nat. curios.

Morus (Mich.-Angel.). Cæcitas subitanea. Obs. LXXVIII, cent. I, Eph. Nat. curios.

Gerbez (Marc.) De epilepsiæ mira metastasi in repentinam cæcitatem, et insperatam visus recuperationem. Obs. CXXX, centur. II, Ephem. Nat. curios.

Müller (Joh.-Matthias). De gutta serena ex capitis scabie retropulsa post hujus revocationem feliciter sanata. Obs. XXXII, cent. VIII, Eph. Nat. curios.

Mayer (Gothofr.-Dav.). Cæcitas subitanea ex usu mercurii dulcis. Observat. LXXXII, cent. VIII, Eph. Nat. curios.

Lalouette (J.-Franc.-Achilles). Ergo faustum omen in amaurosi periodus. Paris , 1774.

Caldani. Eine merkwürdige Augenkrankheit , etc. Une maladie remarquable des yeux , d'après une lettre à M. Haller. Padua, du 5 jul. 1777, et dans une autre lettre à M. Blumenbach du 29 oct. 1784.

Cheston (Richard-Browne). D'une goutte sereine. Dans ses recherches et observations pathologiques chirurgicales, etc., etc. Traduit de l'anglais par Joh.-Christ.-Friedr. Scherf. Gotha , 1780.

Michaelis. Geschichte eines schwarzen Staares. Histoire d'une goutte sereine. Dans la bibliothèque chirurgicale de Richter. T. VI, p. 130. Gœtting. , 1782.

Partington (M.). Kur des schwarzen Staares durch die Electr. Cure de la goutte-sereine par l'électricité. The London medical journal for the year 1788, part. IV.

Stark (Joh.-Christ.). Von einer gehobenen Anlage , etc. Du traitement contre une prédisposition à la goutte-sereine. Extraits d'un journal de l'institut clinique de Jéna. Livraison 1, pièce 2. Jéna, 1789.

Hemmer (Joh.-Jacob). Gutta serena electricitate feliciter sublata. In Historia et comment. academiæ electoralis Theodoro palatino, vol. VI, Manheim, 1790.

Ware (James). Vier Faelle von einem durch die Electricitaet, etc. Quatre cas de la goutte sereine guérie par l'électricité. Dans le Traité remarquable de la Société médicale de Londres , t. III. Traduit de l'anglais. Altenbourg, 1794.

Laixmore. Von einem schnell auf eine Bleikolik, etc. D'une goutte sereine promptement produite par une colique de plomb. Traité remarquable de la Société médicale de Londres, t. III. Traduit de l'anglais. Altenbourg, 1794.

Arnemann (Justus). Beobachtungen über den schwarzen Staar. Observation sur la goutte sereine. Dans son Magasin de chirurgie, t. I, pièce I, p. 98.

2. De la myopie.

3. De la presbyobie.

4. Du strabisme et de la luscité.

Taylor (Joh.). De vera causa strabismi. Lisbon., 1739.

De Buffon. Dissertation sur la cause du strabisme ou des yeux louches. Dans les Mémoires de l'Académie royale des sciences, 1743, p. 234.

Lanzoni (Joseph). De strabismo ex terrore, observat. CLII, Eph. Nat. curios., centur.

5. De la diplopie.

Reghellini (Janus). Lettera chirurgica sopra l'offesa della vista in una donna, consistente nel raddoppiamento degli oggetti, seguito doppo la depressione della cataratta. Venet., 1749.

Klinke (Rudolph.). Disp. de diplopia. Gottingæ, 1774.

Ferrein (Ant.). Quæstio medica, quinam sint præcipui, quomodo explicentur et curentur lentis crystallinæ morbi, quæ est duodecima quæstio inter eas, quas defendit. Montispelii, 1732.

Taylor (Joh.). New treatise on the diseases of, etc. Nouveau traité sur les maladies de l'humeur cristalline de l'œil, ou sur la cataracte et le glaucome. Londres, 1736.

1. De la cataracte.

I. DE LA CATARACTE EN GÉNÉRAL.

Arlunus (J.-Petr.). De suffusione, quam cataractam appellant. Mediolani, 1532.

Moller (Sebast.). Diss. de suffusione. Francof., 1604.

Fienus (Thom.). De præcipuis artis chirurgicæ controversiis, l. II, de cataracta. Francof., 1649.

Rolfink (Werner). Disp. de cataracta. Ienæ, 1664.

Bartholinus (Thom.). De oculorum suffusione epistola. Hafniæ, 1664.

Friderici (J.-Arnold). Disp. de suffusione. Ienæ, 1670.

Meibom (J.-Henricus). Disp. de suffusione. Helsmstad.,
1670.

Harder (Matth.). Disp. de cataracta. Basil., 1675.

Niemand (Hieronymus). Disp. de suffusione. Argentorat.,
1676.

Albinus (Bernard.). Disp. de cataracta. Francof., 1695.

Wedel (Georg.-Wolfg.). Disp. de cataracta. Ienæ, 1706.

De la Hire. (Phil.) Tr. de cataracta. Paris, 1706.

Dieterichs (Georg. Andreas). De cataracta. Vesel. 1710.

Chapuzeau (Alb.-Ludw.). Disp. de cataracta. Leidæ, 1711.

Vater (Christianus). Disp. de suffusione oculorum. Witteberg, 1715.

Woolhouse (J.-Thom.). Dissertations savantes et critiques
sur la cataracte et le glaucome de plusieurs modernes.
Francfort, 1717. — Dissertationes de cataracta et glaucomate contra systema Brissæi, Antonini et Heisteri.
Francof., 1719.

Lichtmann (J.-Mich.). Beschreibung des Staars. Nürnberg,
1720. Description de la cataracte. — Beschreib. des St.
und Hirnfeller. Nurnberg, 1721. Description de la ca-
racte et de la dure-mère.

Freytag (Jo.-Henr.). Diss. medica de cataracta. Argentor.,
1721.

Roberg (Laurentius). Disp. de cataracta. Upsal., 1722.

Woolhouse (Thom.). Disp. de cataracta. Trivult, 1725.

Doebel von Doebeln (J.-Jac.). De cataractæ natura et cura.
Lordin Scan., 1727.

Wigelius (Canutus). Disp. de cataracta. Upsal., 1727.

Ribe. Diss. de cataracta. Upsal., 1727.

Hofman (Fridericus). Disp. de cataracta. Hallæ, 1729.

Henrici (Maurit.-Henric.). Disp. de cataracta. Leidæ,
1729.

Fizes (Ant.). Disp. de cataracta. Montisp., 1731.

Magnol (Ant.) et *Laulanié*. An cataractæ confirmatæ operatio chirurgica unicum remedium. Montisp., 1731.

Juch (Hermann-Paul). Disp. de suffusione. Erford, 1738.

Henckel (Joach.-Fridr.). Diss. medica de cataracta crystallina vera. Francof., 1744.

O'Halloran (Sylvester). A new Treatise on the glaucoma
or, etc. Nouveau traité sur le glaucome ou la cataracte.
Dublin, 1750.

Guntz (Jo.-Godofr.). Animadversiones de suffusionis natura
et curatione. Lipsiæ, 1750.

Rathlauw (Petrus) Verhandeling van de cataract, derzelve
oorzaaken, etc. Traité sur la cataracte, ses causes,
symptômes et suites, et surtout de la manière de l'opérer. Amsterdam, 1752.

Taylor (Johannes). Eroerterung über die Kunst das ver-
lorne, etc. Explication sur l'art de rétablir la vue qui a
été perdue par quelque maladie de l'humeur cristalline.
Pesaro, 1756.

Lander. Diss. de cataracta. Edingburg, 1758.

Ten Haaff (Gerardus). Korte verhandeling nopens de
nieuwe wyze, etc. Abrégé sur la nouvelle méthode de
guérir les cataractes par le moyen d'ôter de l'humeur
cristalline de l'œil. Rotterdam, 1761.

Hellmann (Joh.-Casp.). Der graue Staar und dessen Heraus
nehmung, etc. La cataracte et son extraction, avec quelques observations. Magdebourg, 1774.

Chandler (Georg.). A treatise of the cataract, its nature, etc. Traité sur la cataracte, sa nature, ses diverses
espèces, ses causes et symptômes. Londres, 1775.

Pott (Percivall). Chirurgical observations relative to, etc.
Observations chirurgicales relatives à la cataracte, au
polype du nez., etc. Londres, 1775.

Méjan (Thom.). Diss. de cataracta. Montpellier, 1776.

Bœtcher. Diss. de suffusione. Hallæ, 1779.

Nannoni (Lorenzo). Dissertazione sulla cataratta. Milano, 1780. Dissertation sur la cataracte.

Mohrenheim (Joseph). Abhandlung vom grauen Staare. Traité sur la cataracte. Dans ses Wienerische Beitræge, t. I. Vienne, 1781.

Wathen (Jonathan-Th.). A dissertation on the theory and cure of the cataract, etc. Londres, 1785. Dissertation sur la théorie et la base de la cataracte.

Warner (Joseph). De la cataracte. Dans ses Bases in Surgery with introductions operations and Remarks. Londres, 1784.

Brunner (Em.-Alex.-L.). Diss. inaug. de cataracta. Gotting., 1787.

Ziegenhagen (D.-G.) Vom Staar und dessen Heilverfahren, etc. De la cataracte et des manières de la guérir, par la suppression et par l'extraction. Strassburg, 1788.

Schiferli (Rudolph.-Abrah.). Diss. inauguralis de cataracta. Ienæ, 1796.

II. DE LA CATARACTE EN PARTICULIER.

Cartheuser (J.-Friedr). Disp. de cataracta crystallina vera. Francof. Lettre sur une nouvelle opinion au sujet de la cataracte. Rouen, 1670.

Sperling (Paul-Gottar). Æger suffusione laborans. Ienæ, 1684.

Papelier (J.-Eberhard). Æger suffusione laborans. Argent., 1684.

Schelhammer (Günth.-Christoph.). Disp. de suffusione. Ienæ, 1691.

De la Hire (Phil.). Ueber den Sitz des Staares. Sur le siége de la cataracte. Dans les mémoires de l'Acad. des sciences, 1700.

Brisseau (Petrus). Nouvelles observations sur la cataracte, proposées à l'Acad. des sciences. Tournai, 1706.

Lang (Christian-Jo.). Diss. de cataracta. Paris., 1706.

De la Hire (fils). Remarques sur la cataracte et le glau-
, coma. Dans les Mémoires de l'Académie royale des
sciences, 1707.

Mery (Joh.). Question de chirurgie, savoir : si le glaucome
et la cataracte sont deux différentes, ou une seule et
même maladie. Dans les Mémoires de l'Académie royale
des sciences, 1707. — De la cataracte et du glaucoma.
Dans les mêmes Mémoires, 1708.

Jacobi (Ludw.-Frid.). Disp. de cataractæ nova pathologia.
Erford., 1708.

Le Français (Alex.) et *De la Hire* (J.-Nic.). E. potest stare
visio absque crystallino. Paris, 1708.

Heister (Laurent). De cataracta in lente crystallina. Altdorf., 1711.

— De cataracta in lente crystallina altera. Altdorf., 1712.

— Diss. de cataracta in lente crystallina tertia. Altdorf.,
. 1713.

Camerarius (Elias). De nova cataractæ theoria. In Epi-
stolis Taurinensibus. Tubingæ, 1711.

Gakenholz (Alex.-Chr.). Disp. de visione per cataractam
impedita. Helmst., 1713.

Woolhouse (J.-Thom.). Epistola inter additamenta Maître
Jeanii. Leidæ, 1714.

Gastaldus (J.-Baptista). An cataracta vitio lentis. Avenion.,
1718. — III. Quæstio medica an cataracta a vitio humoris aquei vel crystallini oriatur, an a glaucomate
differat, et aliter quam operatione chirurgica curari
possit. Parisiis, 1719.

Le Cerf (Christophorus). Am Licht beschener Staar oder
etc. La cataracte examinée avec soin, ou Criticus Sincerus
·· Fidelis. Leipsik, 1819.

Bianchi (Joh.-Sim.), ou Plancus, Lettera intorno alla cataratta. Rimin., 1720. — Lettera esaminando una lettera
del Bocchi ove gli mostra alcuni errori, tra gli altri esser

falso che l'umor cristallino sia sempre la vera sede della suffusione. Rimin., 1722.

Cocchi (Ant.-Cælestin). Epistola ad Morgagnum de lente crystallina oculi humani, vera suffusionis sede. Romæ, 1724.

Benevoli (Ant.). Lettere sopra due osservazioni fatte intorno alla cataratta. Firenze, 1722.

Heister (Laurentius). De cataracta observatio CXCVI. Eph. Naturæ curios. Cent. II.

Thomasius (Godofr.). Epistola de cataracta. In Ephem. Nat. curios. Cent. II. Obs. 199.

Heister (Laurentius). De cataracta quadam lactea rara ac singulari in dissecto oculo observata. Observ. CXCVIII. Cent. IV. Ephem. nat. curios.

Sprœgel (Joh.-Christoph.). De amaurosi, glaucomate et cataracta in uno eodemque oculo dissecto observata. Observat. LXXI. Ephem. Nat. curios. Cent. VII.

Pinson. Observations sur la cataracte et le Glaucome, adressées à M. de Woolhouse. — Journal des savans, 1722. Juillet. P. 42.

Deidier. Lettre écrite à Mons. Woolhouse, dans le *Journal des Savans*, 1722. Juillet, p. 36.

Grateloup (Bened.-Franc.). De cataracta, in thesibus medico-miscellaneis. Argent., 1728.

Hecquet (Phil.). De la cataracte. Lettre sur l'abus des purgatifs et des amers. Paris, 1729.

Petit (Franciscus). Lettre dans laquelle il démontre que le crystallin est fort près de l'uvée, et rapporte de nouvelles preuves, qui concernent l'opération de la cataracte. Paris, 1729.

Adam (Ægidius), et *Lehoc* (L.-P.). E præcavendæ cataractæ oculi paracentesis. Parisiis, 1730.

Petit (Franciscus). Lettre contenant des réflexions sur les découvertes faites sur les yeux. Paris, 1732.

De la Faye (Georg.). Ergo vera cataractæ sedes in lente. Parisiis, 1742.

De Villars (Elias-Col.). Ergo vera cataractæ sedes in lente. Parisiis, 1742.

Trew (Christoph.-Jacob.). De cataracta. In commercio litterario Norico, 1745.

Roscius (J.-Jac.). Disp. de cataracta vera lactea crystallina. Regiomont., 1748.

Buchner (Andreas-Elias). Disp. de cataracta omni tempore deponenda. Hallæ, 1753.

Hoin. Sur une espèce de cataracte nouvellement observée. Dans les Mémoires de l'Académie de Chirurgie. T. II. p. 425.

Tenon (Jacob-Renat.). Theses ex Anatome et chirurgia de cataracta. Paris, 1787.

Theroude de Vallan (C.-F.). *et Descemet* (J.). Non E. sola lens cataractæ crystallinæ sedes. Paris, 1758.

Daviel (Jacobus). Von zwei angeborenen Staaren, etc.; de deux cataractes avec lesquels les sujets furent venus au monde, et dont il fit l'extraction. Dans K. Sw. Wet.; Acad 1759, trim. I.

Morand (J.-Francisc.-Clemens). Lettre concernant quelques observations sur diverses espèces de cataractes, dans le *Mercure de France.* Août 1759. — Seconde lettre à M. Daviel sur la cataracte radiée, la convexité du châton du crystallin après l'extraction de celui-ci, et une cataracte fénêtrée. *Mercure de France.* Mars, 1760.

Demours (Petrus). Sur une maladie des yeux, où l'on indique la véritable cause des accidens qui surviennent à l'opération bien faite de la cataracte par extraction, et où l'on propose un moyen pour y remédier. *Journal de Médecine*, 1762, t. XVI, p. 49.

Astruc (Johannes) et *de la Poterie* (Elias). E. incisioni corneæ in curatione cataractæ præferenda embroche. Paris, 1766.

Roennow (Caster). Omen ben och stenartig starr wid hela omkretsen of uvea fast wuchsen som lyckeligen blifwit, med nålen nertrykt. Stockholm, 1768.

Hoin. D'une cataracte rayée. Dans les Mémoires de l'académie de Dijon. t. I. 1769.

Janin (Johann.). Lettre sur les cataractes, à M. Pelletier. Journal de Médecine, etc., etc., 1770, t. XXIV, p. 371.

Szén (Carolus). Diss. inauguralis de cataracta ab effluviis aquæ fortis nata. Jenæ, 1774.

Pellier de Quengsy. Observation sur l'extraction d'une cataracte singulière. Journal de médecine, 1774. t. XLII, p. 79. — Observation sur une cataracte regardée de mauvaise espèce, qui guérit néanmoins par l'extraction. Journal de médecine, 1776, t. XLV, p. 355.

Cusson. Remarques sur la cataracte. Montpellier, 1779.

Bortalozzi (Giovani). Dissertazione sopra una cieca nata guarita in cui trattasi di una rara spezie di cataratta connata. Verona, 1781.

Odhelius (Joh.-Lor.). Versuche über den vener, etc. Essais sur la cataracte vénérienne et son extraction. Dans les nouveaux traités de l'académie royale des sciences de Suède. Traduit en allemand par Kaestner et Brandis. Leipsick, 1786, p. 207.

Schaeffer (Joh.-Christoph.). Diss. inaugural. de cataracta membranacea. Cum figuris. Marburg, 1787.

Lucas. Ueber den grauen Staar. Sur la cataracte. Dans les remarques et recherches médicales d'une société de médecins de Londres. Traduit de l'anglais en allemand. Altenburg, 1787.

Habermann (Guil.-Fridr). Diss. medico-chirurg., sistens historiam cataractæ in puella annorum septem observatæ. Jenæ 1790.

Hofer. Eine merkwürdige Staargeschichte. Histoire d'une cataracte remarquable. Gazette de Salzbourg, 1791, t. I. p. 158.

Hildebrandt (Friedrich). Einige Beobachtungen über, etc. Quelques observations sur la cataracte. Dans le Journal de chirurgie de Loder, t. I, p. I, p. 102.

III. DE LA GUÉRISON DE LA CATARACTE PAR DES MÉDICA-MENS OU PAR LA PARACENTÈSE.

Le Hoc (Petr.). Quæstio medico-chirurgica an oculi punc-tio cataractam præcaveat. Parisiis, 1740.

Berner (Gottlieb-Ephraim). De cataracta oculi dextri, in puero quatuordecim mensium feliciter curata et dis-cussa. In Actis Natur. curios. Vol. III, obs. 26.

Marx (M.-J.). Von einem grauen Staare; den, etc. D'une cataracte que l'auteur croit avoir guérie par des médi-camens. Dans ses Observata quædam meliora cum fig. æneis. Berolini, 1772.

Knox (William). D'une cataracte sur tous les deux yeux, guérie par l'électricité. Dans les commentaires médi-caux d'une société de médecins d'Édimbourg, t. II, traduit de l'anglais en allemand, par Diel. Altenbourg, 1789.

Peacock (Henry Berry). Observations on the blindness oc-casioned by cataracts, etc. Observations sur la cécité occasionée par la cataracte. Londres, 1792.

Ware (James). Ein merkwürdiges Beispiel von einer Herstellung des, etc. Un exemple remarquable du ré-tablissement de la vue, par dissolution d'une cataracte. Dans les Traités remarquables de la société médicale instituée à Londres en 1773. Traduit de l'anglais. Alten-bourg, 1794.

IV. DE L'OPÉRATION DE LA CATARACTE.

Apples. Beweise von dem Vorzuge des Ausziehens, etc. Preuves de la préférence de l'extraction dans la gué-

3*

rison de la cataracte. Dans les Act. Helvet. Physico-
mathematico-anatomico, etc., vol. VI.

Petit. Dissertation sur une nouvelle méthode de faire l'o-
pération de la cataracte. Dans les Mém. de Lit. et du P.
des Molets, t. III. Paris, 1727.

De Jussieu (M.-Ant.). Quæstio medico-chirurgica : an in
cataracta potior lentis crystallinæ extractio per incisio-
nem in cornea, quam depressio per acum. Parisiis, 1752.

Troschel (Georg.-Heinr.). Disp. de cataracta omni tempore deponenda, Hallæ, 1753.

Acrell (Olaus) Vergleichung zwischen den Vortheilen
und, etc. Comparaison des avantages et des inconvéniens
que présente chaque espèce d'opération de la cataracte,
accompagnée de ses propres expériences et de remarques. Dans les Traités de l'Académie royale des sciences
de Suède, pour l'an 1757. Traduit en allemand par
Kaestner.

Schurer (Jac.-Ludw.). Quæstio num in curatione suffusionis lentis crystallinæ extractio depressioni sit præferenda. Argentor., 1760.

Colombier (Joh.). Diss. nova de suffusione, seu cataracta.
Parisiis, 1765. — E. pro multiplici cataractæ genere
multiplex ἐγχείρησις. Parisiis, 1768.

Martin (Roland). Quelques traités remarquables sur les
opérations de la cataracte, dans Skrift waexling om
alle brukeliga, saett at opera starren. Stockholm, 1766.

Henkel (Joachim-Friedr.). Vom grauen Staar. De la cataracte,
dans son Traité d'opérations chirurgicales, pièce Ire.
Berlin, 1770.

Buddeus. Disp. an cataractæ depressio cum capsula præferenda extractioni. 1776.

Overkamp (C. W.) Argumenti chirurgici seorsim ophthalmologici Libellus. Delectus recensus difficultatum et
commodorum graviorum, commemorabiliumque utriusque suffusioni medendi methodi per depressionem et

per extractionem, ac super iisdem inter se diligenter
contendendis sententia et epicrisis. Pɪ æmissa aliqua de
nonnullis‚ recentioribus , imprimis utriusque adminis-
trationis chirurgicæ satis̄ narratiuncula. Particula prior.
— Insunt præterea quædam alia affinia , vel cum præ-
posita materia conjuncta, vel quæ locus sic quidem
opportune tulit. Grypeswaldio, 1788.

Mesplet. Remarques sur l'opération de la cataracte. Dans
le Journal de Médecine. Juillet 1790.

Beer (Georg.-Joseph). Einige praktische Bemerkungen
etc. Quelques remarques pratiques sur la proposition
de M. le docteur Conradi d'une méthode simple d'o-
pérer la cataracte. Dans le Magasin de chirurgie d'Arnemann. T. I. Pièce III. p. 284.

a. *De la préparation à l'opération.*

b. *Du traitement après l'opération.*

Conradi (Georg.-Christoph.). Ein paar Worte über, etc.,
Quelques mots sur le régime après les opérations, surtout des cataractes. Dans la Gazette de Salzbourg,
1792. T. IV, **p. 348.**

Loder (Joh.-Christian). Progr. de curatione externā̆ post
cataractæ extractionem. Ienæ , 1796.

c. *De la dépression de la cataracte.*

Bartholinus (Thom.). Cataractæ depositio. In Actis Hafniens. Vol. I, obs. 29.

Wiedemann (Franciscus). Bericht vom Stein, etc. Traité sur
l'opération du calcul , des hernies et des cataractes.
Augsbourg , 1719.

Le Moine (Ant.) Quæstio medico-chirurgica , an depri-
mendæ cataractæ exspectanda maturatio. Parisiis, 1728.

Quelmalz (Samuel-Theodor). Progr. depositionis cataractæ
effectus exponens. Lipsiæ, 1748.

Palluci (Joseph-Natalis). Histoire de l'opération de la cataracte faite à six soldats invalides. Paris, 1750.— Méthode d'abattre la cataracte. Paris, 1752.

Pousse (Francisc.). Quæstio medico-chirurgica an in deprimenda cataracta ipsius capsula inferne et postice inprimis secanda est. Parisiis, 1752.

Walhbohm (J.-G.). Plusieurs traités sur l'opération de la cataracte. Dan Skriftwaexlingom alla brukeliga saett at opera starren', Stockholm, 1766.

Ludwig (Christian-Friederich). De suffusionis per acum curatione. 1783. In suis exercitationibus academicis. Lipsiæ, 1790.

Hildebrand (C.-W.). Diss. de emendatiore cataractæ deponendæ methodo. Francof., 1785.

V. Willburg (Ant.-Carl.). Betrachtungen über die bishero gewohnlichen, etc. Réflexions sur les opérations de la cataracte usitées jusqu'alors, avec une manière améliorée et plus facile de la guérir. Nurenberg, 1785.

d. *De l'extraction de la cataracte.*

De la Sone (Jos.-Maria-Francis). Ej. et Arcelin, Disp. starene potest visio absque crystallino. Paris, 1743.

Daviel (Jacobus). Dans les Mémoires de l'Académie de chirurgie. T. II. p. 337. Sur une nouvelle méthode de guérir la cataracte par l'extraction du crystallin.

De la Faye (Georg.). Mémoire pour servir à perfectionner la nouvelle Méthode de faire l'opération de la cataracte. Mémoires de l'Acad. de chirur. T. II, p. 563.

Morand et Verdier. Rapport des opérations de la cataracte par l'extraction du crystallin, faites devant les commissaires de l'Académie par M. Poyet. Dans les mémoires de l'Académie de chirurgie, T. II, p. 578.

Daviel (Jacobus). Première nouvelle de sa nouvelle méthode d'opérer la cataracte. Mercure de France. 1748

— La deuxième dans le Journal de Médecine, févr. 1756, p. 124.

André. Lettre sur l'extraction du cristallin hors du globe de l'œil, nouvelle opération imaginée par M. Daviel. 1751.

De Vermale (Raimond). Lettre sur l'extraction du crystallin hors du globe de l'œil, nouvelle opération imaginée par M. Daviel. 1751. Journal de médecine. T. II. pag. 418.

Sigwart (Georg.-Friedr.). Dissertatio chirurgica de extractione cataractæ ultra perficienda. Tubingæ, 1752.

Le Bas (J.) et Daviel (Henric.). E. Cataractæ tutior extractio forficum ope. Parisiis, 1754.

Daviel (Henricus). Lettre adressée à MM. les auteurs du Journal des Savans sur les avantages de l'extraction de la cataracte. Nouvelle méthode inventée par M. Daviel. Journal des Savans, février, 1756, p. 375.

Sabatier et *Martin* (Petr.-Dyonis.). De cataractæ extrahendæ variis modis. Parisiis, 1759.

Taylor (Johannes). Lettre à MM. de l'Acad. de chir. sur l'art de rétablir la vue obscurcie par la maladie connue sous le nom de cataracte, où l'on démontre les dangereuses conséquences de l'opération de la cataracte par extraction. Paris, 1764.

Schœfer (Joh.-Gottl.). Geschichte des grauen Staares, und der neuen Operation, etc. Histoire de la cataracte et de la nouvelle méthode de la guérir par l'extraction du crystallin, avec les questions qui s'ensuivent. Ratisbonne, 1765.

Richter (Aug.-Gottl.) De variis extrahendi cataractam modis. Gottingæ, 1766. — Operationes aliquot, quibus cataractam extraxit. Gottingæ, 1768.

Reichenbach (J.-Fridr.). Cautelæ et observationes circa extractionem cataractæ, novum methodum synizesin operandi sistentes. Tubing., 1767.

Le Vacher (Francisc.-Guil.) et *Coutouly* (P.-Vict.). De cataracta nova ratione extrahenda. Parisiis, 1768.

Richter (Aug.-Gottl.). Observationum chirurgicarum fasciculus primus. Gottingæ, 1770. — Abhandlung von der Ausziehung, etc. Traité sur l'extraction de la cataracte. Gottingen, 1773.

Meyer (J.-Christoph.-Andr.) et *Rosenthal*. Examen quarumdam optimarum extrahendi cataractam methodorum, inprimis Wenzelianæ. Greifswald., 1772.

Bortwik (Georg.). Treatise upon the extraction of the crystalline lens. Traité sur l'extraction du crystallin. Edinburgh, 1775.

Odhelius (Joh.-L.). Anmerkingar wid stare operationen och den sinkans Skoetsel Jerefter. Stockholm, 1775.

De Witt (Gisbert). Vergleichungder verschiedenen Methoden, etc. Comparaison entre les différentes méthodes d'opérer la cataracte par extraction. Giessen, 1775.

Wenzel. Diss. de extractione cataractæ. Parisiis, 1779.

Butter (Will.). A new proposal for. Nouvelle proposition pour l'extraction de la cataracte, etc. Londres, 1783.

Feller (Christian Gotthold). De methodis suffusionem oculorum curandi a Casa Amata et Simone cultis, Diss. Lipsiæ, 1783.

Fischer. Von der Staarausziehungsmethode des Herrn, etc. De la méthode d'extraction de la cataracte de M. Dussausoir, chirurgien en chef de l'hôpital de Lyon.

Sparrow (J.-Richard). Du succès de l'extraction et de la dépression de la cataracte chez le même sujet. The London medical townal, vol. IX. Londres, 1787. — De quatre cataractes opérées avec succès par l'extraction. Dans le Répertoire de traités chirurgico-médicaux. T. I. Leipsick, 1792. — Sur l'extraction de la cataracte avec des remarques pratiques. Medical facts and observations. Vol. I. Londres, 1791.

O'Halloran (Sylvester). Recherches critiques et anatomimiques sur les parties qui souffrent dans l'opération de la cataracte, avec un essai pour donner plus de sûreté à cette opération. The transactions of the royal Irish academy, for 1788. Londres, 1793.

Fung (Joh.-Heinrich). Methode den grauen Staar auszuziehen, etc. Méthode d'opérer la cataracte par extraction, avec un traité sur les autres maladies des yeux et leur guérison. Marbourg, 1794.

Conradi (Georg.-Christoph.). Bemerkungen über einige Gegenstaende, etc. Remarques sur quelques objets dans l'extraction de la cataracte. Leipsick, 1794.

Siebold (Carl.-Caspar). Verschiedene Staaroperationsgeschichten. Diverses histoires de cataractes. Dans son chirurgisches Tagebuch. Nurenberg, 1792.

Van Wy (Gerrit-Jan.). Nieuwe Manier van Cataract of Staarsnyding beneffens Heel en Vraekundige Waarneemingen. Arnhem, 1792.

Wardenburg (Jacob-Georg-Adam). Diss. inaug. de cataractæ extrahendæ methodo nova. Gottingæ, 1792.

Arnemann (Justus). Einige Bemerkungen über die Operation des, etc. Quelques remarques relativement à l'opération de la cataracte. Dans son Magasin pour la chirurgie. T. I. pièce 3, p. 340.

Barth (Joseph). Etwas über die Ausziehung des grauen Staares, etc. Quelques mots sur l'extraction de la cataracte pour l'opérateur exercé. Vienne, 1797.

B. *Des maladies du corps vitré.*

1. Glaucome.
2. Synchysis.

C. *Des maladies de l'humeur aqueuse.*

1. Hydrophthalmie.

Schaper (J. Ernst). Disp. de hydrophthalmia intercepta. Rost., 1713.

Mauchart (Burch.-Dav.). Dissertatio med. de hydrophthalmia. Tubingæ, 1744. — Diss. medico-chirurg. de Paracentesi oculi in hydrophthalmia et amblyopia senum.
Tubing., 1744.

Furstenau (J.-Herman.). De hydrope oculi. In Eph. Nat.
curios. Vol. VIII, obs. 44.

Valentini (Michael-Bernard.). Oculi hydrops paracentesi
sanatus. Eph. Nat. curios. Decad. II, ann. VI, obs.
69, 70.

Wedel (Georg-Wolfg.). Aqua sub adnatam tunicam effusa
medicamentis dissipata. Ephem. Nat. curios., ann. VI et
VII, obs. 124.

Carthéuser (J.-Friedr.). Disp. de hydrophthalmia. Pragæ,
1762.

Terras. Observ. sur l'hydrophthalmie ou grosseur contre
nature du globe de l'œil. Dans le Journal de médecine.
T. XLV, ann. 1776, p. 239.

Ceston (Richard Browne). D'une hydrophthalmie avec carie
des os. Dans ses Recherches et observations pathologiques de la chirurgie, etc. Traduit de l'anglais en allemand par Joh.-Christ.-Friedr. Scherf. Gotha, 1780.

Langlebert. Observation sur un œil hydropique qui fut guéri
par l'opération et un caustique. Journal de médecine.
Nov., 1790.

Ford (Edward). Sur un cas d'hydropisie de l'œil traité
avec succès. Dans le répertoire de traités chirurgico-
médicaux pour des médecins et chirurgiens praticiens,
d'après les écrits anglais les plus remarquables et les
plus modernes. Leipsick, 1792.

Fielitz (F.-J.-H.) junior. Baobachtung und Heilung einer
Wassersucht, etc. Observation et cure d'une Hydrophthalmie de tous les deux yeux. Dans le Journal de Hufeland. Iena, 1797, T. IV, pièce II, p. 208.

III. DES MALADIES GÉNERALES DU GLOBE DE L'OEIL.

A. *Des accidens spasmodiques du globe de l'œil.*

Say. Récit d'un accident spasmodique du globe de l'œil. Memoires of the medical society of. London, vol. I. Londres, 1781.

Parkinson (J.). Crampes des yeux, occasionée par la foudre. Dans les Memoires of the medical society of London. Year 1773, Vol. II, 1789. Londres.

B. *Des lésions du globe de l'œil.*

Schœpfer (J.-Jac.). Disp. de hæmorrhagia oculo vulneratorum. Rostock, 1696.

Willius (J.-Valent.). Lignum in orbitam impulsum feliciter eductum, et oculus servatus. In Actis Hafniensibus. Vol. II, obs. 119.

1. Dès plaies de l'œil en général.

Fallopius (Gabriel). Tractatus de vulneribus in genere, de vulneribus capitis, nasi, oculorum, etc. Venet., 1569.

Gœkel (Eberhard). Von einem mit einer Sense, etc. De la guérison d'un œil blessé par une faucille. Gallicinium S. observationum et curationum medicinalium novarum. Centuriæ II. Ulm, 1700. — D'un blessure considérable de l'œil et de sa guérison. In Eph. Nat. curios. Decad. II, ann. V, obs. 51.

Pozzius (Josephus). Experimenta de humoris aquosi regeneratione, non ita crystallinæ lentis. In Commercio epistolico. Bonon., 1732.

Nebel(Daniel). Exiguum oculi vulnus gravia symptomata producens. Observat. LIV. Ephem. Nat. Curios., Cent. V.

Winkler (Godofr.-Christ.)..Vulnus oculi curatum et aqueus humor restitutus.—Eph. Nat. curios. Ann. II, obs. 132.

Wolfstrigel (Laurentius). Ex vulnere oculi lens crystallina
ad labia vulneris corneæ tunicæ adnata. Nova Academiæ
Naturæ curiosorum Acta. Ann. I, obs. 63.

A Moinichen (Henri). Von einer Wunde des Auges, die
er, etc. D'une plaie de l'œil qu'il a guérie avec le jus
de chelidonium. In Actis Hafniens. Vol. I, observ. 78.

2. Ophthalmoptose.

Bidloo (Godofred.). De oculi prolapsu. In decade II Exercitationum anatomico-chirurgicarum. Leidæ, 1708.

Hofman (Fredericus). Disp. de oculorum procidentia. Hallæ,
1722.

Gensel (Joh.-Adam). De procidentia oculi dextri quoad to-
tum. Obs. CXCV. Cent. II, Ephem. Nat. curios.

Murlatus (Johannes). Oculi prolapsus. Eph. Nat. curios.
Decad. II. Ann. III, obs. 126.

C. *Exophthalmie.*

Méry (Johannes). Sur une tumeur d'une grosseur surpre-
nante qu'il avait coupée sur l'œil d'un homme. Hist. de
l'Acad. R. des sciences, 1703, p. 40.

Gering (Jacob). Praxis vitia in figura partium oculi cognos-
cendi et sanandi. Meiss. 1725.

Plaicher (Alex.). Diss. inaug. sistens de fungo oculi ejusque
extirpatione observationem cum epicrisi. Heidelbergæ,
1780.

Lœffler (Adolph.-Friedr.). Von einer Exophtalmie. [D'une
exophthalmie. Dans ses Beitraege zur Arzneiwissenschaft
und Wundarzneikunst. Leipsik, 1791.

1. Du squirrhe.

Fischer (J.-Andras). Tumor oculi sinistri scirrhosus mali-
gnus feliciter exstirpatus. Erford, 1720.

2. Du cancer.

Kaltschmied (Carol.-Friedr.). Programma de oculo ulcere cancroso laborante feliciter exstirpato, astringentibus antea intempestive adhibitis. Ienæ, 1748.

Hezel. Cancri aperti et exulcerati horrenda species, in novis Actis Academiæ Naturæ curiosorum. Noribergæ, 1767. T. III, p. 60.

Demours (Pierre). Lettre à M. Petit à Paris, 1767.

Boulet. D'un carcinome de l'œil. Journal de Chirurgie par M. Desault, tom. I, Paris, 1794.

3. De la rupture de l'œil (rhexis oculi).

Heimreich (Friedr.-Just.). Ruptura oculi cum fragore, in Act. Nat. curios. Vol. III, obs. II.

4. De l'extirpation de l'œil.

Heister (Laurentius). Exstirpatio oculi cancrosi. In Annal. Academicæ Juliæ. 1720. Sem. I.

Buchner (Andreas-Elias). De Heisteriana excisione oculi cancrosi. In suis Miscellaneis physico-medico-mathematicis. A. 1729.

Louis (Ant.). Mémoire sur plusieurs maladies du globe de l'œil, où l'on examine particulièrement les cas qui exigent l'extirpation de cet organe; et la méthode d'y procéder. Mémoires de l'Académie de Chirurgie. T. V, p. 161.

Fischer. Von der Operation eines sehr grossen, etc. De l'opération d'un très-grand staphylome qu'a faite M. Dussausoir, à l'hôpital de Lyon. Dans la Bibliothèque chir. par Richter. T. VIII, pag. 76.

Baudot. De l'extirpation d'un œil cancéreux Journal des médecine. T. XXX, 1789.

5. Des yeux artificiels.

Mauchart (Barch.-Dav.). Oculus artificialis ecblepharos et hypoblepharos. Tubingæ, 1749.

Scarpa (Antonio). Saggio di osservazioni ed esperienze sulle principali malattie degli occhi. 1.re édition, Milan, 1801, in-4°. — Traduction française de Léveillé. 5e édition italienne , traduite par Fournier Pescay et Bégin. Paris, 1821. — Autre traduction par Bousquet et Bellanger, même année. — Traduction anglaise de Briggs. — Traduction allemande par Martens. — Traduction espagnole avec notes de Jenner. — Correspondance avec Maunoir, dans les opuscules, tome IIe Pavie, 1829. — Traduction de M. Lusardi dans l'Observateur provençal , rédigé par Roux, de Marseille.

Himly. Ophtalmologische Beobachtungen und Erfahrungen 1er Stück, Bremen 1801, ou Observations et recherches ophtalmologiques.

De Wenzel. Manuel de l'oculiste, ou Dictionnaire ophthalmologique. Paris, 1808.

Wardrop (James). Essays on the morbid anatomy of the human eye. Edinburgh , 1808. London, 1818 , ou Essai d'anatomie pathologique de l'œil humain.

Von Walther (Ph.-F.). Abhandlungen aus dem Gebiete der practischen Medicin besonders der Chirurgie und Augenheilkunde, Landshut, 1810 , ou Mémoires de médecine pratique, relatifs surtout à la chirurgie et à l'ophthalmologie.

Benedict (Francois Wilhelm). De morbis oculi humani inflammatoriis, lib. XVIII, Lips. 1811, édition allemande augmentée , 1814.

Benedict (F.-W.). Beitraege sur practifchen Medicin und Ophtalmiatrik. 1 ed. Leipzick 1812, ou Mémoires pour servir à la médecine pratique et à l'ophthalmiatrique.

Himly. Bibliothek über Ophtalmologie, Kenntniss und Behandlung der Sinne überhaupt, 1 éd. 1er 2e Stück. Hannover, 1816, ou bibliothèque pour l'ophtalmologie, la connaissance et le traitement des organes des sens en général.

Rust (J.-V.). Magazin überdie gesammte Heilkunde.Berlin, ou Magasin pour tout l'ensemble de l'art de guérir, ouvrage périodique qui paraît depuis 1816.

Langenbeck's. Neue Bibliothek über Chirurgie und Ophtalmologie.Hannover, ou Nouvelle bibliothèque de chirurgie et d'ophthalmologie, ouvrage périodique qui paraît depuis 1818.

Graefe (B.). Und Ph. F. van Walther Journal für Chirurgie und Augenheilkunde, ou Journal de chirurgie et d'ophthalmologie. Berlin, il paraît depuis 1820.

Demours (A.-P.). Précis théorique et pratique sur les maladies des yeux. Paris, 1821.

Guillie(W.).Bibliothèqueophthalmologique,ouRecueil d'observations sur les maladies des yeux, avec des notes et additions par MM. Dupuytren, Alibert, Pariset, etc. Paris, 1820—1822, in-8. Il en a été publié cinq cahiers jusqu'à ce jour.

Weller (B.-H.). Diaetetik für gesunde und schwache Augen, ou Diététique pour les yeux sains et faibles. Berlin, 1814.

Weller (C.-H.). A manual of the diseases of the human eye, for surgeons comencing practice. Translated from the german by G.-C. Monteath, ou Traité des maladies de l'œil de l'homme, manuel à l'usage des jeunes praticiens, traduit de l'allemand, 2 vol. in-8. London, 1821.

Gondret (L.-P.). Observations sur les maladies des yeux. Paris, 1823.

Prick (George). A treatise on the diseases of the eye, including the practice of the most eminent modern surgeons, and particularly these of the prof. Beer, ou Traité des maladies de l'œil, où se trouve exposée la pratique des plus célèbres chirurgiens de nos jours, et particulièrement celle du professeur Beer. Baltimore, 1823, in-8.

Fabini (J.-P.). Doctrina de morbis oculorum in usum auditorum. Pesth, 1823, in-8. Doctrine des maladies des yeux pour l'usage des auditeurs.

Weller (Carol.-Henricus). Icones ophthalmologicæ, seu selectæ circa morbos humani oculi. Fasciculus. Lipsiæ et Parisiis, 1825.

Beer (G.-J.) Pflege gesunder und geschwaechter Augen, ou Traitement des yeux sains et affaiblis. Wien, 1800.

Adams (George). Anweisung zur Erhaltung des Gesichts und zur Kentniss der Natur des Sehens, ou Instruction pour la conservation de la vue et la connaissance de la nature de la vision. Traduit de l'anglais en allemand, avec des notes, par Fr. Kries, deuxième édition. Gotha, 1800.

Beer (G.-J.). Auswahl aus dem Tagebuche eines practischen Augenarztes, ou Extrait choisi du journal d'un médecin des maladies des yeux. Wien, 1800.

More-Noble (Edw). A treatise on ophtalmy, ou Traité de l'ophthalmie. Birmingham, 1800. Traduit en allemand avec des notes par Kuhn. Leipzick, 1802.

Schmids (A.). Ueber iritis und Nachstaar, ou Sur l'iris et la cataracte consécutive. Wien, 1801, in-4.

Soemmering (S.-P.). Abbildungen des menschlichen Auges, ou Figures de l'œil de l'homme. Francf. am Main, 1801, in-fol. mit 6, 7 Kupf. — Ces planches sont copiées dans l'ouvrage de Demours.

Earle (James). An account of a new method of operation for the removal of the opacitly in the eye, called cataracte, ou Description d'une nouvelle méthode pour l'opération de la cataracte. London, 1801, avec deux planches. Dans Langenbeck's Bibliothek. ed. I. M. I. s. 496.

Le Febure (G.). Von den Augenentzündungen und den darauts entsehenden Augenkrankheiten, ou Des ophthalmies et des maladies oculaires qui en résultent. Frankfurt am Main, 1802.

Hassenmüller (J.-A.). Dictum novum ad curationem trichiasios remedium sistens. Dorpas, 1802.

Schmidt (J.-Ad.). Ueber die Krankheiten des Thraenenorgans, ou Sur les maladies de l'organe lacrymal. Wien, 1803, in-8.

Lacournière. Considérations sur l'opération de la cataracte. Strasbourg, 1803.

Pittmann (J.-A.). Von den topischen Arzneimitteln gegen Augenkrankheiten, ou des topiques convenables contre les maladies des yeux. Dresden, 1804.

Edmonston (Arthur). A treatise on the varieties and consequences of ophtalmia; ou Traité sur les diverses espèces d'ophthalmies, et sur leurs suites. Edinb., 1806.

Beerfs (G.). Ansicht der staphylomatoesen Metamorphosen der Augen und der künstlichen Pupillenbildung; ou Sur les staphilômes de l'œil et la formation d'une pupille artificielle. Wien., 1806.

Spindler (J.). Ueber Entzündungen der Augen, ou Sur les inflammations de l'œil. Wurzburg, 1807.

Weinhold (C.-A.). Anleitung den verdunkelten Krystallkoerper im Auge der Menschen jederzeit bestimmt mit seiner Kapsel zu umlegen; ou Instruction pour toujours abaisser d'une manière certaine le crystallin avec sa capsule. Meissen, 1809. 2ᵉ Ausg., 1812.

Wardrop. Observations of fongus hæmatodes; ou Observations sur le fongus hématodes. Edinburg, 1809.

Ware (Jac.). Chir. Beobachtungen über die Augen; ou Observations sur les yeux; traduit de l'anglais en allemand, par J.-G. Runde. Gœttingen, 1809.

Flemming (F.-F.). Diss. inaug. de dacryocystide. Vitebergæ, 1810.

Brasseh (W.). Diss. inaug. de panno oculi. Landshut, 1810.

Schrœter (J.-P.). Das menschliche Auge in einer vergroes-
serten Darstellung a. e. ausgemalten Tafel nach Sœmmering ; ou L'œil de l'homme représenté avec grossissement,
d'après Sœmmering. Weimar, 1810.

Rosenmuller (J.-Th.). Partium extern. oculi humani, inprimis lacrymal. descriptio anat. Lipsiœ, 1810.

Benedict (T.). De Pupillæ artificialis conformatione. Lips.,
1810.

Wachter (C.-H.). Diss. de pupillâ artificiali. Grœningæ,
1810.

Veit (G.-G.). Commentatio medica exhibens oculi humani
anatomiam et pathologiam ejusdemque in statu morboso
extirpationem. Norimbergæ, 1810.

Buchorn. Die Keratonyxis, eine neuere gefahrlosere Methode, den grauen Staar zu operiren, nebst einigen er-
læuternden Operationsgeschichten ; ou la Kératonyxis,
nouvelle méthode moins dangereuse d'opérer la cataracte, avec quelques observations relatives à cette opération. Magdeburg, 1811.

Rainer (F.). Diss. de carcinomate oculi. Landshut, 1811.

Tissot (Fr.-R.-K.). Diss. sistens varias auctorum opiniones
de staphylomate. Erlang., 1811.

Scheuring (F.). Parallele der Vortheile und Nachtheile der
vorzüglichsten Operations methoden des grauen Staars ;
ou Parallèle entre les avantages et les inconvéniens des
principales méthodes d'opérer la cataracte. Bamberg
und Würzburg, 1811.

Assalini (Paolo). Ricerche sulle pupille artifiziale ; ou
Recherches sur les pupilles artificielles. Milano, 1811.
Traduit en allemand, avec des remarques, par F.-A.
Poenitz. Dresd., 1813.

Winkler (J.-C.). Anleitung zur Erhaltung des Gesichts
nach optischen Grundsaetzen ; ou Instruction pour la con-

servation de la vue, d'après les principes de l'optique.
Leipzick, 1812.

Maunoir (J.-P.). Mémoire sur l'organisation de l'iris et l'opération de la pupille artificielle. Paris, 1812.

Jæger (F.). De keratonyxidis usu. Viennæ, 1812.

Adams (William). Practical observations on ectropium or eversion of the eyelids, with the description of a new operation for the cure of that disease; on the modes of forming on artificial pupil and on cataract; ou Observations pratiques sur l'ectropion ou le renversement des paupières; description d'une nouvelle opération pour guérir cette maladie, et des procédés pour pratiquer la pupille artificielle et l'opération de la cataracte. London, 1812.

Beer (G.-J.). Das Auge, oder Versuch das edelste Geschenk der Schœpfung vor dem hœchst verderblichen Einflusse unseres Zeitalters zu sichern; ou l'OEil, ou Essai de préserver de l'influence désastreuse du siècle ce don précieux de la création. Wien, 1813.

Wenzl (J.-H.). Ueber den Zustandder der Augenheilkunde in Frankreich, nebst kritischen Bemerkungen über denselben in Deutschland; ou Sur l'état de la médecine oculaire en France, avec des remarques critiques sur son état en Allemagne. Nürnberg, 1813.

Benedic (T.-W.-G.). Monographie des grauen Staars; ou Monographie de la cataracte. Breslau, 1814.

Reisinger (Pr.). Diss. de exercitationibus chirotechnicis et de constructione atque usu phantasmatis in ophthalmologia. Gœtting., 1814.

Rosas (Ans.). Diss. quæ, rejecta fistulæ lacrymalis idea, veram fistulæ lacrymanis notionem et sanandi methodum, exceptâ occlusi ductûs nasalis operatione proponit. Viennæ, 1815.

Niesar (P.-E.). De rheumatismi in oculum humanum effectu. Breslau, 1815.

I.   4

Heincken (Ph.). Ophtalmobiothik, oder Regeln und Anweisungen zur Erhaltung der Augen; ou Ophthalmie biothique, ou règles et instructions pour la conservation des yeux. Bremen und Leipzick, 1815.

Bayer (Ph.-Ant.). Ueber trichiasis und entropium, nebst Beschreibung einer verbesserten Augenliedzange; ou sur le trichiasis et l'entropion, avec la description d'une pince à paupière perfectionnée. Nurnberg, 1816.

Bock (J. C.). Diss. de choroideæ morbis. Berlin, 1816.

Alban. Versuch einer Anweisung zur richtigen Gesundheitspflege der Augen für Nichtærzte; ou Essai d'hygiène oculaire à l'usage des gens du monde. Rossack, 1816.

Vasani (F.). Storia dell' oftalmia contagiosa d'Egitto e sulla sua propagazione in Italia; ou Histoire de l'ophthalmie contagieuse d'Egypte, et de sa propagation en Italie. Milano, 1816. Traduit en allemand par Wolf. Frankfurt a. M. 1820; in-8°.

Reveillé-Parise (J.-H.). Hygiène oculaire, etc. Paris, 1816.

John Vetch. Observations relative to the treatement by sir William Adams, of the ophtalmia cases of the army; ou Observations relatives au traitement employé par sir Will. Adams, contre l'ophthalmie des camps. London, 1816. Traduit en allemand par Michaelis. Berlin, 1817.

Mensert (W.). Verhandeling over de keratonyxis; ou Traité sur la kératonyxis. Amst., 1816.

Betz (J. G.). Diss. inaug. de amaurosi. Viennæ, 1816.

Adams (William). A letter to the directors of Greenwich hospital, etc., for the extermination of the Egyptian ophtalmia; ou Lettres aux directeurs de l'hôpital de Greenwich, etc., sur les moyens à employer pour faire disparaître l'ophthalmie d'Egypte. London, 1817.

Friedlaender (H.). De medicina oculorum apud Celsum commentarius. Hal., 1817.

Beer (F.). Diss. inaug. de inflammatione lentis crystallinæ. Landshut, 1817.

Graefe (R.-F.). Repertorium augenaerztlicher Heilformeln; ou Répertoire de formules usitées contre les maladies des yeux. Berlin, 1817.

Adams (William). A practical inquiry into the causes of the frequent failure of the operation of depression, and of the extraction of the cataract as usually performed ; ou Recherches pratiques sur les causes de la fréquence des insuccès à la suite de l'opération de la cataracte par les procédés de dépression et d'extraction comme on les pratique ordinairement. London, 1817.

Jüngken (J.-B.). Diss. inaug. de pupillæ artificialis per coreoncion Græfianum conformatione. Berolini, 1817.

Lœbenstein-Lœbel. Grundriss der Semiologie des Auges ; ou Élémens de séméiologie de l'œil. Jena, 1817.

Syller (Jos.). Diss. de hæmophthalmo. Landshut, 1817.

Jüngken (J.-Ch.). Das coreoncion, ein Beitrag zur kuenstlichen Pupillenbildung ; ou le Coréoncion ou fragment pour servir à la formation des pupilles artificielles. Berlin und Leipzick, 1817.

Seveneik. Diss. inaug. de amaurosi. Berolini, 1817.

Behr. (C.). Diss. inaug. de spasmo iridis. Halæ, 1817.

Hatzler (Cav.). De ophtalmitide in genere. Monachii, 1818.

Sœmmering (Detm.-W.). Comment. inaug. de oculorum hominis animaliumque sectione horizontali. Goetting., 1818.

Mirault (Hazard). Traité pratique de l'œil artificiel. Paris, 1818.

Wallroth (F.-W.). Syntagma de medicina oculorum veterum specimen med. philolog. Halæ, 1818.

Chelius (M.-F.). Ueber die durchsichtige Hornhant des Auges, ihre Function, und ihre krankhaften Veraenderungen ; ou Sur la cornée transparente de l'œil, ses fonctions et ses maladies. Karlsruhe, 1818.

Busse (Ch.-F.-H.). Pathologia oculi generalis. P. Berol., 1818, in-8°.

A Gendre (Jos.). Diss. inaug. sistens diversarum cataractæ operandæ methodorum inter se comparationem. Landishuti, 1818.

Wagner (G.). Commentatio de coremorphosi, sive brevem methodorum ad pupillæ artificialis conformationem huc usque adhibitarum adumbrationem novique ad iridodialysen instrumenti descriptionem. Gotting., 1818.

Luce (G.-C.). Diss. de ectropio sarcomatoso per ferramentum candens sanando. Berolini, 1818.

Schnorr. (F.-H.). De cognoscenda curandaque amaurosi. Halæ, 1818.

Schindler. Commentatio ophthalmologica de iritide chronica ex keratonyxide suborta. Vratislaviæ, 1819.

Tuchmann (Godofr.). Diss. inaug. sistens ophthalmiam recentioribus temporibus frequentissime in exercitibus observatam. Gottingæ, 1819.

Miller. Anat. und physiologische Darstellung des menschlichen Auges; ou exposition anatomique et physiologique de l'œil de l'homme. Wien, 1819; in-8°.

Walther. (Ph.-Von.). Merkwürdige Heilung eines Eiterauges nebst Bemerkungen über die Operation des Hypopions 2e Aufla, ou Guérison remarquable d'un hypopion, avec des remarques sur l'opération relative à cette affection. Landshut, 1819.

Purkinje (J.). Beitraege zur Kentniss des Sehens in subjectiver Hinsicht.; ou Mémoires pour servir à la connaissance de la vision. Prag, 1819.

Batcke. Diss. inaug. de quibusdam oculi inflammationibus. Berolini, 1820.

Guthrie (G.-J.). Treatise on the operation for the formation of an artificial pupil.; ou Traité de l'opération de la pupille artificielle. London.

Guthrie (G.-J.). Treatise on cataract and inflammation of the iris; ou Traité de la cataracte et de l'inflammation de l'iris. London.

Hoffbauer. Diss. inaug. de cornea ejusque morbis. Berolini, 1820.

Heilbronn. Diss. inaug. de variis cataractæ curandæ methodis. Berolini, 1820.

Lindner (J.-G.). De variis pupillæ artificialis conformationibus. Vratislaviæ, 1820.

Daiminger (Andr.). Diss. inaug. de amaurosi. Wirceburgi, 1820.

Lorenz (G.-B.). Diss. inaug. de nystagmo. Berolini, 1820.

Metsch. Diss. inaug. de blepharophthalmia blennorrhoica recens natorum. Berolini, 1820.

Dann (E.-O.). Diss. inaug. de ophthalmia arthritica et rheumatica. Halæ, 1821.

Kæmper (C.-F.). Diss. inaug. de iritide syphilitica. Gottingæ, 1821.

Werres (G.-A.). Erstes Schutzmittel und Specificum gegen die kantagioese Augenentzündung am Niederrhein; eine Streitschrift; ou Premier préservatif et spécifique contre l'ophthalmie contagieuse dans le Bas Rhin. Coelln., 1821.

Chilwell de la Garde (Phil.). A treatise on cataract, intended to determine the operations required on the different forms of that disease; ou Traité de la cataracte, où l'on expose les opérations que réclament les diverses formes de cette maladie. London, 1821.

Panizza (Bartolomeo). Annotazioni anatomico-chirurgiche sul fungo midollare dell'occhio, e sulla depressione della cataratta; con tre tavole; ou Remarques anatomico-chirurgicales sur le fongus médullaire de l'œil, et sur l'abaissement de la cataracte, avec trois planches. Paris, 1821.

Ammon (F. A.) Aktenstücke über die contagioese Augenentzündung. Auf Veranlassung der Geistlichen Unterrichts

und Medicinal. — Angelegenheiten herausgegeben; ou
pièces officielles sur l'ophthalmie contagieuse. Berlin,
1823, in-8°.

Georgi (Giuseppe). Memoria sopra un nuovo istrumento
per operare la cateratta, e per formare la pupilla artifiziale; ou Mémoire sur un nouvel instrument pour pratiquer l'opération de la cataracte, et pour former une pupille artificielle. Imola, 1822.

Klose (F. A.), Diss. med. de nonnullis visus vitiis. Gotting.,
1822.

Riemann (J. F.). Staphylomatis nosologiæ specimen. Berolini, 1822.

Martini (M. G.). Diss. pathologico-chir. de fili serici usu in
quibusdam viarum lacrymalium morbis. Lipsiæ, 1822.

Friedrich (J. L.). Diss. inaug. de Staphylomate.

Vauscvendow (M.). Spec. sistens ætiologiam prophylaxinque
ophthalmitidis in Belgarum exercitu jamdudum grassatæ.
Lovanicæ, 1823.

Müller (J.-B.) Die neuesten Resultate über das Vorkomen
und die Behandlung einer ansteckenden Augenlieder
krankheit unter den Bewohnern des Niederrheins, ou
Derniers résultats sur l'existence et le traitement d'une
maladie contagieuse des paupières qui règne parmi les
habitans du Bas-Rhin. Leipsick, 1823.

Poppe (J. H. M.). Die ganze Lehre vom Sehen, etc. Mit. 9,
Steintafeln, ou Théorie universerselle de la vision. Tü-
bingen, 1823.

Catanoso (Natale). Osservazioni cliniche sopra l'estrazione del
cristallino, ou Observations cliniques sur l'extraction du
cristallin. Messina, 1823, in-8°.

Lusardi. Mémoire sur la cataracte congéniale. Montpellier,
1823; in-4°.

Haertelt (C. H. E.). Diss. de extractionis cataractarum
præstantia methodique strenue antiphlogisticæ ipso pe-
racta usu. Vratislav, 1823; in-4°.

Schmidt (A.-Fr.). Diss. de trichiasi et entropio. Berol., 1823, in-8.

Hegeler (G.-L.-F.). Diss. de staphylomate. Lipsiæ, 1823.

Paoli (Lodovico). Osservazioni sull'oftalmia, che hanno offerto i militari di Livorno, ou Observations sur l'ophthalmie qui a été observée sur les soldats de la garnison de Livourne. Livorno, 1824, in-8°.

Stevenson (John). A treatise on cataract and the cure of that disease in its early stages, ou Traité de la cataracte et des moyens de guérir cetete maladie lorsqu'elle commence à se former. London, 1824, in-8°.

Bowen (John). Practical observations on the case of every species of cataract by hyalonyxis or vitreous operation, ou Observations pratiques sur le traitement de toutes les espèces de cataracte par l'hyalonyxis. London, 1824, in-8°.

Karl (B.-J.). Anleitung kranke Augen zu untersuchen, nebst Berücksichtigung ihrer conseusuellen Verhaltnisse, ou Instructions sur la manière d'examiner les yeux malades, en ayant égard à leurs rapports sympathiques. Wien, 1824.

Kitchiner (William). Die Okonomie der Augen, oder Vorschriften zur Erhaltung und Verbesserung des Gesichts, nebst Bemerkungen ueber das Tragen der Brillen und den Gebrauch der Operngucker sowie astronomischer und terrestrischer Telescope, ou L'économie des yeux, ou Précepte pour la conservation et le perfectionnement de la vue, avec des remarques sur l'usage des besicles, des lorgnettes et des télescopes. Traduit de l'anglais. Weimar, 1825.

Bech. De cataracta centrali dissertatio inauguralis medica, in-4, cum tabula lithographica. Lypsiæ, 1830.

Licthot (Rodolphus). De staphylomate dissertatio inauguralis medica. Lipsiæ, 1830.

Radius (Justin). Scriptores ophthalmogici minores. Lipsiæ,

1830. Vol. III, continens dissertationes sequentes : — Schopenhauer Theoria oculorum physiologica Berolini. — Molinari, de scleronyxidis sequelis eorumque cura Picini. Regii, 1823. — Gambarini, observationes in nuperam myopiæ ætologiam dynamicam. Meditoni, 1827. — Schreiber Marburgi, 1824. De morbis choroïdæ. — La Harpe, de longitudine, latitudine et directione canalis nasalis. Gottingæ, 1827. — F. L. Hersten, de dacrolithis, ceu potius rynolithis Berolini, 1828. — Backhausen, de regeneratione lentis cristallinæ Berolini, 1827. — Jacobson conjonctivæ inflammatione impetiginosa. — Richter commentatio enarrans tres Hemeralopiæ congenitæ casus.

Grœlmann. Specimen inaugurale de nova coreoncii forma, Gottingæ, in-8°.

Heiberg. Commentatio de coremorphosi. Christiana, 1829.

Mayssl. Dissertatio inauguralis de pterygio. Vindobonæ, 1831.

Pruschá. Dissertatio inauguralis ophthalmologica de melanosi oculi cum tabula lapidea. Vindobonæ, 1831.

Kausner (Josephus). Dissertatio inauguralis de ectropio. Vindobonæ, 1831.

Dreyer Traugot. Dissertatio inauguralis pertractans novam blepharoplastices methodum cum tabula lithographica. Vindobonæ, 1831.

Kunhardt (Otto). Dissertatio inauguralis de midriasi cum tab. lithographica, 1831.

Canstatt (Carolus). Dissertatio inauguralis de fungo medullari. Wursbourg, 1831.

Reich. De membrana pupillari Dissertatio inauguralis. Berolini, 1833.

Stilling (Benedictus). De pupilla artificiali in sclerotica conformanda commentatio inauguralis. Berolini, 1830. Dissertation sur le fungus médullaire de Vacil. Thèse présentée et soutenue à la faculté de médecine de Paris, le

24 août 1830, par T. T. Bauer, de Mulhouse, département du Haut-Rhin, docteur en médecine. Paris, imprimerie de Didot jeune, 1830; in-4°, p. 4, avec une planche.

Froricp (Robertus). Dissertatio medica de coreitide scro-
fulosa. Jena, 1830.

Portal (Placido). Breve rapporto sull'oftalmia che afflisse
le truppe napolitane in Palermo, 1824, 26.

Lusardi. Ophthalmie belge. Paris, 1831.

Lusardi. Recherches sur le fongus médullaire Paris, 1831.

Maunoir (Theodore). Thèse sur la cataracte. Paris, 1834.

Castellin (de Lille). Dissertation sur la cataracte congéniale.
Paris, 1836.

Comperat (Alfred). Dissertation sur l'opération de la cataracte par abaissement. Paris, 1835.

Kluyskens (J.-G.). Dissertation sur l'ophthalmie contagieuse
qui règne dans quelques bataillons de l'armée des Pays-
Bas. Gand, 1819, in-8°, 136 pages.

Wlemmincks (J.-F.) et *Van-Mons* (B.-J.). Essai sur l'ophthalmie de l'armée des Pays-Bas. Bruxelles, 1825, in-8°,
120 pages.

Fallot (L.) et *Varlez* (L.-J.). Recherches sur les causes de
l'ophthalmie qui règne dans quelques garnisons de l'armée des Pays-Bas, et sur les moyens d'y remédier.
Bruxelles et Paris, 1829.

Wlemmincks (J.-F.). Rapport à M. le ministre directeur de la
guerre, M. Evain, sur l'ophthalmie de l'armée, précédé
de considérations générales sur l'étiologie de cette affection. Bruxelles, 1834, in-8°, 100 pages.

Van Honsebrouck (C.). Des causes de l'ophthalmie de l'armée. Anvers, 1834, in-8°, 104 p.

Ponta (A.). Dissertatio inauguralis chirurgico-medica de
ophthalmitide inter milites belgici exercitus grassante.

Delmarre. Observations pratiques sur l'ophthalmie qui règne
parmi les soldats de l'armée du royaume des Pays-Bas.
Mons, 1821.

Van Scvendonck. Specimen politico-medicum sistens aetio-logiam prophylaximque ophthalmitidis in Belgarum exer-vitu jamdudum grassata. Lovanium , 1823.

De Courtray (A.). Coup d'œil sur l'ophthalmie qui attaque particulièrement les militaires de notre armée. Gand, 1827.

Scutin. Considérations sur l'ophthalmie des Pays-Bas. Bruxelles , 1826.

Van der Meer (H.). Recherches sur les causes , l'histoire et le traitement de l'ophthalmie militaire. Liége, 1835.

Frank (L.). De peste , dysenteria et ophthalmia ægyptiaca. Vienne , 1820.

Assalini (P.). Observations sur la maladie appelée peste, le fiux dysentérique, l'ophthalmie d'Egypte, etc. Paris 1801.

Vetch (Joh.). Account of the ophtalmia which has appeared in England sime the return of the brittish army. London, 1801. Considération sur l'ophthalmie qui régna en An-gleterre après le retour de l'armée.

Larrey. Mémoires de chirurgie militaire. Paris , 1812, vol. I, p. 203, et de Clinique chirurgicale. Paris, 1829, vol. I, page 442.

Rust (J.-V.). Die ægyptische Augenentzündung unter der preussischen Besatzung in Mainz. Berlin , 1820. Tra-duit en hollandais par le professeur Van der Bruggen, et publié sous le titre de : Aegyptische organts leking onder de preussische troopen. Amsterdam, 1821.

Graefe (L.-F.). Di epidemisch contagiœse Augenblennorrhœ Aegyptens in den Europæischen Befreiungsheeren. Ber-lin, 1823, in-folio.

Alpinus (Prosper). De medicina ægypt. lib. 1 , cap. 7, 13, 14.

Graefe und *von Walther.* Journal , tome II.

Omodei. Cenni sull' oftalmia contagiosa d'Egitto e, sulla sua propagazione in Italia. Milano, 1816, p. 114.

Adams (William). A letter to the sigt honourab'e direction of Greenwich hospital, etc.; for the extermination of the Egyptian ophtalmia , etc. London , 1817.

Vasani. Storia dell' oftalmia contagiosa dello spedale militare d'Ancona. Verona, 1816, p. 87.

Edmonston (Arthur). A treatise on the varieties and consequences of ophtalmia. Edimburg, 1806.

Helling. Beobachtungen über die im Feldzuge 1813-14, bei den preussischen Soldaten gleichsam epidemisch gewordene Augenkrankheit. Berlin, 1815.

Weinhold (C.-A.). Ueber eine heftige der ægyptischen Ophtalmie aehnliche epidemische Augenkrankheit. Dresden, 1815.

Baltz (Th.). Die Augenentzündung unter den Truppen in den Kriegsjahren 1813-15 , oder die ophtalmia catarrhalis bellica. Berlin, 1816.

Vetch (John). Observations relatives to the treatment by sir William Adams of the ophtalmie cases of the army. London, 1816. Traduit en allemand par Michaelis. Berlin, 1817.

Tuchman (Godof). Diss. inaug sistens ophthalmiam recentioribus temporibus frequentissime in exercitibus observatam. Gottingæ, 1819.

Müller (J.-B.). Erfahrungssaetze über die contagiæse und ægyptische Augenentzündung. Mainz, 1824.

Werres (C.-A.). Neues Schutzmittel und Specificum gegen di contagiœse Augenentzündung am Niederrhein. Coeln, 1821.

Ammon (G.-A.). Aktenstücke über die contagiœse Augenentzündung. Berlin, 1822, in-8°.

Leuw (J.-H.). Ueber die jetzt herrschende contagiœse ægyptische Augenkrankheit. Esseni, 1823. — Ueber die jetzt herrchende sogenannte ægyptische Augentzündung. 1824 Dresden.

Müller (J.-B.). Die neuesten Resultate über das Vorkom-

men und die Behandlung einer ansteckenden Augenlie-
derkrankheit, unter den Bewohnern des Niederrheins.
Leipzig, 1823.

Baltz (Th.). Ueber die Entstehung der Augenentzündung
welche seit mehren Jahren unter den Soldaten geherrscht
hat. Eine gekroente Preisschrift. Berlin, 1824.

Kirchhoff (de). Mémoire sur l'ophthalmie observée à l'armée
des Pays-Bas. Anvers, 1825, traduit en hollandais par
Jorritisma, et publié sous le titre de : Ove de oagens le
kingn eelke by der nederlandfroh leger geherrscht
heeft..... 1825. — Hist. des maladies obs. en 1812 et
1813; etc.

Jüngken. Ueber die Augenkrankheit, welche in der Belgischen Armee herrscht nebst einigen Bemerkungen
über die Augenkrankheiten am Rhein und über Blen-
norrhoen im Allgemeinen. Berlin, 1834, in-4°. — Mémoires sur l'ophthalmie qui règne dans l'armée belge.
Bruxelles, 1834, in-4°.

Burkard Eble. Ueber die in der Belgischen Armee herr-
schenden Augenkrankheit als Commentar zu Prof. Jüngkens Schrift über denselben Gegenstand. Vienne, 1836,
in-4°. — Considérations sur la blépharophthalmie catar-
rhale des armées, qui règne épidémiquement parmi les
troupes belges; traduit de l'allemand avec des notes,
par J.-A. Von Kriss, et F. Cunier. Bruxelles, 1836,
in-8°.

Cunier (Florent). De la propagation de l'ophthalmie de l'armée, d'individu à individu. (Observateur médical belge.
I. 1834.)

Dzondi (C. H.). Observationes ophthalmologicæ. Halæ,
1834, in-8°, p. 49.

Altschuhl (E.). Taschenwoerterbuch für praktische Augenaerzte nach den vielfaeltigsten klinischen Erfahrungen
der berühmtesten Augenaerzte und der besten Schrift-
steller aelterer und neuerer Zeit. Zwei Baendchen.

. K. — Z. Wien, 1833, in-12. Dictionnaire de poche pour les oculistes praticiens d'après des expériences cliniques les plus variées, faites par les oculistes les plus célèbres et par les meilleurs auteurs des temps anciens et modernes. Tome II.

Ammon (F. A. V.). Das symblepharon und die Heilung dieser Krankheit durch eine neue Operationsmethode. Mit einer Kupfertafel. Dresden, 1834, in-8°, p. 345. Le symblépharon et la guérison de cette maladie par une nouvelle méthode d'opération. Avec une planche.

Bartels (C. M. N.). Beitraege zur Physiologie des Gesichtssinnes. Mit 3 illum., Kupfertafeln. Berlin, 1834. VIII, u, 116, L. 4o. Sur la physiologie du sens de la vue, avec 3 planches coloriées.

Andreæ (August). Grundriss der allgemeinen Augenheilkunde. Mit 3 Steindrucktafeln. Magdeburg, 1824, in-8°, page 123. Rudiment de l'ophthalmologie générale. Avec 3 planches lithogr.

Lattier de Larroche. Beobachtungen und Erfahrungen über die Heilung des grauen Staares ohne chirurgische Operation. Ilmenau, 1834, in-8°. Observations et expériences sur la cure de la cataracte sans opération chirurgicale. Traduit du français en allemand.

Lattier de Larroche. Memoir über die cataracta und Heilung dieser Krankheit ohne chirurgische Operation nach der Methode des L. de Larroche. Paris, 1833, Mémoire sur la cataracte et la cure de cette maladie sans opération chirurgicale, suivant la méthode de L. de Larroche.

Adelbert Muhry (Adolph). De parasitorum malignorum inprimis ad fungi medullaris oculi historiam symbolæ aliquot. Gottingæ, 1833, in-4°, page 48.

Stoehr (Antonius). De carie orbitæ. Dissertatio inauguralis, quam, ut summos in medicina, chirurgia atque arte obstetricia honores adipiscatur, consensu gratiosæ faculta-

tis medicæ in universitate Alberto - Ludovisiana Fri-
burgensi scripsit Ant. Stoehr, Badensis, Friburgi, Bri-
tigaviæ in typographio academico fratrum Groos, 1833,
in-4°, pag. 29, cum tab. II, lithogr.

Reuss (Auguste). Tentamen anatomico-pathologicum de
Melanosi. Cum tab. lithographica. Pragæ, 1833, in-8°,
pag. 84.

Duménil (Jacques-Adrien). Dissertation sur l'ophthalmie
scrofuleuse ; thèse présentée et soutenue à la faculté
de médecine de Paris le 30 août 1833. Paris, 1833, in-4°,
pag. 22.

De la Berge (Alexandre-Louis). Quelques réflexions sur une
inflammation des paupières observée chez des sujets
scrofuleux. Thèse présentée et soutenue à la faculté
de médecine de Paris le 16 mars 1833. Paris, in-4°,
p. 40.

Bergeon (Gilbert-Camille). De la réclination capsulo-lenti-
culaire, ou Nouveau procédé d'abaissement de la cataracte avec une aiguille nouvelle. Thèse présentée et
soutenue à la faculté de médecine de Paris le 21 août
1833. Paris, 1833, in-4°, page 42, avec une planche.

Lincke (Carolus Gustavius). Tractatus de fungo medullari
oculi, conscripsit C.-G. Lincke, cum tabulis quinque lithographicis coloratis. Lipsiæ, 1834, in-8°, p. 166.

Volkmann (A.-W.). Neue Beitræge zur Physiologie des
Gesichtssinnes. Mit 3 Kupfer tafeln. Leipzig, 1836, in-8°,
p. 206. Nouvelles contributions de la physiologie des sens
de la vue, avec 3 planches noires.

Burkhard (Eble). Ueber die in der Belgischen Armee herrschende Augenkrankheit. Als Commentar zu Professor
Dr. J.-C. Jüngkens Schrift über denselben Gegenstand.
Wien, 1836, in-4°, p. 52. Sur la maladie des yeux qui
règne dans l'armée belge. Commentaire de l'ouvrage du
professeur docteur J.-C. Jüngken, sur le même objet.

Krieg (J.-F.). Bemerkungen über die Ophtalmoblennorrhœ,

ihre Bedeutung und ihre Behandlung. Erfurth, 1835, in-8°, p. 44. Remarques sur l'ophthalmo blennorrhée, sur son influence et son traitement.

Tschetirkin (Roman). Ueber die Augenkrankheit, welche in der kaiserlich-russischen Armee herrscht. A. d. Russischen übersetzt von Dr. Magaziner. Kalisch, 1835, in-8°, p. 73. Sur la maladie des yeux qui règne dans l'armée impériale russe. Traduit du russe en allemand par le docteur Magaziner.

Andreæ (August.). Ueber die Augenentzündungen im Allgemeinen. Magdeburg, 1835, in-8°, p. 80. Sur les ophthalmies en général.

Langenbeck (C.-R.). De retina observationes anatomico-pathologicæ. Accedunt tabulæ quatuor. Gottingæ, 1836, in-4°, p. 188.

Staub (Joannes). De blepharoplastice, dissertatio inauguralis quam in universitate Berolinensi pro summis, etc. ; publice defendit J. Staub. St. Wendelensis. Berolini, 1835, in-8., p. 100.

Vostry (Carolus). Dissertatio inauguralis medica sistens analogias morborum oculi et aliorum organorum quam Ac. in alma cæs. reg. Carolo-Ferdinandæa universitate Pragana publicæ disquisitioni submittit C. Wostry Bohemus Taborensis. Pragæ, 1835, in 8°, p. 48.

Ebenhoech (Joannes). Dissertatio inauguralis ophthalmiatrica. De blepharo-blennorrhœa chronica, quam in alma universitate Pragena publicæ disquisitioni submittit J. Ebenhoech, Bohemus Pragensis. Pragæ, 1835, in-8°, p. 45.

Klemmer (C.-A.). De iridoncosi dissertatio inauguralis ophtalmologica quam pro summis medicinæ, chirurgiæ etc. honoribus in academia Heidelbergensi acceptis, scripsit B. A. Klemmer. Saxo-Lohanclaviensis. Accedit tabula æri incisa. Dresdæ, 1836, in-8°, p. 73.

Thome (Wilhelmus). De corneæ transplantatione, disser-

tatio inauguralis quam, etc. in alma litterarum-universi-
tate Fridericia Wilhelmia Rhenana, ad doctoris medicinæ et chirurgiæ gradum rite assequendum scripsit atque publice defendit d. IX. August. 1834. Wilh. Thome
Rhenanus, cum tab. lithographicis III. Bonnæ, in-4°,
p. 26.

Osborne (Jacob). Darstellung des Apparates zur Thrænen-
ableitung in anatomischer, physiologischer und patho-
logischer Hinsicht. Mit 5 lithographischen Abbildungen.
Prag., 1835, in-8°, p. 75. Description anatomico-physio-
logico-pathologique de l'appareil lacrymal. Avec 5 planches lithographiées.

Funke (C.-H.-A.). Ueber den wahren Blutschwamm des
Auges und seine Verschiedenheit von andern æhnlichen
Krankheiten. Mit einer illuminirten Kupfertafel. Erlangen, 1836, in-8°, p. 30. Sur le vrai *fungus sanguineus*
et la différence qui existe entre cette maladie et d'autres
maladies semblables. Avec une planche colorée.

Carron du Villards (Charl.-T.-F.). Breve racconto ottalmico,
intorno la prattica del professore Volpi. Lugano, 1819.—
Mémoire sur les moyens de pratiquer avec succès l'opération de la cataracte chez les chevaux. Bourg, 1830, dans
les Mémoires de la société royale d'émulation de l'Ain. —
Lettre à M. le professeur Maunoir sur un nouvel instrument destiné à rectifier ou agrandir l'incision de la cornée dans l'opération de la cataracte par extraction, in-8°,
avec planches. Paris, 1832. — Quelques réflexions pratiques sur l'opération de la pupille artificielle, extrait du
Journal des connaissances médicales. Paris, 1834. — De
l'emploi de l'eau distillée de laurier et de laurier-cerise,
surtout dans les maladies des yeux, ouvrage couronné
par l'Athénée de médecine de Paris. 1830. — Recherches
pratiques sur les causes qui font échouer l'opération de
la cataracte suivant les divers procédés, in-8°, avec
planches. Paris, 1834. — Deuxième édition du même

ouvrage, avec le titre : Recherches médico-chirurgicales sur l'opération de la cataracte, et les moyens de la rendre plus sûre, avec portrait du professeur Scarpa et facsimilé de son écriture. Paris, 1837. — Guide pratique pour l'exploration symptomatologique de l'œil et de ses annexes. Paris, 1835.

Sichel. Propositions générales sur l'ophthalmologie (thèse inaugurale).—Traité pratique de l'ophthalmie, de la cataracte et de l'amaurose. Paris, 1837, in-8°, avec planches.

Delmas Debia. Propositions nouvelles sur l'ophthalmologie. Montpellier, 1837.

QUELQUES MOTS

SUR

L'HISTOIRE DE L'OPHTHALMOLOGIE.

―――――

CHAPITRE PREMIER.

Loin de moi la pensée de vouloir faire ici l'histoire de l'ophthalmologie chez les anciens : pour marcher dans la route qu'ont ouverte Sprengel (1), Beer (2), d'Ammon (3), il faudrait des connaissances aussi profondes qu'étendues sur les écrits médicaux de l'antiquité ; la littérature médicale arabe est surtout riche de faits importans, relatifs à l'étude des maladies des yeux, et dont un grand nombre ne sont connus que des personnes versées dans les langues orientales. Mon intention, ici, n'est que de jeter un coup d'œil sur l'ophthalmologie ancienne, afin de montrer quelle importance on y attachait déjà dans les temps les plus reculés. Les jeunes gens surtout qui se livrent à l'étude des maladies des yeux, me sauront gré de leur avoir épargné des recherches, et de leur indiquer le champ où ils pourront cueillir une abondante moisson, et où je ne fais que glaner quelques épis.

Jusqu'aux Égyptiens l'histoire de l'ophthalmologie se

(1) Sprengel, *Histoire de la médecine.*

(2) *Bibliotheca ophthalmica*, auctore Joseph Beer. Vindobonæ, 1791.

(3) F. ab Ammon, *Paracentesis oculi historia.*

perd dans la nuit des temps : il faut arriver jusqu'à ce peuple pour avoir des documens certains sur les premiers travaux ophthalmologiques. Les Égyptiens, qui marchaient à la tête de la civilisation, qui possédèrent long-temps avant les Grecs des connaissances anatomiques, et qui, au rapport d'Acron d'Agrigente, avaient, antérieurement à la guerre du Péloponnèse, des connaissances assez positives en médecine et en hygiène, devaient être à même, plus que les autres peuples, de décrire les maladies des yeux et leur traitement. Cela leur était d'autant plus facile, qu'ils avaient pour habitude d'inscrire dans les temples le traitement des maladies, surtout celles qui étaient communes à leur climat. Dès la plus haute antiquité l'ophthalmie fut endémique en Égypte, ainsi qu'on peut s'en convaincre, en lisant les œuvres de Prosper Alpin.

Chez les Égyptiens, la médecine oculaire était exercée par des prêtres d'un ordre inférieur, nommés παστοφόροι parce qu'ils portaient la tunique sacrée des Égyptiens. Les fondemens de leur art et de tout ce qui le concerne, furent au temps de Jamblic Ier, consignés dans les quarante-deux livres d'Hermès Trismégiste, code civil et sacré de cette nation, dont trente-six livres sont consacrés aux lois fondamentales de toutes les connaissances qui ont rapport à l'humanité, aux institutions médicales, aux connaissances anatomiques et thérapeutiques, et principalement aux maladies des femmes, et à l'histoire des maladies des yeux. Malheureusement les prêtres entourèrent la médecine de prestiges pompeux et de superstitions fallacieuses; et l'on croit même que les réglemens de Jamblic ne sont qu'un code apocryphe qu'ils avaient rédigé pour s'entourer de merveilleux (1). Quoi qu'il en soit, il faut reconnaître que les Égyptiens furent toujours mus par une louable émulation dans l'étude des maladies, surtout de celles qui étaient

(1) *Mysteria Ægyptiorum*, VIII, c. 4, p. 160.

propres à chaque province ; c'est à eux aussi que l'on doit la création de médecins spéciaux. Leur réputation de savoir s'était étendue fort au loin. Leurs médecins étaient recherchés par toutes les nations environnantes : Hérodote nous raconte (1) que Cyrus , roi des Perses , envoya des ambassadeurs à Amazis, roi d'Égypte, en le priant de lui envoyer le médecin oculiste le plus habile de toute l'É- gypte. Il fallait que l'armée perse eût un grand besoin d'un homme versé dans cette spécialité, puisque le refus que fit Amazis, de condescendre aux désirs de Cyrus, transporta celui-ci d'une telle indignation , qu'elle fut immédiatement suivie d'une déclaration de guerre , bien funeste aux Egyptiens, car ils furent vaincus.

Comme on le voit, l'ophthalmologie fut donc créée en Égypte par le besoin que l'on avait de combattre des maladies très-fréquentes et presques inhérentes au sol. De l'Égypte, l'art de guérir les maladies des yeux se transmit en Grèce, où l'on pensait généralement que l'art de guérir avait été in- troduit par Apollon. Selon Hyginus, on attribuait à Apollon le traitement des maladies des yeux, ingénieuse métaphore qui plaçait par similitude sous l'invocation du dieu de la lumière, les yeux qui sont le soleil de l'économie, comme le soleil est l'œil du monde, ainsi que le disait Ovide (1).

Omnia qui video : per quem videt omnia tellus
Mundi oculus.

Orphée appelait le soleil , l'œil du microcosme, et les Egyptiens adoraient cet astre qu'ils nommaient fils invi- sible d'un dieu invisible. Hesychius rapporte que l'œil était appelé par les poètes ἡλίου πυλαί. Le centaure Chiron fut considéré par Apollodore comme l'inventeur de l'oph- thalmologie, ὀφθαλμιατρική. Il rendit la vue à de jeunes

(1) *Thal.* 111, 1, p. 198.
(2) Ovide, *Métamorphose* 4e.

Phéniciens, surpris en flagrant délit de viol'(ou d'impureté), et qu'Amintor leur père fit aveugler. C'est en souvenir de cette cure miraculeuse que les Thessaliens placèrent Chiron au nómbre des dieux, et qu'ils sacrifièrent sur ses autels les premiers fruits de l'année (1).

A l'exemple des Égyptiens, les Grecs conduisaient leurs malades dans les temples pour les faire examiner par les prêtres. Ceux-ci pratiquaient une médecine empirique, entourée de mystères souvent formulée en énigmes, qu'ils vendaient aux malades comme des secrets des dieux immortels. Ils exigeaient que les malades guéris perpétuassent le souvenir de leur rétablissement en suspendant dans les temples des monumens votifs où étaient inscrits la nature du mal et le remède employé pour le guérir. On a trouvé plusieurs pièces votives de ce genre dans l'île de Caprée, ainsi que le rapporte Hundertmark (2); et dont Sprengel fait connaître l'inscription tout entière dans son Histoire de la médecine.

Les colonnes des temples étaient aussi couvertes de formules destinées au traitement des maladies des yeux; Galien (3) en rapporte deux fort remarquables, qui consistaient en des emplâtres connus, l'un sous le nom d'emplâtre d'Isis, et l'autre sous celui d'emplâtre sacré des διὰ διατάμνου contre les fluxions des yeux, et qui s'est transmis jusqu'à nous. Aétius raconte qu'un orfèvre d'Éphèse laissa après sa mort au temple de cette ville un collyre merveilleux trouvé plus tard par Adrien. Les Grecs élevèrent même un culte particulier sous le nom de Minerve ophthalmique et optilétique, dans un temple que Lycurgue fit élever dans la voie Alpienne. De même que de nos jours, on imite les anciens en plaçant dans les temples des *ex voto* pour perpétuer le souvenir de cures remarquables;

(1) Plutarch. symp. VIII', 1, p. 647.
(2) Hundertmarck, *Dissertatio de inculatione.* Helmst., 1689.
(3) *Composit.*, sec. gen. VI.

on les imite encore en plaçant sous la protection de Ste Cecile, les maladies pour lesquélles ils invoquaient Minerve.

Maintenant, si nous quittons les temples, nous voyons que les médecins et les philosophes s'occupèrent de tirer parti des monumens de la superstition des prêtres, pour en tirer des conséquences pratiques utiles à l'humanité. Aristote, Théophraste, Diogène de Laërce, et Eristrate, acquirent une grande célébrité dans ce traitement des maladies des yeux. Rufus d'Ephèse reconnut que la cataracte avait son siége dans la capsule du cristallin. Euriphon conseillait de brûler le cuir chevelu pour guérir les maladies des yeux; et Diagoras, sept siècles avant l'ère chrétienne et par conséquent bien long-temps avant Hippocrate, avait reconnu que l'usage de l'opium débilitait la vue (1).

Bien que les medecins grecs fussent dans l'impossibilité de disséquer des corps humains, et de chercher à confirmer les notions qu'ils avaient acquises dans l'anatomie comparée; on est vraiment étonné des connaissances qu'ils possédaient sur les maladies d'yeux. Pour se convaincre de la profondeur de leurs connaissances en ophthalmologie, on n'a qu'à parcourir l'intéressant et savant ouvrage de Conrad Wallroth, intitulé : *Syntagma de ophthalmologia veterum*, et celui de Hermann Friedlander, ayant pour titre, *de medecina oculorum apud Celsum commentarius*. Combien d'inventions que l'on croit nouvelles, se trouvent consignées dans les deux ouvrages dont nous venons de parler!

Occupés de guerres, de conquêtes, de travaux gigantesques, les Romains dédaignèrent pendant long-temps la médecine, dont l'exercice était confié à des esclaves ou à des affranchis : De même que les Grecs étaient redevables aux Égyptiens de leurs connaissances ophthalmologiques, de même les Romains devinrent tributaires des Grecs pour tout ce qui a rapport à la médecine.

(1) Dioscoride, IV, 65.

Archagathus fut le premier médecin grec qui s'établit à Rome sous le consulat de Marius Livius. Son exemple fut suivi par un grand nombre d'individus de sa nation, parmi lesquels il faut placer en première ligne Asclépiade de Prusia et Galien. A l'époque de Celse, ils étaient en grand nombre et parmi eux des individus spécialement adonnés au traitement des maladies des yeux et connus sous le nom de médecins oculistes. Celse, en parlant de leurs médicamens, rapporte le nom de ceux qui étaient les plus recommandables ; c'étaient :

Hérophile,

Carystius,

Héraclide de Tarente,

Démosthènes (1),

Philon,

Dionysius,

Evelpides, le plus célèbre de tous,

Cléon,

Théodorus,

Nileus,

Philetes,

Hermon.

La plupart de ces médecins doivent surtout leur réputation à la vente et à la fabrication de leurs médicamens.

On ne peut passer sous silence le nom de Scribonius Largus, si connu par le succès de ses cures et de ses opérations, et celui de Pline, le jeune, génie immense, intelligence extraordinaire, aussi grand médecin que profond naturaliste, qui connaissait déjà la vertu de certaines plantes pour faire dilater la pupille, l'anagallis, par exemple (2).

La matière médicale des anciens médecins oculistes est

(1) Son *Codex* des médicamens oculaires est cité par Aétius, Oribase et Galien.

(2) Pline, 25, 92 ; Dioscorides, 2, 209 ; Oribase, 1, p. 189.

riche, et l'on est tout étonné d'y voir figurer comme héroïques des médicamens très-vantés de nos jours. Ainsi ils comptaient dans le

Règne végétal.

Acacia (l') rouge dont ils employaient le suc dans les ophthalmies chroniques. (*Dioscorides*, T. III. P. XVIII.)

Acore (*Acorus calamus*). Très-recommandé par Pline pour guérir la cataracte et les obscurcissemens de la vue. On en employait le suc à l'extérieur et à l'intérieur.

Aconit (*aconitum lycoctonum*), mêlé à un grand nombre de médicamens pour les maladies des yeux.

‹ Aloes (*aloès perfoliata*). Il guérissait toutes les maladies des yeux, surtout la gratelle et le prurigo des paupières.

Anemone (*anemone pulsatilla*), bon pour guérir les cicatrices des yeux. (*Galien, fasc.* 6, p. 87).

Le cèdre (*Pinus cedrus*). Pline recommande son suc contre les taches de la cornée.

La fleur de coton et sa feuille guérissent les inflammations de l'œil.

Les figues (*figus carita*). Leur suc fait tomber les cils des paupières et guérit la gratelle.

La galle bouillie dans le vin, déterge et résout les tumeurs des paupières.

∷ La lentille (*Cicer Lens*), avec le mélitot et le coton, guérit le larmoiement en raison de sa qualité astringente.

La myrrhe (*ex Amyrrhide Kataf*), recommandée par Galien, Celse et Pline pour déterger et faire cicatriser les ulcères.

L'encens employé en fumée contre les ulcères atoniques.

L'œuf : le blanc battu avec des substances astringentes, le jaune uni au lait de femme, ou à la graisse de porc pour faire des onguens.

Le vin, employé extérieurement et intérieurement comme tonique et détersif.

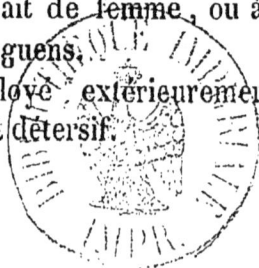

I.   5

Règne Animal.

Le miel comme excipient d'un grand nombre de formules.

L'éponge pour faire des cataplasmes ou de petits pinceaux : par sa torréfaction on obtenait une cendre qui détruit les excroissances et les aspérités.

L'urine employée avec succès contre l'ulcère de la cornée.

La fiente de crocodile mêlé au miel pour faire disparaître les obcurcissemens de la cornée.

Règne Minéral.

Sels. Les oculistes anciens faisait un grand usage du sel qu'ils insufflaient en poussière pour faire disparaître les pterigium et les excroissances charnues. En le pétrissant avec du miel, de la myrrhe et de l'hysope, ils en faisaient des embrocations pour détruire les ecchymoses profondes des paupières. (*Dioscorides*, 5. 126.)

L'esprit de sel leur servait pour faire tomber les poils des paupières, ils tenaient cette pratique des Egyptiens.

Le nitre est très-favorable pour les yeux, les oculistes anciens avaient observé que ceux qui le recueillaient ou fabriquaient, n'avaient jamais les yeux chassieux. Ils l'employaient pour faire disparaître les cicatrices de la cornée et des paupières.

L'alun, connu sous le nom de Melinum parce qu'on le tirait de l'île Mélo. Ils avaient expérimenté sa valeur comme astringent, comme escharotique et comme déssiccatif. Ils l'employaient pour la brûlure des paupières. (*Pline*, 35. *Dioscorides*, 5, 123.)

L'hématite que l'on trouve dans les métaux, la pierre de Samos, l'antimoine, le plomb, le zinc, la cadmée, le cuivre, le fer, l'eau ordinaire, les eaux minérales.

Les médecins oculistes mettaient un soin tout particulier à la fabrication de leurs remèdes, ils se servaient autant qu'on en peut juger de vases particuliers portant leur nom.

Parmi les monumens de l'antiquité qui ont échappé à l'injure des temps, les hommes qui s'occupent de science ont toujours recherché avec un soin extrême tout ce qui pouvait faire connaître avec plus de certitude les usages des siècles dont ils sont la représentation. On trouve dans la collection de M. Tochon, un vase destiné à contenir un remède précieux pour les maladies oculaires. On lit sur ce vase l'inscription :

ΙΑΣΟΝΟΣ ΛΥΚΙΟΝ, LYCIUM DE JASON.

Comme on peut le voir dans Dioscorides, le lycium était un remède fort vanté pour les maladies des yeux, et que l'on faisait venir de Lydie. On peut juger de son importance par la description détaillée qu'en donnait Dioscorides, et que nous donnons ici : rapportons André Mathiole, son commentateur (1).

D'un autre côté Scribonius Largus (2) a vanté outre

_____

(1) Le lycium est astringent ; il chasse les fumées des yeux, guérit les vieilles rognes, les démangeaisons et les fluxions des paupières. Pilé et appliqué, il sert aux oreilles purulentes, aux ulcères des gencives et de la luette, aux crevasses et fentes du fondement et des lèvres. Pris en breuvage ou clystère, il sert aux dysenteries, coliques et fluxions d'estomac. Pris avec de l'eau, il est propre à la toux et à ceux qui crachent le sang. On le prend en forme de pilules ou en breuvage contre la morsure du chien enragé. Il jaunit les cheveux, et sert grandement quand la peau tombe des ongles ; ainsi fait-il aux chancres, aux ulcères corrosifs et pourris. Appliqué, il resserre et arrête l'abondance des flueurs des femmes. Pris en breuvage avec du miel ou en forme de pilules, il donne des secours aux morsures des bêtes enragées. (Dioscorides, liv. 1, chap. 133, avec commentaire d'André Mathiole. Lyon, 1686, in-fol., p. 94.

(2) Scribonius Largus, _Compositions médicales_, chap. 3.

mesure les effets du licium dans les maladies des yeux, *sed nulli*, dit-il, *collyriorum tantùm tribuo, quantùm lycio indico, vero per se. Hoc enim inter initia, si quis collyrio inungatur protinùs, id est cadem die, et dolore presenti et futuro tumore liberabitur.*

En raison du prix élevé auquel se vendait ce médicament, il était sujet à être falsifié : aussi Pline a-t-il soin de faire connaître le genre d'adultération que l'on employait : *adulteratur amaris succis etiam amurcâ ac felle bubulco : lycion aptissimæ medicinæ, quod est spumosum, Indi in utribus camelorum et rhinocerotum id mittunt.*

C'est pour cette raison aussi que les vases qui le contenaient n'avaient qu'une cavité très-exiguë eu égard à leur capacité extérieure. Les vendeurs de remèdes de la haute antiquité ont transmis plus d'une de leurs supercheries aux pharmacopoles de nos jours.

Alors comme aujourd'hui ceux qui possédaient des formules bienfaisantes ou des remèdes héroïques s'en réservaient la propriété en y apposant des inscriptions qui indiquaient le nom de l'inventeur ou du propriétaire du médicament, la maladie contre laquelle il devait être dirigé et l'époque à laquelle il devait être employé.

Les inscriptions se plaçaient avec de la cire ou un mastic liquéfié, sur lequel on appliquait une pierre où était gravée l'inscription. Cette pierre se nommait cachet des médecins oculistes. Il en existe un grand nombre dans les cabinets d'antiquités, les plus remarquables appartiennent à M. Tochon (1), qui en a fait la description avec un soin particulier : ensuite celles de la bibliothèque de Rennes, décrites par De la Vincelles (2).

Ces pierres sigillées, qui aussi ont été décrites par

(1) Tochon d'Annecy, *Dissertation sur les cachets des médecins oculistes*. Paris, 1815, in-4.

(2) De la Vincelles, *Antiquités de la Bretagne*, tom. 1.

Saxius (1), Valchius (2) et Triller (3), se trouvaient surtout dans les lieux où les Romains avaient établi des castramétations. Il paraît même qu'il y avait des oculistes attachés aux armées, car on lit sur une de ces pierres :

PUBLIUS SEXTUS, OCULISTE DE LA SIXIÈME LÉGION.

Par la nature de leurs occupations, plus encore par celle de leurs habitudes, les Romains durent être sujets aux maladies des yeux : le grand nombre d'oculistes qui existait parmi eux nous l'indique assez. Nous croyons devoir rapporter ici quelques unes des inscriptions des pierres sigillées, parce qu'elles jettent un certain jour sur les divers médicamens qu'employaient les anciens, et sur le mode de leur emploi.

Sur une de celles conservées par M. Tochon, on lit sur chacune des quatre faces une des inscriptions suivantes :

TIBERII JULII CLARI DIALIBANUM AD IMPETUM.
TIBERII JULII CLARI DIAMISON AD VETERES CALIGINES.
TIBERII JULII CLARI DIARHODON POST IMPETUM.
TIBERII JULII CLARI DIALEPIDOS AD ASPRITUDINEM.

D'après ces instructions, il résulte plusieurs faits.

Le premier qu'il existait des remèdes pour différens états d'une maladie, et que le collyre employé ad impetum, c'est-à-dire contre l'inflammation subite, était bien différent de celui mis en usage post impetum, c'est-à-dire, lorsque l'inflammation avait cessé. Dans le premier cas on employait le dialibanum, dans le second c'était diarhodon;

---

(1) Saxius, *Chr. Saxii epistola ad virum amplissimum eruditissimumque H. Van de Wyn, de veteris medici ocularii gemmâ sphragide, propè Trajectum ad Mosam nuper erectâ.* Traject. ad Rhenum, 1774, in-8.
(2) Valchius, *Antiquitates medicæ.* Jenæ, 1772.
(3) *De variis veterum medicorum oculariorum collyriis quorum memoria in priscis inscriptis adhuc superest.* Viteb., 1772.

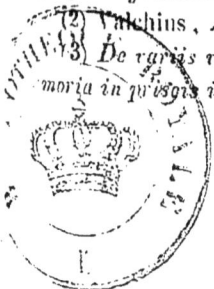

le dialibanum tirait son nom du principal ingrédient qui entrait dans sa composition, l'encens : le diarhodon était une composition où entraient les roses. Dans une au tre pierre on trouve :

QUINTI JUNII TAURI DIALIBAN. AD SUPPURATION. EX OVO.

Comme on le voit, les oculistes anciens employaient pour favoriser la suppuration un digestif encore recommandé de nos jours. Alexandre de Trales donne ainsi la formule dece collyre et les moyens de l'employer. *Lac muliebre cum vitellis ovorum et rosaceo superimpositum, mirifice lenit, inflammationesque oculorum admodùm ferventes concoquit..... ad maximas autem inflammationes, tumidioresque benefacit et crocus cum micâ panis luteisque ovorum ac rosaceo*, etc. (1) Sur un autre cachet on lisait :

JUNII TAURI CROCODES SARCOPHAGUM AD ASPRITUDINEM.

Evidemment il était question ici d'unesubsta nce caustique pour détruire les végétations ou aspérités. Les oculistes de nos jours suivent le même procédé pour arriver au même résultat. Sribonius Largus l'indique clairement en ces termes : *Medicamentum liquidum ad palpebrarum veterrimam aspritudinem et excrescent em carnem.*

Ils avaient même des collyres propres *ad ulcera vetera et sordida, ungues, pustulas, cavitates, procidentias, sugillata, oculos cruentos, dolores, puncturas et cicatrices.*

Dans d'autres circonstances, ils combattaient la diathèse par un remède particulier ; parmi ce ux-ci on vantait beaucoup :

Licii Junii Philini diamisus ad diatheses tollendas.

Souvent, à la suite des inflammations graves des yeux, les larmes deviennent tellement âcres et irritantes, qu'elles excorient les joues. On ordonnait alo rs le *diapsoricum ad genarum scissuras.*

(1) Alexander Trallianus , p. 168.

Les anciens avaient aussi des guérisseurs qui, comme ceux de nos jours, prétendaient guérir la cataracte sans opération. On en peut juger par l'inscription suivante, dont je possède l'empreinte :

MARCI TULLII OPOBALSAMUM AD SUFFUSIONEM.

Malheureusement ces médications étaient souvent accompagnées de pratiques barbares et superstitieuses. Ainsi, pour faire sortir la poussière, il fallait agir comme il suit : *Digitis utriusque manus ejusdem cujus partis oculum sordicula aliqua fuerit ingressa, percurrens et pertractans oculum ter dices : te tunc resungo, bregam, gresso. Ter deinde spues terque facies. Item ipso oculo clauso qui carminatus erit patientem perfricabis, et ter carmen hoc dices et toties spues : in mon dercomarcos axatison : scito remedium hoc in hujusmodi casibus esse mirificum.* Marcellus Empiric., chap. VIII, p. 278.

In lamella aurea acu cupreâ scribe :

Ορυω ουρωδη.

Et dabis vel suspendes ex lycio collo gestandum prœligamen ei qui lippiet, quod potenter et diù valebit, si observatâ castitate die lunœ illud facias, et ponas. Id., p. 270 (1).

(1) Pour faire sortir la poussière ou autres ordures entrées dans l'œil, frottez-le légèrement en promenant les cinq doigts de la main droite, si le mal est à l'œil droit, ou de la main gauche, si c'est à l'œil gauche, en disant trois fois : *Te tunc resungo, bregam, gresso.* Crachez trois fois, et faites tout trois fois. Item. Pendant que vous frotterez légèrement l'œil du malade, ayez vous-même l'œil du même côté fermé, et dites trois fois ces mots : *In mon dercomarcos axatison.* Sachez que cette recette est merveilleuse en pareil cas. — Contre la chassie des yeux : Avec une aiguille de cuivre, gravez sur une lame d'or ces mots : Ορυω ουρωδη. Suspendez-la par un cordon au cou du malade, cela le préservera efficacement et pour long-temps si l'application est faite un lundi et que vous ayez été chaste.

Quelque absurdes que paraissent ces formules, il ne faut pas croire qu'elles soient absolument abandonnées de nos jours; on en pratique de non moins singulières dans quelques départemens : et dans le Cher, il est de vieilles femmes qui guérissent les taies de la cornée en faisant sur le front des signes de croix avec l'orteil du pied droit, et prononçant en même temps des paroles mystérieuses.

Chaque pays a aussi ses guérisseurs qui emploient des remèdes particuliers : j'ai vu dans le Dauphiné un curé qui vendait de petits amulettes que l'on faisait tremper dans l'eau et qui formaient ainsi un collyre souverain. J'en ai donné la composition dans la Gazette médicale (1).

Il est peu de grandes familles ou de communautés qui ne possèdent une panacée universelle contre tous les maux d'yeux. Les inconvéniens nombreux qui sont le résultat d'une pratique aussi empirique, sont néanmoins insuffisans pour empêcher le vulgaire de céder à l'ascendant irrésistible du merveilleux.

(1) *Gazette Médicale de Paris,* 1832.

CHAPITRE DEUXIÈME.

—

Les considérations qui précèdent sur les connaissances ophthalmologiques des anciens, nous conduisent tout naturellement à parler de l'état actuel de la médecine oculaire. En lisant l'état vraiment effrayant, quoiqu'incomplet, des ouvrages publiés sur les maladies des yeux, et dont le plus grand nombre est inconnu en France, on ne peut se refuser à un sentiment d'admiration bien juste pour l'illustre professeur Beer (1), de Vienne, qui a savamment résumé, dans un ouvrage complet en trois volumes, tout ce qui a été écrit sur la médecine oculaire. Il a dignement apprécié tout ce que les chirurgiens et anatomistes français avaient fait pour l'anatomie et les maladies des yeux, part immense jusqu'en 1799. Là on trouve les travaux de l'Académie royale de chirurgie, qui jetèrent un si vif éclat sur la chirurgie française; là se trouvent rassemblés des travaux épars dans les feuilletons scientifiques contemporains, et que l'on trouvera facilement, grâce aux précieuses indications du savant professeur allemand. Ces travaux sont d'autant plus précieux, qu'ils se rattachent aux polémiques scientifiques de Woolhouse, de Lasnier, de Brisseau, de Saint-Yves, de Méry, de Morand et de tant d'autres.

Pourquoi depuis 1799, la France a-t-elle cessé de payer son tribut à l'édifice de la science ophthalmologique : il faut l'avouer avec franchise, c'est qu'en Allemagne on lui a ouvert non seulement un enseignement, mais encore des journaux spéciaux, tribunes où l'on pouvait consigner les recherches sur cette partie importante de l'art de guérir, sans crainte de voir refuser son travail comme trop spécial.

(1) Ouvrage cité.

5*

Or, je le demande, d'où viennent les travaux ophthalmologiques modernes, si ce n'est des hommes spéciaux. Com-
pulsons tout ce qui a été écrit depuis 1799, et comparons-
le avec ce qui a été fait avant, et nous verrons que l'édifice ophthalmologie s'est formé pierre à pierre, de mono-
graphies précieuses, de recherches consciencieuses sur
l'anatomie normale et pathologique de l'œil et de ses annexes : travaux, pour la plupart, inconnus ou ignorés en
France, tandis que les Allemands connaissent, jusqu'au
plus petites publications françaises. Loin de moi l'idée d'a-
baisser la France, dans le grand mouvement intellectuel
moderne : elle est riche de tant de découvertes dans les
arts et les sciences exactes et naturelles : pourquoi cher-
cherais-je à déprécier un pays qui est le mien par le fait,
s'il ne l'est pas encore par le droit, puisque je suis né
dans un pays réuni à la France et long-temps occupé par
elle ? tous mes travaux se rattachent à cette nationalité
dont je suis glorieux. Mais on peut l'avouer, chaque pays
a aussi son infériorité. Que l'on donne à la France des en-
seignemens spéciaux, et avant peu elle ne devra plus rien
à personne.

D'un autre côté, il faut le dire, c'est un italien Barth,
né à Malte et descendant du fameux Grima Maltèse, qui
créa sous les auspices de Marie-Thérèse, l'enseignement de
l'ophthalmologie à Vienne. Praticien distingué, anatomiste
et physiologiste profond, il ne se borna point à l'enseignement des maladies des yeux, mais bien à celui de l'anatomie et de la physiologie, école célèbre où se formèrent
Prochaska, Schmidt, Beer, Himly, Benedict, Groefe,
Laugenbeck, Rust, Weller, Schœn, Jüngken et tant
d'autres qui ont marché dignement dans la route tracée
par Barth. L'exemple de Marie-Thérèse a été suivi par le
plus grand nombre des souverains du Nord, à Berlin, à
Saint-Pétersbourg, à Moscou, il y a des chaires et des établissemens destinés à l'étude et au traitement des maladies

des yeux. La plupart des universités de l'Allemagne sont dans le même cas.

L'Angleterre doit à Saunders l'érection d'un hôpital spécial, qui a ensuite donné l'idée de plusieurs autres : au point que la plupart des villes populeuses de l'Angleterre ont des établissemens connus sous le nom d'Infirmeries, où l'on ne traite que les maladies des yeux. L'Angleterre est riche de travaux ophthalmologiques récens : ceux de Wardrop, Saunders, Travers, Barnet, Adams, Welch, Gibson, Monteath, Crampton, Guthrie, Lawrence Middlemore, etc., tous ouvrages contemporains, sont trop connus pour en faire ici l'éloge.

Comment se fait-il que nous ne possédions pas en France d'établissemens semblables? disait Billard d'Angers (1).

Je laisse à d'autres le soin de cette réponse : je me bornerai à faire mes efforts pour marcher dignement dans la voie que je me suis tracée. Puissent-ils, joints à ceux des Sanson, des Velpeau, des Sichel, rendre à l'ophthalmologie française son ancienne splendeur ! ce sera ma première récompense, digne de faire oublier bien des peines et bien des tracasseries. Ces efforts ont déjà été compris, je dois exprimer ici ma vive reconnaissance pour la manière bienveillante dont mes travaux ont été appréciés par MM. Grœfe, d'Ammon, Beger, Kenesch, Froriep et tant d'autres chirurgiens ophthalmologistes étrangers.

Patria dat vitam; raro largitur honores;
Hos melius multo terra aliena dabit.

(1) Traduction de Lawrence, pag. 15.

ANATOMIE PHYSIOLOGIQUE

DE L'ŒIL

ET DE SES ANNEXES.

L'homme, par la nature de sa construction générale, étant destiné à marcher debout, ses yeux se trouvent placés à la partie la plus élevée de la face ; situation qui les destine à dominer, à pouvoir être tournés en tous sens, et à étendre ainsi leur action fort au loin, plutôt qu'en haut. Sentinelles avancées, ces organes veillent sans relâche à la conservation des parties les plus fécondes et les plus délicates de l'économie. Doués d'une sensibilité excessible et d'une irritabilité prodigieuse, ils perçoivent souvent des agens délétères qui ont échappé aux autres organes. C'est l'organe de la vision qui met l'homme en rapport avec les objets ambians, et qui, après lui avoir fourni la connaissance du monde extérieur, lui apprend à en jouir, et lui procure ainsi des jouissances sans nombre.

L'œil n'est point indispensable à la vie, mais il en fait presque tous les charmes ; pensée aussi vraie que bien imprimée en ces termes par l'illustre Boerhaave (1).

Oculus ad vitam nihil facit, ad vitam beatam nihil magis. Malgré sa philosophie et sa raison, le plus grand poëte de l'Angleterre, Milton, déplorait amèrement la fatale destinée qui lui avait ravi la lumière et ses charmes. Rien de plus touchant que les strophes inspirées au chantre du Paradis perdu, par sa triste position, et si bien rendues en

(1) Boerhaave, *Prœlectiones de morbis oculorum.*

français par le sublime Delille, plongé comme lui dans une
nuit éternelle.

Mais, hélas! à mes yeux la lumière est ravie.
En vain leur globe éteint et roulant dans la nuit,
Cherche aux voûtes des cieux la clarté qui me fuit;
Tu ne visites plus ma débile prunelle.

Pourtant, des chants sacrés adorateur fidèle,
Ma muse, chère au ciel, anime encor ma voix;
J'erre encor sur ses pas sous la voûte des bois,
Au bord du clair ruisseau, sur la montagne altière,
Que pour d'autres que moi vient dorer la lumière.
Mais c'est vous, vous surtout, qui m'avez inspiré,
Montagne de Sion, et toi, ruisseau sacré,
Toi qui, baignant ses pieds avec un doux murmure,
Les caches sous des fleurs, les couvres de verdure :
Souvent aussi (des maux trop funestes rapports!)
J'évoque ces mortels fameux par leurs accords,
Qui n'ont de tes bienfaits gardé que la mémoire.
Votre égal en malheur, que ne le suis-je en gloire?
O vieux Tirésias, Homère, Thamyris!
Ainsi, de mille objets en silence nourris
Mes vers coulent sans peine, et ma muse féconde
Reproduit dans mes chants les merveilles du monde;
Mais du moins dans mes maux j'imite leurs concerts,
Et mon cœur, sans efforts, se répand dans mes vers :
Tel au sein de la nuit et de la forêt sombre
L'oiseau mélodieux chante caché dans l'ombre.

Les ans, les mois, les jours, par une sage loi
Tout revient; mais le jour ne revient pas pour moi :
Mes yeux cherchent en vain les fleurs fraîches écloses.
Mes printemps sont sans grâce et mes étés sans roses.
J'ai perdu des ruisseaux le cristal argentin,
La pourpre du couchant, les rayons du matin,
Et les jeux des troupeaux, et ce noble visage
Où le Dieu qui fit l'homme a gravé son image.
J'ai gardé ses malheurs et perdu ses plaisirs.
Où sont les doux tableaux si chers à mes loisirs?
Rien, rien de cette scène, en beauté si féconde,
Ne se peint dans ces yeux où se peignait le monde.

Vainement se colore et le fruit et la fleur ;
Pour moi, dans l'univers, il n'est qu'une couleur.
Ma vue, à la clarté refusant le passage,
Des objets effacés ne reçoit plus l'image :
Tout est vague, confus, couvert d'un voile épais,
Et pour moi le grand livre est fermé pour jamais.
Adieu ; des arts brillans la pompe enchanteresse,
Les trésors du savoir, les fruits de la sagesse ;
La nuit engloutit tout. Eh bien ! fille des cieux,
Éclaire ma raison au défaut de mes yeux ;
Épure tout en moi par ta céleste flamme ;
Mets tes feux dans mon cœur, mets tes yeux dans mon âme,
Et fais que je dévoile, en mes vers solennels,
Des objets que jamais n'ont vus les yeux mortels.

———

But thou
Revisit'st not these eyes, that roll in vain
To find thy piercing ray, and find no dawn ;
So thick a drop serene hath quench'd their orbs.
Or dim suffusion veil'd.

Yet not the more
Cease I to wander, where the muses haunt,
Cleare spring, or shady grove, or sunny hill,
Smit with the love of sacred song ; but chief
Thee, Sion, and the flowery brooks beneath
That wash thy hallow'd feet, and warbling flow ;
Nightly I visit : nor sometimes forget
Those other two equall'd with me in fate,
So were I equall'd with them in renown.
Blind Thamyris, and blind Mæonides,
And Tiresias, and Phineus, prophets old :
Then feed on thoughts, that voluntary move
Harmonious numbers ; as the wakeful bird
Sings darkling, and in shadiest covert hid,
Tunes her nocturnal note.

Thus with the year
Seasons return ; but not to me returns
Day, or the sweet approach of even or morn,
Or sight of vernal bloom, or summer's rose,

Or flocks, or herds, or human face divine;
But cloud instead, and ever-during dark
Surrounds me, from the cheerful ways of men
Cut off, and for the book of knowledge fair
Presented with a universal blank
Of nature's works, to me expung'd and ras'd,
And wisdom at one entrance quite shut out.
So much rhe rather thou, celestial light,
Shene inward, and the mind through all her powers
Irradiate; there plant eyes, all mist from thence
Purge and disperse, that I may see and tell
Of things invisible to mortal sight.

Quoique doué d'un caractère d'individualité marqué, l'œil ne marche point isolé dans l'économie; et si son principe vital réside tout entier dans son organisation, il entretient aussi, au moyen de sa structure intime, des liaisons organiques et physiologiques avec les autres systèmes, et surtout avec leurs fonctions. Comment peut-il en être autrement, puisque presque toutes les parties constituantes de l'économie humaine concourent à sa formation? N'est-il pas construit de tissu cellulaire simple et composé, de muscles, de vaisseaux sanguins, lymphatiques, sécrétans et absorbans, de tissus scléreux, muqueux, séreux, de glandes de divers ordres et formes, de nerfs, d'épanouissemens nerveux, de ganglions, de corps pileux et papillaires, dermoïdes, de follicules sébacés, d'humeurs qui l'abreuvent, l'entretiennent, le lubréfient, lui donnent de l'éclat, le tout renfermé dans une boîte osseuse qui le protége et le maintient?

L'œil est le même chez tous les hommes qui constituent les différentes races humaines; il ne diffère que par la grosseur et la couleur dans quelques races; caractères que nous examinerons avec soin en temps et lieu. Nous nous bornerons à dire ici que l'œil est d'autant plus volumineux, d'autant plus puissant, qu'il appartient à des races de pays chaud, et que la puissance de ses fonctions est en général en raison directe de la grosseur. Il est aussi d'autant plus coloré qu'il appartient aux races mongoles, indiennes, nègres, américaines primitives et australasiennes. Par contre, ses tissus le sont d'autant moins qu'ils appartiennent aux individus se rapprochant des types hyperboréens.

L'ensemble de l'œil et de ses annexes forme ce que l'on appelle les dépendances oculaires. Ce sont les sourcils, les tégumens qui les supportent, les paupières, les muscles qui lui sont propres, les vaisseaux qui le nourrissent, la conjonctive qui l'enveloppe, la glande lacrymale, le syphon qui aspire les larmes pour les conduire dans le nez ; enfin les nerfs qui lui donnent la vie et le mettent en relation avec les autres systèmes.

Des sourcils.

Les sourcils sont des éminences arquées et convexes, formées par l'arcade sus-orbitaire, recouvertes de tégumens propres au front, et sur lesquelles sont implantés des poils inclinés de la partie nasale vers les tempes, en forme de cercle ; ils sont plus épais du côté du nez, et se terminent ordinairement en pointe vers les tempes. Leur coloration varie aussi chez les hommes des pays chauds ; ils sont noirs épais, foncés dans les individus appartenant à la race turc-grecque ; ils se dessinent comme un air de cercle presque uniforme ; caractère surtout appréciable chez les femmes de l'Archipel grec, de la Mingrélie et de la Géorgie ; tandis que chez les Mongols, les Chinois et les Japonais, en raison de la construction des os du nez, des bosses frontales, et de l'affaissement de l'apophyse malaire, ils paraissent obliques, et font croire aussi à l'obliquité de l'œil, ce qui n'est pas. Les hommes qui appartiennent ou qui dérivent des races hyperboréennes ont les sourcils blancs, blonds ou roux.

Les poils des sourcils sont raides et forts, leur pointe se

porte obliquement en haut et en dehors : dans l'âge assez avancé, ils prennent souvent un accroissement anormal, au point d'avoir trois fois la longueur habituelle, propre au jeune âge. Les sourcils sont mis en mouvement par les muscles frontal, sourcilier et orbiculaire : c'est par leur contraction que les sourcils se rapprochent, se portent en avant pour ombrager la pupille, pour éloigner les corps étrangers ou la sueur. Leurs différentes positions servent à exprimer les sensations de l'âme, et ils contractent par l'habitude, une position qui imprime à la physionomie une expression propre, caractéristique et souvent indélébile. Dans la joie, l'admiration, l'amour-propre satisfait ou flatté, dans la stupeur, l'horreur, les sourcils se relèvent sous l'action du muscle frontal. Dans la colère, le mépris, la haine, ils se contractent fortement en se rapprochant du grand angle, au moyen du muscle frontal et des sourciliers. Dans la réflexion, l'indignation, la tristesse, le muscle orbiculaire les abaisse. Ces caractères avaient été bien sentis par l'illustre Lavater, dans ses caractères de l'orgueilleux, du soucieux, du colérique et de l'atrabilaire. Ceux qui ont vu depuis l'inimitable Talma, savent tous le rôle que jouaient ses imposans sourcils, dans les expressions variées qu'il donnait à son visage, destiné à réfléchir tant de passions.

Des paupières.

Les paupières sont des prolongations des tégumens qui recouvrent le front, les sourcils et la face : les supérieures descendent de la marge supérieure de l'orbite ; les inférieures montent des rebords inférieurs. Dans les premiers mois de la vie intra-utérines, elles sont complétement unies, et c'est cette union qui, persistant chez l'homme après sa naissance, comme chez quelques animaux, forme une maladie spéciale, l'anchyloblépharon, dont nous parlerons plus tard. L'ouverture des paupières

n'est point horizontale ; elle est légèrement cintrée avec
la concavité en bas, circonstance que l'on apprécie plus
facilement quand l'œil est fermé ; il est aussi fort aisé de
reconnaître que la paupière supérieure est plus large des
deux tiers que l'inférieure ; fait qu'il ne faut pas perdre de
vue, et qui donne lieu à des inductions chirurgicales de
la plus haute importance. Cette paupière a aussi une action plus puissante et qui dépend de sa construction et de
son appareil musculaire, supérieur en nombre et en force à
celui de l'inférieure. Cinq couches différentes forment l'é-
paisseur des paupières : 1° la couche cutanée, remarquable
par sa finesse et sa laxité ; 2° la couche cellulaire ; 3° la
couche musculaire formée par les muscles orbiculaires et
élévateur de la paupière supérieure ; 4° leur couche
fibreuse qui naît du pourtour de l'arcade orbitaire, et arrive s'insérer au cartilage tarse ; 5° une couche muqueuse
qui ne revêt que la partie postérieure de la paupière connue sous le nom de conjonctive.

Des tarses des paupières.

La peau qui forme le bord libre des paupières est ren-
forcée par un arc cartilagineux nommé tarse, et qui se
rend d'une commissure à l'autre des paupières. Le cartilage n'est point une pièce de rapport ; il se soude entièrement à la paupière, et ne s'en sépare pas même par une
longue macération. Il se rapproche par sa nature de la structure de la glotte ou de la trachée-artère.

Les cartilages ont deux faces, l'une convexe qui est
extérieure, l'intérieur est concave. Leur extrémité externe
est taillée en arête, tandis que l'interne est un peu arrondie. Celui de la paupière supérieure participe à la prépon-
dérance de forme et de puissance qui la distingue. Les
tarses sont-ils retenus par des ligamens propres provenant
de l'épanouissement du périoste de l'orbite, c'est ce qu'a

cherché à démontrer Winslow, et que nie positivement
Zinn. Cependant, selon lui, le redoublement de la dure-
mère qui tapisse l'orbite, vient jusque sur les paupières,
qu'il renforce, et où il sert à séparer les vaisseaux internes des vaisseaux externes qui sillonnent ces voiles
mobiles.

Je les ai toujours vus, lorsque je les ai recherchés avec
soin ; ils se terminent par un tissu excessivement ténu,
comme quelques unes de ces aponévroses multiformes qui
se dedoublent au devant du sac herniaire. Cette opinion a
été admise par l'illustre Sabatier, qui les nommait ligamens
des paupières. Rosenmüller partage la même croyance :
ces cartilages ne sont du reste appréciables chez le fœtus
que vers la fin du quatrième mois.

Sur le rebord externe que l'on nomme marge du tarse,
naissent, sur une seule rangée, mais dans un ordre peu régulier, des poils que l'on nomme cils, et dont nous allons
nous occuper.

Les tarses, par leur structure, sont destinés à former un
arc élastique destinés à renforcer les paupières et à les fermer exactement.

Des cils.

A la marge de l'une et de l'autre paupière, dans le
bourrelet cutané qui renforce le tarse, l'on voit naître une
rangée de poils irrégulièrement plantés qui portent le nom
de cils (cilia), et dont la longueur ainsi que la couleur
varient. Ils prennent naissance dans de petites bourses
nommées vulgairement matrices des poils ou bulbes. Déjà
Winslow avait fait connaître les raisons pour lesquelles ils ne
sont pas placés sur une ligne uniforme, ce qui a fait croire
à quelques anatomistes qu'ils naissaient sur plusieurs rangées. Il faut aussi tenir compte de la profondeur à laquelle
ils naissent, quand il s'agit de les détruire partiellement ou
en totalité.

Ils sont noirs et très-longs chez les hommes des pays chauds, blonds et courts chez les individus appartenant aux pays froids. Les cils ont une courbure particulière, dont la convexité regarde l'œil et la pointe des sourcils. Ils sont plus longs à la paupière supérieure, et au centre de chaque paupière ; ils diminuent en nombre et en longueur à mesure qu'ils se rapprochent des angles internes et externes.

Leur usage est de diminuer par leur rapprochement l'influence de la lumière sur l'œil, et de le défendre contre les agens irritans externes.

Lorsqu'un individu est privé congénialement de cils, ses yeux sont presque toujours impressionnables à la lumière, et il a pour habitude de fermer l'œil à moitié pour suppléer ainsi à l'absence des organes destinés à amoindrir l'action et l'influence des rayons lumineux.

Des muscles sourciliers.

Deux petits faisceaux de fibres musculaires constituent à chaque œil les muscles sourciliers : ils sont situés sous la peau des sourcils. Ils naissent d'un petit tendon court, prenant son attache à l'apophyse nasale du coronal ; de là, ils longent obliquement le bord de l'orbite jusqu'à ses deux tiers ; arrivés là, ils confondent leurs fibres avec celles de l'extrémité frontale du muscle occipito-frontal, pour s'insinuer à la peau qui supporte les sourcils. De là ils s'unissent et passent sous une partie des muscles orbiculaires, ils se terminent à la peau.

L'on verra plus tard quel parti le chirurgien peut tirer de ces dispositions dans les paralysies des muscles des paupières.

Les muscles sourciliers jouent un grand rôle dans l'expression de la physionomie. Quand ils se contractent, ils rapprochent les sourcils et en font hérisser les poils ; ils combattent l'action du muscle occipito-frontal, et font disparaître les rides produits par celui-ci, dans la peau du front; ils concourent avec les autres muscles des paupières à maintenir l'ouverture de celles-ci.

Des muscles orbiculaires des paupières.

L'orbiculaire des paupières est immédiatement placé sous la peau et le tissu cellulaire de la paupière. Il consiste en une aglomération de fibres semi-elliptiques, enveloppant les deux paupières. C'est à tort que l'on a divisé ce muscle en deux parties; il ne forme en réalité qu'un seul muscle composé de deux plans de fibres charnues, minces et adhérentes à la peau. Ces plans partent d'un tendon s'attachant, partie à l'apophyse interne du coronal, partie de l'apophyse nasale de l'os maxillaire, enfin quelques bandes fibreuses viennent s'insérer sur l'os unguis. Le tendon envoie des aponévroses minces, mais solides, qui réunissent les extrémités internes des tarses au grand angle. A partir du tendon, les fibres musculaires s'épanouissent en forme de raquette et forment deux lignes semi-elliptiques plus éloignées du côté de la tempe, de manière à former un ovale, dont la partie la plus large regarde la tempe, et la plus étroite le nez. D'un côté les fibres les plus minces viennent s'insinuer à tout le pourtour de l'orbite, ce qui lui a valu le nom de naso-palpébral; de l'autre, les plus fortes adhèrent à tout le cartilage tarse, auquel elles se lient très-étroitement. Riolan pensait que ce muscle avait pour action de lier les cils, et l'avait nommé muscle ciliaire. A la face externe ces minces fibres s'entre-unissent et vont former un petit tendon commun qui les sépare. Ce muscle a été très-bien décrit par Albinus et Santorini. Les fibres qui vont rejoindre l'orbite sont presque circulaires et sans entrecroisement apparent. Elles sont recouvertes en partie par les derniers faisceaux du muscle occipito-frontal et par le muscle sourcilier, circonstance dont Acrel et Hunt de Manchester out tiré un grand parti chirurgical. Fatori prétendait que les fibres inférieures du muscle orbiculaire communiquaient toujours avec le muscle zygomatique, par de petites houppes musculeuses ; mais ce fait est loin d'être constant.

Le muscle est destiné à rapprocher les paupières, à les fermer, il comprime le globe de l'œil et le refoule au fond de l'orbite : il exprime les larmes, et les sécrétions destinées à lubrifier l'œil. Pendant le sommeil, son action est moindre, et on en doit tirer parti pour examiner les yeux des enfans atteints de blépharospasme consécutif à l'ophthalmie *catarrho-purulente*, ou à l'ophthalmie scrofuleuse. C'est aussi pour cette raison, que, lorsque l'on commence à avoir sommeil, la paupière tombe d'elle-même. Le même phénomène a lieu lorsque l'encéphale est sous l'influence d'une congestion légère produite par les narcotiques ou les liqueurs fermentées, les individus font alors ce que l'on dit vulgairement *les petits yeux*.

Glandes sébacées des paupières connues sous le nom de glandes de Meibomius.

Quoique connues dès la plus haute antiquité, les glandes sebacées des paupières, plus connues des *anatomistes modernes* sous le nom de follicules ciliaires, n'ont été parfaitement décrites que par Meibomius en 1666, qui les dessina avec un soin particulier. Morgagni et Haller en aussi ont donné une description exacte en leur conservant le nom de Meibomius.

Les follicules de Meibomius sont de petits corps ronds placés à côté les uns des autres comme un chapelet dans de petits sillons derrière le cartilage tarse, et non point sur lui, comme le prétendent quelques anatomistes. Ils sont assis sur un coussinet cellulaire et recouverts par les conjonctives ; ils offrent plusieurs séries, doubles et triples, mais sans avoir une position toujours verticale, de

manière à représenter des lignes noueuses, jaunâtres, ra-
mifiées et plus nombreuses à la paupière supérieure, plus
développées au centre de ce voile mobile, que dans ses
extrémités interne et externe.

Ces petits follicules sont assez durs, ils communiquent
entre eux, par de petits conduits, et chaque follicule a
ensuite un canal excréteur, qui vient s'ouvrir sur le cartilage tarse, à un quart de ligne des cils ; celui des seconde
ou troisième rangées s'ouvre un peu plus en arrière.

Pour bien étudier les follicules ciliaires, il faut enlever avec soin le rebord de la paupière, la faire ma-
cérer dans l'eau pendant deux ou trois jours, l'exprimer ensuite avec les doigts, et quand elle est privée de liquide, la plonger dans une forte dissolution de bois de
Fernambouc. Les follicules se remplissent de principes co-
lorans, et avec un grossissement de 75 sur leur volume, l'on
voit facilement les canaux qui excrètent les produits de
leurs sécrétions. Les canaux ne sont point uniques pour
chaque follicule ; ils s'entre-unissent, se chevauchent et res-
semblent assez à la disposition des vaissaux mésentéri-
ques.

La matière sécrétée par les glandes meibonniennes est
grasse et limpide chez les jeunes gens, et concrète chez
les vieillards ; elle se solidifie de plus en plus après la
mort ; au point qu'en serrant fortement le bord des paupières, elle sort en forme de vers.

Cette sécrétion des follicules ciliaires, est destinée à entretenir la souplesse de la conjonctive. A la suite des ophthalmies chroniques, le boursouflement de la muqueuse
obstruant les conduits excréteurs, la conjonctive devient
moins souple.

Le produit des glandes sébacées se nomme *chassie, lippitudo* : il ne doit pas être confondu avec le mucus que sécrètent les follicules capillaires de la conjontive.

La première n'est pas soluble dans l'eau, mais par contre facilement dissoute par l'huile et les corps gras : l'autre au contraire se comporte en sens inverse.

Muscle releveur de la paupière supérieure.

Le nom de ce muscle indique suffisamment son usage ; il prend naissance au fond de l'orbite dans la bifurcation de la dure-mere au moment où elle se sépare du nerf optique pour se diviser, et donner le périoste de l'orbite. Son attache est un petit filet grêle et tendineux naissant entre le releveur et le grand oblique de l'œil. Il cotoie la partie antérieure du muscle releveur de l'œil, puis, s'amincissant en avant, il vient le recouvrir en grande partie. Ce muscle est le plus long de tous ceux qui naissent dans l'orbite ; il est peu charnu et composé de fibres dont la plupart ont une direction droite, excepté les extérieures qui, en s'épanouissant, forment un concavité qui s'applique sur le cartilage tarse, au moyen d'une aponévrose très-mince, mais forte. A peine au sortir de l'orbite, il est recouvert par le muscle orbiculaire des paupières avec lequel il échange quelques fibres. Son usage est de relever la paupière supérieure et c'est à sa paralysie en général que sont dues la plupart des blépharoptoses ou chutes de la paupière.

Appareil lacrymal.

L'appareil lacrymal se compose des points et canaux lacrymaux du sac lacrymal et du canal osseux du même nom : de la glande lacrymale avec ses conduits excréteurs.

Des points lacrymaux.

On appelle de ce nom de petits mamelons ronds situés à l'angle interne de chaque paupière et percés à leur extrémité d'un trou toujours ouvert, qui correspond à un canal.

Les points lacrymaux sont situés vis-à-vis l'un de l'autre, et ils se rencontrent presque toujours lorsque les paupières se ferment. Ils sont fournis d'une espèce de valvule élastique, qui leur donne une forme plus conique et plus élevée, chaque fois que les paupières se rapprochent; phénomène qui disparaît, dès l'instant qu'elles s'écartent. Le calibre des points lacrymaux varie, chez les hommes des pays chauds, ils sont plus saillans, et ils peuvent recevoir un stylet assez gros, tandis que chez les hommes qui habitent les pays tempérés ou froids, ils ne peuvent recevoir qu'une petite soie de sanglier.

Les points lacrymaux ne sont, à proprement parler, que l'orifice externe de deux canaux qui vont se rejoindre, après avoir sillonné le rebord interne de chaque paupière. Ce conduit commun va s'insérer à la partie antérieure du sac lacrymal. Dans leur trajet, ils ne sont recouverts que par la conjonctive seule, mais ils sont protégés par les fibres du muscle orbiculaire, qui les embrasse étroitement et leur donne ainsi une espèce de solidité. Leur membrane interne est très-déliée, pâle et de même nature, que celles que tapisse l'intérieur des paupières et du sac nasal. Quelques anatomistes ont prétendu même que la membrane interne était d'une nature toute opposée à celle de la pituitaire; mais leur dire n'est fondé sur aucune preuve.

Du sac lacrymal.

Le sac lacrymal est un réservoir oblong, situé au grand angle de l'œil dans une goutière formée par l'os unguis et l'apophyse montante de l'os maxillaire : c'est une petite poche membraneuse ovale et terminée en haut par une espèce de chapiteau, il est caché derrière le muscle orbiculaire et son ligament. Il est recouvert par des fibres musculeuses connues vulgairement sous le nom de muscles de Horner, quoique l'anatomiste Duverney les eût déjà décrites. Cet appareil musculaire du sac consiste en fibres longues et assez pâles, qui, du bord interne de l'orbite, à la jonction du tiers interne avec les deux tiers moyen, s'insèrent sur le sac lacrymal. Celui-ci est formé de deux membranes bien distinctes : l'une extérieure mince, blanchâtre et semi-aponévrotique ; l'autre, interne rouge, vasculaire, villeuse, n'est qu'une continuation de la membane pituitaire. La membrane interne sécrète une mucosité assez semblable à celle de l'intérieur des narines. Pour bien étudier l'ensemble du sac et des points lacrymaux qui forment ce que l'on nomme le siphon lacrymal, il faut l'injecter par l'orifice nasal avec de la cire, comme le faisait Zinn, et mieux encore avec le métal de Darcet comme nous avons l'habitude de le faire et de le démontrer dans nos cours.

Le sac nasal se termine par un canal tubulé finissant en une pointe coupée en biseau, qui va s'ouvrir dans les narines internes. Ce conduit se nomme nasal ou lacrymal ; il prend son origine à la hauteur du muscle oblique inférieur de l'œil, il est étranglé tout à coup. Quelques anatomistes, entre autres Lecat, pensent qu'il existe dans cet endroit un sphincter ou ligament qui est la première cause de cette démarcation entre le sac proprement dit et son prolongement nasal. Dans l'état pathologique du sac, ce sphincter ou cette valvule sont fort peu apparens et ils jouent un grand rôle, lorsque les fonctions du sac sont perverties. La membrane qui tapisse l'intérieur du canal lacrymal n'est que la continuation de celle du sac, elle jouit des mêmes condilions. Le canal nasal membraneux est renfermé dans un conduit osseux qui porte le même nom ; il est formé par l'apophyse maxillaire, l'os unguis et une partie du plancher de l'orbite ; il est un peu oblique d'arrière en avant, il n'est point parfaitement rond, mais ovale et aplati ; il est évasé supérieurement et il se termine légèrement en cône,

son orifice inférieur s'ouvre un peu en avant dans les narines et sous les cornets inférieurs. Le canal membraneux
adhère fortement aux os, chez lesquels il remplit les fonctions de périoste.

De la glande lacrymale.

La glande lacrymale appartient au genre des glandes
conglomérées, elle est convexe extérieurement pour s'a-
dapter plus facilement à la fossette intra-orbitaire où elle
est située ; inférieurement elle est concave pour ne point
gêner les mouvemens de l'œil, elle est formée par un as-
semblage de granulations assez développées, rassemblées en
groupes qui sont unis entre eux par un tissu cellulaire assez
lâche. Chaque groupe reçoit un filet nerveux, une branche
veineuse et artérielle. Pendant long-temps l'on n'avait pas
pu découvrir les conduits excréteurs de cette glande chez
l'homme, on n'admettait leur existence que par induction,
en raison de ce qu'on les observait facilement chez le bœuf.
A force de patience on est parvenu à les découvrir chez
l'homme, ainsi qu'on peut s'en convaincre non seulement
en parcourant les belles planches de l'anatomie de l'œil de
Sœmmering, mais encore en visitant le cabinet anatomique de Pavie, où l'on voit une préparation superbe due à
notre célèbre maître Scarpa, Chaque canal excréteur est
indiqué par un fil de crin qui le traverse dans toute sa longueur. Ces canaux s'ouvrent sous la paupière à une ligne
au devant de la terminaison des glandes méibomiennes, ils
sont placés en forme d'éventail dont la base est au bord libre de la paupière et l'extrémité tronquée vers le corps
glanduleux d'où ils sortent. Ces points sont au nombre de
dix ou douze, et quelquefois moins.
La glande lacrymale est destinée à sécréter un fluide
particulier connu sous le nom de larmes, dont l'usage est
d'humecter l'intérieur des paupières et de les débarrasser

des mucosités qui pourraient s'y accumuler. L'excédant est ramassé dans un espace triangulaire formé par un tubercule rougeâtre oblong, et par le renflement du limbe interne des paupières. Ce tubercule se nomme la caroncule lacrymale, elle est composée d'un grand nombre de follicules en tout semblables à ceux de Meibomius, et qui se terminent par de petites aspérités vermiculaires, percées à leur trou d'un orifice villeux duquel découle une matière gluante qui se mêle aux larmes. Lorsque celles-ci sont ainsi retenues par la caroncule, elles sont ensuite dirigées par la duplicature de la conjonctive connue sous le nom de semilunaire vers les canaux lacrymaux.

Pour que l'excrétion des larmes s'accomplisse d'une manière normale, il faut qu'il existe les conditions suivantes : que nous rapportons d'après M. Bourjot de Saint-Hilaire.

« 1° La secrétion dans une juste mesure du fluide lacrymal; si elle devient trop abondante, les larmes ne peuvent plus être pompées assez promptement, elles s'écoulent sur la joue comme il arrive après un fort larmoiement.

» 2° Une proportion également juste entre le mucus que les larmes doivent dissoudre et entraîner, et la partie la plus ténue du liquide.

» 3° L'état tonique des siphons lacrymaux, qui n'est pas dû, comme on l'a dit, à des fibres circulaires que l'anatomie ne peut démontrer, et qu'une saine physiologie ne revendique pas d'une manière plus expresse; car ces fibres que l'on ne peut démontrer chez l'homme, manquent tout-à-fait sur les grands mammifères, le bœuf, le cheval; sur de plus petits, le chien et le lapin, où nous n'avons pu constater qu'une lacune à bords très-plats et très-minces. Les fibres décrites sous le nom de muscles de Horner, qui agissent sur l'allongement des canaux qui communiquent des points au sac lacrymal, ont une fonction plus manifeste.

» 4° Le jeu d'aspiration , pour puiser les larmes dans le sac du grand angle de l'œil est plus conforme , selon nous, aux lois physiques ; il se fait surtout par l'action d'un muscle que nous pensions avoir découvert dans des recherches récentes, et que l'anatomiste Duverney avait déjà fait connaître. Cet appareil musculaire , consiste en fibres longues et assez pâles, qui du bord interne de l'orbite , à la jonction du tiers interne avec les deux tiers moyens, se portent sur le sac lacrymal , et distendent sa paroi fibreuse à chacune de leurs contractions. Ces contractions sont isochrones à celles de l'orbiculaire, et deviennent très-énergiques, lorsqu'on fait effort pour sécher les larmes après avoir beaucoup pleuré ; aussi est-ce instinctivement que nous contractons alors avec force tout l'appareil musculaire palpébral , comme cela est facile à voir sur un enfant qui sanglotte.

» Les fibres de ce muscle que nous appellerons dilatateur inférieure du sac (*M. dilatator sacculi lacrymalis inferior*), sont bien distinctes de l'orbiculaire , peur l'attache ; la direction , elles ne sont pas circulaires et concentiques.

» Un autre muscle qui a dû être confondu avec l'origine du sourcilier , et la queue de l'occipito-frontal , à la même action , sur la partie qui se trouve au-dessus du tendon direct de l'orbiculaire. Ce tendon lui-même est tiré en dehors par les fibres de son muscle propre , lorsque la contraction est extrême et rend à imprimer. A la partie moyenne de la paroi fibreuse du sac à laquelle il est uni, un mouvement saccadé de dilatation , auquel nous attribuons les descentes des larmes dans le sac, plutôt qu'à une action capillaire , et à toutes les autres raisons données par les auteurs , ainsi , par la dilatation alternative du sac , un véritable jeu de pompe aspirante est établi , les larmes sont absorbées par les points lacrymaux , lorsque la valvule membraneuse qui se trouve à l'orifice intérieur du conduit nasal sous le cornet inférieur s'abaisse , et ouvre le passage, après s'être relevée à chaque inspiration, mouvement de clausion qui empêche l'air inspiré de pénétrer dans les voies lacrymales. Cette valvule est percée d'une sorte de canal, obliquement creusé dans la muqueuse et exactement construit, comme la valvule, qui permet à l'urine de sortir de l'uretère dans la vessie, sans permettre son refoulement. Il en est de même ici, à cette différence près que c'est de l'air, et non un fluide aqueux qui agit sur la valvule nasale; aussi est-il impossible de faire remonter des lotions ou douches par inspiration du nez dans le conduit des larmes; ce serait la même chose pour des fumigations. Cette valvule ou va-et-vient donne une grande importance pour faire des voies lacrymales un véritable siphon aspirant. Comme elle s'oppose à l'entrée de l'air dans les voies nasales, à l'ascension des corps étrangers, tels que poudres sternutatoires, poussières, etc..., nous chercherons donc à ménager cette valvule dans la méthode aujourd'hui en vogue de la dilatation, par une canule à demeure, en modifiant considérablement celle-ci.

« 5° Une autre condition nécessaire à l'intégrité de la fonction, c'est l'état sain de la conjonctive oculaire, et de la muqueuse qui pénètre par les points lacrymaux dans le sac et dans le conduit lacrymal, pour se continuer avec la membrane olfactive, dont elle revêt les caractères, mais légèrement dans le canal nasal.

« Cette membrane muqueuse est sécrétoire dans toute son étendue; elle le devient davantage lorsqu'elle se trouve hypertrophiée dans son appareil crypteux. La sécrétion de cette partie de la muqueuse passe alors de la qualité d'un mucus clair, qui est miscible aux larmes, à celle d'un mucus épais, quelquefois puriforme. Le tissu lui-même de la membrane, dans les divers points de son étendue, peut éprouver toutes les transformations, depuis la plus faible injection jusqu'au bourgeonnement de sa surface, jusqu'à la végétation de polypes, de callosités, de brides, etc., toutes transformations qui mènent l'oblitération sur une partie ou sur toute la longueur du canal de transmission de larmes.

« 6° La conservation du calibre du canal osseux est, comme on le pense bien, une autre condition indispensable à un écoulement facile des larmes du devant de l'œil dans les fosses nasales. »

La sécrétion lacrymale n'est pas aussi active pendant le sommeil que pendant la veille; il est même des physiologistes qui prétendent que pendant le sommeil il n'y a aucune sécrétion; ils se fondent sur ce que, au moment du réveil, l'œil est sec et en proie à des picotemens qui ne cessent que lorsque les larmes ont commencé à couler. On accélère leur sortie en frottant le bord des paupières. Dans la journée, cette sécrétion est entretenue par le clignement des paupières, l'irritation de l'air et des objets ambians. L'usage des larmes, comme nous l'avons dit plus haut, est non seulement d'humecter la conjonctive, de diminuer le frottement des paupières contre le globe et d'entraîner non seulement l'excédant des mucosités, mais encore les corps étrangers qui pénètrent accidentellement dans l'œil. Quelques personnes ont prétendu que les larmes n'étaient point indispensables à la conservation de l'œil ; elles se fondent sur ce que cet organe a continué à être en bon état lors même que l'on eut extirpé la glande, ce qui est déjà arrivé plusieurs fois. Ces raisons ne sont point suffisantes pour légitimer l'inutilité de ce fluide dont la nature indique l'importance par l'ampleur de l'organe qui les secrète et par l'appareil nerveux et sanguin dont il est pourvu. D'un autre côté, l'influence que joue le cerveau sur les larmes n'est-il pas vraiment étonnant, puisque diverses passions de l'âme, telles que la joie, la peine, se traduisent par une surexcitation de l'organe lacrymal suivi d'un flux abondant de larmes. Dans les peines profondes on est soulagé en versant des larmes en abondance ; c'est une détente qui fait du bien, ainsi que l'avait observé Ovide :

. . . . . Est quædam flere voluptas.

Il faut donc reconnaître avec M. Baux (1), qu'après
avoir lubrifié l'œil, elles servent à prévenir les désordres
qui résulteraient des émotions trop vives ; c'est, selon lui,
un exutoire physiologique qui produit une évacuation avantageuse. Cela est si vrai que, dans les chagrins violens, l'on
ne peut pleurer, on est en proie à un spasme tonique continuel, dont l'écoulement des larmes indique la résolution.
La glande lacrymale entretient des liaisons intimes avec
le globe de l'œil et la membrane pituitaire.

Si l'œil est irrité soit par une trop vive lumière, soit
par une congestion sanguine, soit enfin par le fluide élec-
trique, les larmes coulent en abondance.

Si les nerfs olfactifs sont titillés, on éternue, ou bien les
yeux se remplissent d'eau. Ces sympathies s'expliquent
facilement par les belles recherches du professeur Scarpa
sur les nerfs vidiens et le sphéno-palatin ; le nerf découvert
par Trasmondi joue aussi un grand rôle dans cette sympathie. Les enfans pleurent plus facilement que les femmes,
les femmes plutôt que les hommes, les jeunes gens plutôt
que les vieillards.

De l'orbite.

On donne le nom d'orbites à deux cavités situées à la
partie antérieure et supérieure de la face, et destinées à
renfermer et abriter l'œil et ses annexes. Ces cavités conoïdes
sont formées par la réunion de diverses pièces osseuses du
crâne et de la face. Ces os sont le *coronal*, le *sphénoïde*,
l'os de la pommette, *l'os maxillaire supérieur*, *l'os palatin*, le
malaire, *l'os lacrymal* et *l'ethmoïde*.

(1) J. J. Baux, *Physiologie de la glande lacrymale*. Paris, 1823,
pag. 17.

Du coronal ou frontal.

C'est par sa face orbito-ethmoïdale que cet os concourt à former l'orbite. A gauche et à droite de l'échancrure ethmoïdale, l'os présente une surface concave triangulaire formant la partie supérieure de l'orbite ; en dehors et antérieurement, on rencontre une petite fossette destinée à loger la glande lacrymale ; en dedans on remarque une légère irrégularité : c'est l'empreinte de la poulie cartilagineuse, dans laquelle vient se réfléchir le tendon du muscle grand oblique de l'œil.

Du sphénoïde.

De même que tous les autres os qui viennent prêter leur appui, pour former la cavité dont nous nous occupons, nous ne décrirons du sphénoïde que la face qui fait partie de notre sujet, appelée face antérieure ou orbito-nasale ; elle s'articule avec l'ethmoïde et le coronal.

Au-delà des ouvertures des sinus, on rencontre des inégalités qui s'articulent avec l'ethmoïde en haut et les os palatins en bas ; en dehors, de chaque côté, on voit une surface quadrilatère, tournée en avant et en dehors ; cette surface, lisse et plane, forme la partie externe de l'orbite : cette paroi est bornée en dedans par un rebord arrondi, où l'on voit une fente ou trou pour le passage d'un rameau de l'artère ophthalmique.

De l'ethmoïde.

Ce sont les faces latérales de l'ethmoïde qui viennent former les parties internes des orbites, et seulement par une lame lisse et polie, et que présente leur milieu lisse : souvent sur son bord supérieur on voit de petites échancrures qui concourent à former les trous orbitaires internes.

De l'os maxillaire supérieur.

La portion du maxillaire supérieure qui forme le plancher de l'orbite, fait partie de la face externe ou orbito-nasale de cet os. En arrière de l'apophyse nasale est une surface lisse, polie, inclinée en bas, en avant et en dehors, triangulaire, présentant, vers sa région moyenne, une gouttière qui se change bientôt en trou : c'est le canal sous-orbitaire , par lequel passent les vaisseaux et les nerfs du même nom.

De l'os lacrymal.

La face orbitaire de l'os lacrymal est externe, lisse, polie , séparée dans son milieu par une crête saillante, qui manque assez rarement. En avant de cette crête on remarque une gouttière criblée de petites porosités : c'est la gouttière lacrymale, recouverte par les parois du même nom. Cet os est placé à la partie interne de l'œil ou au grand angle.

De l'os de la pommette, ou malaire.

C'est par sa face supérieure que l'os malaire forme la partie antérieure et un peu externe de l'orbite, et seulement par son bord supérieur, qui est lisse, concave, arrondi ; il fait donc partie du contour de l'orbite. Il s'articule par son angle supérieur avec l'apophyse orbitaire externe du coronal.

De l'os du palais.

Cet os ne forme que la partie la plus reculée du plancher de l'orbite, par une facette supérieure , qui, comme on le sait, en cet endroit en a cinq , qui toutes appar-

tiennent à la gouttière du méat supérieur des fosses nasales.

Du bulbe de l'œil.

Sous le nom de bulbe de l'œil on comprend une sphère
presque parfaite formée par les membranes et les humeurs
de l'œil. Il est plus fort chez l'homme que chez la femme.
Lorsqu'il est dépouillé avec soin de ses muscles et autres
accessoires, il pèse en totalité chez les Européens cent
trente-trois grains, et quelques fractions variables. Il va
rarement jusqu'à cent trente-quatre , tandis que chez les
nègres il arrive jusqu'au poids de cent quarante-un. On
peut repartir ce poids comme il suit :

Humeurs aqueuses et vitrées ensemble. . . 97 grains.
Cristallin seul 4
Membranes 29
Perte 3
                                        _____
                                        133 grains.

Dans le corps vivant le bulbe est ferme et résistant à la
pression du doigt ; il est composé de quatre membranes
principales qui sont la sclérotique, la cornée, la choroïde
et la rétine. Il a aussi trois humeurs ; savoir : l'humeur
aqueuse, l'humeur vitrée et le cristallin, qui cependant est
plutôt un corps solide qu'une humeur.

Le bulbe est renfermé dans l'orbite, où il est maintenu
par des muscles qui lui sont propres et qui lui impriment
divers mouvemens, ils sont au nombre de six; quatre
droits et deux obliques.

Les quatre droits ont reçu différens noms, en raison de
leur situation et de leurs fonctions.

Le supérieur, ou releveur, ou superbe.

L'inférieur, ou abaisseur, ou humble.

L'interne, ou aducteur, ou liseur.

L'externe, ou abducteur, ou dédaigneux.

Les deux autres reçoivent leur dénomination en raison de leur situation ; l'un est appelé oblique supérieur, ou grand oblique, ou trochléateur parce qu'il passe à travers une espèce de poulie ; l'autre est appelé oblique inférieur ou petit oblique.

Tous ces muscles prennent naissance au fond de l'œil dans un cercle fibreux, fortement adhérent au périoste de l'orbite, qui embrasse et enveloppe le nerf optique au moment où il pénètre dans la cavité orbitaire.

Le bulbe repose sur un coussinet graisseux, élastique, dont l'épaisseur varie selon l'âge, le tempérament et l'état de santé de l'individu. Dans les grandes maladies il disparaît en partie, alors l'œil s'enfonce davantage, les paupières le suivent, et alors l'on dit que l'individu à les yeux câves. Ce phénomène est très-apparent après le choléra, le typhus et la fièvre jaune. Ce même tissu graisseux est aussi susceptible d'hypertrophie, et alors l'œil devient très-saillant, ce qui arrive chez les individus obèses.

Des muscles de l'œil.

Comme nous l'avons dit plus haut, l'œil est mû par six muscles dont nous avons indiqué les noms. Ils naissent, du fond de l'orbite, d'une aponévrose annulaire qui entoure le nerf optique. Quelques personnes prétendent que le sixième prend sa naissance à la partie inférieure de la circonférence de cette cavité.

Des muscles droits.

Les muscles droits de l'œil sont le supérieur, l'interne, l'externe et l'inférieur ; ils ont aussi d'autres noms, que nous avons déjà indiqués, tirés de l'expression qu'ils donnent aux regards, et des passions qu'ils désignent et qu'ils peignent. Ils ont pour caractère commun de naître tous au fond de l'orbite. Leur tendon s'attache à la partie la plus intime d'une petite crénelure qui se trouve à l'ouverture orbiculaire de la fissure sphénoïde ; il adhère fortement à la dure-mère. Les muscles droits ne répondent pas précisément au nom qu'on leur donne ; car dans leur situation naturelle, ils ne vont pas en ligne droite.

Muscle droit supérieur ou releveur de l'œil (musculus rectus oculi superior, attollens, superbus). Il naît de l'anneau fibreux dont nous avons parlé, entre le trou optique et la fente sphénoïdale, immédiatement au dessous du releveur propre de la paupière supérieure ; il se porte en avant sur la partie supérieure de l'œil ; il s'élargit, devient épais et va s'attacher, par un tendon large et mince, à la sclérotique.

La plupart des auteurs pensent qu'il s'arrête à deux lignes de la cornée. Sir Everard Home, au contraire, a prouvé par des recherches excessivement exactes, que ce tendon, de même que tous ceux des muscles droits de l'œil, se terminait par une aponévrose fine et transparente qui s'avançait sur la cornée et jouait un grand rôle, comme nous le verrons plus tard, dans les phénomènes de la vision.

Ce muscle tient le second rang parmi les muscles droits de l'œil.

Muscle droit de l'œil ou abducteur (musculus oculi rectus, externus, abducens, indignatorius). Il est bifurqué à sa naissance. L'une de ses origines, plus grosse, est fournie par la face externe du tendon commun, où elle adhère d'une manière très-intime au tendon du droit inférieur. La supérieure, beaucoup plus petite, est confondue avec le tendon du droit supérieur, prend naissance non loin de la fente sphénoïdale.

Le trajet de ce muscle a lieu le long du centre de la paroi externe de l'orbite, contre lequel il appuie. Il va se terminer par un tendon très-mince et transparent à la sclérotique, et d'après Home, sur la cornée. Lorsqu'il est arrivé à la moitié de son trajet, il s'élargit en forme de ventre, puis il se rétrécit de nouveau avant d'arriver à sa terminaison.

C'est le plus gros et le plus épais des muscles de l'œil.

Muscle droit inférieur ou abaisseur de l'œil (musculus rectus oculi inferior, deprimens, pudibundus). Son origine est commune avec le droit externe et le droit interne, avec lesquels il reste long-temps confondu. Il passe sous le nerf optique; il s'avance en suivant la pente de l'orbite pour aller se terminer, comme les autres, à côté de la sclérotique. Quant à la grosseur, il est le troisième des muscles de l'œil, plus mince que l'interne et plus long que lui.

Muscle droit interne ou adducteur de l'œil (musculus rectus oculi internus, adducens, amatorius, bibitorius, luxuriosus). De même que le droit, il est pourvu de deux origines : l'origine supérieure ou externe, provient de la partie supérieure et interne du tendon commun ; la supérieure ou interne, qui est la plus grosse, naît sur la partie interne du nerf optique.

Ce muscle se porte ensuite de dedans et en devant sur la paroi interne de l'orbite, dans une couche de graisse, pour aller se former en un tendon qui s'attache à la partie interne de la circonférence de la sclérotique. C'est le plus court des muscles droits; mais il est plus épais que le supérieur et l'inférieur.

Muscles obliques.

Ces muscles sont au nombre de deux : le supérieur et l'inférieur.

Oblique supérieur de l'œil, grand oblique (musculus oculi obliquus superior, longus, trochlearis, patheticus). Ce muscle prend aussi son origine dans l'anneau commun qui environne le nerf optique ; il prend son insertion par un tendon court et mince ; ce tendon devient bientôt charnu. Les fibres qui le composent forment un muscle grêle, rond et

-long, ayant au centre un ventre très-prononcé. Il marche le long de la paroi interne de l'orbite à la jonction du frontal, à l'os planum. Il monte obliquement en s'enveloppant d'un tissu cellulaire abondant, puis il finit en un tendon mince, rond, long, qui pénètre sur-le-champ dans une petite plaque cartilagineuse fixée à l'orbite par des fibres ligamenteuses très-fortes que l'on nomme la poulie (*trochlea*).

En sortant de cette poulie il change de direction : il descend d'avant en arrière et s'épanouit en forme de patte d'oie, et va s'insérer à la sclérotique, à sa partie interne et supérieure et en dedans du muscle supérieur, dont il est recouvert en partie. Ce muscle est le plus long et en même temps le plus mince de tous ceux du globe de l'œil.

Oblique inférieur de l'œil, petit oblique (*musculus oculi obliquus inferior*). Le muscle oblique inférieur naît par un tendon court de l'extrémité interne du bord inférieur de l'orbite ; il s'élargit promptement, puis il monte obliquement entre le tendon de l'abaisseur et l'orbite, puis il finit entre ce muscle et l'élévateur par un tendon un peu large qui s'attache à la sclérotique à une assez grande distance des tendons des muscles droits, entre celui de l'externe et celui du supérieur. Ce muscle, qui est le plus court de tous les muscles de l'œil, adhère, au moyen de tissus cellulaires abondans, à plusieurs muscles de l'œil, mais surtout à l'abducteur.

Usage des six muscles de l'œil.

Le muscle droit supérieur meut en haut la partie antérieure du bulbe, quand on lève les yeux ; le droit inférieur porte la même partie du globe en bas ; l'interne le tourne vers le nez et l'externe vers les tempes. Lorsque ces quatre muscles agissent simultanément les uns après les autres, ils font tourner l'œil en rond et y déterminent ces mouve-

mens rotatoires qui deviennent involontaires chez les cata-
ractés de naissance et dans quelques affections cérébrales
congestives du cerveau dans l'hysterie et l'épilepsie.

Quand tous ces muscles contrebalancent réciproquement
leur action, l'œil est immobile, fixe, d'où est venu le terme
fixer. Quand tous les muscles se contractent simultanément, ils possèdent un effet analogue à celui du muscle or-
bito-sclérotidien des animaux, c'est-à-dire qu'ils retirent
l'œil au fond de l'orbite. Ils alongent et modifient ainsi le
foyer de la vision. Cette action est augmentée par l'effet
des paupières, des fibres du frontal et des sourcils. Les
muscles obliques servent particulièrement à contrebalancer
l'action des droits puisque leur insertion leur est tout-à-fait
opposée.

M. Lawrence pense que l'action des muscles obliques n'est
pas évidente et qu'ils ne méritent point surtout le nom de
pathétiques qu'on leur a donné, en les considérant comme
chargés d'exprimer les passions tendres de l'âme. Il se fonde
sur ce que les animaux qui possèdent ce muscle n'expri-
ment point de la sorte les sentimens amoureux qui les agi-
tent.

Ces objections sont tout-à-fait fausses, et si M. Lawrence,
qui a publié dans le temps un ouvrage singulier sur la gé-
nération de l'homme, eût examiné un certain nombre d'a-
nimaux avant, pendant et après l'acte reproductif, il eût
observé que les nerfs pathétiques ne faillissent point à
leur nom. Quand le grand oblique agit seul et tire le bulbe
obliquement en devant en le faisant tourner sur son axe, si
le petit oblique agit seul, il tire le bulbe dans un sens contraire au précédent et le meut obliquement en haut; lorsqu'ils agissent simultanément ils tirent l'œil directement
en dehors et à fleur de tête.

La graisse qui tapisse le fond de l'orbite permet à l'œil
d'accomplir ses divers mouvemens et préserve le nerf optique des effets de la traction ou du refoulement.

De la sclérotique.

La sclérotique, connue aussi sous le nom de cornée opaque, est la première enveloppe du globe depuis l'insertion du nerf optique jusqu'à la cornée transparente; son nom lui vient à cause de sa dureté (σκλῆρος). C'est à proprement dire la charpente de l'œil, destinée à protéger et maintenir ses parties constituantes internes, et à servir d'attache et de soutien aux muscles qui meuvent le bulbe. Cette membrane présente deux faces, la face externe et convexe, l'autre interne et concave; la face externe est recouverte en arrière par les muscles de l'œil, et par le coussinet graisseux dont nous avons parlé : antérieurement elle est enveloppée par la conjonctive. Quand on l'a dépouillée de toutes ses enveloppes, elle est extérieurement très-blanche et nacrée; intérieurement, au contraire, elle est d'un gris brun. Cette teinte vient d'autant plus évidente que l'on arrive dans un âge plus avancé chez le fœtus, elle est rougeâtre. La teinte blanc nacré de la sclérotique se perd à mesure que l'on se rapproche des races d'hommes à peau colorée, et lorsque l'on est arrivé à la race nègre et australasienne, elle a déjà pris une teinte mate, tirant sur le jaune sale; son épaisseur varie, cependant elle n'est pas aussi épaisse qu'on le dit à sa partie postérieure, ainsi que nous le verrons en traitant de la construction intime de l'œil humain éclairée par le microscope.

A sa partie postérieure elle est percée d'un trou assez considérable pour l'entrée du nerf optique et des vaisseaux qui l'accompagnent; à la face antérieure, l'on remarque une ouverture circulaire de dix-huit à vingt lignes de circonférence, et qui reçoit la cornée transparente. Cette ouverture est coupée en biseau aux dépens de la face interne et s'avance sur la face externe de la cornée; cette

membrane est percée en plusieurs points de sa circonférence et surtout à deux lignes de son insertion avec la
cornée d'une foule de petits trous destinés à donner passage à des vaisseaux veineux et artériels. Les vaisseaux
qui sont propres à la sclérotique proviennent des artères
ciliaires postérieurs. Dans la partie antérieure, surtout
vers l'union de la cornée à la sclérotique, la sclérotique
est percée, comme un crible, par une infinité de trous
qui donnent passage à des vaisseaux sanguins, et qui, lorsqu'ils injectent, donnent des injections particulières (*voir*
le mémoire de M. Dugès). L'on a prétendu que cette membrane était privée de nerf propre; nous verrons plus tard
jusqu'à quel point cette opinion est fondée.

La sclérotique est fort élastique, et c'est à cette élasticité entretenue et provoquée par les muscles de l'œil qu'il
faut attribuer la promptitude avec laquelle font hernie les
membranes et les humeurs de l'œil, quand la sclérotique
est blessée.

De la cornée transparente.

Au-devant de la sclérotique est une petite convexité,
que quelques anatomistes ont même considéré comme une
continuation de celle-ci; tandis que d'autres pensent que
c'est une membrane à part. Winslow (1) la considérait
comme le segment d'une petite sphère ajoutée au segment
d'une sphère plus grande. Dès la plus haute antiquité elle
a pris le nom de cornée, en raison de ce qu'elle ressemble à une corne mince et polie, *prima tunica oculi cornu
formam et figuram habet, et expolitis cornubus assimilatam
et* κερατοειδὴς *nomen gerit* (2).

La cornée est donc une membrane représentant un verre

(1) Winslow, *Exposition anatomique.* 1732, in-4, p. 162, § 215.
(2) Ruffus, Ephesius *de appel. part. corpor. humani in collectione
Henri Stephani*, p. 102, lib. 1.

ménisque concave intérieurement, et convexe extérieure : elle est également épaisse partout, et chez le fœtus elle a le double de dimensions que pour l'œil adulte ; elle repose sur un sillon que quelques anatomistes entre autres, Futoris, comparait au sicton destiné à supporter le verre d'une montre ; elle est recouverte par la conjonctive ainsi que nous le verrons plus tard, et elle contient de vaisseaux sanguins, lymphatiques et de nerfs (1).

La cornée est destinée à contenir les humeurs antérieures de l'œil à travers lesquels les rayons lumineux passent pour se rendre dans les milieux réfringens de l'organe.

De la conjonctive.

Le nom de cette membrane indique qu'elle unit le globe de l'œil aux paupières ; elle adhère très-intimement à la partie antérieur du globe de l'œil. La rangée des cils de chaque paupières, peut être considérée comme la ligne de démarcation entre la peau et la conjonctive. Cette ligne de démarcation n'est cependant que fictive, car elle se prolonge plus loin en dessus du tarse, et pour peu que la membrane soit dans les conditions pathologiques, il est facile de voir son union interne avec la peau, au point qu'un grand nombre d'anatomistes la considèrent comme une continuation du derme. Entre autres, M. de Blainville, qui la considère comme une *peau rentrée*. Cette opinion acquiert de la valeur en réfléchissant à l'étroite sympathie qui unit la peau à la conjonctive, et que dans un grand nombre d'affections éruptives, la conjonctive s'enflamme et se couvre d'éruptions analogues à celles de la peau. Dans son mémoire sur la physiologie de l'œil, insérée dans les transactions médicales de 1834. M. Rognetta a cherché à faire ressortir la ressemblance que la conjonctive oculaire

(1) Schlemm, *Dissertatio de nervis corneæ.* Berol., 1829.

possède, avec la construction des muqueuses, des organes génitaux. Par cette sympathie de similitude d'organisation et de propriétés vitales, on peut expliquer des sympathies morbides qui existent entre les affections des muqueuses oculaires et génitales. Aujourd'hui on ne révoque plus en doute le passage de la conjonctive sur la cornée. Les magnifiques injections, faites par le professeur Scarpa sur des individus qui avaient succombé en 24 heures, à l'ophthalmie égyptienne, confirme entièrement les assertions de Winzlow. Une autorité plus grande encore, par la nature des travaux microscopiques auxquels il s'est livré, est celle de Rolando. Les travaux plus récens de Broc, de Blandin, complètent la série des preuves de la présence de la conjonctive sur la cornée. Elle y est, il est vrai, tellement amincie, tellement adhérente, qu'il faut une peine extrême pour la détacher; on le fait cependant en attendant le premier travail de la putréfaction, ou en plaçant sur l'œil une éponge trempé dans l'eau bouillante. Ces preuves sont plus que suffisantes pour renverser l'opinion de Ribes, de Wallace, et celle plus récente d'Eblé, qui nie le passage de la conjonctive sur la cornée.

Ce dernier, par contre, admet donc la conjonctive palpébrale, et celle du globe, un épithélium, un corps papillaire et un corium. Selon lui, la conjonctive palpébrale, porte dans toute son étendue des traces d'un corps papillaire entrevue par Ruisch, par Sœmmering, décrit par Müller et Statchowr et que par ses investigations patientes et minutieuses, M. Eblé est parvenu à mettre en évidence et à faire dessiner.

Ces papilles confondues pendant long-temds avec les canaux excréteurs des glandes, Meibomius en diffèrent essentiellement. Les dernières recherches de M. Zeis, surtout, ont prouvé l'exactitude de la description donnée par Meibomius, par Mascagni, qui ne font ouvrir les conduits des glandes méibomiennes, qu'à la partie antérieure des pau pières. Je n'ai pas l'intention, ici, de faire de l'anatomie microscopique de ces corps; j'y reviendrai en d'autres lieux.

Corium de la conjonctive.

Le corium de la conjonctive qui supporte le corps papillaire, est une membrane mince, résistante, et que M. Eblé considère comme une partie constituante du corps papillaire lui-même : comme le corium cutané, il paraît composé de plusieurs couches de tissu cellulaires, excessivement denses, excessivement unis ; elles sont traversées par une infinité de vaisseaux qui se rendent dans les corps papillaires.

La conjonctive est abondamment fournie de vaisseaux sanguin, provenant du système sanguin, profond et externe de l'œil. Ces vaissaux s'anastomosent entre eux en une infinité de manières, et ont été parfaitement décrits par Eblé, par Hemmer, et par Denonvilliers.

La connaissance de ce réseau joue un grand rôle dans le diagnostic des ophthalmies. C'est à la prédominance de son système sanguin, que la conjonctive doit sa grande susceptibilité à s'enflammer.

La conjonctive est abondamment aussi pourvue de vaisseaux lymphatiques, comme le prouvent les belles injections de Fohmann ; elle est aussi richement pourvue de nerfs. La conjonctive est susceptible de se régénérer comme toutes les muqueuses, et elles se continue à travers les points lacrymaux dans les organes de ce nom, où elles prend alors le nom de membrane pituitaire.

De la choroïde.

La choroïde est la troisième membrane de l'œil, pour ceux qui regardent la cornée comme une partie séparée de la sclérotique ; elle est située immédiatement au dessous de la sclérotique, et s'étend depuis l'entrée du nerf optique jusqu'à la circonférence de la cornée; son nom lui vient de la ressemblance plus ou moins réelle, avec une des enveloppes du fœtus, le chorion.

C'est une tunique peu résistante, molle, gonflée, distendue par un grand nombre de vaisseaux de toute espèce. Les vaisseaux existent surtout du côté de la sclérotique à laquelle ils adhèrent par un tissu celluleux peu résistant, et un certain nombre de vaisseaux qui la traverse comme il sera aisé de le voir en consultant l'exposition de la structure intime des tissus de l'œil.

Là où existent les vaisseaux principaux est le trajet des nerfs ciliaires; cette cellulosité est plus abondante: à mesure que l'on avance en âge elle diminue, et prend de la consistance; de telle manière que l'on ne la détache de la sclérotique qu'assez difficilement dans un âge avancé, tandis que chez les enfans, il ne s'agit que de souffler entre les deux membranes, au moyen d'un chalumeau introduit par une petite ouverture faite à la sclérotique. La face externe de la sclérotique est revêtue d'un enduit noirâtre, que l'on nomme enduit réticulaire de Malpighi, qui existe aussi dans plusieurs autres parties du corps. Il suit aussi la même marche que le tissu cellulaire, abondant et adhérent dans l'enfance, il diminue de noirceur et de résistance dans la vieillesse. M. Michel Mondini pense que la couleur noire est due à de l'oxide de fer; selon lui, en calcinant dans un creuset de platine, une choroïde d'homme, l'aimant retire du résidu des parcelles ténues de fer.

Sur la face externe de la choroïde nétoyée de ses cellulosités, on aperçoit de petites bandes blanches, qui sont les nerfs ciliaires, au nombre de six rameaux faciles à distinguer, et se terminent en un grand nombre de filets.

Du cercle ciliaire.

Orbiculus ciliaris Haller : ligamentus ciliare. Commissure de la choroïde de Chaussier.

Le cercle ciliaire que Lieutaud nommait plexus ciliaire, le croyant formé par des nerfs réunis, est un anneau grisâtre, plus épais à sa grande circonférence qu'à la petite, et situé entre la choroïde, la sclérotique et l'iris : il est large de deux lignes environ et adhère fortement à la sclérotique. Quoique résistante, sa texture est pulpeuse, et il reçoit une si grande quantité de nerfs que quelques anatomistes l'ont considéré comme un ganglion. L'iris a avec lui des rapports analogues à ceux de la cornée avec la sclérotique, à la différence près qu'on les sépare plus facilement. Un point d'union avec l'iris, a lieu à sa petite circonférence, où celui-ci repose sur une petite gouttière; l'anneau ou orbe ciliaire est abreuvé par les artères ciliaires longues et antérieures.

De l'iris.

On donne ce nom à un anneau membraneux flottant dans l'humeur aqueuse, et percé au centre par une ouverture nommée pupille, son nom lui vient de la variété de couleurs que présente sa face antérieure, et il l'a porté depuis Ruffus d'Ephèse jusqu'à nous. Placé en forme de barrière, il sépare la partie antérieure de l'œil en deux deux parties, dont l'une se nomme chambre antérieure de l'œil ou cornéenne, l'autre chambre postérieure ou cristalline. Circulaire et aplatie, cette cloison, au moyen de son trou pupillaire, permet une libre communication entre les deux chambres. Pendant la vie, le diamètre ordinaire de la pupille est d'une ligne; mais, en raison de la contraction ou de l'expansion de l'iris, elle peut augmenter ou diminuer. Les deux chambres de l'œil, qui sont formées par l'iris, ne sont point égales en grandeur ; la postérieure est la plus étroite, elle a à peine un quart de ligne de profondeur, surtout dans le point qui correspond à la partie la plus épaisse du cristallin ; la seconde, au contraire, à souvent jusqu'à deux lignes de diamètre. La face antérieure de l'iris a été pendant long-temps le sujet de controverses ; les uns affirment qu'elle est convexe, les autres qu'elle est plane. Winslow et beaucoup d'anatomistes la regardent comme convexe. Le fait est réel ; mais il est moins apparent dans l'enfance, que lorsque l'âge a apporté au cristallin les modifications qui changent sa forme. Cette face antérieure est recouverte, on ne peut plus en douter aujourd'hui, par la membrane de l'humeur aqueuse ; découverte si long-temps disputée à Descemet par Demours. (1) Cette surface est diaprée de diverses couleurs ; on y remarque beaucoup de stries qui serpentent plus ou moins parallèlement : les unes sont grandes et larges : les autres petites et étroites ; elles convergent du côté de la pupille vers l'anneau intérieur du petit cercle qui est toujours formé de rayons plus colorés que celui que, par opposition, on nomme le grand cercle. Pendant la vie ces stries sont plus prononcées qu'après la mort : elles sont parsemées de beaucoup de nerfs, de vaisseaux, et de villosités. L'iris est d'autant plus clair, qu'il appartient à des individus plus rapprochés du Nord, caractère déjà entrevu par Tacite, et qu'il assignait aux Germains, en disant : *Cœrulei oculi rutilæque comœ.*

Par contre, plus l'on se rapproche de la race éthiopienne,

(1) Descemet, *Primus membranam istam descripsit anno* 1756 (Mémoires de mathématiques et physiques présentés à l'Académie des sciences, tom. **V**), *sed lividia invidia Demours* (Lettre à Petit, 1767) *membranæ istius inventionem sibi competere contendit. Kieser de anamorphosi oculi.* Pag. 64.

plus l'iris est noir, au point que chez quelques nègres il faut regarder de très-près pour reconnaître la pupille.

La face postérieure de l'iris se nomme aussi uvée, à cause d'un vernis noir très-prononcé, peu adhérent dans l'enfance, mais très-adhérent dans l'âge adulte. Quand le pigment a disparu, on voit à cette face de l'iris plusieurs rayons droits convergés dans le petit anneau, mais tout-à-fait distincts des stries : ce sont des petites lignes saillantes environnées de villosités très-prononcées, et qui paraissent être la continuation des procès ciliaires, ce qui n'est pas. Le grand cercle ou la grande circonférence de l'iris correspond en dehors au cercle ciliaire, à la choroïde et au procès ciliaires. On peut facilement le détacher de ces diverses parties, circonstance dont on profite dans quelques opérations de pupille artificielle. Sa petite circonférence ou petit cercle constitue les limites de la pupille. L'iris est composé de deux lames intimement unies près de la pupille, mais qu'on peut isoler de la grande circonférence. Winslow, Ruisch, Maunoir, Sir Évérard Home, Baüer, Cloquet, admettent des fibres musculaires niées par d'autres anatomistes, et dont nous espérons prouver l'existence dans la partie de cet ouvrage qui sera consacrée à l'anatomie microscopique de l'œil.

Dans le fœtus jusqu'au septième mois, la pupille est obstruée par une membrane découverte en 1738 par Wachendorff, qui la nomma membrane pupillaire. Cette membrane a été parfaitement décrite par M. le professeur Jules Cloquet (1) : sa persistance après la naissance constitue une cécité toute particulière, réclamant un traitement spécial.

L'iris reçoit un très-grand nombre de nerfs, de vaisseaux sanguins, artériels et veineux, le tout formant un réseau merveilleux.

(1) Jules Cloquet, *Mémoire sur la membrane pupillaire.* Paris, 1818, in-8.

Des procès ciliaires.

Les procès ciliaires sont de petites dentelures vasculo-membraneuses, placées en rayons, qui entourent le cristallin en manière de couronne. Cet anneau ne ressemble pas mal au disque d'une fleur radiée, et forme un anneau que l'on nomme vulgairement corps ciliaire, et que Chaussier nommait corps sous-irien. Le nombre des procès ciliaires est ordinairement de soixante, mais il s'élève souvent jusqu'à quatre-vingts et plus. Chacun d'eux est long ordinairement d'une ligne et demie, mais ils sont alternativement plus longs et plus courts. Ces corpuscules sont triangulaires, plus minces, plus pâles à la circonférence convexe du corps ciliaire; plus épais, plus blancs à la face concave, ils naissent progressivement de son cercle ondulé par des cannelures à peine visibles, leur bord antérieur ou convexe est appliqué contre le cercle ciliaire et l'iris, leur bord postérieur est concave et reçu à la circonférence du cristallin dans une canelure du corps vitré. Leur dentelure entoure le cristallin comme une espèce de sertissure destinée à le maintenir, mais elle n'a aucune adhérence intime avec lui comme l'a très-bien prouvé le professeur Panizza (1).

La plupart des anatomistes depuis Descartes, Keller, Willis, admettent des fibres musculaires dans la structure des procès ciliaires en leur attribuant la fonction d'éloigner ou de rapprocher le cristallin. Sir Évérard Home dit même y avoir trouvé des faisceaux de fibres musculaires qui n'ont jamais été rencontrés depuis lui. Quant aux vaisseaux sanguins, ils y existent en grande abondance. Les fonctions physiologiques des procès ciliaires sont encore fort obscures : M. Ribes (2) pense qu'ils sont destinés

(1) Bartholomeo Panizza, *Memoria sulla depressione.* Pag. 43.
(2) Ribes, *Mémoire de la société médicale d'émulation.*

à la production des humeurs de l'œil. J'aime mieux croire, avec Haller, qu'ils sont destinés à maintenir le cristallin en place, pour l'empêcher de fuir dans les différentes configurations que prend l'œil pour s'accomoder aux différentes distances; ainsi que le prouvent les belles expériences de Sir Éverard Home, (1) faites concurremment avec le célèbre opticien de Londres Ramsden.

De la rétine.

La rétine a été connue par les anatomistes de la plus haute antiquité, c'est une membrane molle, pulpeuse extrémement mince; transparente pendant la vie, légèrement opaque après la mort et s'étendant depuis le nerf optique jusqu'au cristallin; dans ce trajet elle embrasse exactement le corps vitré et elle tapisse la face interne de la choroïde. Pour un grand nombre d'anatomistes, elle n'est que l'expansion du nerf optique; d'autres, au nombre desquels il faut placer en première ligne M. Ribes, pensent que c'est une membrane particulière sur laquelle le nerf optique vient s'épanouir comme les nerfs olfactifs sur la membrane pituitaire, et le nerf acoustique sur celle du labyrinthe. Déjà avant lui, Winslow, le plus remarquable des scrutateurs de l'anatomie intime, semblait douter que les filets nerveux qui traversent la lame criblée, fussent capables de former une membrane aussi épaisse que la rétine. Nous verrons en temps et lieu que l'anatomie intime prouvera que cette lame criblée n'existe pas, et que par conséquent on peut facilement prouver que la rétine n'est que l'expansion du nerf optique. Arrivée au niveau des procès ciliaires, la rétine forme un bourrelet un peu épais, puis va se terminer en une lame fine, et comme

(1) *The croonian Lecture*, by Everard Home, *Philosoph. transaction*, 1795.

pulpeuse qui se réfléchit sur eux, puis s'enfonçant dans
leurs intervalles, parvient jusqu'au cristallin. La rétine
n'adhère point au corps vitré ni à la choroïde; elle ne
communique ni avec les vaisseaux ni avec les tissus cellulaires. Il paraît étrange que jusqu'en mil sept cent qua-
tre-vingt-onze, ait échappé aux investigations des plus célèbres anatomistes, une tache jaune, découverte par le
professeur Sœmmering : elle est à deux lignes environ du
nerf optique et sur la face interne de la rétine. Cette tache
jaune est connue sous le nom de Corpus Luteum, elle a une
ligne de largeur; elle est jaune foncé chez les adultes,
et plus claire chez les enfans et les vieillards : elle est entourée de plis vagues, et rayonnans, dont un seul a une
forme constante. Au centre de la tache jaune, l'on rencontre un trou irrégulier très-étroit. Cette tache est propre à
l'homme et à quelques grands singes, du genre orang et
chimpanzé. Son usage est complettement ignoré. La rétine paraît formée de deux lames tellement unies que
l'on ne peut les séparer. Mieux vaut, me semble, admettre deux surfaces, l'une externe médullaire et pulpeuse
se détachant par la macération : l'autre interne et fibro-
vasculaire plus résistante et servant de soutien à la première, ce qui lui a fait donner le nom d'arachnoïde. C'est
dans celle-ci que s'épanouit l'artère centrale du nerf optique.

De la membrane de l'humeur aqueuse

La membrane de l'humeur aqueuse est une pellicule hya-
line, très-difficile à distinguer à l'état sain, qui tapisse la
face concave de la cornée, la surface externe de l'iris.
Elle adhère intimément à toutes ces parties, et ne peut en
être séparée chez les individus adultes; mais bien dans le
fœtus, les embryons des animaux, les moutons et les veaux
malades : chez les embryons c'est un sac séreux sans ou-

verture , en raison de la présence de la membrane pupillaire.

Il n'est pas certain encore qu'elle pénètre dans la chambre postérieure : par l'ébullition, ou la putréfaction on la sépare assez facilement de la face postérieure de la cornée ; comme nous l'avons dit plus haut, elle fut découverte par Descemet ; il paraît cependant que Zinn l'avait entrevue. Généralement, elle est considérée comme la source de l'humeur aqueuse ; quoique Ruisch et Ribes pensent que celle-ci provient d'autres parties de l'œil à travers des conduits particuliers.

L'humeur aqueuse est une liqueur limpide qui remplit les deux chambres de l'œil , de cette manière elle est en contact avec les deux surfaces de l'iris. Sa quantité est de huit à douze grains ; ce dont je me suis plus d'une fois convaincu par des expériences attentives : elle est légèrement gluante ; soumise à l'action du calorique , elle s'évapore sans laisser de résidu : l'alcool et les acides ne modifient point sa densité. Le papier de tournesol est insensible à son action. M. Chenevix pense que sa pesanteur spécifique est de 1,0003 ; selon ce chimiste , elle contient de la gélatine , de l'albumine et du chlorhydrate d'oxide de sodium. Abandonnée à elle-même, elle se régénère très-facilement, elle est destinée à donner à l'œil la transparence et la clarté, à maintenir la distance des deux chambres et à soutenir la convexité de la cornée, ce dont il est facile de se convaincre quand on l'évacue artificiellement , soit dans l'opération de la cataracte par extraction , soit lorsque l'on veut obtenir l'évacuation de cette humeur.

Du cristallin.

Le cristallin, que l'on ne peut trop considérer comme une humeur, est un corps lenticulaire chez l'adulte ; presque sphérique chez le fœtus ; tandis qu'il l'est complétement

chez quelques animaux. Il est placé entre l'humeur aqueuse,
l'iris et le corps vitré, sur lequel il repose dans un espace
concave que l'on nomme niche ou fossette du cristallin. Sa
face antérieure est moins convexe que la postérieure, elle
est continuellement baignée par l'humeur aqueuse de la
chambre postérieure, et maintenue en place non seulement
par une capsule qui lui est propre, mais encore par les procès ciliaires qui l'environnent de toutes parts. Il a quatre
lignes de diamètre chez les Européens, et son poids, comme
nous l'avons dit à l'article Bulbe, est de quatre grains; chez
les nègres, il a jusqu'à cinq lignes et demie de diamètre et
son poids varie de cinq à six grains et demi ; chez le fœtus,
il est d'une couleur légèrement rougeâtre ; chez l'adulte,
toutes les fois qu'il est sain, il est complétement transparent et incolore; chez les vieillards il prend une teinte am-
brée, sans perdre sa transparence. Il est d'autant plus mou
que l'individu est plus jeune, sa construction est sujette à
controverse, ainsi que nous le prouverons; les uns prétendent qu'il est composé de lames superposées ayant un
noyau solide. M. Jules Cloquet croit qu'il est formé par
trois segmens de sphère qui s'unissent entre eux. M. Chenevix pense qu'il ne diffère nullement de la composition
chimique de l'humeur aqueuse ; selon lui, sa plus grande
résistance n'est due qu'à un excès de gélatine. Sa pesanteur spécifique est de 1,0790. La manière dont il vit est
encore un problème : les uns pensent qu'il s'entretient par
l'imbibition ; d'autres, qu'il est entretenu par une exhala-
tion particulière. Il paraît que les vaisseaux se bornent à
sa capsule, c'est une opinion généralement admise ; de
même que de lui refuser des nerfs. La membrane ou capsule du cristallin est un sac sans ouverture logé lui-
même dans la cuvette hyaloïdienne ; lorsqu'on l'ouvre, le
cristallin s'en échappe sous la plus légère pression. Cette
sortie est facilitée par la présence de l'humeur de Morgagni, espèce de liquide visqueux peu abondant situé entre la

capsule et le cristallin. Traité par les acides ou les alcooliques et l'ébullition, le cristallin s'obscurcit facilement et se dessèche très-bien, et lorsqu'après plusieurs années on le remet dans l'eau, de raccorni qu'il était, il reprend sa forme première ; la capsule a une texture analogue à celle de la membrane de l'humeur vitrée ; elle reçoit de la rétine une artère qui s'anastomose avec celle des procès ciliaires. Ses veines et ses nerfs sont inconnus.

De l'humeur vitrée et de la membrane hyaloïde.

La plus grande partie du globe est occupée par une masse molle, transparente, tremblante comme la gelée., sa forme ressemble à une sphère légèrement aplatie à la surface antérieure sur laquelle on trouve une dépression. Elle est enveloppée presque de toutes parts par la rétine avec laquelle elle ne contracte aucune adhérence ; son poids total est ordinairement de 86 grains. Sa translucidité et sa limpidité n'éprouvent point d'altération par les progrès de l'âge. Adams (1) prétend que chez les vieillards elle se liquifie. Le professeur Scarpa a prouvé la futilité de cette assertion. Dans le fœtus elle a une teinte rougeâtre, et chez les enfans qui ont succombé pendant le travail d'accouchement, elle est complétement rouge ; par contre, elle est jaune citrin lorsque l'enfant a péri à la suite de l'ictère des nouveau-nés. L'humeur vitrée se délaie dans l'eau , elle n'est modifiée ni par l'ébullition, ni par l'alcool ou les acides ; à peine ceux-ci la troublent-ils , sa pesanteur spécifique est de 1,0009. Le corps ou l'humeur vitrée est maintenue par une membrane mince transparente et formée de cellules agglomérées que l'on nomme aussi éponges hyaloïdiennes. Marteggiani (2) pensait que la membrane hyaloïde n'existait plus à la partie postérieure de

(1) Adams Inquiry in to frequent failure , etc., etc.
(2) Marteggiani ; Novæ observationes de oculo humano. Napoli, p. 27.

l'œil, qui correspond à l'entrée du nerf optique ; il suffit de disséquer un œil avec soin pour se convaincre du contraire. Cette membrane, toutes les fois que l'humeur est à l'état sain, n'offre aucune différence en raison de l'âge des sexes. Dans tous les cas, elle est plus forte et plus résistante dans les parties qui sont destinées à former la niche du cristallin et dans celles qui sont en rapport avec le corps ciliaire.

Au niveau de ce corps, vers le pourtour du cristallin, l'hyaloïde se divise en deux lames. Après avoir surmonté la périphérie du cristallin, cette membrane se divise en deux lames, dont une va s'insérer et se confondre à la partie antérieure du cristallin. Cette marche et cette disposition donnent lieu à la formation d'un petit espace curviligne, de forme triangulaire dont la base correspond à la périphérie du cristallin et la pointe à l'origine de la susdite membrane. Cet espace, qui existe tout autour du cristallin, lorsqu'on le remplit d'air, ne ressemble pas mal à l'intestin colon, et a été nommé par Petit (François) canal gaudronné.

La structure vasculaire de l'hyaloïde est peu connue ; elle reçoit quelques branches de l'artère de la rétine et de celle qui traverse le centre de l'humeur vitrée pour se rendre au cristallin. La cuvette qui reçoit le cristallin est formée par l'autre lame de l'hyaloïde ; elle suit par conséquent une marche opposée à celle qui recouvre le cristallin. Elle est remarquablement résistante, ce qui lui fait jouer un grand rôle dans l'opération de la cataracte. C'est afin de faire connaître la résistance qu'offre le cristallin à l'aiguille qui cherche à le déprimer et à le débarrasser de ses attaches, afin de le plonger dans l'humeur vitrée, que le professeur Panizza a institué diverses expériences qu'il démontrait dans ses cours. Voici comment il s'exprime à ce sujet : « Après avoir séparé le globe oculaire de toutes les parties environnantes et accessoires, en laissant aussi long de nerf optique que possible, je place celui-ci entre le doigt medius et l'annulaire, en le

7*

maintenant en place avec le pouce et le doigt indicateur de la main gauche au moyen d'une pression aussi légère que possible ; l'œil ainsi fixé, je saisis l'aiguille à cataracte lancéolée, sans courbure, et après l'avoir introduite comme pour l'opération de la cataracte en faisant pénétrer la pointe jusqu'au centre de l'espace pupillaire ; ensuite un aide intelligent est chargé d'enlever avec précaution la cornée transparente et l'iris, afin de mettre à découvert entièrement la superficie intérieure du cristallin et de voir ce qu'il adviendrait sous l'influence de la pression de l'aiguille sur le cristallin et sur sa capsule, ou pour mieux dire, sur la cristalloïde. Je comprime alors directement le cristallin au centre de sa superficie antérieure ; je refoule l'humeur vitrée d'avant en arrière : le cristallin résiste à une pression considérable sans rompre la zonule ciliaire, la partie postérieure de la capsule cristalline, pas même l'hyaloïde qui lui correspond. Aussitôt que l'on cesse brusquement la pression, l'élasticité de l'humeur vitrée reporte rapidement le cristallin en avant, où il reprend sa place. »

La résistance qu'éprouve le cristallin à s'enfoncer et à pénétrer dans le corps vitré, est due non seulement à l'élasticité de celui-ci, mais encore aux liens que la cristalloïde a contractés avec la zone ciliaire, ainsi que nous l'avons dit plus haut.

En effet, l'on voit facilement qu'en pressant directement sur le cristallin et sa capsule, toutes les adhérences de celle-ci avec sa périphérie, concourent à retenir le cristallin au moment où on veut le plonger dans l'humeur vitrée qui lui résiste, en étant elle-même poussée en avant par l'action des muscles de l'œil, qui tendent à diminuer son diamètre transversal pendant l'opération. Une fois que le cristallin a rompu les premières cellules de l'humeur vitré, il y pénètre avec plus de facilité, parce qu'elles diminuent de résistance à mesure qu'elles approchent du nerf optique.

Pour s'assurer de la différence qui existe entre la pesanteur spécifique du cristallin et de l'humeur vitrée, il faut faire l'expérience qui suit. Après avoir placé un œil humain dans un petit vase de terre glaise pour le tenir fixe, on enlève avec précaution la cornée et l'iris, on détache avec soin le cristallin de sa capsule, puis avec un kératotome très-affilé on incise crucialement la partie postérieure de la cristalloïde qui lui correspond afin de mettre ainsi à nu une portion de l'humeur vitrée; on saisit alors le cristallin avec une aiguille à cataracte; on le présente à la fente pratiquée dans la capsule, et on l'abandonne à son propre poids. Sur vingt expériences de cette nature, dans huit cas il ne s'enfonça nullement, dans six il pénétra un peu dans l'humeur vitrée, dans cinq il s'enfonça un peu plus; une fois seulement il s'approfondit tout-à-fait.

Pour m'assurer de plus en plus de la valeur de ces expériences, ainsi que l'avait fait le professeur de Pavie; je remplaçai le cristallin par une lentille artificielle formée par un peu d'oxide de plomb et de cire, afin de la rendre un peu plus pesante, et constamment les résultats ont été les mêmes, quel que fût l'âge du malade.

Si au contraire avant de placer le cristallin sur la fente de la capsule on a soin de broyer et confondre les cellules de l'humeur vitrée, le cristallin s'enfonce aussitôt de son propre poids. Cette expérience est plus que concluante pour prouver que la résistance des cellules de l'humeur vitrée est plus que suffisante pour retenir le cristallin et pour empêcher son immersion.

Le professeur Panizza a fait souvent devant nous l'expérience suivante, pour prouver ce phénomène. On remplit un petit verre de blanc d'œuf frais; on place dessus celui-ci un cristallin de cire, rendu un peu pesant par l'addition de quelques particules de plomb, en quantité suffisante pour le faire enfoncer légèrement dans l'albumine. Si on remue celui-ci en divers sens au moyen d'un instrument tranchant, on ne tarde pas à voir le cristallin se précipiter au fond du vase. Il résulte de ces diverses expériences que la pesanteur spécifique de l'humeur vitrée renfermée dans ces cellules, est à peu près égale à celle du cristallin, et que pour détruire l'équilibre à l'avantage de ce dernier, il faut rompre les diverses cellules de la membrane de l'humeur vitrée. Il ne faut jamais perdre de vue ces rapports et ces expériences ; car ils jouent un grand rôle dans l'opération de la cataracte par dépression.

Vaisseaux artériels et veineux de l'œil.

L'œil est un organe pourvu d'un système vasculaire sanguin nombreux et très-développé. Les artères qui portent la vie dans le globe de l'œil et ses annexes sortent de deux sources ayant elles-mêmes une origine commune. Les vaisseaux artériels qui arrosent les parties internes sortent uniquement de la carotide interne ou cérébrale : c'est l'artère ophthalmique et ses ramifications. Les artères qui arrosent les parties externes en reçoivent de la carotide externe ou faciale, et de la carotide interne dont nous avons déjà parlé.

Artères des parties externes de l'œil. Ces artères, comme jnous l'avons dit, proviennent de la carotide externe et se oignent, par des anastomoses, aux provenances de la carotide interne. Les artères des parties extérieures de l'œil sont : l'artère maxillaire externe, l'artère maxillaire interne, l'artère transverse de la face et diverses branches de la temporale.

Maxillaire externe. A peine au sortir de la carotide externe, au niveau de la région sub-linguale, la maxillaire externe donne naissance à l'artère faciale ; celle-ci, à son tour, se porte à la paupière inférieure, où elle se distribue, non seulement dans les tégumens, mais encore dans le

muscle orbiculaire ; quand elle est arrivée à l'union de ce
muscle à l'orbite ; elle se divise en deux branches principales qui vont s'anastomoser avec la transverse de la face
et la temporale ; ce qui forme autour des paupières et sur
le sourcil un réseau artériel que l'on nomme artères orbiculaires des paupières. Un de ces rameaux traverse le sac
nasal et s'introduit dans l'orbite, où il va s'anastomoser avec
la branche de l'artère ophthalmique.

De l'artère maxillaire interne. Cette artère, qui prend naissance dans la carotide externe, au niveau du condyle de la
mâchoire inférieure, envoie par le trou épineux l'artère
méningée qui donne quelquefois à travers la fente du
sphénoïde un grand rameau à la glande lacrymale. La
maxillaire envoie aussi par l'orifice postérieur du canal
maxillaire une branche qui va former l'artère sous-orbi-
orbitaire. A travers la fente interne sphéno-maxillaire,
l'artère sous-orbitaire envoie des rameaux qui donnent, non
seulement des distributions à la graisse et au périoste, mais
encore à la face interne du muscle orbiculaire, où elle rencontre des anastomoses de la maxillaire externe, de la
transverse de la face et de la temporale profonde.

De l'artère transversale de la face et de la temporale pro-
fonde. Ces deux artères ne jouent qu'un rôle fort inférieur
dans la circulation de l'œil : la première provient de l'arc
zygomatique et va donner quelques rameaux à la face externe du muscle orbiculaire ; là elle s'unit à l'artère temporale. Celle-ci naît sous le muscle temporal, va donner
des rameaux au périoste à l'angle externe des paupières où
elle se rencontre et s'unit avec la transverse.

Artère ophthalmique. Lorsque l'artère carotide interne
est parvenue dans le crâne, au moment de se réfléchir en
arrière pour se rendre dans la fissure de Sylvius, il part
de sa convexité un petit rameau artériel que l'on nomme
artère ophthalmique. Peu d'instans après sa naissance elle
passe sous le bord externe du nerf optique, elle l'accom-

pagne à sa sortie du crâne, elle s'engage avec lui dans l'épaisseur de l'os, recouverte par la dure-mère et entre dans l'orbite. Sur son passage, elle envoie plusieurs petits rameaux à la dure-mère et à la substance propre du nerf. Quand elle est entrée dans l'orbite elle se divise en plusieurs branches, dont une seule à un cours uniforme, c'est l'artère centrale de l'œil. D'autres rameaux, dont deux sont presque toujours constans, se distribuent à l'orbite.

Rameaux de l'artère ophthalmique qui se portent aux parties externes de l'œil. Lorsque l'artère ophthalmique est arrivée quelques lignes plus loin que les tendons du muscle droit supérieur et droit externe, elles se bifurquent en deux branches, l'une externe et l'autre interne. Le rameau externe marche entre le muscle droit supérieur et l'élévateur de la paupière, auquel il fournit des ramules; il se porte ensuite vers la glande lacrymale, où il se distribue en forme d'éventail, chaque partie séparée de la glande recevant une petite artère; une d'elles se sépare et va accompagner le nerf frontal. Le trajet de cette artère n'est point constant; quelquefois elle se divise en deux branches dont l'une rampe à la partie interne de l'orbite, tandis que l'autre suit la partie externe pour aller s'anastomoser avec la temporale, et que l'autre en fait autant avec les branches de la maxillaire externe qui concourt à la formation de l'axe artériel orbiculaire.

Quant au rameau interne, il se divise à la même hauteur que le précédent, en branche frontale et en branche nasale. Cette branche se dirige au trou sur-orbital, qu'elle traverse, pour aller se distribuer au muscle sourcilier et orbiculaire après avoir donné une artériole au muscle supérieur de l'œil.

Le rameau nasal prend sa naissance près de la paroi interne de l'orbite, d'où il envoie à travers les criblures de l'os ethmoïde une branche à la membrane pituitaire ethmoïdienne. D'autres branches, arrivées au niveau de la paupière inférieure, se portent en différens sens au conduit nasal, à la glande lacrymale et au muscle orbiculaire, dans lequel elles s'anastomosent avec l'artère sous-orbitaire. De ces anastomoses naissent deux petites artères nommées, l'une artère palpébrale supérieure et l'autre artère palpébrale inférieure. De celles-ci partent ensuite un grand nombre de digitations destinées à abreuver les cryptes méibomiens.

Des artères ciliaires. Lorsque l'artère ophthalmique a fourni le rameau central qui pénètre dans le globe de l'œil, elle fournit un grand nombre de branches qui se répartissent dans différens points de l'œil et qui prennent le nom d'artères ciliaires; on les divise en différentes espèces : les longues et les courtes. Ce sont elles qui fournissent l'artère centrale de la rétine et du cristallin. Les artères longues percent obliquement la sclérotique avec les nerfs du même nom, dont elles sont les satellites inséparables.

Elles sont toujours dans l'homme au nombre de deux; elles marchent antérieurement en ligne droite et donnent une infinité de ramules à la choroïde, sur laquelle elles rampent. Lorsqu'elles sont arrivées à une ligne environ de la terminaison de la choroïde, elles se bifurquent; puis, les rameaux laissant un intervalle plus ou moins grand entre eux, ils se digitent de nouveau et vont se perdre dans l'iris, où ils s'anastomosent de mille manières avec celles du côté opposé.

C'est à tort que la plupart des anatomistes affirment que les deux grandes artères ciliaires qui rampent sur la choroïde correspondent toujours au diamètre transversal de l'œil. Rien n'est plus rare, selon moi, et sur cinquante yeux que j'ai examinés avec soin, je n'ai rencontré cette disposition qu'une seule fois; trente-six fois sur ce nombre elles étaient une ligne et quart plus haut que ce diamètre; treize fois, au contraire, elles étaient situées à une ligne et demie plus bas.

Des artères ciliaires courtes. Ces artères sont au nombre

de vingt : elles sont inégales, les unes plus grandes, les autres plus petites ; elles rampent sur la choroïde, où elles serpentent en différens sens, s'anastomosant entre elles et formant ainsi ce réseau merveilleux si élégamment figuré par Sœmmering. Lorsqu'elles sont parvenues à la hauteur du ligament ciliaire, elles se couvrent d'une cellulosité très-mince ; elles vont se terminer dans les procès ciliaires et dans l'iris, où elles s'anastomosent de mille manières, non seulement avec les ciliaires courtes correspondantes, mais encore avec les grandes. Dans leur trajet, les artères ciliaires courtes fournissent de petites ramuscules qui traversent la choroïde, s'y logent, et y forment de petits entrecroisemens fort remarquables.

Artères de la rétine. Cet artère naît toujours de l'artère ophthalmique. Elle pénètre dans l'œil à travers l'axe du nerf optique et aboutit à la rétine par le trou de la sclérotique. Entrée dans l'œil, elle se divise en grands rameaux qui s'étendent jusqu'aux extrémités de la rétine. Ces vaisseaux sont presque à nu du côté qui regarde le corps vitré. Du côté de la choroïde, ils sont recouverts par une couche cellulaire qui les maintient en place. Ces vaisseaux se comportent et s'épanouissent sur cette membrane comme ceux des membranes du placenta.

Des veines de l'œil.

Les veines de l'œil destinées à ramener le sang de cet organe dans la circulation sont en grand nombre, et il devait en être ainsi eu égard au développement excessif de ses artères.

C'est Vésale le premier qui a donné une description bien exacte des veines de l'œil. Depuis lui on a pris l'habitude de les diviser en veines externes et internes. Celles-ci sont la veine ophthalmique et ses rameaux, les veines ciliaires qui forment les vaisseaux dits vorticaux, la veine centrale et les veinés de la rétine. Les veines externes sont : la veine faciale antérieure, la faciale postérieure, et les sinus ophthalmiques.

De la veine ophthalmique et de ses rameaux. Le tronc principal de la veine ophthalmique entre dans le crâne par la partie la plus large de la fente sphenoïdale, et va s'insérer dans la partie antérieure et inférieure du sinus caverneux. François Petit et Zinn ont reconnu à ce sinus une communication avec la partie antérieure du sinus circulaire de la selle turcique et quelquefois à celle du sinus pétreux supérieur. C'est à cette réunion qu'on a donné le nom de sinus ophthalmique. La plupart du temps après son arrivée dans l'orbite, elle donne un grand rameau qui va se distribuer au muscle abaisseur ; et au petit oblique. Un autre se distribue à la sclérotique : après le grand rameau dont je viens de parler, naissent quelques ramifications qui vont à la gaine du nerf, puis une branche plus considérable qui fournit la lacrymale, qui après avoir traversé les muscles élévateur et abducteur va s'anastomoser avec les veines de la face. Les rameaux de la lacrymale traversent la poulie et vont se subdiviser à la caroncule lacrymale, au canal et au cercle du même nom et finissent par s'anastomoser avec la veine sus-orbitaire.

Des veines ciliaires. Du tronc commun de la veine ophthalmique interne, s'échappent quatre ou cinq rameaux qui se portent en serpentant à la partie postérieure du bulbe où elles s'introduisent : ce sont les veines ciliaires. Celles-ci, au moment de perforer la sclorétique, fournissent un grand nombre de petites ramules qui se répandent dans les cellules qui enveloppent l'œil de même que l'insertion du nerf optique.

Lorsqu'elles sont parvenues dans l'intérieur de l'œil, elles se divisent en plusieurs points. Comme les artères et les nerfs ciliaires, elles arrivent ensuite vers la sclérotique où elles forment des contours en tous sens et se réunissent en anastomoses multipliées, ce qui leur a fait donner le nom de vaisseaux tourbillonnés, vorticaux (vasa vorticosa).

Quatre des plus grands rameaux servent de satellites aux artères ciliaires longues, et se distribuent dans l'iris.

De la veine centrale. Cette veine, dont la découverte est due à Haller, n'a pas toujours la même origine. Rarement elle naît de l'ophthalmique interne, mais presque toujours de la partie antérieure du sinus caverneux. Elle passe sous le tendon commun des muscles auxquels elle donne un certain nombre de filets ainsi qu'au périoste et au tissu cellulaire. Elle chevauche le nerf optique pendant l'espace de quelques lignes ; puis elle va s'immerger dans le centre du nerf optique pour aller se distribuer à la rétine et suivre les mêmes divisions que les artères de celle-ci.

Arrivée à la hauteur des vaisseaux vorticaux, elle s'anastomose avec eux.

Des veines externes de l'œil. Une partie du sang de l'œil retourne dans le torrent de la circulation par la faciale postérieure. Voici ces veines, suivant l'ordre dans lequel elles fournissent des rameaux. La veine sous-orbitale, la sur-orbitale, les palpébrales ou circonflexes des paupières ; elles naissent de la veine faciale antérieure.

De la veine sous-orbitale. Elle naît du tronc à la partie partie postérieure de la fissure sphéno-maxillaire de l'orbite ; sa sortie est par le trou sous-orbital. La veine sur-orbitale, au contraire, naît sur la racine du nez là où le tronc s'unit avec l'ophthalmique. Elle envoie un grand nombre de diramations au muscle orbiculaire et au sourcillier, elle s'anastomose avec la veine frontale et avec les rameaux tégumenteux de la veine temporale.

Les veines palpébrales n'ont point d'origine certaine, tantôt elles proviennent de la faciale antérieure, tantôt de la temporale profonde.

Des nerfs de l'œil.

L'œil a un appareil nerveux, bien supérieur en force et en nombre à l'appareil sanguin dont nous avons esquissé la composition. Le système nerveux oculaire se compose 1° des nerfs optiques ; 2° des nerfs de la troisième paire ou moteurs communs des yeux ; 3° des nerfs de la quatrième paire ; 4° des nerfs de la cinquième paire ou nerfs trijumeaux ; 5° des nerfs de la sixième paire ; 6° ganglion ophthalmique, 7° des nerfs ciliaires et du nerf optique.

Nerf optique ou oculaire, deuxième paire (*nervus opticus seu visorius*). Ces nerfs, au nombre de deux, sont les plus gros nerfs encéphaliques. Ils naissent en arrière des éminences nommées éminences *nates* et *testes*, en arrière de ce qu'on appelle *thalami* ou couches des nerfs optiques. A leur origine ils sont fort écartés et fort larges ; ils montent d'abord de bas en haut et de dedans en dehors, entre les bras de la moelle allongée, dont ils reçoivent plusieurs fibres de même que des tubercules quadrijumeaux, auxquels ils sont unis par des fibres médullaires ; puis, marchant d'arrière en avant, ils descendent sur la face inférieure du pédoncule cérébral, auquel ils empruntent, selon quelques anatomistes, une partie de leur origine. Après avoir dépassé cette partie du cerveau, ils quittent la forme aplatie pour devenir plus épais et plus ronds ; puis ils s'unissent l'un avec l'autre, en formant un angle obtus sur la ligne médiane immédiatement au devant de la selle turcique et et au dessous du plancher du troisième ventricule. L'union de ces nerfs est excessivement intime ; elle forme une masse carrée, allongée, qui varie selon l'âge et les sujets, ainsi que l'ont noté Morgagni et Veutzel ; selon Meckel elle reçoit des fibres médullaires du plancher du troisième ventricule, ce qui multiplie encore l'origine du nerf optique. A partir de leur jonction, les nerfs s'écartent l'un de l'autre pour se porter en dehors et en devant et forment ainsi un X ou croix de saint André, conformation à laquelle on a donné le nom d'entrecroisement ou chiasma.

Rien n'est plus opposé que les opinions émises par les anatomistes sur cet entrecroisement : les uns prétendent qu'il n'y a que juxta-position ; d'autres veulent que rien ne soit mieux prouvé que l'entrecroisement ; d'autres enfin sont d'avis qu'il n'y a qu'un entrecroisement partiel de quelques unes des fibres.

Les partisans de la première hypothèse allèguent :

« 1° Qu'en examinant le chiasma dans l'état frais, on voit » que les fibres du nerf traversent son bord externe sans » changer de côté, mais que la partie moyenne est abso- » lument homogène et n'offre aucune trace de structure fi- » breuse ;

» 2° Qu'on a trouvé les deux nerfs optiques entièrement » séparés l'un de l'autre, sans que la faculté visuelle en » eût souffert le moins du monde ;

» 3° Qu'en cas d'atrophie du nerf optique survenue » après la perte d'un œil, l'altération de texture s'observe » seulement dans le nerf du même côté, derrière le chias- » ma, et qu'il est très-facile de distinguer dans ce dernier » les deux nerfs l'un de l'autre, par leur couleur et leurs » autres propriétés. »

On cite en faveur de la seconde opinion :

« 1° L'apparence dans l'état normal ;

» 2° Les cas dans lesquels on a trouvé, sans que la fonc- » tion visuelle fût troublée, l'origine d'un nerf optique ou » la portion des deux nerfs située derrière le chiasma, d'un » volume supérieur ou inférieur à celui qu'on observe or- » dinairement, et le nerf du côté opposé offrant le même » caractère au devant du chiasma.

» 3° Les cas dans lesquels les affections dont le nerf était » le siége au devant du chiasma, ne se propageaient der- » rière ce dernier qu'au cordon nerveux du côté opposé,

» et s'étendaient même jusqu'aux portions cérébrales cor-
» respondantes de ce côté.

» 4° Les cas analogues dans lesquels on a rencontré l'o-
» rigine d'un des deux nerfs altérée et l'œil opposé trou-
» blé dans se fonctions ; quelquefois même cette origine
» seule était malade et non la portion de nerf située de
» l'autre côté du chiasma.

» 5° L'analogie avec plusieurs animaux, notamment avec
» la plupart des poissons, dont les nerfs s'entrecroisent évi-
» demment et se pénètrent l'un l'autre. »

Quant à la troisième hypothèse, on allègue à son appui :

« 1° L'examen anatomique de la disposition normale des
» parties.

» 2° Les cas pathologiques dans lesquels on a vu qu'un
» œil, étant détruit, et son nerf altéré, les fibres externes
» du nerf malade et du nerf sain restaient chacune de son
» côté, devant et derrière le chiasma, tandis que les inter-
» nes de l'œil sain le traversaient pour se rendre au côté
» opposé, où elles produisaient les fibres internes du nerf
» de ce côté, et que les internes du nerf malade passaient
» également au côté sain, quoique d'une manière plus in-
» sensible, du moins quelquefois.

» 3° Les cas dans lesquels on a observé, à la suite d'une
» maladie de l'œil et de son nerf optique, que l'endroit où
» s'opère la réunion était atrophié et que derrière lui le
» nerf du côté opposé présentait le même genre d'oblitéra-
» tion.

» 4° Les cas de perte d'un œil avec altération d'un
» seul nerf optique au devant du chiasma et du nerf op-
» posé, ou des deux nerfs, mais à un moindre degré, der-
» rière ce point. Le fait semble réellement favorable à l'hy-
» pothèse d'une décussation partielle, puisqu'on ne peut
» pas l'expliquer autrement, suivant l'opinion de divers
» physiologistes, d'autant plus que dans beaucoup de cas
» où les deux nerfs étaient atrophiés derrière le chiasma,

» celui de l'œil sain a été trouvé plus gros qu'à l'ordi-
» naire (1). »

— Tous ces faits réunis ne fournissent aucun argument pé-
remptoire en faveur de l'une de ces trois opinions : il faut
attendre que le temps et d'ultérieures investigations viennent débrouiller le chaos de faits pour et contre. Nous espérons surtout beaucoup de l'application des puissances
microscopiques éclairées par le gaz.

— Après leur jonction ou leur entrecroisement, les deux
nerfs s'écartent de nouveau l'un de l'autre ; ils pénètrent
dans l'orbite par le trou optique, en passant dans l'anneau
fibreux qui sert d'origine commune aux muscles de l'œil.
Parvenus dans cette cavité, ils passent sous le muscle élévateur et vont s'insérer dans le bulbe, en compagnie de
l'artère centrale de l'œil. Leur insertion dans la sclérotique n'est point parallèle à celle de la pupille. La substance
des nerfs adhère étroitement à la dure-mère par l'intermédiaire d'une cellulosité abondante. Celle-ci forme autour
d'eux une gaine fibreuse qui se continue en devant avec la
sclérotique. Le nerf optique, selon quelques anatomistes,
s'épanouit pour former la rétine, ce que l'on démontre difficilement sur l'homme, et devient très-évident chez les animaux des genres chélidoniens, sauriens et squales.

— On le considère comme l'organe de la transmission des
rayons lumineux au cerveau. Le nerf manque d'élasticité
et de résistance. Ces qualités lui sont communes avec tous
les nerfs du sentiment.

*Nerf moteur commun des yeux, oculo-musculaire commun,
oculo-muscularis inférior* par tertium. Ce nerf naît de la
partie interne des cuisses de la moelle allongée près le bord
antérieur de la protubérance annulaire ou pont de Varole, à peu près deux lignes au dessus de son bord inférieur, là où commence la lame criblée grise qui recouvre

(1) Meckel, *Anatomie*, tom. II, p.

la face inférieure du pédoncule, et il tire même une partie
de son origine de cette lame. Ce tronc considérable, qui
tient ordinairement le quatrième nerf pour la grosseur
parmi les nerfs encéphaliques reçoit ordinairement quelques
petits filets provenant de la face inférieure et externe du
pédoncule cérébral. Ce nerf ne tarde pas à se bifurquer
pour former deux nerfs qui vont à l'un et à l'autre œil.
Ceux-ci s'écartent l'un de l'autre, se portent d'arrière en
avant et de dedans en dehors, sous l'une et l'autre saillie
de l'artère vertébrale et viennent percer la dure-mère au
côté interne des apophyses clinoïdes extérieures ; puis ils
pénètrent dans l'orbite entre le tendon commun des trois
muscles droits de l'œil avec les nerfs moteur externe et
ophthalmique. Mais avant que chaque nerf entre dans l'orbite, le nerf commun se divise en deux branches, l'une
supérieure, l'autre inférieure; la supérieure, qui est la plus
mince passe sur le nerf optique et le rameau nasal de la
branche ophthalmique auquel il s'anastomose, après quoi
il perce le muscle droit supérieur pour aller se terminer dans
le releveur propre de la paupière. Le rameau inférieur qui
est le plus gros et qui provient directement du tronc,
poursuit son chemin sous le nerf optique et se divise à
son tour en trois rameaux, un interne, un moyen et un
externe inférieur. Le premier se perd dans le muscle droit
interne, le plus court va au droit inférieur, le troisième
enfin, long et grêle se distribue dans le petit oblique et va
rejoindre le ganglion lenticulaire dont il forme une racine.

*Nerf pathétique, nerf de la quatrième paire de beaucoup
d'anatomistes Nerf oculo-musculaire interne* (Chaussier). Ce
nerf, le plus grêle de tous ceux qui proviennent de l'encéphale, parcourt un trajet considérable avant de donner aucune bifurcation. Il naît, tantôt plus haut, tantôt plus bas
dans une bande transversale qui unit les pédoncules aux tubercules quadrijumeaux. Les racines sont quelquefois multiples, quelquefois isolées, puis elles se réunissent en un

cordon mince , arrondi, très-peu résistant, qui descend en
dehors et en avant, contournent les pédoncules du cerveau,
puis se rapprochent l'un de l'autre et marchent le long de
l'apophyse clinoïde postérieure ; au dessus de la fente du
rocher , ils pénètrent dans la dure-mère , où ils sont logés
sans adhérence ; ils passent au côté externe des nerfs moteurs entre la lame supérieure de la dure-mère et le sinus
caverneux, dont ils ne sont séparés que par une lame cellulaire très-mince. Vers ce point ils croisent les nerfs moteurs oculaires communs avec la branche ophthalmique au
dedans de laquelle ils se portent. Ils entrent enfin dans
l'orbite à travers la partie la plus large de la fente sphénoïdale; dans cette cavité ils rencontrent le rameau frontal
du nerf ophthalmique avec lequel ils cheminent. De là ils
se dirigent vers le muscle oblique supérieur de l'œil, dans
lequel ils s'insèrent en se ramifiant en divers points.

Nerfs trifaciaux (Chaussier), *nerf de la cinquième paire,*
nerfs trijumeaux (Boyer ; Bichat), *nervus quintus cerebri.*
Ce nerf est ainsi nommé parce qu'il se divise en trois branches principales , la maxillaire supérieure, l'inférieure et
l'ophthalmique de Willis. C'est par cette dernière branche
seulement qu'il appartient à l'appareil oculaire. Le nerf
qui est très-gros , tire son origine du bord postérieur du
prolongement inférieur du cervelet, non loin du pont de
Varole. C'est un faisceau de fibres blanches qui remonte
au dehors de la protubérance cérébrale, et qui, lorsqu'il
est parvenu à la partie inférieure du pédoncule du cerveau,
gagne le bord supérieur du rocher sur lequel il s'est réflé-
chi, et où il existe une espèce de gouttière pour le recevoir.

Deux lames de la dure-mère lui forment une espèce de
canal ; après avoir ainsi cheminé pendant quelques instans,
ce nerf s'élargit et se dirige en avant, en bas et en dehors;
alors ses filets s'écartent, s'entre-croisent et viennent former un ganglion semi-lunaire, plus connu sous le nom de

Gasser. Il est cependant un filet de la 5e paire qui ne concourt point à la formation de ce renflement, c'est une
partie de la racine de la 5e paire. Le ganglion de Gasser
donne naissance à trois rameaux principaux qui sont le nerf
ophthalmique de Willis, le maxillaire supérieur et l'inférieur.

Le nerf ophthalmique et le nerf maxillaire supérieur
naissent souvent par un tronc commun ; i's s'anastomosent
entre eux après être arrivés à leur destination, ou lorsqu'ils
vont s'engager dans leurs trous respectifs. Grâce aux travaux de M. Cruveilhier et aux belles préparations de
M. Bonamy, on a découvert dans la dure-mère des filets
nerveux provenant du ganglion de Gasser.

*La branche ophthalmique de Willis, nerf orbitaire de
Winslow, orbito-frontal de Chaussier.* C'est la moins volumineuse des trois branches des nerfs trijumeanx, placée
au côté externe et supérieur des sinus caverneux dont elle
est séparée par une forte cloison. Elle se porte de derrière
en avant au dessous du nerf de la 3e paire jusqu'à la partie
la plus large de la fente sphénoïdale. Avant d'arriver là,
elle prend une disposition plexiforme et se divise en trois
rameaux, les nerfs lacrymal, frontal et nasal, lesquels pénètrent dans l'orbtie par différens points de la fente sus-
nommée. Avant cette division, la branche ophthalmique
fournit, suivant Arnold, un nerf récurrent qui va se jeter
dans la tente du cervelet.

Nerf lacrymal ou *lacrymo-palpébral.* Ce nerf naît en
dehors du nerf ophthalmique dans l'épaisseur de la paroi
externe du sinus caverneux. Il pénètre dans l'orbite le long
du bord supérieur du muscle droit externe. Il se divise en
trois filets, un qui passe dans la glande lacrymale et va se
perdre dans la conjonctive, dans les tarses et dans le muscle orbiculaire, un second qui se distribue à la glande elle-
même, et un troisième qui envoie encore des filets à la même
glande ; un autre qui traverse le trou malaire pour aller

I.   8

s'anastomoser sur la joue avec le nerf facial ; enfin un autre filet qui se perd dans la fosse temporale. Ces deux branches s'anastomosent entre elles.

Nerf frontal, fronto-palpébral de Chaussier. Ce nerf est la continuation du nerf ophthalmique ; il pénètre dans l'orbite par la partie la plus large de sa fente sphénoïdale ; là il se partage en deux filets qui courent ensemble le long de la partie supérieure de l'orbite : ce sont le frontal interne et le frontal externe.

La branche frontale externe ou sous-orbitaire est la plus considérable ; elle gagne le trou orbitaire pour arriver sur le front comme grand nombre de filets que l'on appelle frontaux ou palpébraux, en raison de leur direction. La branche frontale interne sort de l'orbite entre le trou orbitaire supérieur, et la poulie cartilagineuse du muscle grand oblique : de même que la branche externe, elle se divise en rameaux frontaux et palpébraux.

Nerf nasal. Le nerf nasal naît du nerf ophthalmique, tout près de son entrée dans le sinus caverneux. Il marche au côté du nerf moteur commun et pénètre avec lui dans l'orbite. Lorsqu'il y est arrivé, il glisse obliquement de dehors en dedans entre la branche supérieure du nerf de la 3e paire et la partie la plus reculée du nerf optique.

Il suit cette direction jusqu'à ce qu'il soit parvenu à la partie antérieure de l'orbite ; là il se divise en deux rameaux, le nasal interne et externe. Avant d'entrer dans l'orbite, il fournit un ou plusieurs filets grêles qui vont concourir à la formation du ganglion ophthalmique. Il fournit en outre d'autres filets qui vont percer la partie postérieure de la sclérotique pour aller former les ganglions ciliaires.

Rameau nasal externe, palpébral de Chaussier. Le rameau nasal externe suit la direction primitive du nerf dont il procède, sortant au dessous de la poulie cartilagineuse du grand oblique ; puis il se divise, à son tour, en filets palpé-

braux et nasaux qui vont s'anastomoser avec les autres bran
ches palpébrales et nasales du même nerf et quelques filets
du nerf facial.

Le rameau interne ou ethmoïdal s'engage dans le canal
orbitaire interne pour aller se rendre à la fosse ethmoïdale,
il passe sur les côtés de l'apophyse crista-galli, s'introduit
dans les narines par la fente ethmoïdale, puis se divise
en deux filets, dont l'un interne se rend à la cloison, où il
se termine en des filamens excessivement ténus.

Le nerf externe, ou de la paroi, se divise à son tour en
un grand nombre de filets qui passent derrière l'os propre
du nez et vont s'anastomoser aux ailes du nez, au lobe et
à l'intérieur des narines, et ils s'anastomosent souvent avec
le nerf de la face.

Ganglion ophthalmique. Le ganglion ophthalmique, que l'on
nomme aussi ganglion ciliaire, lenticulaire, est un petit
renflement grisâtre situé au côté externe du nerf optique,
à deux ou trois lignes du trou du même nom ; son volume
varie depuis un simple renflement miliaire jusqu'au volume
d'une belle lentille, recevant en différens points des nerfs
du nerf nasal de la branche inférieure du moteur commun,
un filet de communication avec le ganglion cervical supérieur. Il prend une forme étoilée, qui est complétée par la
naissance du nerf ciliaire. Les nerfs ciliaires, que Casserius
appelait Tactorii, sortent du ganglion ophthalmique, en deux
faisceaux qui adhèrent au nerf optique, mais qui s'en
écartent à mesure qu'ils s'approchent de la sclérotique,
dans laquelle ils entrent à la partie postérieure du bulbe.
Ils la percent tous séparément en compagnie des artères
du même nom. Ils se divisent en deux faisceaux principaux, le fascicule supérieur et inférieur. Ils ne s'anastomosent point entre eux avant d'entrer dans le globe, à
l'exception du nerf ciliaire provenant directement du rameau nasal, qui s'anastomose avec un nerf ciliaire venant
du ganglion ophthalmique.

Lorsqu'ils sont arrivés dans la sclérotique, ils se forment en bandelettes larges et marchent d'arrière en avant, parallèlement entre la sclérotique et la choroïde jusqu'au niveau de l'orbe ciliaire. Lorsqu'ils sont parvenus à l'arc ciliaire, ils se divisent en deux rameaux majeurs qui, allant s'anastomoser avec ceux du côté opposé, forment un ganglion annulaire, ainsi nommé par Sœmmering, et auquel Chaussier a donné le nom de ciliaire. C'est de lui que partent les nerfs iriens.

Nerf maxillaire supérieur. On nomme ainsi la branche moyenne du nerf trijumeau. Elle se glisse d'arrière en avant et de dedans en dehors jusqu'au canal du sphénoïde, par où elle arrive dans la fosse sphéno-maxillaire ; de là elle gagne le canal sous-orbitaire, qu'elle parcourt et d'où elle sort en prenant le nom de sous-orbitaire ; au sortir de là, ce nerf s'épanouit sur la joue.

Rameau orbitaire. Né immédiatement au devant du grand trou rond, il traverse la fente sphéno-maxillaire, puis il entre dans l'orbite en longeant sa paroi inférieure ; il fournit un rameau lacrymal, qui pénètre la glande lacrymale, s'anastomose avec la branche lacrymale du nerf opthalmique et envoie des rameaux à la paupière supérieure.

Le rameau temporo-malaire qui se divise lui-même en plusieurs filets connus sous le nom de malaires, et temporaux ; l'un traverse l'os malaire et vient se distribuer à la peau correspondante ; l'autre, après avoir traversé l'os malaire lui-même, s'enfonce dans l'épaisseur du muscle temporal profond.

Nerf moteur externe. Le nerf, qui constitue la sixième paire, naît ordinairement du sillon qui sépare la protubérance du bulbe rachidien. Il forme immédiatement deux faisceaux l'un plus gros, l'autre plus petit, qui se réunissent dans le sinus caverneux. Il y baigne dans le sang ; il adhère à la carotide par une cellulosité fort abondante ; c'est dans cette partie qu'il fournit un ou plusieurs filets longs et minces, dont les uns, suivant le trajet de la carotide, vont s'anastomoser avec le ganglion cervical du grand sympathique, et les autres avec la branche ophthalmique de Willis ; il pénètre ensuite dans l'orbite par la partie la plus large de la fente sphénoïdale ; il passe sur l'origine de la veine ophthalmique croisant à angle aigu la branche ophthalmique au dessous de laquelle il est placé, gagne la face interne du muscle droit externe dans laquelle il pénètre après s'être épanoui en un grand nombre de filets très-déliés.

Tous ces nerfs que nous venons de décrire, et qui se distribuent à l'œil et à ses annexes, sont, excepté le nerf optique, uniquement destinés à la sensation de la vision, consacrés à porter la sensibilité et le mouvement dans l'œil ; car nous ne pensons point que le nerf de la cinquième paire puisse jouer un autre rôle que de concourir à la nutrition de l'iris et de la cornée. Les expériences de M. Magendie ont évidemment prouvé l'action de ce nerf sur la conservation de l'œil ; mais l'animal sur lequel on l'a coupé, ne cesse de voir que parce que la cornée perd les facultés qui la rendent perméable à la lumière.

D'après tout ce que l'on vient de lire, il est facile de voir que l'œil représente un instrument de dioptrique composé d'humeurs et de membranes transparentes, et dont la densité n'est pas la même. La position de ces divers milieux transparens est telle qu'elle rapproche peu à peu les rayons lumineux qui les traversent et les réunit en un seul faisceau qui va peindre les objets dans le fond de l'œil sur la rétine. L'impression une fois produite, la rétine la transmet au *sensorium commune*. Pour que la vision s'exécute, il est nécessaire que ces milieux jouissent d'une transparence parfaite, que la rétine soit suffisamment impressionnable et que le nerf optique enfin soit un conducteur convenable vers les centres cérébraux. Un rien peut déranger l'admirable mécanisme qui compose l'étonnant

appareil de la vision. Un vice dans l'harmonie des transpa-
rences, la chute d'un des corps refringens, l'insensibilité
de la rétine, la paresse ou paralysie du nerf, peuvent modifier et interrompre les fonctions de la vision. Maintenant
si l'on ajoute les altérations de texture, de résistance, de
forme, de fonctions, de sécrétions, l'on aura une idée
complette de la facilité avec laquelle le pouvoir visuel se
vicie, se détraque ou s'abolit.

Par sa forme globuleuse et par le mécanisme de ses attaches l'œil est destiné à s'adapter pour voir les objets à
diverses distances. Lorsqu'une cause particulière modifie
cette puissance, l'œil tombe dans des conditions particulières, qui ont reçu le nom de presbytie et de myopie.

Lorsque l'œil est très-convexe, les rayons lumineux sont
réfractés avec force, l'on ne peut distinguer les objets que
lorsqu'ils sont très-rapprochés, c'est la myopie; quand, au
contraire, l'œil est aplati, la réfraction étant moins considérable, l'on aperçoit seulement les objets éloignés, c'est
la presbytie.

La myopie est l'apanage de l'enfance et de la jeunesse,
mais elle persiste dans l'âge mûr. La presbytie ne se rencontre que dans la vieillesse; il existe cependant des hommes presbytes de bonne heure; mais il faut considérer cette
fâcheuse propriété comme le résultat de travaux prolongés,
et surtout de l'usage imprudent et intempestif de verres à
grossissement. C'est ici la place de relater quelques unes
des observations et expériences faites par sir Everard Home
et M. Ramsdem, opticiens d'une grande réputation, pour
prouver que les changemens dans la convexité de la cornée
étaient le moyen d'ajustement de l'œil aux diverses distances des objets : moyens sans lesquels, d'après les lois de l'optique, la vision ne saurait être nette, que pour une distance donnée, et serait plus ou moins distincte pour toutes les autres.

L'œil est destiné à recevoir les rayons lumineux, à les
réfracter, à les rassembler dans un foyer d'où ils se trans-

mettent au *sensorium commune*. Cet organe étant destiné à voir à différentes distances, et les rayons lumineux se condensant toujours dans le fond de l'organe, il était nécessaire que l'œil eût la faculté de changer la disposition de ses surfaces convexes, sur lesquelles les rayons lumineux arrivent en divergeant pour pouvoir s'ajuster par ce moyen aux diverses distances.

Une trop grande convexité de la cornée ou du cristallin converge trop tôt les rayons lumineux et produit une vue vague toutes les fois que l'individu considère les objets éloignés ; tandis que, en les fixant de très-près ou avec un verre concave, il les distingue parfaitement. C'est ce que l'on nomme la myopie.

La presbytie par contre est une condition tout opposée de l'œil, qui, n'ayant pas assez de convexité, la convergence des rayons lumineux se fait trop loin derrière le cristallin. Avec un verre convexe on remédie parfaitement à cette infirmité, qui est propre à la vieillesse, mais que l'on rencontre quelquefois chez des jeunes gens qui se la sont produite artificiellement en se servant de verres convexes.

Hunter avait pensé que l'ajustement de l'œil a différentes distances était produit par les fibres du cristallin qu'il croyait de nature musculaire. Afin de savoir à quoi s'en tenir à ce sujet, M. Everard Home eut l'idée d'expérimenter sur un homme dont on aurait extrait une cataracte à un œil, l'autre étant parfaitement sain ; il se proposait, dans le cas où l'opération sus-mentionnée aurait réussi, de mesurer le foyer d'une lentille en l'appliquant à l'œil opéré, de telle manière qu'il acquît une faculté visuelle égale à celle de l'œil sain, et réciproquement, celui d'une lentille appliquée à l'œil sain, telle qu'il pût voir comme avec l'œil opéré. Il pensa que par la même occasion, l'on pourrait aussi s'assurer si, malgré l'absence du cristallin, l'œil pouvait conserver ses facultés d'ajustement.

Quelque temps après on opéra à l'hôpital Saint-Georges un nommé Benjamin Clerc, âgé de vingt-un ans, et portant une cataracte à l'œil droit, tandis que le gauche était parfaitement sain. M. Home saisit avec empressement l'occasion de se livrer aux expériences qu'il avait projetées aussitôt que le malade serait en état de les supporter sans compromettre son opération.

Comme la plupart des opérés de cataracte, Clerc supportait assez facilement la lumière du jour, mais il était fatigué par celle du soleil et de la chandelle. Dans l'obscurité, il ne voyait point du tout. Dans un jour assez vif, il voyait vaguement, il est vrai, les objets entre six et neuf pouces de distance. Avec un verre convexe des deux côtés, dont une des surfaces avait un pouce et demi de rayon, le malade vit exactement les objets, ce qui prouvait manifestement que le cristallin est destiné à faire subir aux rayons lumineux une réfraction suffisante et nécessaire pour corriger l'aberration résultant de la sphéricité de la cornée.

Il résulta aussi de cette expérience que l'œil pouvait encore, malgré l'absence du cristallin, conserver une puissance d'ajustement, ce dont on peut se convaincre en mesurant exactement les distances avec un pied, afin de rendre l'expérience plus complète. L'on chercha à égaliser la vision dans les deux yeux en leur ajustant des verres convenables. Si cette expérience réussissait, il était raisonnable de conclure que le cristallin n'a aucune part à la puissance d'ajustement.

Voci ce qui arriva :

L'œil parfait voyait distinctement avec un verre de six pouces et demi de foyer, à trois pouces de distance; les extrêmes étaient un pouce 7/8 et sept pouces moins quelque chose.

En plaçant devant l'œil opéré un verre de deux pouces 2/10 de foyer et dont l'ouverture était de 2/40 de pouce;

la vision distincte était à deux pouces 7/8; les extrêmes
étaient un pouce 7/8 et sept pouces.

De ces expériences, il résulte que la puissance visuelle
était plus grande dans l'œil opéré que dans celui sain, et
que l'on pouvait conclure que le cristallin ne jouait aucun
rôle dans l'ajustement de l'œil aux diverses distances.
M. Home se trouva donc en droit de conclure que la modification de la vision était produite par changement de
courbe de la cornée, produisant immédiatement un changement dans la réfraction des rayons lumineux, de sorte
que le foyer de l'œil varierait avec ces changemens.
M. Ramsden démontra par quelques formules algébriques
qu'un très-léger changement dans la courbure de la cornée
suffisait pour adapter l'œil à toutes les distances possibles.

« *Expérience.* Une portion de cornée de 1/3 de pouce de
large et de 11/20 de pouce de long, prise sur une personne
de quarante ans, conservant un peu de sclérotique à chaque extrémité, fut placée sur un morceau de verre plongé
dans l'eau; cette portion de cornée fut fixée par une extrémité sur cette plaque de verre sur laquelle étaient des divisions très-petites et on exerça sur l'extrémité libre une
extension assez forte. Le résultat de cette expérience fut
que la cornée pouvait être allongée de 1/20 de pouce, c'est-
à-dire de 1/11 de sa longueur ou de diamètre, et qu'abandonnée à elle-même elle revenait à son état primitif. »

« Nous espérâmes trouver quelques données de plus dans
l'examen anatomique des puissances motrices du globe de
l'œil, en disséquant ses muscles droits jusqu'à leur terminaison sur la sclérotique; nous trouvâmes que leurs tendons ou aponévroses sont d'abord couchés sur cette membrane et ne s'y attachent qu'à un 1/3 de pouce de la cornée.
Il était évident qu'ils ne s'y terminaient pas, mais ils y
étaient si unis, qu'il était impossible de les en séparer par
dissection. Un effort fait dans la direction de leurs fibres
déchira ses attaches et montra que l'aponévrose se conti-

8*

muait jusqu'à la cornée dont un lambeau fut enlevé par ce déchirement. La macération ne favorise pas cette opération, et dans un œil récent, en emportant forcément les quatre muscles droits à la fois, on enlève la première lame de la cornée tout entière, laissant au dessous une surface uniforme, non polie, qui est sur le même plan que la sclérotique avec laquelle elle paraît se continuer. D'après cette expérience, il semblerait que la lame externe de la cornée pourrait être considérée comme une aponévrose centrale des quatre muscles droits, tandis que la lame interne serait la continuation de la sclérotique et le moyen d'union, un tissu cellulaire très-délié. »

Une section verticale de la cornée dans toute la longueur d'un de ses diamètres, montre évidemment que son centre est plus épais que ses bords, l'élasticité de cette membrane est plus considérable dans le centre qu'à la circonférence. »

Voilà les changemens de la convexité de la cornée devinés ; il manque un appareil pour les observer et les démontrer, le voici :

On plaça une planche épaisse sur un support vertical, fixé à la distance d'un pied, vis-à-vis la fenêtre de la chambre de M. Ramsden, qui se trouve en face de toute la longueur de la rue de Sackville. Dans cette planche était un trou carré assez large pour loger la face de la personne à observer ; le front et le menton étaient appuyés sur les rebords supérieur et inférieur de cette ouverture, et la joue gauche sur le bord latéral gauche, de sorte que la tête pouvait être parfaitement immobile, et l'œil gauche faisait une saillie remarquable hors du plan antérieur de cette planche. Sur la gauche de l'ouverture était fixé un microscope dont le foyer pouvait être placé sur toute la surface latérale de la cornée ; il était ajusté de manière à pouvoir se mouvoir en devant, verticalement, et horizontalement. De la partie supérieure de l'ouverture partait horizontale-

ment une tige de laiton à charnière ou articulation, à l'extrémité de laquelle pendait une platine de laiton qui pouvait être élevée, abaissée, avancée ou éloignée et qui était
percée d'un petit trou qu'on plaçait vis-à-vis de l'œil.

Un mathématicien de mérite, sir Henri Englefield, assista
aux expériences MM. Home et Ramsden.

Il n'était pas facile de fixer le foyer du microscope sur
la cornée, le plus léger mouvement, même celui que faisait en parlant la personne dont on observait l'œil, déran-
geait tout.

Dans les premières expériences sur la cornée observée,
on vit quatre lignes courbes, la réflexion des barreaux de
la fenêtre sur la cornée les rendait confuses. En ouvrant le
fenêtres, les lignes courbes parurent distinctement, et la
plus interne dans le microscope fut reconnue pour être la
surface antérieure de la cornée.

On prescrivit à la personne dont on observait l'œil, de
regarder au travers du trou de la plaque de laiton vers
l'angle d'une cheminée située au haut de la rue Sackville à
la distance de plus de 700 pieds, et ensuite de fixer le
bord même du trou de la plaque, qui n'était qu'à six pouces
de l'œil; dans cette expérience qui fut répétée, on voyait
les lignes courbes se séparer, et il fallait éloigner le microscope de l'œil toutes les fois qu'il se fixait vers le bord
du trou et *vice versâ*.

La grande lumière de la fenêtre fatiguait l'œil observé.
On en voila toute la partie qui n'était pas absolument nécessaire pour les observations, et pour cela on fit un trou
au volet qui répondait vis-à-vis de la platine. Alors les
quatre lignes disparurent entièrement.

On en conclut qu'elles étaient formées par la réflexion
des quatre bords de la croisée : cet arrangement rendit la
cornée très-nette, on put mesurer son épaisseur, et son
mouvement devint parfaitement distinct.

L'augmentation de la convexité de la cornée qui avait

lieu lorsque l'œil se fixait sur un objet très-rapproché, fut évalué à 1/800 de pouce par le moyen du micromètre ajusté à l'objectif du microscope qui grossissait trente fois. Les termes de comparaison étaient de 90 pieds et de 6 pouces. La fermeture de la fenêtre empêchait de voir au-delà de 90 pieds, distance à peine suffisante pour obtenir sur la cornée des rayons parallèles ; ce qui est en faveur des résultats. Ces expériences en vinrent à un point de perfection, que M. Ramsden, en observant l'œil de MM. Home ou Englefied, pouvait leur dire exactement quel était l'objet qu'ils fixaient.

De ces diverses expériences, M. Home a cru pouvoir tirer les conclusions suivantes :

1° Que l'absence du cristallin n'empêche point l'œil de s'ajuster lui-même aux diverses distances.

2° Que le cristallin est destiné à corriger l'aberration sphérique des rayons lumineux.

3° Que la cornée est élastique, que, quand elle est étirée, elle peut s'allonger 1/11 de son diamètre, et qu'abandonnée à elle-même, elle revient à sa première grandeur.

4° Que les tendons des quatre muscles droits de l'œil se continuent jusque sur les bords de la cornée et se terminent en se perdant sur sa face externe, et que par conséquent leur action doit étendre ses bords.

5° Que lorsque l'œil change son foyer adapté à une distance très-grande, la figure de la cornée change visiblement et devient plus convexe, et que quand l'œil est de nouveau adapté à des rayons parallèles, le changement par lequel la cornée est renvoyée à son premier état est également visible.

Le pigment noir étendu sur la choroïde et derrière l'iris en absorbant une partie des rayons lumineux, tempère l'action de la lumière sur la rétine. Ce phénomène est surtout fort appréciable chez les individus qui sont privés de pigment noir ; des albinos, en un mot.

La rétine, du reste, n'est douée que d'une sensibilité relative à la lumière, car elle l'est très-peu à l'action des instrumens tranchans ou piquans. Depuis long-temps M. Lusardi a pour habitude d'implanter son aiguille à cataracte à une très-grande distance de l'union de la cornée à la sclérotique : ses opérations ne sont pas plus suivies d'inflammations que celles des autres opérateurs qui pénètrent par la cornée. Bien plus, en établissant des expériences comparatives, c'est-à-dire en opérant une cataracte par la cornée et l'autre par la rétine, les malades ont toujours déclaré que la ponction de la cornée était beaucoup plus douloureuse que celle de la sclérotique en traversant la rétine. D'un autre, côté M. Magendie, dans ses belles recherches sur les usages et les fonctions des nerfs de la cinquième paire (1), a prouvé qu'en broyant et déchirant cette membrane avec une aiguille, le sujet éprouvait une douleur beaucoup moindre que lorsque l'on piquait l'œil à la partie antérieure. L'iris joue aussi un grand rôle dans la distribution de la lumière dans l'intérieur de l'œil. L'action des muscles de l'œil lui fait aussi éprouver des mouvemens d'avancement ou de recul qui ne sont pas sans influence sur l'ajustement.

Comme on le voit, je n'ai fait qu'ébaucher ici la description des parties qui composent l'œil, et de leurs fonctions. On doit donc considérer ce travail comme un memento destiné à rappeler des connaissances que doivent avoir puisées ailleurs ceux qui veulent se livrer avec fruit à l'étude et au traitement des maladies des yeux.

(1) Magendie, *Recherches sur l'influence de la 5e paire sur la nutrition et les fonctions de l'œil. Journal de physiologie expérimentale*, t. IV, p. 176.

INTRODUCTION

A L'ÉTUDE

DES MALADIES DES YEUX.

———

> Mon œuvre ne s'adresse qu'au médecin
> oculiste, dont le but principal est de
> trouver des enseignemens, qui l'aident à
> se former une méthode de traitement
> heureuse et rationnelle.
>
> JUNGKEN, *Introduction au Traité
> des maladies des yeux.*

L'œil est incontestablement le plus bel organe du corps
humain; il l'emporte en une infinité de manières, soit par
sa perfection organique, soit comme le sens le plus exquis,
peu s'en faut qu'on ne trouve dans sa structure un ensemble de tous les autres tissus. Bien plus, les parties constituantes de cet organe si parfait, se font surtout remarquer
par une délicatesse de forme, une précision et un ensemble d'une beauté et d'une délicatesse merveilleuse. Lorsque
cet admirable organe est détruit ou désorganisé, la beauté
du visage s'altère, toute son expression se perd, l'impression de la physionomie disparaît, l'expression de la face
s'anéantit; car c'est dans l'œil que l'âme a proprement son
siége; elle lui imprime une expression particulière selon
les diverses sensations qu'elle éprouve. La lumière et la
chaleur sont le principe et le soutien de l'organisme; là où
ces élémens manquent, la vie s'éteint ou devient végéta-

tive. Aussi ceux qui dès leur plus tendre enfance sont privés de la vue, portent-ils l'empreinte de cette pauvreté de végétation, de ces arrêts de développement si bien décrits par M. Dufau (1) dans son important ouvrage couronné par l'Institut. Rien n'est exagéré dans ce que nous venons de dire ; car l'on voit tous les jours des hommes forts, vigoureux, perdre la vue, s'étioler, s'affaisser et devenir la proie d'une vieillesse anticipée. Si une opération bienfaisante leur rend l'usage de leurs yeux, on les voit se ranimer, prendre de la force et de l'énergie, et récupérer pour ainsi dire leur état primitif.

Doué d'un caractère sublime d'individualité, résident tout entier dans son organisation, l'œil néanmoins entretient une infinité de rapports excessivement intimes avec les divers systèmes de l'économie. Ces relations sont si grandes, si intimes, que les affections pathologiques de cette dernière exerce toujours sur l'œil une certaine action, cet organe à son tour ne peut être affecté sans que son état de malaise se révèle par quelque dérangement de l'organisme. Ces courtes réflexions suffisent donc non seulement pour démontrer la nécessité d'étudier avec soin les maladies des yeux, mais encore pour prouver l'absurdité des efforts de ceux qui ont voulu s'occuper de l'étude de l'œil en particulier et isolé de tous les autres organes. C'est cette manière de voir qui livra pendant long-temps l'étude et le traitement des maladies des yeux à des empiriques aveugles et ignorans qui ne firent rien pour l'avancement de l'art et empêchèrent cette partie intéressante de l'art de guérir, de se placer au rang des sciences. Depuis quelques années les efforts d'un grand nombre d'hommes de mérite ont assis les bases scientifiques de la médecine

(1) *Mémoire sur les aveugles-nés*, ouvrage couronné par la société de la morale chrétienne et par l'Institut royal de France. Paris, impr. royale, 1835.

oculaire à laquelle ils ont donné le nom d'ophthalmologie, mot qui dérive du grec ὀφθαλμός, *oculus*, œil, et de λόγος, *sermo*, discours. C'est maintenant une branche de la médecine qui nous apprend à connaître l'œil, à le conserver dans l'état de santé, et qui fournit les moyens de le guérir lorsqu'il est malade. C'est donc un ensemble des principes de toute la médecine appliqués à l'action vitale, à la conformation organique de l'œil et à ses fonctions. L'œil de son côté vient en aide à la médecine, en lui fournissant des moyens de diagnostic pour l'étude et le traitement d'un grand nombre d'affections générales, ce dont on peut se convaincre en lisant les ouvrages de pathologie générale et surtout l'important ouvrage si peu connu de Loebenstein Loebel (1).

L'ophthalmologie se compose de plusieurs parties intégrantes analogues à celles qui composent la médecine générale dont elle est une branche. C'est pour cette raison que nous la diviserons en deux parties principales; la théorie et la pratique. L'ophthalmologie théorique est la science de la vie de l'œil et de ses fonctions à l'état sain et dans son état maladif. L'ophthalmologie pratique, au contraire, aussi appelée ophthalmiatrie, a pour but l'enseignement de préceptes destinés à entretenir l'œil dans son état de santé, et ceux qui sont convenables pour le guérir.

L'ophthalmologie théorique est elle-même subdivisée en deux parties, celle qui s'occupe de l'œil sain nommée ophthalmo-physiologie, et l'autre, consacrée à l'étude de l'œil malade, prend le nom d'ophthalmo-pathologie.

Le fondement de toute physiologie est l'étude parfaite de l'anatomie; aussi dans l'ophthalmo-pathologie comprennons-nous l'étude de l'organisation intime de l'œil, de ses tissus, de ses humeurs, de ses élémens constitutifs, étu-

(1) *Séméiologie de l'œil à l'usage des médecins.* Strasbourg, 1818.

diés non seulement avec l'œil et le scalpel, mais encore avec des puissances microscopiques qui puissent livrer à l'observation des élémens qui échappent à la vue, privée de cet important auxiliaire. La physiologie à son tour, se basant sur les connaissances anatomiques, étudie les fonctions vitales de l'œil, et les phénomènes qui en dérivent.

L'ophthalmo-pathologie expose l'état de l'œil malade, les causes de ses maladies et les symptomes qui nous les font connaître.

La partie pratique de l'ophthalmologie, de même que la théorique, est susceptible de deux divisions : l'ophthalmologie diathétique et la thérapeutique. L'une nous indique les moyens hygiéniques pour conserver l'œil sain et sauf; elle embrasse la recherche de toutes les influences tant internes qu'externes qui concourent à entretenir la santé de l'œil. La thérapeutique au contraire nous fait connaître l'ensemble des moyens médico-chirurgicaux nécessaires à la guérison de l'œil malade et les précautions nécessaires à prendre pour l'application des divers médicamens; cette dernière comprend encore la matière médicale, soit pharmacologie ophthalmique.

L'ophthalmo-pathologie est la science qui nous fait connaître l'état morbide de l'œil ou de ses fonctions. L'œil est sain, lorsqu'il existe dans l'état d'intégrité parfaite, de forme, de structure, de fonctions telles que l'anatomie et la physiologie nous les ont démontrés, lorsque la plus stricte harmonie préside à ses mouvements, à sa nutrition, à ses fonctions et à ses sécritions. La pathologie se divise en pathologie générale et en pathologie spéciale; notre intention n'est ici que d'esquisser la pathologie générale de l'œil, la spéciale devant trouver sa place à l'étude de chaque maladie en particulier.

Nous définissons l'état morbide de l'œil un changement anormal de l'œil ou de quelques unes des parties qui l'avoisinent de plus près; c'est pourquoi cet état morbide ne réside point dans le globe oculaire seul, mais encore dans toutes les parties juxtaposées et qui doivent concourir avec lui à l'accomplissement de ses fonctions.

Ainsi les os de l'orbite, son périoste ou préorbite, le tissu cellulaire de cette cavité, la glande lacrymale, les paupières, les sourcils et les muscles qui avoisinent ou régissent ces parties, sont rangés dans le nombre des annexes et des auxiliaires du globe de l'œil. Toutes les fois que ces parties qui ont une grande sympathie avec l'œil sont atteintes, l'œil ne tarde pas à en souffrir, et il est bien peu d'affections graves de l'œil qui ne réagissent à leur tour sur les parties qui sont situées dans son voisinage.

D'après la définition que nous venons de donner, il est facile de comprendre que toutes les maladies de l'œil sont ou organiques ou dynamiques, selon que les matières organiques ou que les fonctions vitales sont lésées. Les affections organiques sont celles qui changent la forme et la structure de l'œil, ses liaisons intimes, la transparence de ses humeurs, enfin toutes les altérations matérielles de son organisation.

Les affections dynamiques, au contraire, ne comprennent que l'aberration des fonctions de l'œil ou la perversion de son action vitale et physiologique.

Si nous examinons les caractères des maladies des yeux, il est évident qu'ils ne sont point autrement affectés que le reste de l'organisme, puisque l'œil est un composé de tous les autres systèmes ; il s'ensuit nécessairement que toutes les fois qu'il est malade, il doit l'être de la même manière qu'eux. La seule différence qu'il puisse y avoir consiste dans la manière dont ces maladies se manifestent et dans la marche qu'elles suivent, circonstances qu'il faut attribuer non seulement à sa conformation organique et à son action vitale, mais encore à l'ensemble des parties qui le composent et aux nombreuses connexions qu'il a avec tout le reste de l'économie. Par la nature de sa position, l'œil est exposé à un grand nombre d'agens délétères, qui l'exposent à une infinité d'affections de toutes espèces, et qui sont d'autant plus graves qu'elles attaquent des parties d'une délicatesse et d'une sensibilité excessives. Cette organisation intime augmente beaucoup le danger des affections oculaires, qui doivent toujours laisser redouter que l'organe entier ne périsse ou du moins ne perde une partie de ses précieuses fonctions. En faut-il davantage pour prouver la nécessité d'étudier avec soin les maladies qui peuvent occasioner de si funestes résultats ?

Si l'étude de l'anatomie et de la physiologie est un point fondamental dans l'étude des yeux, celle des symptômes qui constituent les maladies ne l'est pas moins; c'est pour cette raison que nous les étudierons d'une manière toute particulière. Car, il ne faut point se le dissimuler, le diagnostic des maladies de l'œil est une des bases fondamentales d'une thérapeutique certaine, remplacée trop souvent par un empirisme aveugle, ou une pratique banale dont les malades sont souvent victimes.

Le diagnostic des maladies des yeux est difficile sans doute; mais quelques hommes se sont plu à l'entourer de difficultés imaginaires, pour se faire valoir, pour s'entourer d'un vernis de supériorité qui tombe devant une sévère appréciation.

Il en est d'autres qui voient dans les yeux toutes sortes de choses, et qui sont ou dupes de leur imagination, ou qui veulent viser à l'effet; en voici une preuve: il n'y a pas long-temps, je fus consulté par une dame que l'on avait effrayée par la description des affections diverses dont son œil était atteint; il ne s'agissait rien moins que d'une sclérotite grave avec complication abdominale; tout le mal était produit par un fragment de l'aile d'un petit scarabée implanté dans le rebord de la cornée, que je découvris avec une loupe et enlevai à l'instant; trois jours après, il n'y avait plus qu'une légère rougeur.

Tout le monde connaît l'histoire d'un de nos plus riches nababs, qui, pour une maladie bien connue, mais selon moi mal traitée dans le principe, fut promené non seulement, dans quelques universités étrangères, mais encore pour lequel l'on convia à Paris les Jæger, les de Walther, les Lawrence, et tant d'autres, quand d'avance l'on savait que c'était trop tard, *Quæque miserrima vidi, et quorum pars.....*

De même que pour toute affection du corps humain, le diagnostic des maladies des yeux demande que l'on s'entoure de toutes les précautions et de toutes les connaissances nécessaires pour le rendre plus facile et plur sûr. Il est trois ordres de faits ou signes sur lesquels il faut s'arrêter.

1° Les signes objectifs, c'est-à-dire ceux qui sont vus ou qui tombent sous les divers sens : la vue, le toucher, l'odorat ;

2° Les subjectifs, c'est-à-dire ceux qui sont perçus par le malade et difficilement appréciés par le médecin ;

3° Enfin les commémoratifs, comprenant l'exposé des symptômes précédemment existans, ressentis par le malade ou appréciés par son entourage.

La thérapeutique des affections oculaires, au point où en sont arrivées les connaissances médicales, ne peut être isolée de la thérapeutique des affections générales. Les inflammations des yeux réclament les mêmes moyens que les inflammations du cerveau ou des poumons, avec les modifications nécessaires à la localité. L'œil, lié par de si étroites sympathies à tout l'organisme, doit être traité comme une dépendance du tout ; et, pour être bon oculiste, il faut être bon médecin avant tout. Nous l'avons dit ailleurs, ce qui a le plus retardé les progrès de la médecine oculaire, c'est de l'avoir isolée de la médecine générale, monopole absurde, exercé par l'ignorance aux dépens de l'humanité.

En effet, ceux qui ont fait faire des progrès à l'ophthalmie ont tous été de grands chirurgiens ou de grands anatomistes : il suffit d'inscrire ici les noms de Scarpa, de Barth, Schmidt, Prochaska, Benedict, de Walther, Rust, Himly, Wardrop, Maunoir, Panizza, pour se convaincre de ce que j'avance.

Leur premier soin a été de purger la médecine oculaire d'une foule de recettes banales, d'onguens merveilleux, appliqués à tort et à travers, pour ramener la thérapeutique de ces maladies dans le vrai chemin. Voici, du reste, comme s'exprime à ce sujet M. Jüngken (1), auquel nous devons des travaux très-importans : « Pour ce qui est » des considérations relatives au choix des médicamens spé- » ciaux, à la fixation des doses, et à la forme dans la- » quelle ils doivent être prescrits, à l'individualité de l'or- » gane, à son plus grand développement, etc., etc., il » tombe sous le sens que toutes ces considérations ne sont » point particulières aux affections ophthalmiques, mais s'ap- » pliquent aussi aux maladies de tous les autres organes.

» La pharmacopée d'un médecin oculiste rationnel doit, » comme celle de tout autre médecin rationnel, briller par » la simplicité. »

Ces considérations du professeur de Berlin sont de la plus haute sagesse ; elles doivent être prises en considération. Il serait à désirer que ses avis fussent surtout goûtés par une foule de prétendus médecins oculistes, qui gorgent leurs malades de toutes sortes de médicamens, dont la plupart sont d'une utilité plus que douteuse.

C'est surtout en appliquant le traitement d'une manière rationnelle, en saisissant les indications convenables, après un mûr examen de l'état du malade, que l'on peut compter sur une guérison.

Que de maladies, simples à leur début, n'ont dû leur gravité qu'à la transgression des principes fondamentaux de

(1) Jüngken, ouvrage cité, introduction.

la thérapeutique générale ! Que d'yeux ont succombé sous l'influence de médications empiriques ou sous l'action de remèdes nouveaux peu connus ! Qu'il me soit permis d'en donner un exemple : La cautérisation de la conjonctive oculaire, moyen sans contredit employé avec beaucoup de succès par des hommes raisonnables, a occasioné des sinistres horribles dans les mains d'hommes exclusifs, qui ont voulu l'appliquer à toutes les formes si variées de l'ophthalmie.

D'après tout ce que nous venons de dire, les connaissances nécessaires pour le diagnostic et le traitement des affections oculaires ne sont point instinctives, elles ne sont que le résultat de l'habitude, de l'expérience, de la comparaison et de l'appréciation des médications, de l'ordre et de l'attention apportées dans l'examen des symptômes ; c'est pour faciliter cette étude et ses résultats que nous avons rédigé ce qui suit :

De l'ophthalmoscopie, ou règles générales et précautions pour examiner les yeux malades et leurs annexes.

§ Ier.

Les travaux des Laënnec, des Bouillaud, des Piorry, des Louis, ont donné à l'exploration de la poitrine un degré de certitude inconnu à Avenbruger. L'investigation manuelle et oculaire des organes génito-urinaires joue maintenant un grand rôle dans leur traitement et dans la police sanitaire. La même route est ouverte aux ophthalmologistes. L'exploration méthodique et symptomatologique de l'œil constitue une branche de l'ophthalmologie générale, connue sous le nom d'ophthalmoscopie.

§ II.

L'œil et ses annexes étant en grande partie placés à

la surface du corps, et cet organe, composé d'humeurs
diaphanes, l'ophthalmoscopie s'exerce en partie par la vue
simple ou grandie par des instrumens d'optique, connus
sous le nom d'ophthalmoscopes.

§ III.

L'exploration manuelle, que M. Piorry a nommée palpation, concourt, dans un grand nombre de cas, à aider
et même à rectifier l'exploration visuelle. Toutes deux de-
mandent un ensemble d'actions méthodiques qui les mette
en harmonie. Ainsi, on commence par voir et examiner
avec soin, sans toucher l'organe, de crainte que le tact ne
développe quelques phénomènes accessoires et étrangers à
la maladie ; ces phénomènes sont plus apparens que l'on ne
croit. Il est des yeux tellement irritables que le plus léger
toucher, non seulement les convulse, mais encore y appelle
un afflux de sang anormal ou une lacrymation insolite : une
fois que l'on saura bien, l'on pourra passer à l'exploration manuelle.

§ IV.

La vue apprécie les couleurs des tissus, la forme de
leurs vaisseaux, la transparence des humeurs, l'obscurcis-
cissement des milieux réfringens, les contractions des muscles et des organes doués de contractilité ; le nombre et la
configuration des produits anormaux, la quantité des organes qui manquent, la nature des sécrétions, principalement
leur couleur, leur densité ou leur quantité, enfin l'ensemble de l'appareil oculaire ; cela à œil nu, ou aidé de puissances microscopiques, ou éclairé par des condensateurs
de lumière, tels que les miroirs creux et les prismes. Il
faut toujours, quand on examine un malade, commencer
par causer avec lui pour détourner son attention de l'examen dont il est l'objet.

§ V.

Par le toucher manuel, ou palpation, on constate la résistance et l'ampleur du globe, les altérations dans la souplesse ou dans la consistance des tissus, des canaux, des glandes, du périoste et des os ; on reconnaît des produits anormaux ou traumatiques qui ont échappé à la vue, enfin on découvre des collections de fluides accumulés par engorgemens de conduits ou produits par des sécrétions anormales : cette exploration s'exerce avec la main seule, ou avec des instrumens accessoires, tels que sondes, stylets, bougies.

§ VI.

Dans le plus grand nombre des cas, la lumière ordinaire du jour suffit pour examiner l'œil ; dans quelques cas, elle doit être vive et éclatante ; il doit être possible de la modérer au besoin. Dans des occasions, rares il est vrai et spéciales, on doit se servir d'une lumière artificielle pour étudier les milieux transparens de l'œil, et analyser la nature des reflets lumineux qui s'y produisent. Toutefois il faut agir avec précaution, de crainte de fatiguer l'œil par une lumière vive, prolongée : ce moyen ne sera employé que lorsqu'on aura acquis la conviction que l'organe peut la supporter impunément. Dans un grand nombre de maladies, quand l'intolérance de la lumière est grande, il faut s'accoutumer à regarder rapidement, à juger d'un seul coup d'œil. Chez les enfans atteints d'ophthalmie purulente ou scrofuleuse, par exemple, on peut même profiter de leur sommeil, et le favoriser au besoin par de légers narcotiques. Je me suis servi bien souvent de ce moyen.

Avant de procéder à l'étude ophthalmoscopique de l'œil, il faut examiner l'état général du malade, l'ensemble des

I.   9

signes auxquels on peut reconnaître son tempérament, les maladies qui pourraient compliquer son état oculaire. Il est bon de le voir marcher, pour savoir comment il porte la tête, et s'il n'est point atteint de paralysie partielle des membres. La manière dont il prononce aussi n'est pas à dédaigner; on reconnaît ainsi des affections profondes, dont le balbutiement n'est qu'un symptôme ou une terminaison.

§ VII.

Pour examiner l'œil, on doit, autant que possible, le faire à un jour franc; mais l'organe ne doit jamais être présenté de face à la lumière, si ce n'est lorsque l'on veut connaître l'influence des rayons lumineux dans la profondeur des milieux réfringens. Dans la plupart des cas, il faut placer l'œil de biais, afin que la vue puisse d'un seul coup embrasser la cornée et ses surfaces internes et externes, l'iris, le cristallin et ses annexes.

M. Jüngken préfère de faire asseoir le malade devant lui. Cette position est bonne pour les hommes de petite taille, sous le rapport soit de l'examinateur, soit de l'examiné; elle est favorable aussi lorsque l'on reçoit le jour d'en haut, comme dans quelques amphithéâtres.

§ VIII.

Dans des circonstances, il est convenable de se placer derrière le malade, tandis qu'il regarde dans un miroir oculaire ou ophthalmoscope; de cette manière, on juge très-bien de l'état de l'œil sans craindre les reflets lumineux. La lumière artificielle n'est préférable à la naturelle que dans les cas où il est nécessaire d'étudier l'état de l'humeur vitrée et de la rétine, en faisant brusquement refléter le corps lumineux dans les différens points de l'anfractuosité oculaire.

M. Sanson, professeur de clinique à Paris, a proposé un moyen particulier pour employer la lumière, et que nous exposerons en parlant de l'exploration interne de l'œil.

§ IX.

Afin de procéder avec plus de simplicité et de méthode dans l'examen symptomatologique de l'œil, nous suivrons l'ordre anatomique. Ainsi, nous commencerons par les sourcils, les rebords orbitaires; les paupières; les points et conduits lacrymaux, le sac réservoir des larmes, et l'organe qui les sécrète : de là nous passerons aux tarses, aux bulbes des cils, à la caroncule, aux cils, à la conjonctive oculaire et palpébrale, au globe de l'œil examiné en masse et en détail; enfin à l'état du canal lacrymal et de la muqueuse nasale.

§ X.

Au moyen de l'œil et du toucher, on s'assurera de l'état des sourcils, des bulbes qui leur donnent naissance et de la peau qui les renferme. On examinera avec soin s'ils ne sont point le siége d'exanthèmes, d'insectes, de tumeurs, de cicatrices, ou de corps étrangers : afin de rendre cet examen complet, on promènera les doigts avec soin et précaution sur toute leur surface.

§ XI.

Les mêmes précautions sont indispensables pour les rebords orbitaires; il faut rechercher avec soin s'il n'y existe aucune fracture, blessure, périostose, exostose, tumeur, suppuration , fistule eu corps étrangers ; on pressera avec une certaine force et graduellement sur les trous sous et supra-orbitaires, pour étudier l'état physique des nerfs auxquels ils donnent issue.

§ XII.

Souvent en pressant sur eux on réveille leur sensibilité, ou l'on rappelle des accès nerveux spasmodiques , assoupis ou paraissant à des époques fixes. Par ce moyen, feu mon père, le professeur Carron, reconnut une tumeur du nerf sous-orbitaire qui donnait lieu à des accès épileptiques avec strabisme et perte de la vue : l'excision fit tout disparaître.

§ XIII.

Les paupières doivent être examinées d'abord fermées, puis ouvertes. Nombreux sont les points qui doivent fixer l'attention de l'explorateur.

1° L'ampleur de ces voiles mobiles et le degré de leur fonte, étroitesse de celle-ci ou sa grande proportion ; l'étroitesse ou l'occlusion sont-elles congéniales, accidentelles, le résultat de cicatrices, d'inflammations antérieures ou récentes , enfin d'une contraction spasmodique ou permanente des muscles, connue sous le nom de blépharospasme?

2° Leurs mouvemens doivent être étudiés avec soin : sont-ils lents, vifs, brefs, convulsifs ou paresseux ; leur clignement est-il sympathique de l'affection de l'œil, ou indépendant?

Il est également important d'observer si les mouvemens sont douloureux, s'ils s'exécutent avec peine, si les paupières s'ouvrent complétement, partiellement; s'il existe des traces de paralysie ou de relâchement seulement.

L'action du blépharospasme a-t-elle produit dans le grand angle de l'œil un repli de la peau, pendant en forme de sac, accident fréquent chez les vieillards et les enfans scrofuleux?

3° Noter la coloration, l'épaisseur des paupières, l'injection vasculaire de leur tissu, la turgescence ou la flaccidité de leur peau. Souvent on prévoit ainsi chez les enfans nouveau-nés une ophthalmie purulente, affection désastreuse que l'on peut presque toujours arrêter au début. (Baron.)

La peau, par sa coloration, indique aussi bien des choses; c'est pour cette raison qu'il faut l'examiner avec soin. « Une » peau blanche, très-fine, à travers laquelle circulent d'une » manière très-apparente des vaisseaux provenant des veines » faciales et orbitaires sous la forme de cordons, appartient » aux individus dits à peau vulnérable. Si les vaisseaux sont » plus épais, d'un bleu rougeâtre, si la paupière est épaisse, » c'est un signe de tempérament scrofuleux. » (Jüngken.) Une peau colorée en jaune safran indique en général une affection aiguë du foie, ou tout au moins une absorption générale de la bile. Si au contraire elle est sale, terreuse, plombée, entourée de vaisseaux nombreux, noueux, elle indique que les organes abdominaux ne sont pas en un état satisfaisant, fait important à noter. Les filles chlorotiques, si sujettes aux maladies des yeux, ont aussi une peau terne qu'il ne faut pas oublier. Examiner s'il n'y existe pas endurcissement partiel, général, œdémateux, phlegmoneux, furonculeux, exanthématique. L'attention ne saurait être trop soutenue toutes les fois que l'on redoute l'apparition de la petite-vérole. L'emploi de la méthode ectrotique de M. Serres, pratiquée convenablement, prévient bien des accidens. Si elles ne sont point le siége de tumeurs ayant leur place dans leurs rebords libres ou dans leur union avec l'orbite; promener avec précaution les doigts en divers sens : ces organes rencontrent souvent des points saillans que l'œil a laissé échapper.

4° Étudier l'action du muscle élévateur, comparée à celles qui abaissent la paupière, demander si le malade est myope, s'il contracte habituellement les paupières;

5° Enfin prendre une connaissance exacte de l'état des bords des paupières, pour savoir s'il ne sont point renversés en dedans ou en dehors, ou le siége de quelque tumeur, de trajets fistuleux ou d'ulcérations. Cet examen n'est pas facile lorsque les paupières sont recouvertes de croûtes. M. Piorry (1) fait observer très-judicieusement que cette espèce d'opercule empêche les paupières de se renverser. « On remédie, dit-il, à cet inconvénient, en fai- » sant des lotions avec de l'eau pure, préférable à l'eau » de guimauve, parce qu'elle humecte mieux, en plaçant » des cataplasmes mous, ou en pratiquant des onctions hui- » leuses. » (Piorry.)

Les tuméfactions produites par la variole, l'œdème aigu, séreux, les épanchemens, produisent souvent les mêmes empêchemens. Il n'est pas aussi facile d'y remédier que pour les croûtes.

§ XIV.

Il faut s'enquérir avec soin de la situation des points lacrymaux; savoir si leur ouverture est béante, nette, en forme d'infundibulum, fendillée ou ulcérée; si la muqueuse qui les entoure n'est point hypérhémiée, végétante ou ulcérée; si les mamelons lacrymaux ne sont point déviés en dehors par l'état de la muqueuse ou projetés en dedans par l'action spasmodique du muscle orbiculaire; chercher à reconnaître s'ils ne contiennent aucun corps étranger, tels que poils, tumeurs cystiques ou concrétions pierreuses, etc.; engager le malade à se boucher le nez et à fermer la bouche pendant qu'il pousse de l'air avec force

(1) *Traité du diagnostic*, t. III, p. 157.

dans l'intérieur des narines, afin de constater qu'ils sont perméables à celui-ci ; s'enquérir si cette oblitération est congéniale ou accidentelle ; noter sa durée ; promener la pulpe des doigts sur leur trajet pour reconnaître s'ils sont durs, calleux ; enfin les explorer au besoin avec les stylets de Méjean, de Jæger ou les nôtres ; se servir au besoin d'une forte lentille. M. Demours y découvrit de cette manière un cheveu qui s'y était engagé, et qui avait plusieurs pouces de longueur. Par les sondes métalliques l'on constate la présence des corps étrangers et des concrétions pierreuses ; ce fait m'est arrivé une fois.

§ XV.

Pour ce qui concerne le sac, il faut constater sa position, son état de vacuité ou de réplétion, la coloration de la peau qui le recouvre, presser sur lui avec méthode pour savoir s'il reflue par les points et conduits lacrymaux, des larmes ou une sécrétion muqueuse ou purulente ; rechercher avec soin s'il n'y existe aucune callosité, ulcération, fistule, concrétion ; si le rebord du canal nasal n'est pas le siége d'aucune exostose, périostose ou tumeur ; s'il n'y a pas eu perte de substance par carie, nécrose, bris des parois par des corps vulnérans, tels que pointes d'épée, projectiles mis en mouvement par la poudre à canon.

§ XVI.

La glande lacrymale est souvent le siége d'une tumeur ou d'une hydatide : chercher à reconnaître, par le toucher, si elle déborde l'arc orbitaire, si elle sécrète beaucoup plus de larmes qu'à l'ordinaire ; si cette sécrétion est nocturne, diurne ; si elle a des rapports avec l'action de la lumière sur l'œil, avec le mouvement des paupières ; si la sé-

crétion lacrymale est diminuée ou supprimée ; demander
si cette sécrétion revient à des époques périodiques ; si
elle coïncide avec la douleur, la fièvre ou les phénomènes
nerveux. *Et autres soins : injections d'eau froide*

§ XVII.

Les tarses méritent une attention toute spéciale dans
l'examen de leurs bords, de leurs attaches, de leur position renversée en dedans ou en dehors, de l'uniformité de
leurs formes. L'examinateur se rendra compte de leurs
rapports avec les bulbes, avec les glandes de Mébomius;
il cherchera à s'assurer s'il y a des cicatrices, des tumeurs,
des brides ou des ulcérations. La position, la coloration, la
grosseur des glandes mébomiennes doivent être examinées
avec soin. Chercher à reconnaître si elles ne simulent point
des tumeurs cystiques et si leur orifice n'est point calleux,
ce qui produit une irritation permanente.

§ XVIII.

L'examen de la longueur, de la grosseur, de la coloration des cils, de leur position, forme un point important de
l'ophthalmoscopie. Il sera donc nécessaire de voir si, au
moment où les paupières s'ouvrent et se ferment, les cils
ne frottent point le globe de l'œil ; si ce frottement est général, partiel ou limité à un ou plusieurs poils ; si ce contact anormal est le produit d'une contraction musculaire,
d'une cicatrice des tarses, d'une déviation des bulbes ou
d'une tumeur. On examinera si les cils sont agglutinés
entre eux par une matière plastique en forme de croûte ;
voir s'il n'existe pas une ulcération sous cette croûte, et
sous celle-ci des insectes, ou leurs œufs ; enfin, on verra
s'il ne dévient point dans leur longueur ou s'ils ne surgissent pas dans une direction pernicieuse.

§ XIX.

Cet examen terminé, on passe à celui de la caroncule lacrymale. N'est-elle point trop volumineuse, le siége de poils ou de granulations? N'existe-t-il point entre elle et la membrane clignotante, ou rebord conjonctivien-falciforme, des corps étrangers, des poils, des concrétions ou des insectes parasites, tels que la chique, une larve d'œstre ou un dragonneau, inconvénient commun dans les pays chauds. Enfin, la caroncule est-elle ulcérée, atrophiée, ou manquant tout-à-fait?

§ XX.

L'examen de la conjonctive qui tapisse l'intérieur des paupières et le globe de l'œil, n'est pas d'un intérêt médiocre. Cette membrane est le siége de tant d'affections diverses, qu'il est important de bien la connaître dans toutes ses parties : on procède d'abord à celui des parties qui peuvent être considérées sans que l'on touche aux paupières.

Ce n'est qu'après avoir examiné avec soin le grand et le petit angle de l'œil, le rebord falciforme qui forme chez l'homme la membrane clignotante, que l'on passe aux paupières. Il faut commencer par les soulever légèrement avec la pulpe du doigt, en les attirant en haut et en bas. Il est des médecins qui ont la mauvaise habitude d'introduire le bout du doigt entre la paupière et le globe de l'œil pour soulever celle-là. Cette manœuvre presse l'œil, le blesse et occasione un blépharospasme instantané, qui produit un effet opposé à celui que l'on désire. Dans quelques cas il faut prier le malade d'ouvrir grandement les yeux sans qu'on y touche. Pendant cette opération, la tête du malade doit être légèrement penchée en arrière. Dans cet examen, il faut prendre en note la coloration, la densité de la conjonctive, l'état de ses vaisseaux; s'assurer s'il n'y a ni tumeurs, ni pustules, ni granulations, ni ulcérations; si le corps papillaire n'est pas hypertrophié, phénomène constant dans quelques affections de la conjonctive; étudier avec soin la configuration et la marche des vaisseaux sanguins; chercher à reconnaître ceux qui sont accidentellement développés et leur origine. Sans attacher une trop grande importance à ces vaisseaux, comme le font quelques ophthalmologistes allemands, il faut en tenir compte pour assurer le diagnostic. Pour rendre cette inspection plus facile, il faut, au moyen d'un stylet fort, émoussé, renverser la paupière en arrière, position qu'elle conserve facilement. Alors, rien n'est plus facile que de s'assurer de l'état interne de ces voiles mobiles, et se convaincre si l'état pathologique n'est point produit ou entretenu par des corps étrangers. Il m'est arrivé de guérir subitement une ophthalmie rebelle depuis six semaines, et produite par un fragment d'ongle implanté dans la muqueuse de la paupière.

§ XXI.

Pour ce qui concerne la conjonctive oculaire, on prendra les mêmes précautions, en se rappelant qu'il est des points où, à l'état normal, elle adhère moins à la sclérotique, et que c'est dans ces parties que le boursouflement se forme le plus vite, que les vaisseaux deviennent le plus facilement variqueux, et que se forment les ptérygions, les petites tumeurs graisseuses, et les chémosis séreux; c'est surtout à la limite de la cornée et de la sclérotique que ce phénomène est plus appréciable. Il faut toujours avoir ce fait présent à la mémoire, parce que, dans des cas de cette nature, la conjonctive hypérhémiée s'élevant en bourrelet autour de la cornée, comme une sertissure, il se manifeste une illusion optique, qui fait croire à la présence d'un corps étranger dans la chambre antérieure. Vers le point où la conjonctive oculaire abandonne la sclérotique pour venir tapisser la paupière, il existe un grand repli falciforme, lâche, abondamment pourvu de vaisseaux, s'étendant du grand au petit angle : cette partie est promptement sujette au boursoufflement, et en peu de temps, arrive à cacher tout le segment inférieur de l'œil, Ce développement est tel, que dans des cas d'ophthalmie égyptienne, la muqueuse fait une hernie à travers les paupières, dont le volume égale souvent un œuf de pigeon.

§ XXII.

Il est facile de constater ce relâchement de la conjontive, en soulevant la paupière inférieure avec le doigt, ce qui produit à l'instant un pli.

§ XXIII.

La congestion particlle de la conjonctive dans son diamètre temporo-nasal, en persistant long-temps, produit des altérations de tissus donnant lieu à une maladie connue sous le nom de ptérygion, qui peut revêtir diverses formes, telles que la graisseuse, la phlébectasique et la lardacée, affections dont il faut toujours reconnaître les limites et la nature avant de passer à leur extirpation.

§ XXIV.

Il est facile d'établir la différence des vaisseaux de la sclérotique d'avec ceux qui se présentent dans la conjonctive : les premiers sont plus fins, plus droits, plus fixes ; les autres, au contraire, sont sinueux, très-mobiles, plus gros, et surtout plus bleus.

§ XXV.

En considérant le globe oculaire en masse, il faut s'assurer de la position plus ou moins superficielle ou profonde des deux yeux; s'ils sont égaux l'un à l'autre; si
leurs mouvemens s'exécutent dans un isochronisme parfait
entre eux, enfin quelle est leur direction habituelle. On
étudiera leurs rapports avec les arcades sourcilières, le
nez, les paupières, et la distance qui existe entre les deux
yeux. Si le malade est atteint de strabisme, lui demander
s'il est congénial, accidentel, suite de maladie ou de coups.
Plusieurs malades louchent sans s'en apercevoir : chez
d'autres le strabisme est intermittent. Lorsqu'il existe chez
les enfans; demander s'il a été précédé de convulsions,
de fièvre cérébrale, ou s'il coïncide avec une dentition difficile. C'est ici le cas de recommander d'examiner avec soin
les dents quand on a affaire à des phénomènes névralgiques,
à des paralysies des paupières, ou à des abcès de quelque
partie de l'œil : souvent une dent cariée produit tous ces
accidens. Il faut aussi dans le strabisme constater l'état de
la vision; il n'est que trop commun de le voir produit par
une inégalité dans les forces visuelles des deux yeux, inégalité dont le malade ne s'est jamais douté.

« Les mouvemens des muscles de l'œil lui-même sont
tout-à-fait dignes de fixer l'attention de l'explorateur. On
sait combien ils sont compliqués, et que les six muscles qui
les produisent, combinent ou isolent leur action de façon
très-variées, pour porter le globe oculaire dans toutes les
directions dont il est susceptible. Or, il est souvent très-
difficile de rapporter à tel muscle de l'œil ou à son antagoniste la déviation observée dans l'organe visuel qui
cause le strabisme. Voilà la cause de cette difficulé : c'est
que, si l'un des muscles de l'œil vient à être anervié (paralysé), évidemment le globe oculaire sera porté en sens

inverse du côté du muscle antagoniste resté sain. Ainsi, dans ce cas, l'œil sera dévié du côté sain. S'il arrive au contraire que l'un des muscles droits de l'œil soit contracturé, le globe oculaire sera porté dans le sens de la partie malade. La même chose peut être dite de la lésion simultanée de deux muscles agissans pour porter l'œil dans une direction moyenne : en haut et en dehors, en haut et en dedans, par exemple, etc. Mais ces difficultés ne sont pas les seules qui se présentent dans l'étude des circonstances anatomiques qui causent le strabisme. Car si les muscles peuvent être primitivement malades, les nerfs qui y portent l'influence nerveuse sont aussi susceptibles de l'être, témoins les faits mentionnés par M. Cavarra, et un cas observé dans ma clinique à l'Hôtel-Dieu. » (Piorry.)

§ XXVI.

On s'assurera du degré de tension de l'œil soit par la vue, soit en exerçant sur lui, au moyen des doigts, un léger refoulement. Quand il saillit outre mesure, il est de la dernière nécessité de chercher à reconnaître si c'est par une augmentation de volume de l'organe, par la présence d'une tumeur intra-orbitaire, par l'hypérhémie de la glande lacrymale, ou par une exostose de la boîte osseuse qui le contient. Souvent, en pressant méthodiquement sur le bulbe, l'on voit se former autour de lui, dans le repli falciforme de la conjonctive, un bourrelet qui n'est autre chose qu'un liquide sécrété ou épanché au fond de l'orbite, et chassé par la pression exercée sur l'organe (1).

---

(1) Lisfranc, *Recherches sur les moyens de reconnaître les fluctuations.* (*Revue médicale*, 1827.)

§ XXVII.

La cornée mérite une attention sévère ; ses fonctions sont si importantes, que l'on ne saurait trop examiner avec soin les altérations de formes ou de tissus que l'on pourrait y reconnaître. Ainsi on notera avec soin le degré de sa convexité, de sa transparence, du poli et de l'éclat de sa surface ; c'est dans ce cas qu'il sera convenable de pratiquer l'inspection latérale, parce qu'elle fait découvrir de petites ulcérations, des corps étrangers, des granulations qui avaient échappé à l'observateur pendant qu'il examinait l'œil de face. Les parcelles métalliques sont incrustées, et lorsqu'elles sont tombées spontanément, elles laissent une petite concavité couleur de rouille : l'explosion de la poudre fait pénétrer dans la cornée des grains dont la déflagration n'a pas été complète ; ils se dissolvent dans le tissu cornéen et y forment un petit tatouage bleu. Dans les pays où l'on récolte des châtaignes, il tombe dans les yeux des épines de leur coque, qui sont très-fines et très-difficiles à reconnaître. Enfin les tailleurs de pierres fines reçoivent souvent dans la cornée des égrisures de diamant qui sont fort difficiles à apercevoir. Rechercher si la cornée n'est point environnée d'un disque rayonnant de petits vaisseaux qui ont leur siége entre la conjonctive et la sclérotique : si quelques vaisseaux capillaires, noueux s'avancent sur elle, se perdent dans sa profondeur, ou vont s'anastomoser avec ceux du côté opposé. Quant au cercle opalin, que l'on observe à sa circonférence, on ne le rencontre que chez les vieillards ou les enfans de vieillards, et il constitue l'art sénil ou gérontoxon.

§ XXVIII.

La sclérotique doit aussi fixer le regard de l'observateur

dans toutes les parties accessibles à l'œil et au doigt. On
notera avec soin sa couleur ; car, dans un grand nombre
de circonstances, elle en revêt une spéciale et pathogno-
monique, en se rappelant toutefois que, chez les hommes
des pays chauds, elle est plus colorée, et cela d'autant
plus que l'on se rapproche des races éthiopienne ou australasienne. On aura soin d'examiner attentivement si elle
n'est point le siége de quelques petites tumeurs isolées ou
en groupe, d'un blanc jaunâtre ou légèrement colorié en
bleu. Chez les enfans, la sclérotique étant fort mince dans
le pourtour de son union à la cornée, cette partie paraît
plus bleue que chez les adultes, ce qu'il se faut bien garder de prendre pour une maladie. Dans ce cas, il sera bon
d'examiner l'œil de biais, afin de reconnaître s'il n'y existe
point d'ulcérations. Nous avons indiqué ailleurs (§ XXIV)
les moyens de reconnaître les vaisseaux sclérotidiens, de
ceux propres à la conjonctive.

§ XXIX.

Mais si la cornée transparente et la sclérotique deman-
dent un examen particulier, l'iris à son tour mérite une
investigation précise et minutieuse, et qui porte sur plusieurs points de vue différens. Les principaux ont trait à sa
coloration, à ses formes, à sa texture, à sa position, à sa
contractilité.

1° Coloration..... On aura soin de voir si dans quelques
points de cette cloison mobile il n'existe point une rougeur
morbide qui décèle ordinairement l'existence d'une inflammation de l'iris, affection malheureusement plus fréquente
que l'on ne l'a cru de nos jours. Le cercle interne est dans
quelques circonstances le siége d'une injection vasculaire
assez prononcée, qui est ordinairement le résultat d'une
inflammation, ou tout au moins d'une congestion sanguine,
car je l'ai vue quelquefois avoir lieu dans les affections

glaucomateuses de l'œil et dans les fongus médullaires commençans.

2° Après les inflammations aiguës de l'iris, celui-ci reste souvent pâle et décoloré.

3° Un prompt changement dans la coloration de l'iris dénote en général une inflammation rapide; mais, dans ce cas, il importe d'examiner si l'humeur aqueuse n'a point elle-même subi une transformation de couleur, soit par l'épanchement de quelques gouttelettes de sang, soit par la résorption de la bile, circonstance notée par Franck : soit enfin par la dissolution de particules métalliques qui avaient pénétré dans la chambre antérieure, ainsi que j'ai eu occasion de l'observer à plusieurs reprises.

On ne perdra point de vue que, chez quelques hommes, on observe, comme sur les animaux, diverses colorations de l'iris qui ne sont point un résultat pathologique, mais bien une conformation congéniale.

4° Ce sera ensuite le moment de reconnaître la position de l'iris en tenant compte de ses rapports avec le cristallin et la chambre antérieure : on considérera s'il n'est point tombé en avant ou en arrière, et si cette cloison n'est point affectée de tremblemens, surtout très-appréciables quand l'œil se meut, ce qui annonce en général un relâchement des procès ciliaires et une diminution du cristallin. En procédant à cet examen, il faut toujours tenir compte de l'âge du malade ; car chez les vieillards presbytes et chez les tout jeunes enfans, la face antérieure du diaphragme irien présente une convexité non équivoque.

5° La mobilité de l'iris doit aussi fixer l'attention de l'observateur ; il faut l'étudier à différens degrés de clarté, quelquefois même en employant une lumière artificielle ou ophthalmoscope réflecteur : on tiendra compte de la promptitude ou de la lenteur avec laquelle les mouvemens s'exécutent : s'ils cessent bientôt, ou bien si l'iris oscille pendant long-temps, enfin si la contractilité est isochrone dans les deux yeux. Pour cela il est nécessaire d'examiner un œil pendant que l'on tient l'autre recouvert de sa paupière, que l'on élève ensuite brusquement, en répétant ensuite la même manœuvre sur l'autre œil.

§ XXX.

Il reste maintenant à examiner la pupille : on prendra surtout en considération sa dilatation ou son resserrement. On examinera si son contour est circulaire ou échancré, s'il est régulier ou anguleux, si enfin il est garni d'efflorescences noires ou blanchâtres. On cherchera à reconnaître si le bord libre de l'iris est mince et tranchant, épais ou confondu avec les parties profondément situées : s'il est recouvert de petites tumeurs arrondies ou en grappes; si l'iris n'a pas contracté des adhérences avec le cristallin ou la cornée, ce qui en général diminue la chambre postérieure ou l'antérieure, selon le siége de l'adhérence : quelquefois l'iris est complétement immobile sans qu'il y ait des adhérences; si enfin cette membrane n'est point le siége de solutions de continuité anormales, accidentelles ou congéniales.

§ XXXI.

Dans les cas douteux, l'on a recours à l'action de la belladonne pour obtenir des dilatations variées de l'espace pupillaire, afin d'apprécier les modifications diverses que cette substance lui fait subir. Par ce moyen, l'on reconnaît souvent des adhérences avec le cristallin, qui avaient échappé à l'investigation simple.

« Il n'est pas douteux, d'après les beaux travaux de M. Magendie sur l'influence que la cinquième paire exerce sur l'œil et les nerfs iriens, que les nerfs de l'iris, et par conséquent les dimensions de l'ouverture pupillaire, ne puissent être modifiées par l'altération de cès nerfs. Il y a lieu de croire aussi que les nerfs ganglionnaires dépendant du ganglion ophthalmique, doivent aussi, dans certains cas pathologiques, altérer le mouvement de l'iris. Toutefois dans la monophthalmalgie (migraine ophthalmique) où il paraissent surtout être affectés, on ne voit pas que les mouvemens iriens soient très-modifiés. » (Piorry.)

Lorsque le cristallin est sain et que la pupille est largement dilatée, la vue pénètre profondément dans l'intérieur de l'œil, et l'on peut alors apprécier une grande partie de l'humeur vitrée et de la rétine; on étudiera alors leur transparence : pour faire cet examen avec fruit, il faut placer convenablement l'œil afin qu'il reçoive une lumière favorable.

Le cristallin qui commence à s'obscurcir prend une teinte grisâtre, uniforme ou pointillée. Quand la capsule est malade, elle miroite et chatoie.

La cataracte peut-être partielle ou générale, centrale ou située à la grande circonférence ; sa couleur varie du gris au blanc de lait, blanc nacré, blanc terne, blanc jaunâtre, jaune brun, ambre, vert ou demi-brun et noir.

Le fond de l'œil, quand le corps vitré et le cristallin sont sains, est d'autant plus noir que l'individu est plus jeune : en vieillissant, le pigment diminue d'épaisseur et de noirceur. Chez les albinos il manque, et le fond de l'œil paraît rouge.

« Il est indispensable au diagnostic de rechercher, avec le plus grand soin, dans quelle partie réside la cause organique qui produit la cécité plus ou moins complète ; de savoir s'il s'agit d'une affection de l'iris ou de la rétine; d'une anopticonervie (goutte sereine, paralysie de l'œil); ou encore d'apprécier, si c'est dans le cerveau ou sur le trajet des nerfs qu'est située la lésion qui trouble la vue. En définitive, le siége de la douleur, dans l'orbite ou le cerveau, lorsque des douleurs existent, les phénomènes fonctionnels ou physiques donnés par l'encéphale ou les parties voisines de l'œil malade, pourront donner beaucoup de matériaux au diagnostic. Des considérations du même genre que celles qui ont été précédemment établies pour le strabisme, trouvant ici leur application, nous n'y reviendrons pas. » (Piorry.)

Pendant cette investigation, il faut ordonner au malade de regarder fixement un point mobile dont on change la position à mesure que l'on veut examiner différens points de l'espace intra-oculaire; par ce moyen, on dirige l'œil à volonté : toutes les fois que l'on a des cas douteux, il faut recourir à la dilatation forcée avec la belladonne pour voir plus commodément. Par ce moyen l'on reconnaît des opacités du cristallin qui avaient échappé quand la pupille était rétrécie. Si le commencement de la cataracte est à la grande circonférence, on le verra de cette manière. Il faut être extrêmement réservé sur le diagnostic des profondeurs de l'œil; nous en parlerons à l'article Fongus médullaire. Il est des illusions optiques dont il faut se garder. Ici trouvent leur place les moyens mis en usage par M. Sanson : nous les rapportons textuellement.

« Si l'on place une bougie allumée au devant d'un œil à
» l'état normal, on aperçoit dans l'intérieur de l'œil trois
» petites images de la lumière : deux sont *droites* et sui-
» vant le sens du mouvement qu'on imprime à la bougie,
» la troisième est *renversée* et marche en sens inverse de
» cette bougie, monte quand on l'abaisse, descend, au
» contraire, quand on l'élève, etc.

» Des deux images *droites*, l'une paraît être de beau-
» coup plus brillante et placée sur un plan plus antérieur
» que l'autre, qui paraît très-pâle et très-profonde; l'image
» *renversée*, placée sur un plan intermédiaire, paraît aussi
» tenir le milieu pour la clarté.

» Si on présente la bougie allumée au devant de l'œil
» dont les fonctions sont troublées, on peut :

» Voir trois images,

» N'en voir aucune,

» N'en voir qu'une seule, et alors c'est toujours l'image
» *droite antérieure* qu'on aperçoit ;

» N'en voir que deux, et alors ce sont les deux images
» *droites ;* donc, quand une des trois images manquera, ce
» sera l'image *renversée*, et quand on reconnaîtra celle-ci,
» on pourra conclure à l'existence de l'image *droite pro-*
» *fonde* que sa pâleur rend difficile à apercevoir. Les ex-
» périences faites par M. Sanson conduisent au résultat
» suivant :

» 1° L'image *droite antérieure* est le produit de la réflexion
» de la lumière par la surface convexe de la cornée ; elle
» se voit à son foyer. (On sait que pour les surfaces con-
» vexes, le foyer est toujours virtuel ; que l'image par con-
» séquent se peint derrière le miroir, qu'elle est droite et
» toujours plus petite que l'objet.)

» 2° L'image *droite profonde* est le produit de la réflexion
» de la lumière par la surface convexe du segment anté-
» rieur de la capsule cristalline ; elle se voit à son foyer
» qu'on sait également être virtuel. La surface convexe du
» cristallin est pour fort peu de chose dans la production
» de cette image. (Celle-ci existe lors même que le cristal-
» lin ne réfléchit rien.)

» 3° L'image *renversée* est le produit de la réflexion de
» la lumière par la surface concave que présente le seg-
» ment postérieur de la capsule cristallline ; elle se voit à
» son foyer. (On sait que pour les surfaces concaves le
» foyer est plus en avant, et que l'image est renversée.)
» Le segment postérieur du cristallin est pour fort peu de
» chose dans la production de cette image, comme on peut
» le voir sur un œil de bœuf.

» Remarquons que ces phénomènes exigent pour se pro-
» duire, et des conditions de transparence et des conditions
» de pose ; mais, dans le milieu dont il s'agit, ces deux

» qualités sont inséparables jusqu'à un certain point, et la
» première suppose toujours la seconde.

» Voici l'appareil au moyen duquel M. Sanson se rend
» compte de la production de ces phénomènes. Derrière un
» verre de montre et à deux pouces de sa concavité, pla-
» cez une lentille bi-convexe : le verre de montre simulant
» la cornée, la lentille figurera le cristallin. En présen-
» tant une lumière à cet appareil, on voit, en effet,
» trois images, deux droites et une renversée, dans le même
» ordre que pour celles qu'on distingue dans l'œil sain ; si
» on dépolit la face postérieure de la lentille, l'image *ren-*
» *versée* manquera ; si on dépolit la face antérieure de la
» lentille ou la face postérieure du verre de montre, ou
» bien si on ôte la lentille, l'image *renversée* et la droite
» *profonde* manqueront ; enfin si on dépolit la face anté-
» rieure du verre de montre, les trois images manqueront.
» Cette contre-épreuve suffit sans recourir aux lois de la
» physique, pour indiquer que l'image *droite antérieure*
» dépend du poli de la surface antérieure du verre de
» montre ; la *droite profonde* du poli de la face antérieure
» de la lentille, et la *renversée* du poli de la face postérieure,
» analogie complète avec les images produites par la cor-
» née et l'appareil cristallinien.

» Dans cette expérience, les trois images présentent une
» lueur à peu près égale, ce qui est bien différent de l'œil,
» où l'image antérieure est incomparablement plus bril-
» lante que les profondes. Afin de donner à l'appareil une
» similitude plus grande avec l'œil, nous l'avons placé sous
» l'eau, ou bien nous avons placé une petite lentille entre
» des verres de montre, en remplissant l'intervalle avec
» de l'eau ; on voit alors bien manifestement les images
» postérieures perdre la plus grande partie de leur éclat,
» et devenir d'une pâleur qui les fait ressembler plus exac-
» tement à celles de l'œil. Voici comment on peut appré-
» cier cet effet : La plus grande partie des rayons lumineux

» incidens étant réfractée, ce n'est qu'une minime quan-
» tité qui se trouve réfléchie, et, dans cette quantité, il
» n'en arrive que très-peu au cristallin, puisque la presque
» totalité est réfléchie par la cornée, et qu'une partie du
» reste est absorbée en traversant les milieux de l'œil. Aussi
» les deux images postérieures, surtout la *droite profonde*,
» paraissent-elles comme des ombres, en sorte qu'il est
» nécessaire de faire cet examen dans l'obscurité, et de
» savoir à peu près quelles places elles doivent occuper,
» pour pouvoir les y découvrir.

» Cette explication, déjà justifiée par l'observation cli-
» nique, semblait avoir besoin, pour être définitive, d'être
» vérifiée sur des lésions anatomiquement observées : ce
» sont ces lésions que j'ai cherché à provoquer expérimenta-
» lement; elles n'indiquaient point lequel du cristallin ou de
» la capsule produisait les deux images profondes ; question
» très-intéressante et que nous croyons susceptible de so-
» lution. Je commence par la cornée.

» Pour démontrer que c'est elle qui produit l'image droite
» antérieure, il nous suffit, ce nous semble, de remarquer
» que le trouble des parties postérieures situées dans l'œil
» n'empêche pas l'apparition de cette image ; le trouble
» peut être spontané ou provoqué par une injection de su-
» blimé ou d'encre dans les chambres de l'œil. Cette image
» disparaît, au contraire, où ne consiste plus que dans un
» reflet obscur, quand on a blanchi la cornée en la tou-
» chant avec le sublimé, l'acide nitrique. Ajoutons que
» cette image ne se montre pas sur les parties de la cornée
» qui sont le siége de taies ou d'autres altérations qui en
» font disparaître le poli. Enfin, quand après avoir bien
» examiné les trois images dans un œil à l'état normal, on
» enlève la cornée, on voit bien manifestement qu'il n'en
» reste que deux, et que l'antérieure a disparu.

» Rien n'indique mieux que les deux images postérieures
» sont dues au cristallin ou à sa capsule, que cette obser-

» vation dont on a pu s'assurer, savoir : que les yeux opé-
» rés de la cataracte ne présentent plus qu'une seule image,
» la *droite antérieure*. Pourtant il semble que la surface de
» la membrane hyaloïde devrait alors réfléchir une se-
» conde image ; peut-être qu'une observation plus atten-
» tive la ferait découvrir. Évidemment on n'aperçoit pas
» les deux images profondes quand l'humeur aqueuse est
» troublée ; elles persistent, au contraire, toutes les trois
» malgré l'opacité du corps vitré, comme il arrive dans le
» glaucoma, ou par des injections appropriées. Cela une
» fois admis, il est clair que *l'image renversée* ne peut être
» formée que par la surface convexe de la capsule ou du
» cristallin ; mais j'ai voulu y arriver par voie expérimen-
» tale. A travers un petit trou fait à la sclérotique, à trois
» lignes en arrière de la cornée, je faisais pénétrer un
» petit tube capillaire terminé soit par une boule, de ma-
» nière à ce que la chaleur de la main suffise pour en chas-
» ser le liquide, soit par une extrémité évasée comme une
» pipette, de sorte qu'au besoin on peut souffler pour for-
» cer le liquide à pénétrer ; une aiguille à acupuncture, pas-
» sée dans la cavité du tube, me servait à le diriger et à la-
» cérer au besoin les parties dont je voulais pousser l'injec-
» tion. Si on a pu diriger cet instrument dans la partie
» postérieure du cristallin, si l'injection a réussi à troubler
» ou à coaguler soit la capsule postérieure, soit la partie
» postérieure du cristallin, l'image *renversée* manquera.
» Quand on cherche à la découvrir, il arrive souvent qu'elle
» apparaît dans les points qui n'ont pas été attaqués ; mais
» elle disparaît au niveau des parties opaques, au moment
» où, par les mouvemens de la bougie, on cherche à y
» projeter le foyer. Même résultat quand, au lieu d'injec-
» ter, on se contente de broyer avec l'aiguille à acupunc-
» ture les parties postérieures du cristallin, assez pour en
» produire l'opacité. Quant aux injections, celle avec l'encre
» réussit généralement mieux que celle avec le sublimé.

» Quand on a injecté beaucoup de sublimé, il se forme un
» coagulum blanc, sur lequel la teinte pâle de l'image
» *droite profonde* ne ressort pas toujours assez pour être
» distincte, d'autant mieux que les milieux de l'œil devien-
» nent sensiblement troubles après la mort.

» Toutes les fois que l'injection a troublé le segment anté-
» rieur de la capsule, l'image *droite profonde* a disparu
» également; il n'est pas nécessaire que la partie posté-
» rieure de la capsule ou que le cristallin soient opaques,
» comme nous avons pu nous en assurer, par la dissection
» de ces pièces annatomiques, par l'observation d'une ca-
» taracte capsulaire simple, que je rencontrai dans l'un
» des yeux que je m'étais procurés pour ces expériences;
» et enfin, par l'observation de cataractes capsulaires chez
» le vivant. La cornée ou l'humeur aqueuse étant fréquem-
» ment trouble, nous avons dû souvent enlever la cornée,
» de manière à voir le cristallin à nu; il était alors bien
» facile de voir disparaître l'image *renversée* en injectant la
» partie postérieure du cristallin de la capsule. En même
» temps, malgré la coagulation complète du cristallin et de
» l'humeur de Morgagni, l'image *droite postérieure* persistait
» tant qu'on n'avait pas blanchi le segment antérieur de la
» capsule, soit par le sublimé, soit par l'acide nitrique, etc.
» A ce propos nous devons faire remarquer que, la capsule
» conservant après sa coagulation une forme lisse, on aper-
» çoit encore à nu certain reflet obscur au lieu de l'image
» nette qu'on apercevait dans un cristallin à l'état normal;
» de plus, si on y laisse quelques gouttes d'eau ou d'humeur
» aqueuse sur sa surface, elles s'y étalent en formant une
» couche unie qui réfléchit assez bien. »

§ XXXII.

Quand, après avoir examiné avec soin l'état de l'appareil
lacrymal, et que rien ne donne la raison de l'épiphora ou

de la non-perméabilité du canal, on doit examiner l'intérieur des narines, afin de s'assurer si on n'en trouverait pas
la cause dans un boursoufflement de la muqueuse nasale,
dans une déviation du cornet, ou dans la présence de
polypes dans les narines : enfin, au moyen de la sonde
de Gensoul, on peut cathétériser la partie inférieure du
canal.

Dans tous les cas où l'examen de l'œil exige l'application
du doigt ou des instrumens, il faut que la main et ceux-ci
ne soient point froids. Les doigts ne doivent pas être souil-
lés par la présence de substances médicamenteuses, ni
surtout imprégnés de principes contagieux, afin de ne rien
communiquer au malade. Les mêmes précautions seront
prises par l'examinateur, pour lui-même, quand il touche
des paupières suppurantes ou ulcérées. Les nombreux
exemples d'accidens produits de cette manière justifient
cette précaution.

§ XXXV.

L'ophthalmoscopie, comme on le voit, embrasse un
grand nombre de détails; chaque maladie des yeux, il est
vrai, ne réclame pas un examen aussi minutieux que celui
que nous venons d'indiquer, dans les paragraphes qui précèdent ; mais c'est en observant avec soin, et en ne se hâ-
tant point trop, que l'on évite les erreurs de diagnostic ,
non seulement si préjudiciables au malade, mais encore si
souvent funestes à la réputation du chirurgien.

Toutes les fois que la maladie est grave , l'examen de
l'œil doit être rapide et de peu de durée. Le chirurgien ne
doit le prolonger, que lorsqu'il devient nécessaire de prendre un parti décisif , comme lorsqu'il s'agit de ponctionner
l'œil pour évacuer l'humeur aqueuse , un hypopyon purulent, ou pour vider un œil suppuré.

Lorsque l'on a fini d'examiner le malade, il reste encore à l'interroger. On ne procède bien à cet interrogatoire qu'avec de l'habitude et de la méthode : les jeunes médecins sont souvent fort embarrassés pour y procéder. Il est plus convenable d'interroger les malades, que de les engager à exposer leur situation ; car ils se perdent ordinairement dans un dédale de choses insignifiantes, et oublient ce qui est le plus important pour le médecin. Il faut donc poser les questions avec le plus de clarté possible, pour obtenir une réponse convenable et aussi précise que faire se peut. Il faut demander au malade :

1° Où il souffre, et depuis combien de temps.

2° S'il n'a pas été atteint d'affections antérieures de l'œil.

3° S'il peut attribuer la maladie locale à quelque cause spéciale, constitutionnelle, héréditaire, acquise ou accidentelle.

4° Engager le malade à décrire ce qu'il éprouve.

5° Lui demander comment il voit : le médecin doit chercher à juger lui-même des facultés visuelles.

6° L'interroger sur sa vue avant la maladie, pour savoir s'il était myope, presbyte, ou s'il voyait aussi bien la nuit que le jour, ou tout le contraire.

7° S'enquérir si la vue était égale des deux côtés : ce que les malades ignorent souvent, et s'il voit mieux avec un œil fermé.

8° Observer ce qu'il reste de vision : lui présenter des objets de différens volumes et à des distances variées ; demander s'il voit les objets en entier, à moitié, grossis, ou diminués de volume.

9° Enfin si les douleurs ou le trouble de la vision se rattachent à des sensations particulières, à des accès périodiques, à des exacerbations régulières ou intermittentes.

Dans les interrogatoires, il ne faut point alarmer le malade; et lorsque, par la comparaison des symptômes objectifs avec les subjectifs, l'on est en mesure de faire son diagnostic, il faut se rappeler que la vérité ne doit pas toujours être dite au malade, surtout quand il n'y a plus aucun espoir (1).

§ XXXVI.

Tout ce que nous venons de dire se rattache aux maladies réelles de l'organe visuel; mais les médecins légistes, et surtout ceux qui sont chargés du recrutement sont appelés à constater des maladies qui sont souvent simulées. Ce sont surtout la myopie, l'amaurose, les opacités de la cornée, et les ophthalmies chroniques, avec perte des cils.

§ XXXVII.

La myopie se reconnaît à des caractères généraux que nous ferons connaître en parlant de cette maladie: cependant si l'œil est un peu saillant, si la cornée est convexe, si l'individu quand on l'interpelle cligne en regardant, si lorsqu'on lui dit de chercher à lire des caractères un peu fins, il arrive brusquement à une distance toujours fixe, si enfin il marche avec la tête un peu inclinée, phénomène propre aux hommes de grande taille: s'il est fils de myope, l'on a de fortes présomptions en faveur de la myopie. Pour

(1) Plusieurs malades se sont suicidés en apprenant qu'il n'y avait aucun espoir de guérison. Pendant six mois, j'ai résisté aux supplications d'un malade amaurotique. Lassé de ses protestations de résignation, je lui dis un jour la vérité: vingt-quatre heures après, il s'était coupé le cou, après avoir réglé ses affaires, prétexte de ses instances.

la constater, il faut, 1° lui donner des verres non concaves les lui placer sur le nez en lui disant qu'ils sont concaves, et lui dire que, s'il ne lit pas avec ces lunettes, il n'est pas myope : pour mieux le tromper, il faut leur donner au contraire une certaine convexité.

§ XXXVIII.

On passe ensuite aux lunettes myopes, en se rappelant toutefois que l'œil peut facilement s'accommoder à différens foyers et lire avec des numéros 2, 3 ou 4, qui sont des verres de myopes très-forts ; mais en général un myope réel peut lire des caractères assez fins à 18 et 20 pouces de distance, tandis que celui qui a fait des exercices, ne peut lire que de près.

Enfin, en lui enlevant les lunettes, on lui fait lire des caractères très-fins à deux pouces et demi de distance de l'œil. Malgré toutes ces précautions un homme très-rusé peut bien, grâce à ses exercices, embarrasser le médecin; c'est à celui-ci à redoubler de soins, et à renvoyer le réclamant à une autre session, puis à demander qu'il soit visité au moment où il y pense le moins. Il peut arriver quelquefois qu'un individu sollicite sa réforme parce qu'il a été atteint de cataracte congéniale ou autre, et qu'il a subi une opération. Quelqu'heureuse qu'en ait été l'issue, l'individu est inhabile au service militaire, parce que l'absence du cristallin le met dans des conditions telles que, pour voir de loin, il a besoin de lunettes particulières et pour voir de près, il doit employer des verres d'une nature différente que ceux qui lui servent pour les objets éloignés.

Chez les individus privés de cristallin, la chambre antérieure est plus vaste, parce que l'iris offre une concavité qui diminue en même temps la chambre postérieure. Cette cloison mobile est légèrement tremblotante, et quand on examine l'œil de biais, on y voit des mouvemens analogues à ceux que fait une voile qui fosséie.

Les moyens diagnostics recommandés par M. Sanson peuvent être ici d'un grand secours.

§ XXXIX.

Il est moins difficile de constater la cécité : quand on arrive pour examiner un aveugle simulé, il faut paraître convaincu de son infirmité ; puis, pendant que l'on examine son œil, saisir sans qu'il le voie un couteau à cataracte et l'approcher brusquement de l'œil : aussitôt l'individu fait un retrait en arrière, et sa supercherie est découverte.

Il en est qui produisent artificiellement la dilatation de la pupille, au moyen des instillations de belladonne ou de jusquiame. Par cette manœuvre ils simulent des amauroses avec mydriasis : mais, malgré la cécité momentanée que produit la belladonne, ils y voient assez pour reculer devant l'instrument qu'on leur présente.

Dans ces cas, il faut faire isoler le malade : après lui avoir fait donner des habits nouveaux pour qu'il ne lui soit pas possible de prendre des narcotiques ; en même temps on le privera de fumer, de priser, de chiquer, parce que l'on introduit dans le tabac en feuille, en poudre ou en rôle, des feuilles de belladonne sous différentes formes.

§ XL.

Il est convenable, aussitôt qu'il est mis en chartre privée, de lui faire donner un lavement, pour vider son rectum; car j'ai vu un conscrit qui conservait dans ce lieu une petite bouteille contenant son extrait de belladone.

L'effet narcotique sur l'iris se dissipe en peu de jours, et l'on peut accélérer le retour des pupilles à l'état normal, en exposant l'œil à la vapeur du café chaud ou de l'eau de Cologne.

Les mêmes manœuvres frauduleuses pour tromper l'expert, se pratiquent sur la cornée. Je connais un homme, indigne de porter le nom de médecin, et qui a gagné une fortune énorme, en produisant des taies artificielles sur les yeux des jeunes gens destinés au service militaire, qu'il guérissait ensuite, et dont il faisait payer en outre le traitement.

Voici comment il exerçait cette coupable industrie : quelques mois avant le tirage au sort, il pratiquait sur la cornée de l'œil droit une cautérisation assez forte avec le nitrate d'argent, mais dans un point tel que cette ulcération factice ne portât aucun obstacle à la vision. Par des applications irritantes, il entretenait la conjonctive un peu rouge ; il recommandait au jeune homme de déclarer qu'il ne voyait plus : à ceux qui allaient à la chasse, il recommandait de tirer à gauche, pour faire croire à l'impossibilité de tirer à droite. Deux ou trois jours avant l'époque où l'on fait connaître les réclamations pour la réforme, il augmentait l'opacité, en promenant sur la cornée un pinceau imbibé ou de nitrate d'argent ou de teinture concentrée de cantharides. Le réclamant se trouvait donc pour le moment dans le cas prévu par les réglemens.

Pour reconnaître cette fraude, il faut demander à examiner le malade à plusieurs jours de distance : plus l'on s'éloigne de l'époque où la cautérisation a été faite, plus il est facile de reconnaître qu'il existe une petite eschare, à bords frangés, qui se rétracte, se soulève, et qui accomplit en petit les périodes que l'on observe en grand pour les chutes des eschares produites par l'application des escharotiques sur les tissus. Avec une loupe un peu forte, l'on saisit très-bien toutes les diverses modifications de cette régénération de tissus.

Par le même artifice, le même individu provoquait des ophthalmies rebelles, en touchant la conjonctive avec de la teinture de cantharides et en faisant tomber les cils avec de la chaux mêlée à de l'orpiment.

GUIDE PRATIQUE

POUR L'ÉTUDE ET LE TRAITEMENT

DES MALADIES DES YEUX.

Il s'élance de chaque observation des
rayons de lumière capables de répandre
un grand jour sur les objets de nos recherches ; mais, pour produire un effet
avantageux, ces rayons épars doivent être
réunis en foyer.

M. MARET, l'Anti-septique.

MALADIES DES SOURCILS.

Les sourcils servent plutôt à l'embellissement du visage
qu'à l'organe de la vue ; cependant ils ont des fonctions,
telles que celles de diminuer l'intensité de la lumière en
absorbant les rayons lumineux, et d'empêcher, conjointement avec la saillie courbe de l'os frontal, la sueur du
front de tomber sur les paupières. On observe, en effet,
que les personnes qui ont peu de sourcils, sont sensiblement affectées par la sueur et surtout par une vive lumière
venant d'en haut ; ceux qui, au contraire, les ont très-
fournis, ont la vue plus forte et plus assurée.

Les sourcils sont sujets à plusieurs maladies ; les prin-

10*

cipales sont leur chute ou madarose, leur décoloration et l'ulcération de leur bulbe. La perte des sourcils est con-géniale ou accidentelle; dans le premier cas, elle est au dessus des ressources de l'art, et il ne reste au médecin que d'en substituer de factices par la prothèse ou la peinture. Cette affection se nomme aussi phtilose, parce qu'elle a son siége dans les bulbes; quelquefois elle est le résultat de la vieillesse, alors elle est incurable; d'autres fois, elle est produite par des brûlures, des plaies avec perte de sub-stance, par des maladies herpétiques ou syphilitiques. Quand la chute des poils aura été occasionée par la brû-lure, on aura recours au traitement réclamé suivant leur degré ou leur gravité. Lorsque l'on a affaire à une maladie herpétique, l'on mettra en usage les bains sulfureux natu-rels ou factices et surtout la pommade de proto-iodure de mercure selon la formule de M. Biett. S'il existe des symp-tômes ou des craintes de l'existence de maladie syphiliti-que, l'on fera bien de passer à un traitement général et local selon la gravité et l'étendue de la maladie. Souvent, à la suite de maladies graves, telles que la peste, la fièvre jaune et le typhus, les sourcils tombent au moment de la convalescence. Dans la plupart des cas, la nature seule fait les frais de leur régénération. Malgré tout le res-pect dû à Paul d'Égine, qui conseille les onctions avec un corps gras, nous pensons que ce moyen est complétement infructueux, et qu'il doit être abandonné. Dans une cir-constance, nous nous sommes très-bien trouvé de l'usage de la pommade du docteur Boucheron. Nous nous bornons à signaler ce fait unique, afin de provoquer de nouvelles expérimentations.

L'âge, les grandes infortunes, la réclusion dans les ca-chots humides, la débauche, entraînent la décoloration des sourcils, que l'on nomme aussi la canitie sourcilière. Cette affection est sans gravité lorsqu'elle suit graduellement la marche des années; mais, lorsqu'elle arrive brusquement, elle peut occasioner du trouble dans la vision chez les adultes, surtout lorsqu'ils avaient des sourcils très-épais. On remédie à ces accidens par des cosmétiques convenables.

Quelquefois les sourcils sont envahis par des boutons provoquant des démangeaisons aussi désagréables que rebelles ; ces boutons s'ulcèrent parfois et occasionent la chute des poils. Cette affection en général est due à la présence d'un insecte particulier, connu sous le nom de pediculus ferox pubis. Cette maladie est assez rare en Europe; mais on l'a rencontrée fort souvent chez les juifs qui habitent les villes des états barbaresques, qui, comme on le sait, croupissent dans un état de malpropreté égal à leur avilissement. Mon ami Herbeert en a surtout beaucoup vu à Tanger et à Tétuan, même chez des israélites aisés. Avec quelques frictions mercurielles, il est facile de débarrasser le malade de ces hôtes incommodes. Avec eux disparaissent la démangeaison et la maladie. Voici une observation qui prouve que l'on doit toujours examiner avec soin une maladie rebelle, lors même qu'elle n'est d'aucune gravité.

OBSERVATION.

Chute des sourcils ; démangeaison fort incommode ; traitement infructueux d'abord ; guérison.

M. ***, âgé de soixante-sept ans, hémiplégique, demeurant dans une pension bourgeoise, rue Copeau, était depuis plusieurs années en proie à une démangeaison des sourcils, accompagnée de leur chute et de l'ulcération des bulbes ; il avait inutilement employé un grand nombre de remèdes, lorsque le hasard m'appela à pratiquer une opération de cataracte dans la maison qu'il habitait, il me pria de le débarrasser d'une incommodité qui le rendait malheureux. Après lui avoir proposé divers moyens qu'il me dit s'être trouvés, pour lui, complétement infructueux, j'examinai la partie malade avec une forte lentille, et, après avoir soulevé quelques croûtes, je reconnus la présence d'un grand nombre d'insectes, auxquels il fallut attribuer la cause de la maladie; car deux ou trois onctions mercurielles amenèrent une guérison radicale.

CONTUSIONS ET PLAIES DES SOURCILS.

Les contusions et plaies des sourcils ne seraient pas plus dangereuses que celles des paupières, si cette partie de la face n'était pas le siége de l'épanouissement d'un nerf important, le frontal, qui, comme nous l'avons dit dans notre Anatomie, est une branche du nerf ophthalmique de Willis, provenant de la cinquième paire. On peut juger de là comment se produisent une foule d'accidens souvent mortels.

Les plaies des sourcils peuvent être faites par des instrumens piquans, tranchans ou contondans; elles sont simples ou compliquées. Les piqûres, lorsqu'elles n'intéressent ni l'os ni le nerf, ne réclament aucun soin; quelques compresses imbibées d'eau froide font tous les frais du traitement. Les plaies, au contraire, produites par un instrument tranchant ou contondant, doivent être soigneusement réunies par première intention, quelle que soit leur direction. A cet effet, le chirurgien rasera les poils avec beaucoup d'attention, de crainte qu'en s'engageant entre les lèvres de la plaie, ils n'apportent un obstacle à l'agglutination des tissus; puis il placera des bandelettes en taffetas gommé, qui suffiront pour obtenir en quelques jours une réunion complète. Lorsque la solution de continuité est très-ample et compliquée de décollement, il est plus prudent de pratiquer la suture entortillée avec des aiguilles très-fines. Si l'on n'arrive pas à temps pour obtenir une coaptation parfaite, il faut alors prendre les soins les plus grands pour obtenir la cicatrisation et avoir le moins de difformité possible.

OBSERVATION.

Plaie avec déchirure du sourcil; réunion; guérison.

M. de Mullinier reçut, en duel, un coup de pointe de sabre, qui divisa tout le sourcil depuis la base du nez jusqu'à la partie supérieure de l'oreille, en suivant le rebord orbitaire. La plaie était frangée et déchirée en plusieurs points. Quelques personnes de l'art présentes m'engagèrent à ne point la réunir par première intention; l'expérience m'engagea à insister sur ce moyen, que le blessé d'ailleurs réclamait impérieusement dans la crainte d'une difformité. Au moyen de six épingles très-fines, je pratiquai autant de points de suture, qui ne furent recouverts que par des compresses trempées dans l'eau froide; il ne se manifesta aucun phénomène inflammatoire : et au bout de six jours, la cicatrisation était linéaire et complète.

Comme nous l'avons dit plus haut, les plaies et contusions des sourcils, à la suite de la lésion du nerf frontal, peuvent produire des accidens consécutifs très-graves, tels que l'obscurcissement de la vue déjà signalée par Hippocrate, les mouvemens convulsifs des yeux, la paralysie des paupières, des membres, l'assoupissement, le délire, le tétanos et la mort. L'on a observé dans le cerveau des personnes qui avaient succombé à des accidens, suites de blessures non pénétrantes, des preuves non équivoques d'altérations récentes, telles qu'une collection purulente, un ramollissement partiel, tantôt une collection purulente avec épanchement sanguin dans la dure-mère, tantôt un amas de sérosité dans les ventricules compliqué d'arachnite. Lorsque Petit de Namur publia plusieurs cas de paralysies constitutives à la suite de blessures des sourcils, on commença par les révoquer en doute ; puis l'expérience de Monteggia et de Sabatier prouvèrent que l'habile chirurgien de Namur avait complétement raison. Voici un fait rapporté par Sabatier (1).

OBSERVATION.

Blessure légère du sourcil ; affaiblissement de la vue.

« Un jeune homme avait reçu une blessure légère au »voisinage de la paupière supérieure, vers l'angle interne »de l'œil ; la blessure pénétrait cependant jusqu'à l'os. Le »malade ressentit tout à coup une violente douleur, suivie »d'un gonflement à la 'partie affectée, et de paralysie au »côté droit, ainsi que d'affaiblissement de la vue du même »côté. L'œil gauche, qui était blessé, fut immobile, quoique, »comme je l'ai dit, la blessure fût légère, et qu'on ne pût »y découvrir qu'une légère dilatation de la pupille, ainsi »qu'une espèce d'inertie dans la paupière supérieure dont »le muscle supérieur était paralysé. L'usage des eaux mi-»nérales chaudes rétablit les organes dans leur état na-»turel, à l'exception de l'œil gauche dont la vue fut perdue »sans ressource. »

Une simple contusion peut produire les mêmes résultats. J'ai vu il y a quelques années dans la rue Hautefeuille, un étudiant en médecine qui, ayant reçu un coup de bille de billard dans le sourcil, fut pris d'accidens tellement graves que sa vie fut plusieurs jours en danger. Dans la Gazette médicale j'ai rapporté (2) l'histoire d'un médecin de Champagnoles près Chaumont, qui, ayant reçu un coup d'épée dans le sourcil, fut pris d'accidens cérébraux excessivement graves à la suite desquels il perdit compléte-

(1) Sabatier, *Anatomie*, t. II, p. 652.
(2) *Gazette médicale*, 1832, p. 106.

ment et irrévocablement la raison. En consultant la Monographie de Zacharie Platner (2), on trouvera un grand
nombre de faits de cette nature.

Lorsqu'il commence à se manifester des accidens à la
suite de plaies ou contusions des sourcils, il ne faut pas
hésiter à les attaquer vigoureusement par les saignées générales et surtout par les saignées de pied que l'expérience des médecins de la plus haute antiquité avaient
signalées comme excessivement avantageuses. Bell et quelques autres chirurgiens anglais associent à ce traitement
l'opium à haute dose , employé sous la forme de gouttes
noires (blackh-drops).

Lorsque les accidens persistent, il faut souvent porter
l'instrument tranchant dans la plaie et même le cautère
actuel, pour détruire complétement le nerf qui n'avait été
lésé qu'en partie ; on en peut juger par l'exemple suivant.

OBSERVATION.

Opération très-simple pratiquée sur le sourcil ; accidens consécutifs
graves ; destruction complète du nerf ; guérison.

M. P..., séminariste, portait depuis plusieurs années
une petite tumeur indolente, placée dans l'épaisseur du
sourcil gauche : elle offrait le volume d'un gros pois
chiche, lorsqu'une contusion assez violente détermina
une inflammation de la tumeur, qui acquit en peu de temps
la grosseur d'une amande garnie de sa coque. M. P... dé-
sira se débarrasser de cette incommodité : je procédai à
l'extirpation de cette tumeur, en faisant une incision parallèle à la direction du sourcil préalablement rasé ; voulant
laisser la cicatrice aussi petite que possible, l'incision
n'excéda que de quelques lignes le diamètre transversal

---

(1) Zacharie Platner, *Dissertatio de vulnere supercilierum.*

de la tumeur. La dissection en fut difficile : le kyste s'ouvrit, et il fallut l'exciser en lambeaux, après l'avoir vidé.
Il s'écoula peu de sang ; la réunion fut pratiquée avec la
précaution ordinaire : tout alla bien jusqu'au soir, où il se
manifesta une douleur violente dans le sourcil et la paupière sous-jacente, qui était en même temps affectée de
tremblement convulsif et de resserrement des mâchoires.
Dans la nuit les symptômes s'aggravèrent au point de devenir alarmans ; je craignis qu'il ne survînt une attaque de
tétanos. Une large saignée n'ayant amené aucun soulagement, je levai l'appareil ; la réunion n'étant point encore
avancée, je séparai les lèvres de la plaie, et, portant un
bistouri à lame forte et effilée au devant du trou sous-orbitaire, j'opérai la section entière du nerf, ce qui calma la
douleur ; je couvris la plaie non réunie d'un cataplasme
émollient ; les accidens consécutifs disparurent, et le lendemain je procédai à la réunion, qui n'eut lieu qu'imparfaitement ; mais la cicatrice s'opéra avant le huitième jour,
sans difformité.

TUMEURS DES SOURCILS.

Quoique les tumeurs qui surviennent aux sourcils soient de
même nature que celles des autres parties du corps, et par
conséquent soumises aux mêmes traitemens, je ne puis passer sous silence les tumeurs cystiques ou mélicériques qui
se développent dans le tissu cellulaire de cette partie, parce
que du mode d'opération dépendent souvent la réussite et
la conservation du sourcil. Ces tumeurs naissent presque
toujours un peu plus haut ou un peu plus bas que le sourcil ;
elles sont toujours mobiles en apparence, tandis qu'elles
sont toujours adhérentes au périoste, et l'illusion vient de
la facilité avec laquelle la peau glisse sur elles : c'est de
cette facilité qu'il faut tirer parti pour obtenir une guérison radicale et sans difformité. Pour y parvenir, on rase

avec soin la partie, un aide fort intelligent tire fortement
la peau en haut ou en bas, selon la position de la tumeur,
de manière à faire porter sur elle, ou du moins aussi près
d'elle que possible, la portion de peau occupée par le
sourcil; c'est au centre de cette partie qu'il faut, avec un
petit scalpel convexe et bien étroit, pratiquer tout d'un
trait une incision franche et régulière; cette incision doit
occuper tout le sourcil pour peu que la tumeur soit volumineuse; cette précaution est indispensable pour opérer
avec sûreté et réussite; l'on termine l'opération avec les
précautions recommandées par les auteurs pour les tumeurs cystiques. Les observations suivantes viennent à
l'appui des principes que je viens d'indiquer.

1re OBSERVATION.

Tumeur cystique sous le sourcil; excision; guérison.

Mademoiselle Jenny T******, nièce du riche juif de ce
nom, âgée de quinze ans, portait depuis son enfance une
tumeur cystique à l'angle externe et supérieur du sourcil
droit. Arrivée à un âge où l'on sent tout le prix d'une jolie
figure, elle demanda avec instance une opération qu'elle
avait refusée opiniâtrément quelques années auparavant :
elle s'y décida d'autant plus facilement que depuis quelques
mois la tumeur était en voie de progression. J'y procédai
en présence de M. le docteur Terrier, médecin ordinaire
de la malade. Je rasai le sourcil pour obtempérer au désir
de cette jeune personne, qui ne craignait rien tant qu'une
difformité. Nous fîmes tendre la peau au point de ramener
le sourcil au centre de la tumeur. Je pratiquai alors une
incision parallèle à l'axe transversal de celle-ci : après
l'avoir énucléée, je la disséquai avec soin et l'enlevai complétement. Lorsque l'opération fut terminée, et le sang
arrêté, je réunis par première intention : celle-ci fut com-

plète en peu de jours. Lorsque les poils du sourcil furent revenus, il fut impossible d'apercevoir qu'une opération avait été pratiquée dans cette partie.

2ᵉ OBSERVATION.

Tumeur cystique dans le sourcil ; extirpation ; réunion par première intention ; guérison.

Louise-Marie Sage, âgée de vingt-six ans, portait, depuis sept ou huit ans environ, une tumeur dans le sourcil gauche. Cette tumeur était survenue quelques mois après une violente contusion sur le rebord du sourcil ; d'abord grosse comme un pois, elle ne tarda pas en peu de temps à acquérir le volume d'un petit œuf de pigeon. Arrivée à cette dimension, elle devint de temps en temps le siége d'une douleur sourde, obscure et assez fréquente.

Désirant mettre fin à ses douleurs, et surtout à l'incommodité qui était la suite de cette difformité, je procédai à l'opération de la manière indiquée dans l'observation précédente. La tumeur, mise à jour par une incision qui dépassait les limites du sourcil, fut rapidement énucléée ; il ne fut pas difficile non plus d'en pratiquer l'extirpation totale ; mais, une branche considérable du nerf frontal ayant été lésée, je crus devoir la détruire en totalité afin de ne pas voir apparaître les symptômes nerveux qui assaillirent le jeune séminariste dont il a été question dans une observation précédente ; je réunis par première intention ; tout se passa pour le mieux, et l'opération fut couronnée du plus brillant succès.

Dès-lors, j'ai toujours suivi une marche analogue dans l'extirpation des tumeurs des sourcils : je pourrais au besoin grossir le nombre de ces observations ; mais celles que j'ai rapportées suffiront pour confirmer les principes que je viens d'émettre.

MALADIES DES PAUPIÈRES.

Les principales maladies des paupières sont : leur absence congéniale, leurs divisions naturelles connues sous le nom de *coloboma*, leur inflammation, l'œdème, les plaies, la paralysie, le clignotement, leur adhérence congéniale ou accidentelle, leur étroitesse (lagophthalmie), les tumeurs de différentes natures, leur renversement en dehors ou en dedans, et le cancer.

ABSENCE CONGÉNIALE DES PAUPIÈRES.

L'absence congéniale des paupières est un fait assez rare; je l'ai observée cependant sur un fœtus monstrueux que j'ai conservé plusieurs années dans de l'esprit-de-vin. L'œil privé complétement de paupières, ne peut par conséquent être protégé contre les agens extérieurs; et si les individus atteints de cette difformité eussent vécu, il est plus que probable que l'œil eût rapidement succombé à leur action. En lisant l'histoire des croisades, l'on y voit un grand nombre de chrétiens faits prisonniers aux siéges d'Antioche et d'Aquilée, qui, ayant eu les paupières détruites par les ordres d'un cruel vainqueur, perdirent non seulement la vue, mais son organe immédiat.

COLOBOMA DES PAUPIÈRES.

Cette affection, aussi de nature congéniale, est moins rare que celle dont nous venons de nous entretenir ; on en trouve plusieurs cas rapportés dans l'ouvrage de Seiler (1), et dans le journal du professeur d'Ammon (2). Cette difformité est en tout semblable aux becs-de-lièvre congéniaux, et probablement produite par la même cause. Lorsqu'elle n'est pas trop considérable, elle ne contrarie en

(1) Seiler, *Difformités congéniales de l'œil.*
(2) D'Ammon, *Journal d'ophthalmologie.*

rien l'état de l'œil et ses fonctions ; nous verrons même plus tard que les chirurgiens oculistes ont voulu tirer parti d'un coloboma artificiel. Il est donc évident que, dès que l'organe ne souffre point de cette difformité, il faut attendre que l'individu ait atteint l'âge de raison pour le soumettre à une opération qui n'est pas difficile, mais délicate à pratiquer. Comme dans le bec-de-lièvre labial, il devient indispensable de rendre saignans les bords de la solution de continuité naturelle, afin d'obtenir une réunion convenable, au moyen de petites aiguilles et de sutures entortillées.

INFLAMMATION DES PAUPIÈRES.

Par la laxité de leur tissu, par l'exubérance de leur système vasculaire, les paupières sont fort sujettes à s'enflammer ; dans le plus grand nombre des cas, la maladie revêt une forme érysipélateuse. Presque toujours l'érysipèle des paupières est idiopathique et se manifeste chez les hommes exposés à des vapeurs délétères ou à des agens excitans. Elle est très-commune chez les fondeurs, les chauffeurs, chez ceux qui réduisent en poudre les substances irritantes, telles que les cantharides, l'euphorbe, le dolichos-pruriens, le verdet et le sublimé-corrosif. Les Européens qui voyagent sur les bords de la Gambie, du Sénégal, de la Madeleine, etc., etc., en sont presque tous affectés à la suite de piqûres de maringouins et de moustiques. En Europe, il n'est pas rare de voir des femmes à peau très-fine, éprouver les mêmes accidens lorsqu'elles se promènent à la tombée de la nuit, sur les bords des grands fleuves ; les abeilles, les guêpes et frelons produisent aussi des accidens analogues.

Il faut avouer aussi qu'il est des inflammations des paupières, qui se lient d'une manière réelle au dérangement du canal intestinal ; elles sont alors sympathiques. Pour peu que l'inflammation soit violente et qu'elle occupe toute l'épaisseur des paupières, le malade est en proie à des douleurs qui deviennent rapidement très-vives et qui s'accompagnent d'un malaise général presque toujours suivi de désordres dans la circulation. Les paupières, rapprochées l'une de l'autre, sont rouges, luisantes, tuméfiées ; si cet état persiste, elles peuvent se couvrir de phlictènes gangréneuses. L'affection prend alors une tournure grave, et le praticien doit être excessivement attentif à la combattre pour en borner les ravages. Il faut alors insister sur les saignées générales, sur l'application de sangsues aux apophyses mastoïdes. Depuis quelques années, M. Serre d'Alais combat les érysipèles avec des frictions mercurielles; on peut aussi, quand la maladie résiste aux antiphlogistiques, employer deux méthodes anglaises réunies, qui sont les mouchetures avec la lancette pour dégorger les tissus, et la cautérisation avec le nitrate d'argent. Le professeur Rasori combattait les érysipèles de la face, et surtout ceux des paupières, au moyen de compresses imbibées d'une solution froide et concentrée de tartre-stibié dans l'eau (un gros pour une pinte). Cette médication m'a constamment réussi, et c'est celle que j'emploie de préférence.

Lorsque l'on présume une maladie des organes gastriques, on peut quelquefois obtenir de bons résultats du tarte-stibié pris en lavage, mais il faut être excessivement réservé dans son emploi, quand on peut craindre une inflammation du canal intestinal. Ce cas échéant, il faut alors avoir recours à l'application de sangsues à l'anus, aux boissons délayantes : les lavemens émolliens et les cataplasmes sur le ventre forment le complément de la médication.

Le traitement le plus énergique ne suffit point quelquefois pour empêcher la formation d'une collection purulente : lorsque celle-ci est petite et bornée, on peut, chez les malades pusillanimes surtout, abandonner la maladie aux efforts de la nature. Mais si l'abcès est considérable, il faut l'ouvrir paralèllement à l'axe transversal de la paupière, en incisant la peau couche par couche ; en agissant autrement, c'est-à-dire par ponction, on court risque d'atteindre l'œil. J'ai été témoin de trois faits de cette nature, entre autres chez un malheureux médecin de Malesherbes, M. Benod, à qui un confrère imprudent creva les deux yeux en ouvrant des abcès érysipélateux siégeant dans la paupière inférieure. Il est bien difficile de suivre le précepte de quelques chirurgiens, qui consiste à renverser la paupière pour ouvrir l'abcès en dedans. L'état de tension et de douleurs où sont ces organes ne m'ont jamais permis d'employer ce procédé. Le reste du traitement se continue comme pour les abcès chauds.

Toutes les fois qu'il y a des points gangrénés, il faut solliciter par des pansemens convenables la séparation et la chute des eschares, puis la nature fait seule les frais de la cicatrisation.

ŒDÈME DES PAUPIÈRES.

Il existe deux espèces d'œdèmes des paupières, le premier est une espèce de phlegmasie alba-dolens, que l'on rencontre à la suite de quelques fièvres exanthématiques. La seconde au contraire n'est qu'une infiltration séreuse, coïncidant presque toujours avec une ascite ou une anasarque. Cette infiltration est d'autant plus facile, que le tissu de ces organes est excessivement lâche, et se laisse plus facilement distendre par les liquides. Souvent aussi l'œdème des paupières est dû à l'application d'un bandage de tête qui est trop serré et qui interrompt la circulation dans les paupières. Quoi qu'il en soit, que l'œdème soit une phlegmasie alba-dolens, ou une infiltration, il n'offre aucun danger ; quand il est peu développé, il gêne le mouvement des paupières, s'il augmente, il paralyse complétement leur action, alors le malade se trouve momentanément aveugle. Il faut donc rechercher avec soin la cause pour la faire disparaître : les frictions excitantes, les scarifications, les mouchetures, les applications aromatiques, les diurétiques enfin triomphent toujours promptement de l'œdème des paupières, quelle que soit sa nature.

CONTUSIONS ET PLAIES DES PAUPIÈRES.

Les mêmes causes qui facilitent dans les paupières l'infiltration séreuse, les rendent aussi très-perméables aux épanchemens sanguins traumatiques : pour peu que l'on ait pratiqué, il m'a été facile d'observer une grande quantité d'épanchemens sanguins, dans ces voiles mobiles à la suite des contusions les plus légères. Peu d'instans après que les paupières ont été mises en contact avec un corps contondant, elles sont envahies par un épanchement sanguin qui devient quelquefois considérable, au point que l'individu qui en est atteint, ne peut pas ouvrir les yeux; d'autres fois, mais plus rarement, il se forme dans la conjonctive palpébrale et oculaire des chémosis immenses, et qui peuvent provoquer des accidens graves. C'est surtout chez les boxeurs anglais que l'on rencontre les épanchemens sanguins que nous signalons; l'on est réellement étonné que les paupières aient pu supporter un choc aussi violent sans qu'il fût suivi de la rupture du globe.

Lorsque les épanchemens sont légers, ils peuvent se résoudre spontanément par la seule influence des efforts de la nature, et la peau prend alors une teinte couleur vineuse, qui passe au brun quelques jours après, puis au jaune, suivant en cela la marche accoutumée des tumeurs sanguines traumatiques. Dans d'autres circonstances, l'épanchement sanguin est tel, qu'il se manifeste des symptômes d'étranglement et qu'il faut alors exciser des lambeaux de conjonctive; dans ce cas, celle-ci fait quelquefois saillie entre les tarses ou elle paraît sous la forme d'un bourrelet qui, lorsqu'il est excisé donne issue à un sang noir, épais, dont l'évacuation produit immédiatement une détente dans les parties et la cessation de la douleur. Puis l'on recouvre les paupières de compresses imbibées de substances résolutives, et la maladie se disssipe lentement en suivant la marche que nous avons indiquée pour le travail de la résorption.

OBSERVATION.

Violent coup de poing sur l'œil droit; chémosis traumatique gros comme un œuf de pigeon ; excision ; guérison.

Le nommé Dyck, jokey chez un marchand de chevaux aux Champs-Élysées, reçut, en sortant de la taverne, un coup de poing sur l'œil, qui lui fut administré par un de ses compatriotes, très-vigoureux et très-habile boxeur. Lorsque je fus conduit près de Dyck, je le trouvai dans l'état suivant : les paupières et leurs annexes étaient énormément tuméfiées et infiltrées de sang noir ; entre les tarses surgissait un bourrelet muqueux, gros comme un œuf de pigeon. A première vue je me rendis difficilement raison de la nature de la lésion, ce ne fut qu'après mûr examen qu'il me fut permis de voir un chémosis traumatique là où de prime abord j'avais entrevu la rupture de l'œil. Il était urgent de s'opposer à l'étranglement ; aussi m'empressai-je d'exciser le grand lambeau de conjonctive et de détruire complétement tout le bourrelet; il sortit un grande quantité de sang, j'accélérai cette exsudation au moyen de lotions d'eau tiède. Le lendemain tous les phénomènes d'étranglement avaient cessé ; mais il me fut encore impossible de découvrir la cornée ; je soumis alors le malade à l'usage des compresses imbibées d'eau résolutive, qui en peu de jours amenèrent la résolution complète.

Les plaies des paupières méritent toujours une attention particulière, qu'elles soient profondes, superficielles, transversales, ou verticales, produites par des corps tranchans ou contondans. Ces plaies sont, en général, produites par des coups d'épée, de fleuret, de poinçon ; par des corps vulnérans mis en mouvemens par la poudre à canon, la vapeur, ou des puissances rotatoires. Les plaies produites par les corps piquans, sont peu graves en générale, et se guérissent facilement lorsqu'elles sont peu profondes, et surtout quand elles ne pénètrent pas dans l'orbite ou dans le cerveau à travers celle-ci. Le pronostic de semblables lésions doit cependant être toujours fort réservé, parce que l'on ne peut pas, à première vue, calculer l'étendue du mal, et qu'il peut exister des lésions profondes, des fractures, de telle sorte que les accidens les plus graves ne tardent pas à se manifester. Ce sont les mêmes que nous avons signalés pour les plaies des sourcils. Les piqûres simples des paupières guérissent sans aucune médication, à peine a-t-on besoin d'appliquer quelques compresses d'eau froide ; mais, lorsque l'orbite a été perforée, ébranlée, l'on doit craindre des accidens consécutifs du côté du cerveau. Un praticien prudent n'attendra pas leur arrivée pour se mettre en mesure de les combattre. Il cherchera donc à les prévenir par de nombreuses saignées déplétives et révulsives fort abondantes. Les chirurgiens italiens emploient, avec beaucoup d'avantage, le tartre stibié à haute dose; en France, on commence à employer cette médication dont on trouve des exemples remarquables dans un mémoire du docteur Franck de Montpellier, et dans la Monographie de M. Lepelletier de la Sarthe. Lorsque le corps vulnérant, qui à traversé la paupière, a blessé l'œil, l'on a toujours à craindre la perte de cet organe ou des accidens graves consécutifs. J'ai été assez heureux cependant pour conserver le globe oculaire à plusieurs individus qui avaient été atteints par des plombs

I.

de chasse assez forts ; je dois surtout ces succès à l'énergie du traitement antiphlogistique employé pour prévenir
ou combattre les accidens.

Il n'est pas rare de voir les corps qui ont lésé les paupières se fixer dans le tissu cellulaire de l'orbite, et y de-
meurer sans occasioner le moindre accident : plus ordinairement cependant leur présence détermine des symptômes,
qui cessent aussitôt après leur sortie spontanée ou leur
extraction. Je dois à l'obligeance de M. Pacoud, chirurgien
en chef de l'Hôtel-Dieu de Bourg, la communication du fait
suivant :

OBSERVATION.

Plaie pénétrante des paupières par un éclat de bois ; séjour d'un corps
étranger dans l'orbite pendant une année ; extraction ; guérison.

Un jeune charpentier fut frappé avec violence par un
éclat de bois à la partie inférieure de l'œil droit : ce pro-
jectile pénétra très-avant dans l'orbite où il se brisa ; le
malade en arracha une portion, et crut avoir tout enlevé ;
la plaie fut pansée avec un peu d'eau blanche, et ne tarda
pas à se cicatriser. Quelques mois après, il se manifesta
une fluctuation à la partie inférieure de l'orbite, accompagnée de douleurs de tête très-intenses. La présence du
pus ayant été évidemment constatée, on ouvrit l'abcès, et
il en sortit une grande quantité de pus de bonne nature ;
la suppuration continua plusieurs mois, sans influer en rien
sur l'intensité des maux de tête, qui résistèrent à plusieurs
saignées générales et locales. La sonde, promenée dans le
tissu dénudé par la suppuration, ne rencontra jamais de
corps étrangers. C'est dans cet état que le malade se rendit
à l'Hôtel-Dieu de Lyon pour obtenir un allégement à ses
souffrances. Il y passa en vain plusieurs mois, et convaincu

de l'inutilité des médications employées jusqu'à ce jour, il revint à Bourg, et se confia de nouveau aux soins de M. Pacoud. Celui-ci, moralement convaincu de la présence d'un corps étranger, fit une large incision à la partie inférieure de la paupière, et ne tarda pas à reconnaître la présence d'un morceau de bois caché derrière le bord orbitaire, et qui, chargé avec des pinces à anneaux, fut extrait sans accident. Ce fragment de bois, que ce chirurgien conserve encore, avait vingt-huit lignes de longueur, et devait par conséquent pénétrer dans la cavité crânienne. Aucun accident ne suivit cette opération, à la suite de laquelle disparurent les maux de tête et la suppuration.

Les plaies transversales des paupières ou celles situées perpendiculairement, sur ce cartilage sans diviser toute l'épaisseur des tissus, peuvent être réunies par première intention au moyen de petites bandelettes de taffetas gommé anglais. Mais lorsque le cartilage tarse et la paupière sont divisés complétement, cette réunion est presque toujours impossible; il est alors nécessaire de pratiquer un ou plusieurs points de suture, destinés à affronter solidement les parties et à prévenir toutes difformités, résultats inévitables d'une coaptation vicieuse. Cette opération se pratique avec des petits fils de soie plate, que l'on fait passer dans les lambeaux au moyen d'une aiguille courbe très-déliée. Mais comme ces fils sont susceptibles d'irriter l'œil, il est nécessaire, pour éviter des accidens, de les faire pénétrer dans l'épaisseur des tégumens, sans intéresser en rien la conjonctive de l'intérieur des paupières. Benjamin Bell propose de remplacer ce procédé par celui de la suture entortillée, faite avec des aiguilles très-fines, analogues à celles mises en usage pour l'opération du bec-de-lièvre. Quelques praticiens rejettent ce moyen comme capable d'apporter sur l'œil, ou sur la partie malade, une trop grande irritation. Cette crainte est tout-à-fait gratuite. Depuis dix-huit ans, dans toutes les plaies considérables des paupières, j'ai toujours mis en usage la réunion au moyen de petites aiguilles très-fines, et je n'ai jamais échoué. Je citerai encore, à l'appui de mon opinion, les succès obtenus par M. Janson de Lyon, qui n'emploie que ce procédé dans sa nouvelle méthode de guérir le trichiasis. Toutes les fois que l'on doit réunir une plaie des paupières, il faut avoir soin de recouvrir l'œil sain d'une pelotte de charpie mollette, afin de s'opposer à ses mouvemens, qui seraient funestes au succès de l'opération pratiquée sur l'œil malade. Il arrive quelquefois, malheureusement, que les plaies des paupières, surtout celles qui sont produites par des corps contondans, sont frangées, de telle manière que l'on a à craindre qu'il se fasse une cicatrice peu régulière, soit par la difficulté que l'on a de mettre en rapport les lambeaux, soit par la mortification et la chute des parties contuses. Pour obvier à ces inconvéniens, il faut, au moyen d'une paire de ciseaux bien tranchans, tondre légèrement le bord flottant de chaque lambeau, puis opérer la réunion comme si l'on avait à faire à une plaie simple. Cette méthode offre par fois un inconvénient majeur, c'est la trop grande perte de substance palpébrale et la difficulté d'affronter les deux lèvres de la plaie. Pour éviter un contretemps de cette nature, il faut faire une incision à la commissure des paupières, vers le grand angle de l'œil et disséquer légèrement la partie de la paupière malade qui correspond à cette incision ; on est sûr alors de la voir céder aux tractions exercées sur elle ; les deux lambeaux s'affrontent, et rien n'entrave plus désormais les tentatives de réunion.

1re OBSERVATION.

Plaie de la paupière avec déchirement ; rafraîchissement du bord de la plaie avec l'instrument tranchant ; réunion au moyen de la suture ; guérison.

M. Georges Ponteville, de Darmstadt, carrossier, examinait

des travaux de charpente qu'il faisait construire sur le toit de sa maison, lorsqu'un charpentier fit partir avec sa cognée un éclat de bois dur qui divisa la paupière supérieure parallèlement à l'axe du corps. Les bords de la solution de continuité étaient frangés : avec des ciseaux je détruisis les petites barbelures qui s'opposaient à ce que les bords de la plaie fussent affrontés exactement, puis je maintins ceux-ci en contact immédiat, avec trois petites épingles très-fines, autour desquelles j'enlaçai un petit cordonnet de soie bien ciré ; le troisième jour la réunion était complète ; mais je laissai les épingles jusqu'au cinquième, de crainte d'accident ; le sixième jour la guérison était complète : il ne restait de l'accident qu'une légère cicatrice linéaire.

L'observation suivante, qui offre plus d'un trait intéressant, a été extraite des Mémoires inédits de feu le professeur Carron, mon respectable père.

2e OBSERVATION.

Déchirure de la paupière par la morsure d'un chien enragé ; cautérisation avec le beurre d'antimoine ; chute des eschares ; réunion secondaire au moyen de la suture entortillée ; guérison.

M. Jacques M......, employé supérieur des postes à Turin, fut assailli dans son enfance par un chien enragé qui le mordit fortement à la joue, et lui déchira profondément la paupière inférieure vers le grand angle de l'œil. Il ne fallait point penser à réunir la plaie par première intension, puisqu'il était nécessaire de contenir la plaie afin de neutraliser les effets du virus rabique. Mon père pratiqua cette opération avec un pinceau imbibé de beurre d'antimoine, il s'établit une suppuration abondante, suivie de la chute des eschares : d'un coup de bistouri, mon père prolongea la plaie du côté de la joue, pour rendre le lambeau un peu plus long, et il pratiqua la suture entortillée avec des épingles très-fines, analogues à celles employées par les entomologistes, et il obtint une cicatrisation exempte de toute difformité.

J'ai vu bien souvent M. M......, et il ne parle jamais qu'avec effusion d'une opération qui l'a soustrait non seulement à l'inoculation de la rage, mais encore à une difformité toujours très-désagréable pour l'homme qui a le moins de prétention à la beauté.

Si les plaies des paupières sont compliquées de pertes de substances, il faut recourir à la restauration des parties, quelles que grandes que soient les déperditions, grâces aux travaux de Frick de Hambourg, de Diffenbach, etc.; la science de la restauration des paupières ne laisse aujourd'hui plus rien à désirer. Nous consacrerons à cette opération un article spécial intitulé Blepharoplastie.

DU CLIGNOTEMENT DES PAUPIÈRES.

Le clignotement des paupières, plus connu des ophthallogistes sous le nom de nystagmus, hippus, est une maladie tantôt congéniale, tantôt accidentelle; dans le premier cas elle doit être considérée comme incurable; elle prend alors le nom de tic congénial des paupières. Le nystagmus est presque toujours symptomatique d'une irritation encéphalique, spinale ou abdominale; elle existe souvent chez les enfans qui sont atteints d'affections vermineuses un peu prononcées. Les hommes nerveux adonnés aux contentions de l'esprit, les femmes hystériques, nerveuses, y sont fort sujettes. Ces mouvemens rapides, auxquels sont sujettes les paupières, ne sont pas, ou presque pas, douloureux; mais ils entraînent dans la vision des troubles notables, incessans, et qui donnent à la face une expression particulière.

Cette affection est sans danger par elle-même; cependant il faut se hâter de la combattre par des moyens convenables, parce qu'elle peut acquérir un degré de tenacité qu'il ne faut pas attendre, et que, dans un grand nombre de circonstances, l'expérience m'a appris à la considérer comme les prodromes d'une affection grave du cerveau et de ses annexes. Presque toujours je l'ai vue suivie d'apoplexie, de paralysie des paupières, des membres ou de la face : ainsi donc toutes les fois que l'on aura à soigner un individu à tempérament athlétique, faisant abus de boissons fermentées ou adonné à des travaux prolongés de cabinet, il faudra considérer le nystagmus comme un indice d'une irritation des centres nerveux, que l'on combattra par des saignées générales et locales, des affusions d'eau froide sur la face, et des purgatifs aloétiques. Lorsque cette maladie est liée à un état général, comme chez les femmes hystériques, il faut alors employer les moyens propres à calmer la susceptibilité du système nerveux. On obtient souvent de bons effets des applications locales d'extrait de belladonne, de ciguë ou de jusquiame. Les fomentations avec l'eau de laurier-cerise produisent souvent des résultats fort avantageux, ainsi que je l'ai démontré dans un travail spécial (1). Ce médicament doit aussi être employé à l'intérieur.

OBSERVATION.

Clignotement des paupières rebelle à plusieurs médications ; guéri par l'eau distillée de laurier-cerise.

M. A***, homme de lettres, après avoir passé plusieurs nuits à corriger des épreuves d'imprimerie, fut tout à coup atteint d'un clignotement insupportable des paupières. Il espérait que le repos pourrait le débarrasser de cette in-

(1) Carron du Villards, *Sur l'emploi de l'eau distillée de laurier-cerise* ; mémoire couronné par l'Athénée de médecine de Paris. (*Revue médicale*, 1830.)

commodité; il n'en fut rien. Les pilules de Meglin prescrites par MM. Demours et Dupuytren ne produisirent aucun effet; les bains froids, les lotions toniques, les saignées, les ventouses à la nuque ne furent pas plus utiles. Depuis huit mois cet état persistait, lorsqu'il me fut adressé par le docteur Bennati. Je lui prescrivis l'usage de l'eau distillée de laurier-cerise, à l'intérieur, à la dose d'une demi-once soir et matin dans une tasse de lait chaud. Trois ou quatre fois par jour il baignait son œil dans l'eau susdite, et pendant la nuit, il plaçait sur les paupières des compresses imbibées de la même substance. Un mois de ce traitement suffit pour le débarrasser de son incommodité.

On a beaucoup vanté l'usage des pilules de Meglin, les infusions de valériane, l'oxide de bismuth et les lavemens d'assa-fétida; il est des cas cependant où tous ces moyens échouent. On a conseillé alors de découvrir le nerf frontal ou la branche orbitaire du nerf maxillaire inférieur (1), et de détruire l'un ou l'autre de ces cordons, selon le siége de la maladie. Cette opération ne doit pas être entreprise légèrement, car, d'un côté, elle est dangereuse, puisque je l'ai vue suivie d'une paralysie complète et incurable de la paupière, et que, de l'autre, la maladie reparaît sous la même forme et avec la même intensité. L'on a pensé que ces insuccès étaient dûs à la réunion immédiate du nerf coupé, ce qui lui permettait de reprendre ses fonctions. Dès-lors, l'on a jugé qu'il fallait produire une perte de substance dans le nerf, mais l'on n'a pas été plus heureux: on devait s'y attendre, puisque les motifs qui ont fait proposer cette opération sont dépourvus d'exactitude.

L'expérience a prouvé que, pour abolir le mouvement et le sentiment dans une partie, il faut couper tous les filets nerveux qui s'y distribuent. Lorsque l'on a examiné les

(1) Supplément à la traduction de Scarpa, par Fournier Pescay et Bégin, t. I, p. 207.

belles préparations de M. Bonamy, sur les nerfs de la face
et leurs anastomoses, l'on est convaincu de l'impossibilité
de faire cesser les mouvemens convulsifs des paupières par
la destruction du nerf. Il n'est pas du reste démontré qu'un
nerf coupé reprenne ses fonctions ; les expériences de Bell,
de Preston et de Bellingieri, laissent beaucoup à désirer sur
ce sujet.

CHUTE ET PARALYSIE DES PAUPIÈRES, PTOSIS, BLEPHAPTOSIS.

Le ptosis ou la chute des paupières, diffère dans un
grand nombre de cas avec la paralysie. La chute proprement dite, consiste dans un allongement et un relâchement
des tégumens produits, soit par une paresse du muscle, soit
parce que la paupière a été long-temps en proie à une tumeur qui l'a totalement tiraillée en bas. Il est d'autant plus
important de ne pas confondre ces deux affections, qu'elles
réclament un traitement tout différent. Dans le cas de chutes
des paupières qui ne sont point dues à la paralysie des
nerfs, le malade fait des efforts pour soulever sa paupière,
on les aperçoit, et pour peu que l'on aide l'action du muscle avec le doigt, la paupière se lève. C'est en raison de
cette observation que M. Chaponnier (1) a proposé et a employé avec succès un petit instrument fort ingénieux, dont
l'action lutte contre le poids surabondant de la portion de
peau inutile et que ne peut vaincre le muscle élévateur.
Les médications relâchantes, la compression exercée sur
la paupière, y produisent un relâchement qui cède rapidement à des frictions excitantes. Le docteur Campanella
a rapporté plusieurs cas de guérison de ptosis, par les frictions d'un liniment composé d'huile d'olive et de croton-
tiglium. J'en ai moi-même obtenu de très-bons avantages
dans le cas suivant.

(1) Chaponnier, *Journal général de médecine*, t. LXIII, p. 356.

11*

OBSERVATION.

Chute de la paupière ; suite d'un œdème prolongé ; frictions avec le liniment du Dr Campanella ; guérison.

Mademoiselle Perrin, Julie, demeurant à Paris, place des Trois-Maries, n° 7, se présenta à la consultation du dispensaire ophthalmique pour réclamer mes conseils touchant une chute de la paupière supérieure dont elle était affectée depuis plusieurs semaines, à la suite d'une œdème des paupières. Elle avait employé contre cette ptosis différens moyens qui tous avaient échoué ; je lui proposai alors de faire sur la paupière des frictions avec le liniment composé d'une once d'huile d'olive et d'un demi-gros d'huile de croton. Quelques frictions produisirent une irritation extrême sur la paupière accompagnée d'une irruption milliaire fort abondante. Cet état phlogistique fut entretenu pendant plusieurs jours et fut suffisant pour ramener dans la paupière une vitalité suffisante pour reprendre ses mouvemens.

Quand les moyens médicaux échouent, il faut alors recourir à une médication plus active, qui consiste à cautériser les tégumens avec l'acide sulfurique, la potasse caustique ou le fer rouge. Cependant les chirurgiens modernes préfèrent l'excision des tégumens, parce qu'alors l'on peut diriger à volonté l'instrument tranchant, tandis que les caustiques agissent en général au hasard. Voici comment il faut procéder : on saisit avec ses doigts et mieux encore avec une pince à cet effet un pli de la peau dont on calcule l'épaisseur sur l'allongement de la paupière ; avec des ciseaux courbes on enlève d'un seul coup le lambeau de peau excédant : il vaut mieux en enlever un peu plus que moins ; l'hémorrhagie est peu considérable ; lorsqu'elle est arrêtée, on réunit les bords de la solution de continuité, au moyen de trois petites aiguilles à suture,

par les raisons que j'ai indiquées dans les chapitres précé-
dens : je préfère ce procédé à la suture entrecoupée. On
peut les laisser sans crainte pendant vingt-quatre à trente
heures, tandis que les fils altèrent promptement la peau,
c'est ce qui avait engagé le professeur Langenbeck (1) à ne
les laisser en place que pendant douze heures. C'est trop peu
et Weller (2) observe judicieusement que chez un grand
nombre de personnes, la réunion ne pouvait pas s'opérer
dans un aussi bref délai, surtout lorsque les sujets sont
peu raisonnables et indociles.

Il arrive souvent que le relâchement de la paupière inférieure se joint à celui de la supérieure, alors les deux
paupières tombent en avant en forme de bourse, et l'œil
prend une expression particulière, semblable à celui de
quelque reptile de la famille des chélidoniens. Cette espèce
de ptose, connue sous le nom d'atonia-blepharon, est due
en général, le plus souvent, à une atonie du muscle orbiculaire des paupières, et doit être traitée en conséquence.

La paralysie proprement dite de la paupière (blépharoplégie), est rarement isolée ; elle est presque toujours pré-
cédée ou accompagnée d'un strabisme dépendant de la
même cause, soit que les centres nerveux aient été primitivement ou sympathiquement atteints. Cette affection accompagne ou suit immédiatement un grand nombre de
fièvres malignes, et j'ai observé plusieurs cas de ce genre
dans une épidémie de typhus qui régnait en Italie, en 1817
et 1818. Dans la paralysie des paupières proprement dite,
la paupière n'est nullement œdemateuse, le malade y
éprouve une sensation de froid et une diminution de sensibilité, quand la vue est troublée, et lorsque l'on soulève la
paupière avec le doigt, aussitôt qu'on la quitte, elle re-

(1) Neue Biblioth. für die chir. und ophthalmologie. 1818, 1 band,
p. 427.

(2) Weller, Traité théorique et pratique des maladies des yeux,
t. 1, p. 123.

tombe lentement comme un rideau de théâtre. Cette maladie est souvent le résultat d'une affection rhumatismale ou
goutteuse, brusquement supprimée ; on l'observe assez souvent après la disparution du flux menstruel ou hémor-
rhoïdal, ainsi que l'on peut s'en convaincre en lisant l'ouvrage de Nicolas Friedrick, intitulé : *De paralysi musco-
lorum faciei rhumaticâ*. Il est important de ne point la confondre avec une affection du cerveau, car le traitement
est bien différent. Guthrie déclare que, dans un grand
nombre de cas qu'il avait observés, cette maladie était due
à un refroidissement subit.

C'est surtout à la suite des lésions traumatiques qu'elle
est la plus fréquente. Il n'est pas rare de la voir se lier à un
état de relâchement de tous les muscles de la face et de
l'œil, ainsi que l'avait observé M. Schaw (1) dans ses
recherches sur la paralysie des nerfs de la face. Si
en même temps les muscles du pharynx et de la langue
participent à l'affection paralytique, la maladie offre les
plus graves dangers. Toutes les fois que l'on attribuera à
des causes encéphaliques la paralysie de la paupière, il
faudra combattre les symptômes de congestion ou d'irritation par les moyens sur lesquels nous avons déjà insisté.
Si on reconnaît pour cause la suppression d'un flux habi-
tuel, il faudra chercher à le rappeler ou le suppléer par
un moyen convenable. Il en est de même de l'affection
rhumastimale ou goutteuse que l'on combattra par des
moyens appropriés, tels que des sachets aromatiques, les
diaphorétiques et une vessie demi-pleine de lait très-
chaud, moyen très-vanté par les Anglais, et que l'on applique sur l'œil. Lorsque, malgré ces différentes médications sans succès, il devient alors nécessaire de recourir
à des médications locales excitantes, parmi lesquelles il faut
placer en première ligne le liniment du docteur Campa-

---

1) Schaw, *in Médical transactions*, t. XII.

nella, celui vanté par Conradi, composé d'huile de fenouil et d'ammoniac (1). L'on a employé aussi avec succès les douches d'eaux thermales, la galvano-puncture et enfin des cautérisations; par la méthode d'Adam Schmidt (2), qui consistait à placer des cautères avec la potasse caustique, aux apophyses mastoïdes et à panser les eschares avec de l'onguent digestif. Lorsque la suppuration se rallentissait, il irritait le fronticule avec la teinture de cantharides, afin de stimuler vivement quelques rameaux nerveux de la troisième branche de la cinquième paire. M. Larrey a employé plusieurs fois avec succès les moxas, moyens très-énergiques du reste, dans des affections analogues, mais que je n'ai jamais mis en usage; par contre j'ai plusieurs fois eu recours à la strychnine, employée par la méthode endermique, et avec un succès presque toujours constant. Voici un cas dans lequel elle produisit merveille.

OBSERVATION.

Contusion au front; chute complète de la paupière gauche; strabisme divergent; guérison par l'application de la strychnine, par la méthode endermique.

Un marchand de volaille de Lonjumeau, en chargeant sa voiture, heurta vivement la région sus-orbitaire de l'œil gauche contre le front d'une femme qui se trouvait en face de lui; il fut immédiatement pris d'un étourdissement considérable, qui ne tarda pas pourtant à se dissiper. Le lendemain, en se réveillant, il ne fut pas peu étonné de trouver la paupière de son œil gauche complétement paralysée. Justement alarmé de cet état, il vint à Paris et me fut adressé par un des employés de la faculté de médecine. Je constatai

(1) *Arneman magazin*, 4 band, s. 55.
(2) Mémoires de l'Académie Joséphine : *Nouvelle manière de guérir la paralysie et le spasme des paupières*, t. 2, p. 365.

non seulement la paralysie de la paupière, mais encore un strabisme divergeant et une diminution notable de la vision. Je lui prescrivis une saignée de pied très-abondante, des ventouses scarifiées à la nuque, et l'usage d'un purgatif drastique ; je l'engageai à retourner chez lui, à renouveler au besoin la saignée de pied, puis de recevoir sur la face des affusions d'eau froide ; pendant quinze jours son état fut stationnaire. Je lui prescrivis alors le liniment du docteur Campanella sans plus de résultat : comme ce médicament avait complétement dénudé la peau, je lui prescrivis de panser cette espèce de vésicatoire avec la pommade strychnine, préparée selon la formule de mon ami le docteur Miquel, a peine eut-il continué cette médication pendant cinq ou six jours qu'il éprouva un tremblement très-vif dans la paupière, accompagné d'étincelles et de bruissement dans les oreilles. La paupière se releva peu à peu et reprit ses mouvemens : le strabisme seul persista pendant quelques semaines encore ; l'on continua l'usage de la strychnine jusqu'à l'entière guérison.

Lorsque les moyens que l'on a employés sont insuffisans, et que l'on doit croire à la paralysie complète du muscle releveur de la paupière, Morand et Acrel proposent de tirer parti de la simultanéité d'action, qui existe entre le muscle releveur de la paupière et le muscle occipito-frontal. Cette coïncidence d'action est telle, que l'on ne peut relever le sourcil pendant que la paupière est fermée, sans que les bords palpébraux se disjoignent, de même que l'on ne peut contracter le sourcil sans rapprocher les bords des paupières.

M. Hunt, de Manchester, conseille, d'après les auteurs sus-nommés, de pratiquer l'opération comme suit :

Procédé de M. Hunt, d'après M. Malgaigne (1). Il fait une incision demi-elliptique à convexité supérieure, im-

(1) Malgaigne, *Manuel de médecine opératoire*, p. 375, 2ᵉ édit.

médiatement au dessous de la ligne arquée du sourcil, et
qui s'étend de chaque côté, jusque vis-à-vis les commissures
des paupières : une incision inférieure rejoint la première
à ses deux extrémités, et circonscrit un lambeau de peau
que l'on enlève : on réunit immédiatement la plaie par
trois sutures. Quand la cicatrisation est achevée, il en résulte
que la peau et la paupière s'insèrent sans repli intermédiaire à la peau de sourcil : celle-ci se relevant, sous l'influence du muscle occipito-frontal, entraînera nécessairement la paupière après elle.

L'incision inférieure doit s'approcher plus ou moins
près du bord libre de la paupière, selon le degré de relâchement.

Cette opération n'offre aucune difficulté : car on pratique
souvent des ablations complètes des tégumens des paupières
dans divers procédés opératoires, pour guérir le renversement des paupières, et pour opérer la restauration de
ces parties.

BRULURES DES PAUPIÈRES.

Les brûlures des paupières sont très-fréquentes chez les
personnes qui se livrent à la fabrication de la poudre à canon, du mercure fulminant, du phosphore et de divers autres agens chimiques ; les fondeurs en métaux et ceux qui
conduisent les machines à feu y sont fort exposés. Quelque
prompte que soit la déflagration de la poudre et du fulminate de mercure, la contraction des paupières est encore
plus rapide ; c'est à cette rapidité avec laquelle elles se ferment qu'il faut attribuer la préservation de l'œil dans la
plupart des accidens de brûlure qui attaquent si vivement
toutes les paupières. La déflagration de la poudre, la vapeur de l'eau, des gaz inflammables n'altèrent que fort peu
les paupières, et alors l'on n'a affaire qu'à une brûlure du
premier degré. Le phosphore, les acides minéraux, les mé-

taux en fusion, produisent des désordres plus profonds, et c'est presque toujours à la suite de leur action, que l'on observe des lésions très-profondes ou des cicatrices difformes. Souvent des enfans en bas âge, des épileptiques ou des vieillards infirmes tombent dans le feu, alors il en résulte des mutilations diverses, en raison du temps qu'ils ont séjourné dans le feu.

Dans toutes les brûlures de paupières il faut chercher d'abord à arrêter, autant que possible, les effets de l'inflammation, afin de diminuer l'étendue de la suppuration. Je ne m'occuperai point de ces moyens en général bien connus : je rapellerai seulement que M. Lisfranc a employé avec beaucoup de succès, le chlorure d'oxide de sodium, pour hâter la chute des eschares et produire une cicatrisation uniforme (1). Je n'ai eu qu'à me louer de l'emploi de cette médication, qui, pour être convenablement employée, demande quelques précautions. C'est surtout à l'époque de la formation de la cicatrice, qu'il est important de surveiller la position de la paupière qui tend à se renverser. Il faut aussi prévenir l'adhérence des bords libres entre eux. Dans quelques cas très-graves où la paupière supérieure avait une grande déperdition de substance, j'employai le procédé suivant : je plaçai sur le rebord de la paupière supérieure trois fils de soie à quatre lignes de distance l'un de l'autre et traversant le tarse. Ces fils furent placés sur la joue, ou on les fixa au moyen de quelques bandelettes de taffetas gommé, absolument comme le docteur Guthrie les place sur le front pour obtenir un effet opposé ; par ce moyen j'obvie à une rétraction qui est toujours désagréable, tandis que si, par mon procédé, la paupière paraît un peu trop longue, elle reprend peu à peu sa place à mesure que le tissu inodulaire se fortifie, ainsi que l'a si

(1) *Mémoire sur l'emploi du chlorure d'oxide de sodium, d'après des faits recueillis à la clinique de M. Lisfranc.*

bien démontré le célèbre professeur Delpech. Lorsque la déperdition de substance est peu de chose, on peut s'opposer au renversement de la paupière, en la maintenant allongée avec quelques *bandelettes agglutinatives.* De tous les moyens qui tendent à s'opposer à la réunion des bords libres des paupières, le plus convenable est d'interposer entre elles un fragment suffisamment long de baudruche.

ANCHYLO-BLÉPHARON, UNION DES PAUPIÈRES ENTRE ELLES.

Rien n'est plus rare que la réunion congénitale des paupières, connue sous le nom d'anchylo-blépharon parfait. Les exemples de cette difformité à l'état incomplet ne sont pas même très-communs, dans le cas publié par Botin (1) et dans ceux que l'on doit à Seiler (2), les paupières réunies ne laissaient entre elles qu'une petite ouverture qui existait, tantôt au mileu, tantôt sur les angles de la commissure des paupières. Il paraît plus que probable que cette difformité était due à la persistance de l'adhésion qui unit les paupières entre elles dans les premiers mois de la vie intra-utérine.

Rien n'est plus fréquent, au contraire, que de rencontrer l'adhérence des paupières entre elles à la suite des lésions traumatiques graves de l'œil, et surtout des paupières. Il n'est pas rare de rencontrer une membrane particulière qui a présidé à l'union des paupières entre elles, et qui, dans un grand nombre de circonstances, procède de l'œil lui-même. Nous examinerons cette complication en parlant du symblepharon. Weller (3) prétend que l'adhérence anormale des paupières peut succéder aussi à la psorophthalmie ac-

(1) Botin, *Mémoires de l'Académie de chirurgie.*
(2) Seiler, ouvrage cité.
(3) Weller, ouvrage cité, p. 149.

compagné d'excoriation ; je n'ai jamais rencontré de cas
semblable, pas même à la suite des ophthalmies varioleuses
suivies d'ulcérations nombreuses du bord libre des paupières.

Une opération seule peut rendre les paupières à leurs
fonctions accoutumées ; mais il ne faut pas toujours compter sur la restitution de la vision, parce que les causes qui
ont fait adhérer les paupières entre elles, peuvent aussi
avoir apporté, sur la cornée, des dommages notables,
et qui s'opposent complétement à l'exercice de la vue.
Aussi, avant d'entreprendre cette opération, est-il bon de
tenter quelques expériences pour s'assurer ; si le malade
perçoit encore la lumière à travers les paupières ; on
peut espérer que, non seulement la cornée est saine,
mais encore qu'elle n'a contracté aucune adhérence avec
le bord des paupières, ce qui rendrait l'opération fort
incertaine, en ce que l'on aurait à faire en même temps à
un symblépharon. Il faut aussi promener le doigt dans
divers points des paupières, autant pour s'assurer par
des manœuvres convenables que l'œil n'a aucune adhérence avec celles-ci, que pour reconnaître qu'il n'est lui
même nullement le siége d'une désorganisation qui rendrait toute opération inutile. Lorsque l'adhérence du bord
libre des paupières n'est point complète, l'on peut introduire par l'ouverture un stylet flexible et, mieux encore,
une petite sonde en gomme élastique, pour reconnaître s'il
n'existe aucune adhérence. Quand on a affaire à une adhérence complète, l'exploration est inapplicable ; il faut alors
se borner à pincer les paupières comme on pince la peau
qui recouvre un sac herniaire, et recommander au malade de
faire exécuter des mouvemens au globe, afin de se rendre
compte de ses relations avec les paupières ; par ce moyen
on peut encore calculer avec précision l'étendue d'une
adhérence si elle existe. Dans la plupart des cas, l'opération
consiste à diviser, avec l'instrument tranchant, le lien mêm-

braneux ou le tissu inodullaire qui unissent accidentellement les paupières. Voici comment l'on doit procéder dans ces divers cas. Lorsque l'adhérence est complète, il faut faire sur la paupière un pli parallèle à l'axe du corps, puis avec un petit bistouri convexe, l'on fait une incision à petits coups, qui ne tarde pas à pénétrer au-delà de l'adhérence, on glisse alors un petit stylet cannelé, très-fin, qui sert à diriger un bistouri étroit, au moyen duquel on termine la section à droite et à gauche. S'il existe un petit hyatus, n'importe le point de la paupière, il faut y introduire le stylet cannelé et procéder de la même manière. Cette méthode est préférable à celle recommandée par Weller, qui introduit un bistouri mousse pour ne point se servir de sonde cannelée. A première vue on conçoit tout ce qu'il y a de défectueux dans le procédé de Weller pour que je m'abstienne de le signaler ici. A l'exemple de Maître-Jean, je pratique cette opération avec des ciseaux très-fins et à pointe mousse, dont l'une des lames doit être introduite entre la membrane qui forme l'adhésion et le globe de l'œil. Ce procédé, plus facile que l'autre, était celui du professeur Scarpa, et Adams n'en employait pas d'autre; l'on peut même le combiner avec l'emploi de la petite sonde cannelée.

OBSERVATION.

Ankyloblépharon complet ; suite de brûlure par la poudre à canon ; opération ; guérison.

Giovan Lano Freddo, berger, âgé de douze ans, s'amusait à faire brûler de la poudre, au fond d'un vieux soufflet en fer fabriqué avec un canon de fusil, et pour mieux voir les effets de la déflagration, il appliquait son œil à l'ouverture supérieure du canon, au moment où il plaçait l'inférieur dans le feu. Il répéta plusieurs fois cette manœuvre ; lorsque par surcroît d'imprudence , ou par oubli, il mit une plus grande quantité de poudre qui, en prenant feu, lui brûla toutes les paupières, surtout à leurs commissures. Cette brûlure négligée produisit une adhérence complète des paupières, pour laquelle je fus consulté à Mortara en 1819. Je conseillai l'opération comme le seul moyen de détruire la suture des paupières, mais il ne voulut jamais s'y soumettre. J'ai appris que quelques années plus tard il avait été opéré avec succès par feu mon ami le professeur Barovero de Turin.

« J'ai eu récemment l'occasion d'observer, dit Weller,
» et de guérir une espèce toute particulière d'ankyloblé-
» pharon partiel, qui , vu sa rareté, mérite d'être décrite.
» Un œil affecté vers son angle interne d'un ulcère qui s'é-
» tendait aux paupières supérieure et inférieure , avait été
» pendant long-temps soumis à la pression d'un bandage
» serré. Les deux bords ulcérés , ayant été maintenus en
» contact, avaient contractés une adhérence intime. Le globe
» de l'œil se trouvait caché à moitié, ce qui produisait un
» aspect singulier et mettait obstacle à ce que cet organe
» puisse apercevoir les objets du côté du nez. Je parvins à
» corriger cette difformité en détruisant l'adhérence au
» moyen de ciseaux droits, et en tenant les bords de la
» plaie écartés, mais pour réussir complétement, il fallut
» recourir une seconde fois à l'opération (1). »

Que l'on ait pratiqué une opération complète ou incom-
plète, l'opérateur ne doit point perdre de vue que rien n'est plus facile que de voir contracter de nouvelles adhé-rences. Afin d'obvier à cet inconvénient, l'on a recommandé de ne point laisser dormir le malade pendant les premières vingt-quatre heures; d'autres prescrivent des onctions avec la pommade de tutie (Weller, Fournier-Pescay et Bégin). On peut aussi placer entre les bords de la solution de con-

(1) Weller, ouvrage cité, p. 148.

tinuité la petite bande de baudruche dont j'ai parlé en traitant des brûlures. Je n'ai jamais eu l'occasion d'opérer un ankyloblépharon complet, mais fort souvent des incomplets, et, afin d'obvier aux dangers de la réunion par première intention, j'ai eu pour habitude de passer sur la paupière inférieure, aussitôt après l'étanchement du sang, un crayon de nitrate d'argent, afin de produire une eschare qui, persistant plusieurs jours en place, s'opposait ou faisait évanouir toute crainte d'une nouvelle adhérence.

C'est afin de rendre cette adhérence plus difficile, que M. d'Ammon (1) a proposé de disséquer la conjonctive dans une certaine étendue, pour la renverser sur le bord de la paupière et de l'y maintenir avec quelques points de suture. Ce moyen, qu'il emploie avec succès, a été emprunté à M. Dieffenbach (2), qui l'avait proposé dans la restauration des lèvres, et que M. Serre, de Montpellier, a mis en usage plusieurs fois depuis (3).

PHIMOSIS DES PAUPIÈRES.

Cette maladie tient un juste milieu entre l'anchyloblépharon et la lagophthalmie. M. d'Ammon (4) a créé ce mot pour désigner le rétrécissement congénial des paupières, et celui qui se forme à la suite de l'atrophie du globe de l'œil; il l'emploie aussi pour désigner l'ensevelissement des paupières au milieu des tégumens, s'élevant en forme de bourrelet, soit dans le cas d'hypertrophie graisseuse, soit lorsque l'enfant est atteint du premier degré d'ophthalmie des nouveau-nés. Le traitement à diriger contre cette ma-

---

(1) D'Ammon, journal cité, t. II, p. 145.

(2) Dieffenbach, *Erfahrungen über die Wiederherstellung*, etc. 1822, t. I, p. 63.

(3) *Bulletin thérapeutique.*

(4) D'Ammon, journal cité, t. II, p. 140.

ladie ne diffère en rien de celui opposé à l'anchyblépharon et à la lagophthalmie.

SYMBLÉPHARON, OU ADHÉRENCE DES PAUPIÈRES AU GLOBE.

Le symblépharon consiste dans l'adhérence des paupières avec le bulbe ; celui-ci adhère tantôt avec l'une des paupières, tantôt avec les deux : l'union est quelquefois très-étendue, d'autres fois elle l'est fort peu. Le lieu de la lésion diffère aussi ; car tantôt c'est avec la conjonctive de la sclérotique que la face interne des paupières est unie, tantôt c'est avec la cornée. Cette maladie reconnaît deux causes, l'une médiate qui a lieu par l'intermédiaire de brides ou de tissus anormaux, l'autre qui est appelée immédiate, parce qu'il n'y a aucun corps interposé entre la paupière et le bulbe. Quel que soit le mode d'adhérence dans le symblépharon, il résulte toujours d'un état maladif de l'œil. Dans quelques cas, très-rares à la vérité, le bulbe n'est affecté que par l'adhérence seule ; c'est alors une bride plus ou moins large, plus ou moins longue, qui fixe l'œil à la paupière. J'ai vu un cas fort remarquable de ce genre, qu'a eu l'obligeance de me montrer M. Pasquier fils, chirurgien en chef des Invalides. Presque toujours le globe est affecté d'autres altérations, soit dans sa forme, soit dans la transparence de ses membranes, surtout lorsqu'il y a des adhérences dans la région précornéenne, il est difficile d'apprécier la nature de ces lésions, lorsque le symblépharon est étendu ou compliqué d'anchyloblépharon.

Les causes du symblépharon sont à peu près les mêmes que celles de l'anchyloblépharon. Il est surtout occasioné par les causes traumatiques qui déterminent une inflammation de la conjonctive oculo-palpébrale, sa suppuration et son ulcération. Les brûlures occasionées par les acides minéraux, le phosphore, les gaz inflammables, l'explosion de la poudre de guerre, de l'argent fulminant, des machines à vapeur, produisent des adhérences anormales. J'ai déjà rencontré deux fois cette maladie chez des mineurs, à la suite de la déflagration du gaz inflammable dans les houillères. Riberi et quelques auteurs allemands ont rencontré des symblépharons congéniaux.

Il est bien difficile de pronostiquer ce que l'on peut attendre pour la guérison de cette maladie. Toutes les fois surtout que l'adhérence est large, ou qu'elle est compliquée d'anchyloblépharon, il est presque impossible alors de déterminer l'étendue et la nature des adhésions du bulbe oculaire avec la paupière. Lorsque la maladie est exempte de complication, et que la cornée est saine en partie ou en totalité, on peut espérer que l'opération aura une issue favorable. Lorsque, au contraire, il y a des adhérences de la cornée, il est bien possible de restituer à l'œil sa forme naturelle ; mais la vue est perdue pour toujours, en raison des cicatrices qui existent presque toujours sur la cornée. Cette maladie a toujours une tendance à la récidive, et celle-ci est d'autant plus fréquente que l'adhérence est plus large.

La thérapeutique du symblépharon consiste dans la séparation des parties adhérentes : l'opération diffère suivant la nature de l'adhésion. Lorsque la paupière n'est fixée à l'œil que par de simples brides, il suffit de détruire celles-ci par l'instrument tranchant, avec la précaution de ne point blesser le globe. Lorsqu'il est possible d'enlever la bride entière, il est convenable de le faire. On pratiquera facilement cette opération en employant l'ingénieux instrument inventé par M. Colombat de l'Isère, pour détruire le frein de la langue. Lorsque l'adhérence est peu considérable, il est plus facile de la détruire : l'opérateur doit commencer à éloigner la paupière autant que possible du bulbe, puis avec un scalpel mousse il dissèque avec précaution, et sépare ainsi toutes les adhésions anormales.

Aussitôt que l'écoulement sanguin est arrêté, on prend des précautions pour empêcher une récidive. A cet effet, l'on recommande au malade de remuer continuellement les paupières : quelques praticiens emploient des remèdes dessiccatifs, des tentes de linge fin enduites de cérat. Mais tous ces moyens n'empêchent pas la maladie de récidiver très-fréquemment. Les anciens recommandaient d'interposer entre les paupières et le globe une coque de cuir très-fin, ou une cuvette métallique. Demours (1) propose d'apposer un œil artificiel trempé dans de l'huile d'amandes douces. Ces divers moyens, en général, fatiguent considérablement l'œil, et dans un cas analogue, je les ai remplacés avec avantage par une coque d'ivoire que l'on a ramollie, en la faisant tremper pendant quelques jours dans l'acide muriatique étendu d'eau.

Quant à nous, l'expérience nous a démontré qu'en renversant la paupière avec soin, et en cautérisant toute la surface saignante, en récidivant cette cautérisation pour entretenir continuellement les eschares, jusqu'à ce que le globe soit cicatrisé, on peut empêcher une nouvelle adhésion.

Nous différons encore des auteurs, en ce que nous recommandons de faire l'opération toutes les fois qu'elle est pratictable, lors même que la vision n'a pas de chance pour être rétablie. Quelque difficile que soit l'opération, elle est toujours faisable, et, si l'on vide l'œil, rien ne sera plus facile que de pratiquer la prothèse en temps utile. Par ce moyen on peut corriger des difformités fort désagréables, et qui peuvent, par leur disparition, améliorer la position physique et sociale des individus ; on en peut juger par les faits suivans :

(1) Rapport fait à la Société de médecine de Paris sur une opération pratiquée par M. A. Petit, de Lyon. (*Journal général*, t. LIII, p. 410.

1re OBSERVATION.

Symblépharon existant sur un œil perdu dès l'enfance ; opération à
l'âge de vingt-six ans ; prothèse , disparution de la difformité.

M. A*** B***, docteur en médecine, âgé de vingt-six
ans, avait perdu un œil à l'âge de dix ans, par suite
d'une ophthalmie purulente qui l'avait vidé. Le moignon
adhérait à la paupière supérieure par deux brides larges
et résistantes qui tenaient la paupière complétement bais-
sée. Ce jeune homme, ayant étudié la médecine, qu'il exerçait avec succès, était blessé par l'influence du préjugé
qui le taxait de vue imparfaite en raison de l'absence
d'un œil. Ce fut en raison de ces malaises moraux
qu'il réclama mes conseils, non point dans l'intention
de recouvrer la vue, mais bien dans celle de faire disparaître la difformité. Après avoir examiné son œil avec
soin, je ne tardai point à me convaincre que, si l'on
pouvait détruire les brides qui fixaient la paupière au moignon, celui-ci pourrait facilement supporter une petite coque d'émail, dont on augmenterait graduellement
le volume jusqu'à ce qu'on put en introduire une d'un volume suffisant. La rescision des brides fut habilement pratiquée par M. le docteur Chevalet de Chambéry. Le succès répondit à toutes mes prévisions. M. B*** est aujourd'hui
exempt de toute difformité, et, comme il a changé de pays,
ses intimes seuls savent qu'il porte un œil factice.

2e OBSERVATION.

Symblépharon très-grave : opération, en vidant l'œil ; prothèse ;
guérison.

M. P***, capitaine d'artillerie espagnol, me fut présenté
par le général don José de Castellar ; il portait un symblé-

pharon très-grave de l'œil droit, avec chute complète de la paupière et perte absolue de la vision. Cette maladie était survenue à la suite de l'explosion d'une grande quantité de fulminate d'argent qu'il préparait. L'inflammation fut très-intense : il s'établit dans les paupières et le globe de l'œil une suppuration très-abondante, dont le résultat fut une adhérence considérable de l'œil avec les paupières. Cette difformité désolait ce jeune capitaine, doué d'une des plus belles figures que j'aie vu dans ma vie; il voulait à tout prix la faire disparaître. Après avoir examiné avec soin, je crus que l'on pourrait pratiquer une opération analogue à celle rapportée dans l'observation qui précède, à la différence près, qu'il faudrait vider le globe de l'œil, pour le réduire à l'état de moignon capable de supporter une pièce artificielle. L'opération fut pratiquée en présence de MM. Castellani, Bennati, Schulz et Lupin, docteurs en médecine. La séparation de la paupière fut un peu laborieuse; dans le second temps de l'opération, j'enlevai le segment antérieur du globe, ce qui provoqua les évacuations des humeurs. La paupière supérieure fut cautérisée avec soin pendant plusieurs jours, pour donner au moignon le temps de revenir sur lui-même. Après une cicatrisation complète, l'on plaça un œil artificiel, qui combla tous les désirs du malade, et le récompensa amplement de son courage.

M. le professeur d'Ammon (1), à qui la science ophthalmologique est redevable de si importantes découvertes, a proposé, pour s'opposer aux récidives du symblépharon, le procédé suivant : il consiste à pratiquer une opération en deux temps; dans le premier, l'on pratique deux incisions à la paupière en forme d'un V renversé, dont la base est au bord libre des paupières et la pointe vers l'orbite. Chaque incision comprend toute l'épaisseur de la pau-

(1) D'Ammon, *Journal d'ophthalmologie*, t. III, p. 258.

pière et commence vers l'adhérence de chaque côté pour
se réunir à leur pointe ; de cette manière l'on a trois lambeaux, un triangulaire, contenant toute l'adhérence et restant adhérent à l'œil, puis deux lambeaux latéraux que
l'on réunit par la suture entortillée en dessus du lambeau
triangulaire adhérent : lorsque la réunion est obtenue, on
enlève les aiguilles. Par ce moyen, on obtient une réunion
de la paupière, qui ne peut contracter aucune adhérence
avec le morceau de paupière qui reste sur l'œil. Lorsque
la cicatrice est complète, on saisit avec une petite pince le
lambeau triangulaire et on le détache avec soin du globe.
Lorsque la déperdition de substance faite à la paupière
est considérable, il est souvent fort difficile de réunir la solution de continuité. Plutôt que d'obtenir une réunion difficile, et qui pourrait échouer en raison du tiraillement des
tissus, il est convenable d'inciser l'angle interne et la
commissure interne des paupières pour faire avancer plus
facilement le lambreau interne. M. d'Ammon a pratiqué
plusieurs fois avec succès cette opération, et M. le professeur Riberi, de Turin (1), a obtenu un fort beau succès en
employant cette méthode sur une jeune demoiselle atteinte de symblépharon. Nul doute que si Marc-Antoine
Petit eût connu ce procédé, il eût pu guérir le symblépharon que portait un de ses confrères, M. Gagnière,
chirurgien, et chez lequel il tenta deux opérations consécutives (2). Pour rendre hommage à la vérité, il faut avouer
cependant que Marc-Antoine Petit avait eu la même idée
que M. d'Ammon ; car il s'exprime en ces termes : « Je pense
» que dans une circonstance analogue, il ne faut pas hé-
» siter à mettre en usage le procédé de M. Guérin, et em-
» porter même un lambeau de la paupière supérieure, si
» cela paraissait nécessaire. »

(1) Riberi, *Trattato di Blefaroftalmo, terapia operativa*, p. 58.
(2) Marc-Antoine Petit, *Observations cliniques*. Lyon, 1845, p. 185.

LAGOPHTHALMIE, ÉTROITESSE DES PAUPIÈRES.

Cette maladie, plus connue sous le nom de lagophthalmie ou œil-de-lièvre, est rarement congéniale. Elle consiste dans le raccourcissement de la paupière, au point de ne lui pas permettre de découvrir complétement le globe de l'œil; cette maladie est presque toujours produite, ou par un état spasmodique du muscle élévateur de la paupière supérieure, ou par des cicatrices vicieuses formée à la suite de perte de substance, produite par des agens chimiques et. surtout par des affections ulcéreuses. On rencontre souvent des affections de cette nature chez les lépreux de Surinam et de Cayenne. J'en ai observé un cas fort remarquable chez un ancien délégué de Cayenne, M. N....., qui était aussi particulièrement connu de M. le professeur Sanson ; cet individu n'avait les yeux abrités que par la membrane muqueuse de la paupière qui retombait en forme de rideau au devant de la cornée, et qui suppléait ainsi en quel-que sorte la paupière supérieure considérablement rétrécie et presque frappée d'immobilité. Cette maladie est d'autant plus défavorable que l'œil est plus à couvert, et par conséquent plus exposés aux agens irritans externes ; sous leur influence, l'œil devient la proie d'ophthalmies graves qui finissent par amener l'obscurcissement complet de la cornée et la perte de la vue.

Au moyen d'un traitement anti-spasmodique, on vient quelquefois à bout de détruire l'état tonique du muscle élévateur de la paupière. Lorsque l'on a affaire à une cicatrice vicieuse, peu considérable, il faut chercher à la détruire ; mais lorsqu'il existe une grande perte de substance, il ne reste plus qu'à pratiquer la blépharoplastie. M. le professeur Dzondi (1), conseille d'exercer sur la cicatrice

(1) Dzondi, *Mémoire pour servir au perfectionnement de la médecine.* Halle, 1816, pag. 169.

qui est souvent immobile, des tractions fortes et fréquentes en différens sens pendant plusieurs mois, ce qui suffit souvent pour produire un allongement convenable. Dans quelques cas il dit avoir réussi ; dans d'autres cas, il ajoute à ce premier moyen le traitement déjà recommandé par Celse (1), et dont nous parlerons en traitant de l'ectropion.

TUMEURS DES PAUPIÈRES.

Les principales tumeurs des paupières sont, le tylosis ou callosité, le chalazion, l'orgeolet, le furoncle, le charbon, les tumeurs cystiques, l'hypertrophie du tissu cellulaire sous-conjonctivien, les nævus-maternus et les tumeurs érectiles.

LE TYLOSIS.

Cette maladie, plus connue sous le nom de callosité des paupières, que les auteurs ont nommée *trachoma*, est une affection secondaire qui succède ordinairement aux ophthalmies chroniques scrofuleuses ; elle se complique presque toujours de la chute des cils, qui se régénèrent cependant, parce que leurs bulbes ne sont pas affectés. Rarement ces callosités restent stationnaires, et elles finissent presque toujours par dégénérer en boutons de mauvaise nature, à physionomie cancéreuse, et qu'il importe de surveiller avec soin. Cette maladie est fréquente chez les vieilles femmes en proie à l'ophthalmie sénile, elle produit, par son irritation sur l'œil, un larmoiement fatigant qui force les individus à s'essuyer très-souvent les yeux ; manœuvre qui augmente l'irritation du bord des paupières qui ont tendance à dégénérer.

Il est donc important de chercher à guérir ou à détruire

(1) Cornelius Celsus, lib. VIII, § 9.

ces callosités, et en même temps que l'on attaque la cause constitutionnelle, si elle existe, il faut appliquer soir et matin, sur les paupières le cataplasme suivant, fort recommandé par Græfe (1).

℞ Poudre de jusquiame ⎱
   Poudre de ciguë   ⎰ ãã partie égale.
   Farine de graine de lin ⎰

Faites cuire une proportion d'eau suffisante, jusqu'à consistance de cataplasme.

Le professeur Beer (2) avait obtenu de grands avantages des cataplasmes de ciguë, quand les callosités étaient ramollies, il les faisait toucher avec une pommade mercurielle escharotique. Ware (3) insistait particulièrement sur l'usage de l'onguent citrin, qu'il applique deux fois par jour sur le bord ciliaire des paupières; pour rendre cette application plus facile on fait liquéfier légèrement cet onguent, et avec un petit plumasseau on enduit les callosités.

Quant à moi, je crois que l'on perd beaucoup de temps dans ces différens traitemens, et j'ai pour habitude de détruire promptement ces callosités en les touchant avec un petit cylindre de potasse caustique, en ayant soin de l'employer avec des précautions convenables.

J'ai guéri par ce moyen, en quelques jours, des callosités qui duraient depuis plusieurs mois, et qui avaient résisté à divers traitemens.

DU CHALAZION.

Si l'on jugeait de la gravité ou de l'importance d'une maladie par la variété de la synonymie, certainement celle

(1) Græfe, *Repertorium augnaertzlicher Heilformeln*. 1817, p. 55.
(2) Beer, *Lehre von den Augen krankheiten*. Vienne, 1813, Band II, p. 52.
(3) Ware, *On psorophthalmy*.

qui nous occupe serait fort à craindre, car elle porte encore les noms de *chalazosis*, *grando*, *lapis palpebrarum*, *lithiasis*, *tophus porosus*, et tout cela pour indiquer une petite tumeur du bord des paupières, qui n'est autre chose qu'un folicule induré ou un petit orgeolet chronique non suppuré. Cette petite tumeur isolée ou formant chapelet, contient quelquefois une matière sébacée durcie, et qui reste plusieurs années stationnaire avant d'avoir suffisamment usé les paupières pour sortir spontanément. Il arrive fort souvent que la matière n'est pas durcie et elle revêt la forme d'un gros grain de millet dont elle porte le nom. Quand à l'orgeolet non suppuré, nous en parlerons dans l'article qui le concerne. Les grêlons sont fort communs chez les viellards cachectiques, chez les personnes mal propres et chez les jeunes filles difficilement réglées. On ne s'aperçoit de sa présence que lorsqu'il a déjà acquis un certain volume ; il est difficile alors d'en obtenir la résolution ; il faut cependant toujours la tenter en faisant des frictions sur la tumeur avec de la teinture d'iode, des onctions avec une pommade composée d'onguent napolitain et d'extrait de ciguë. Dans quelque cas on a recommandé les frictions avec l'alcali volatil ou la teinture de cantharide, si ces moyens ne réussissent pas, il ne faut pas trop insister sur leur usage, parce que chez quelques individus, les chalazions sont susceptibles de prendre une mauvaise nature et de dégénérer en boutons cancéreux. Dans le plus grand nombre des cas, ces frictions font passer la petite tumeur à un état aigu qui se termine par la suppuration sous l'influence de laquelle le grêlon disparaît complétement. Le traitement le plus convenable consiste à extirper la petite tumeur ; rien n'est plus facile que cette opération ; elle se termine d'un seul coup avec de petits ciseaux courbes sur leur plat. L'expérience m'a appris à ne point compter sur les emplâtres résolutifs. Sur les personnes méticuleuses l'on se sert avec avantage de la cautérisation , en employant le procédé suivant : on remplit de poudre de Vienne humectée la cannelure d'une forte aiguille à inoculation, que l'on enfonce au centre de la tumeur en lui imprimant un mouvement de rotation, une minute suffit pour la détruire complétement et irrévocablement. Cette méthode est sans danger, presque sans douleur, et d'autant plus préférable à l'instrument tranchant que souvent il existe un grand nombre de tumeurs et que peu de personnes sont décidées à se les laisser enlever toutes à la fois par l'instrument tranchant , ce qui ne serait pas très-prudent, puisque l'on pourrait occasioner une difformité de la paupière. Dans l'observation que l'on va lire, on peut juger des avantages de ce procédé.

OBSERVATION.

Trois grélons se touchant presque à la paupière inférieure de l'œil droit ; trois cautérisations successives ; guérison.

Mademoiselle A.... de Saint-Amand , âgée de seize ans, grasse et forte, mais mal réglée, me fut adressée par sa maîtresse de pension. Depuis plusieurs années elle avait à la paupière inférieure de l'œil droit trois grélons qui avaient acquis le volume d'un pois et qui étaient à peine séparés l'un de l'autre par un espace de deux lignes. MM. Demours et Boyer, précédemment consultés , voyant l'inutilité des moyens résolutifs employés, conseillèrent l'extirpation. Comme il y avait trois opérations à faire, la jeune fille recula devant cette proposition : en comprenant les trois tumeurs dans une même incision , l'on avait à craindre une cicatrice désagréable ou un renversement de la paupière ; ce fut donc avec joie que la jeune personne accepta ma proposition de la débarrasser de sa tumeur par le procédé que je viens d'indiquer plus haut. La guérison fut radicale , et à peine quelques mois après pouvait-on se douter que le rebord de cette paupière eût été le siége de trois tumeurs aussi considérables·

Quelques auteurs, et entre autres Weller (1), recommandent de respecter les chalazions des personnes qui portent des affections cancéreuses au sein ou à la matrice : je ne partage point leur opinion ; car dans un grand nombre de circonstances le chalazion ne participe en aucune manière à l'affection cancéreuse locale. D'ailleurs l'extirpation ne fait courir aucun danger, et si la tumeur extirpée récidivait, ce serait une indication pour ne rien entreprendre contre l'autre maladie.

ORGEOLET, HORDEOLUM, CRITHE.

C'est en raison de la forme que revêt cette maladie et par sa ressemblance avec un grain d'orge qu'on la nomme orgeolet. A tout prendre, celui-ci n'est qu'un petit furoncle qui a son siége dans le tissu cellulaire du rebord libre des paupières. L'inflammation furonculaire qui donne naissance à l'orgeolet ne débute point par l'inflammation de la peau : le point de départ est toujours une partie du tissu cellulaire renfermé dans les cloisons fibro-celluleuses qui unissent la face postérieure du derme. Ce tissu, envahi par l'inflammation, fait des efforts pour se développer ; mais il est étranglé en place par la cellule fibreuse dans laquelle il est renfermé, et alors il se gangrène. Il devient alors nécessaire qu'il survienne un travail d'élimination pour évacuer par la suppuration le petit bourbillon qui est au centre de la tumeur. Cette inflammation est en raison de la grosseur de l'étranglement. La tumeur devient d'un rouge vineux, douloureuse, entourée d'une auréole inflammatoire qui s'étend souvent fort loin : la peau est tendue et d'une sensibilité exquise. Quoique fort légère, cette ma-

(1) Weller, ouvrage cité, t. I, pag. 115.

12*

ladie produit quelquefois une réaction accompagnée d'agitation, d'insomnie et de fièvre. Cette tumeur suppure toujours difficilement, et lorsqu'elle a suppuré elle s'ouvre avec peine. Cependant il ne peut y avoir de guérison complète que lorsque tout le tissu cellulaire frappé de mort a été éliminé. L'orgeolet est souvent produit par des causes extérieures, telles que la meurtrissure des paupières, l'introduction des corps étrangers, les courans d'air subits lorsque la face est en sueur ; mais dans la plupart des cas il se rattache à un état de maladie des premières voies. Le travail difficile d'une première menstruation ou les anomalies de celle-ci, doivent être considérés comme les causes les plus fréquentes de l'orgelet des paupières. C'est pour cette raison que toutes les fois que l'on verra un individu exposé à voir ses paupières envahies par des orgeolets qui se succèdent les uns aux autres, il faudra chercher ailleurs que dans le tissu cellulaire palpébral les causes de cette inflammation et de sa fréquence.

Toutes les fois que l'on sera consulté dès le début de la maladie, on pourra espérer de faire résoudre un orgeolet commençant. Scarpa (1) conseillait l'application des corps froid long-temps continués, tels qu'un fragment de fer, de l'eau frappée de glace, ou de la glace. Depuis quelques années à l'exemple de M. Serre d'Alais (2), j'emploie avec assez d'avantage les frictions mercurielles. Quand ce moyen échoue, je pense qu'il faut, comme le recommandent MM. Fournier-Pescay et Bégin (3), inciser la petite tumeur, afin d'y produire un débridement salutaire et un dégorgement sanguin suffisant, pour faire avorter le travail inflammatoire. Le professeur Carron avait pour habitude de toucher l'orgeolet avec un petit fragment de

(1) Scarpa, ouvrage cité, p. 7.
(2) Serre d'Alais.
(3) Ibid.

potasse caustique, médication qu'il a toujours vue suivie de la flétrissure et de l'affaissement de la tumeur. Si l'on ne veut point employer ces moyens, il faut se résoudre à voir suppurer l'orgeolet, et alors il devient important de favoriser cette suppuration par tous les moyens possibles. On doit couvrir la tumeur de cataplasmes composés avec de la mie de pain cuite dans du lait fortement aromatisé avec du safran. Les cataplasmes de farine de lin, de fécule de pomme-de-terre, de fèves pétries avec du vin, produisent le même résultat.

Dès que la suppuration commencera à se former, ce que l'on reconnaît à l'apparition du point blanc situé sur une des parties de la tumeur, il faut bien se garder de procéder comme certains chirurgiens qui se hâtent d'ouvrir le point purulent. Il est plus convenable de suivre les préceptes du professeur Scarpa, qui, au contraire, conseille de s'opposer à la sortie prématurée de la matière, afin qu'elle dénude complétement le bourbillon gangréné. En effet, s'il reste le plus petit fragment de celui-ci, l'ouverture externe de l'orgeolet se cicatrice, et peu de jours après, il est de nouveau le siége d'une inflammation éliminatrice. Pour éviter cet inconvénient, il faut donc recouvrir le petit point blanc, dont nous avons parlé, d'un morceau de taffetas anglais, ou de tout autre emplâtre fortement agglutinatif, au moyen desquels la suppuration est retenue en place et denude le tissu cellulaire mortifié dans toute sa circonférence. Quand on le juge convenable, l'on enlève le petit obturateur, et en comprimant graduellement la base de la tumeur, on en expulse un pus épais, floconneux, et qui entraîne avec lui le tissu cellulaire gangréné, qui forme la partie principale de la petite tumeur. Malgré toutes ces précautions, le travail éliminateur de la suppuration n'est pas suffisant pour séparer le tissu cellulaire mortifié ; il reste alors dans un ou plusieurs points de la cavité suppurante des fragmens qui s'opposent à la cicatrisation, et qui résistent à l'application des cataplasmes émolliens, des onguens digestifs et autres moyens. Dans cette circonstance le professeur Scarpa (1) recommande de porter le bout d'un pinceau imbibé d'acide sulfurique dans la cavité de l'orgeolet, et de toucher le corps gangréné et son pourtour, une ou plusieurs fois, jusqu'à ce que tout ce qui reste de tissu cellulaire privé de vie se détache et soit expulsé ; vingt-quatre heures sont à peine écoulées depuis sa sortie, que la petite ouverture est complétement cicatrisée. Quand à nous, nous préférons la cautérisation avec l'aiguille chargée de poudre caustique de Vienne, comme nous en avons parlé à l'article chalazion, parce que ce moyen, est non seulement plus facile à employer, mais encore par ce que le caustique est porté exclusivement sur le point malade.

S'il reste autour de la tumeur, après sa cicatrisation, un petit engorgement, il faudra chercher à le résoudre, non seulement pour empêcher les récidives, mais encore pour s'opposer à la formation de petites tumeurs cystiques, qui, dans la plupart des cas, n'ont pas d'autres origines. Pour prévenir les récidives, il est bon de provoquer de légères révulsions sur le canal intestinal. Quelques chirurgiens anglais et allemands, Benedict (2) entre autres, recommandent l'usage du calomel à petites doses, seul ou combiné, avec l'éthiops antimonial.

Après la guérison de l'orgeolet, si la paupière, dans laquelle l'orgeolet a pris naissance reste œdémateuse ou gonflée, il faut alors la recouvrir de compresses imbibées d'eau végéto-minérale ; enfin, chez les femmes, dont la menstruation est difficile ou irrégulière, peut être considérée comme la cause de l'existence ou de la récidive des orgeolets, il faut chercher à régulariser cette évacuation pério-

(1) *Loc. cit.*
(2) Benedict, *Handebuch der pract. Augenheilkunde*, Band I, p. 227.

dique par des moyens convenables. Lorsqu'il est resté dans la muqueuse une petite congestion locale ou un peu d'hypertrophie, il faut, soir et matin, faire injecter dans les yeux quelques gouttes de collyre vitriolique qui servira aussi à laver les paupières.

FURONCLE ET CHARBON.

Tout ce que nous avons dit de l'orgeolet se rattache en général à l'histoire du furoncle, à la seule différence que le furoncle a son siége dans toutes les parties de la paupière. De même que l'orgeolet, il coïncide presque toujours avec une affection des premières voies ; il est fort douloureux et presque toujours suivi d'accidens fébriles d'une certaine intensité. Rien n'est plus difficile que d'en obtenir la résolution. L'étranglement inflammatoire se joue de toutes les médications, et la seule qui m'ait fourni quelques avantages, est la méthode avortive basée sur les observations de mon père, et dont nous avons parlé sur l'orgeolet.

Par le mot charbon, nous entendons, non seulement l'anthrax malin, mais encore la pustule charbonneuse, affection très-fréquente dans certains pays, et surtout parmi les individus qui se trouvent en rapport avec les troupeaux. Nous pensons donc que cette maladie est éminemment contagieuse, et qu'elle se transmet à l'homme par son contact avec les animaux qui en sont atteints ; cela est si vrai, que j'ai observé des pustules malignes chez des corroyeurs qui avaient travaillé des cuirs appartenant à des animaux enlevés par cette affection.

Quant à l'anthrax bénin, il se montre souvent chez les individus de la classe pauvre qui ne nettoient jamais leur peau et habitent des lieux insalubres. Les vieillards, chez lesquels il se développe sur les paupières des couches de crasse sébacée : c'est presque toujours du centre d'un follicule de la peau qui a acquis un certain degré de dé, eloppement que la maladie prend son point de départ. Une tumeur rouge foncé s'y développe et s'accompagne de douleurs pongitives et brûlantes. Au centre de la tumeur, on observe très-rapidement un petit point noirâtre de tissu cellulaire gangréné qui s'entoure d'un cercle inflammatoire vineux plus ou moins étendu. Ce furoncle de mauvaise nature, doit aussitôt être débridé par une petite incision cruciale. Le tissu incisé paraît lardacé, et en pressant légèrement, l'on fait sortir des mailles fibreuses qui enveloppent le tissu cellulaire, une matière épaisse qui laisse après elle de petites cavités semblables aux cellules d'un guêpier, d'où il tire en italien le nom de vespajo (1). Au moyen de pansemens faits avec de l'onguent digestif légèrement aiguisé avec la potasse caustique, l'on détermine dans la tumeur un travail de suppuration immédiatement suivi de bourgeons charnus de bonne nature. Souvent, malgré l'incision, la tumeur marche et peut acquérir un volume considérable et dont les conséquences peuvent être graves en raison des phénomènes cérébraux consécutifs qui se présentent. Dans un mémoire récemment publié (1), j'ai fait connaître les excellens résultats que mon père et quelques autres praticiens, à son exemple, avaient retirés de l'usage de la potasse caustique : je conseille donc avec confiance l'usage de quelques trochisques de poudre caustique de Vienne, que l'on place sur les points que l'anthrax tend à envahir, ce qui toujours borne son action.

Il n'est pas rare de voir la pustule maligne régner épidémiquement sur les troupeaux de la race bovine, et alors on en rencontre fréquemment des cas chez les individus qui sont en relation avec les bestiaux affectés. Dans les mois de juillet et d'août, l'infection est souvent transmise de l'animal à l'homme par une espèce particulière de mou-

(1) Carron père, *Journal général de la société de médecine*, t. LXIX, p. 289.

che, le taon (œstrum), qui, après avoir sucé le sang des animaux charbonnés, vient piquer les hommes, surtout ceux qui sont endormis.

Il se manifeste quelques heures après la piqûre une démangeaison très-vive dans l'endroit inoculé, sur lequel il ne tarde pas à apparaître une ou plusieurs phlictènes, dont la rupture ne tarde pas à avoir lieu, et qui est suivie immédiatement d'une douleur très-vive. La tumeur commence à s'élever, le centre en devient noir, elle s'entoure d'un cercle inflammatoire d'un rouge foncé, vineux et livide : le malade est pris de fièvre, de frissons, de maux de cœur et de douleurs de tête atroces. Pour peu que la maladie gagne, le délire s'ensuit, les phénomènes de résorption purulente se manifestent, le malade ne tarde pas à succomber, et quelques instans avant sa mort, il n'est pas rare d'apercevoir des pustules de même nature sur différens points de la surface du corps.

Comme on vient de le voir, la pustule maligne est une affection grave qu'il faut se hâter de combattre pour arrêter son ultérieur développement. Depuis quelques années, l'on a employé avec beaucoup de succès le cautère actuel pour arrêter son développement. M. Lisfranc surtout, en a retiré de très-grands avantages, et j'ai vu dans son service des cas fort remarquables de guérison. Mais ce chirurgien a fait subir à l'application du feu de certaines modifications; il touche seulement le centre avec un cautère rouge-cerise, et il promène dans les alentours, sur le cercle inflammatoire rouge-vineux, un cautère à peine rouge, afin de modifier la forme inflammatoire, ce qui arrête plus souvent son développement ultérieur. On en peut juger par le fait suivant.

1re OBSERVATION.

P stule maligne développée sur la bosse sourcilière gauche ; accidens
graves du côté du cerveau ; cautérisation ; guérison.

A la salle Saint-Louis, au n° 21, fut reçu dans le courant de septembre 1831, un garçon corroyeur des environs
de Lonjumeau qui, après avoir touché et travaillé des cuirs
suspects, fut pris de pustule maligne à la région sourcilière de l'œil gauche. Lorsque le malade fut reçu à l'hôpital de la Pitié, la tumeur avait quelques jours d'existence,
le malade était en proie à une fièvre ardente, accompagnée de maux de tête violens, de soif inextinguible, et d'un
peu de délire. Les paupières des deux yeux sont fermées
et œdémateuses. M. Lisfranc, jugeant à première vue de la
gravité de la maladie et de sa nature, met en usage la
cautérisation centrale avec un petit bouton de feu rouge-
cerise, puis il promène à plusieurs reprises un fer à peine
rouge sur toute la circonférence de la tumeur; celle-ci
s'affaisse ; les vésicules se flétrissent et sont remplacées par
de petites eschares superficielles. Les accidens cérébraux
sont combattus par des moyens convenables, et le malade
guérit en peu de jours sans cicatrice et sans difformité.

Pour cautériser et arrêter les progrès de la pustule maligne sur les paupières, il faut préférer toutes les fois que
l'on le peut, le cautère actuel, parce le chirurgien peut en
diriger l'action, en modifier l'effet, en restreindre où en
agrandir la sphère d'activité ; il n'en est pas de même des
caustiques liquides. Souvent leur action dépasse de beaucoup les limites du mal et produit des accidens graves,
des difformités incurables et la perte de l'œil.

2ᵉ OBSERVATION.

Pustule maligne sur la paupière supérieure gauche ; cautérisation avec le beurre d'antimoine ; destruction presque complète de la paupière; suppuration de l'œil.

Madame C*** vint me consulter il y a quelque temps pour savoir si la difformité qu'elle portait à l'œil gauche ne serait pas susceptible d'une restauration analogue à celle que j'avais pratiquée sur une jeune personne de sa connaissance. Il y a dix ans environ que cette dame fut, pendant son séjour à la campagne, attaquée d'une pustule maligne sur la paupière de l'œil gauche. Justement alarmée de son état, elle revint en toute hâte à Paris, où elle réclama les soins d'une sommité chirurgicale de l'époque, qui, après avoir reconnu la maladie, appliqua sans précaution sur la tumeur un plumasseau imbibé de beurre d'antimoine. Le liquide caustique, non seulement se répandit sur toute la paupière, mais encore il filtra dans la commissure et se répandit sur le globe de l'œil. Pendant quelques heures, madame C*** fut en proie à des douleurs atroces qui occasionèrent du délire. Lorsque l'on enleva l'appareil, l'on jugea aussitôt que l'œil était perdu et la malade défigurée.

Lorsqu'elle vint chez moi, la paupière supérieure, détruite en partie et adhérente au globe, l'œil réduit à l'état de moignon, formait un symblépharon incurable. Ce fait est très-connu de M. Lisfranc, qui du reste n'est pas l'homme de l'art à qui fut confiée la malade.

Lorsque les eschares de la pustule maligne commencent à se détacher, il faut prendre de grandes précautions pour s'opposer à la formation de cicatrices vicieuses; nous les avons indiquées en parlant des plaies suppurantes des paupières. La maladie malheureusement exerce, dans quelque cas, des ravages tels que la paupière est complétement détruite : il faut alors, après consolidation complète de la cicatrice, recourir à l'opération de la blépharoplastie, c'est ce que vient de faire avec beaucoup de succès un des jeunes chirurgiens des plus distingués de Paris , notre ami A. Robert : nous en parlerons plus tard.

TUMEURS CYSTIQUES.

On donne ce nom à des tumeurs renfermées dans des kystes qui ont leur siége dans les divers points des paupières, et peuvent être de nature athéromateuses, méliceriques et stéatomateuses. Ces tumeurs sont de préférence situées sur les bords libres des paupières, et elles acquièrent divers degrés de grosseur; car, originairement peu volumineuses, elles peuvent avoir en peu de temps le volume d'une fève et même celui d'une noix ; rarement douloureuses, mais toujours incommodes , elles dégénèrent quelquefois en tumeurs de mauvaise nature ; dans un grand nombre de cas , elles crèvent spontanément , et il reste pendant quelque temps un petit trou fistuleux qui se cicatrise avec le temps. Un follicule sébacé de la peau, que l'on serre et comprime à plusieurs reprises, s'enflamme, s'hypertrophie, et devient souvent une tumeur cystique conservant une ouverture qui laisse suinter une humeur graisseuse toutes les fois qu'on la presse. Contrairement à l'opinion du professeur Scarpa (1), j'ai reconnu qu'elles étaient plutôt situées à la partie externe de la paupière qu'à la partie interne, et que la différence entre les observations de mon illustre maître et les miennes dépendait de ce qu'il avait pris pour des tumeurs cystiques des hypertrophies du tissu cellulaire, que nous décrirons plus tard. La plupart des tumeurs cystiques des paupières doivent leur origine à des petits furoncles non suppurés ; nous

(1) Scarpa, ouvrage cité.

avons, en parlant de cette maladie, engagé les hommes de l'art à tenter tous les moyens possibles à résoudre ces engorgemens enflammatoires, afin d'empêcher leur dégénérescence en tumeurs cystiques. Lorsque celles-ci sont dures et rénitentes, il faut chercher encore à les résoudre ; car peu de personnes se décident immédiatement à subir une opération, quelle que soit sa légèreté. On employera donc les pommades fondantes dont nous avons parlé plus haut. Le professeur Boyer (1) a guéri plusieurs fois des tumeurs de cette nature au moyen d'applications souvent répétées de compresses imbibées de solution d'hydrochlorate d'ammoniaque, et d'emplâtres de savon étendu sur de la peau.

J'ai employé avec succès le taffetas gommé anglais, préparé avec la teinture d'iode pure, mélangée avec la solution concentrée de colle de poisson. L'eau régale, si fort recommandée par Morgagni (2), m'a été fort avantageuse, quoiqu'elle eût complétement échoué dans les mains du professeur Scarpa (3). Les heureux effets de cette substance m'ont conduit à l'emploi de l'hydrochlorate d'or en frictions, et qui a fait souvent disparaître des tumeurs long-temps rebelles à d'autres moyens.

Quelque précaution que l'on prenne dans l'emploi des pommades fondantes, elles dépassent souvent le point d'excitation que l'on s'était proposé d'atteindre. Si on n'en suspend pas l'usage en temps utile, la tumeur s'enflamme, devient un peu douloureuse, et il se manifeste dans son intérieur un travail de suppuration. On peu profiter de ce petit abcès pour faire dissoudre la tumeur : il ne s'agit que de ne point perdre de vue deux principes essentiels, dont le premier consiste à n'ouvrir que lorsque la suppuration devient évidente, et le second à faire évacuer par une légère incision parallèle au diamètre transversal de la pau-

(1) Boyer, *Traité des maladies chirurgicales*, tom. V, pag. 257.
(2) Morgagni, *Epistola anatomica*, XIII, p. 2.
(3) Scarpa, ouvrage cité.

pière, une suppuration épaisse, glutineuse, analogue à celle du furoncle. Il est assez commun de voir la suppuration amincir beaucoup la peau avant que la tumeur soit ramollie dans sa totalité : il faut alors, comme on le fait pour les orgéolets scrofuleux, recouvrir la tumeur avec un petit fragment d'emplâtre agglutinatif, jusqu'à ce que la suppuration ait fondu les tissus hypertrophiés environnans.

Demours a consigné (1) l'histoire de quelques tumeurs cystiques guéries par l'acupuncture. Ce moyen a toujours échoué dans mes mains : à quoi attribuer une pareille différence dans les résultats? Il est probable que, lorsque j'ai employé le procédé de Demours, j'avais toujours eu affaire à de véritables tumeurs cystiques, tandis que ce praticien distingué n'avait rencontré que des hypertrophies du tissu cellulaire, dont nous nous occuperons bientôt. Pour obtenir la disparution des tumeurs cystiques, il faut ne pas perdre patience, attendre long-temps, et surtout être constant dans l'emploi des médications.

Lorsque tout a été insuffisant, il faut passer à l'extirpation de la tumeur, moyen que le professeur Scarpa (2) considérait, à tort, comme le seul moyen vraiment curatif. Pour procéder à cette opération avec avantage, il faut examiner avec beaucoup de soin le siége et la nature de la tumeur. J'ai vu, il y a long-temps, M. Maunoir aîné, de Genève, employer une méthode d'exploration que j'ai déjà décrite ailleurs (3), et complétement laissée dans l'oubli par les plus récens écrivains de médecine opératoire, quoique Samuel Cooper (4) l'eut aussi publiée en 1815. Cette méthode est surtout fort importante lorsque l'on veut savoir si une tumeur peut être extirpée en dedans. Il ne s'agit que de saisir la pau-

(1) Demours, *Journal général de la société de médecine de Paris*, t. LXVI, p. 160.
(2) Scarpa, ouvrage cité, p. 73.
(3) *Gazette médicale de Paris*, 1833, p. 130.
(4) Samuel Cooper, *Dict. of surgery*. London, 1815.

pière par les cils et le cartilage tarse , pour la renverser de bas en haut sur une sonde de femme , ou mieux encore sur un fort stylet cannelé que l'on courbera un peu ; la face interne des paupières devient externe; en appuyant le stylet sur le cartilage , on peut la maintenir assez long-temps dans cette position et y pratiquer les opérations convenables ; car c'est un principe en médecine opératoire d'attaquer les tumeurs des paupières par la face interne de celles-ci , toutes les fois qu'il est possible de le faire ; la constitution éminemment vasculaire des paupières les prédisposent à l'érysipèle , qui vient bien souvent entraver la réunion par première intension , si nécessaire dans la solution de continuité des paupières , et qui nécessite souvent l'emploi de la suture. Je ne décrirai pas ici le manuel opératoire à employer pour cette opération , j'observerai seulement que , soit que l'on agisse par la partie externe ou interne des paupières , il faut toujours faire l'incision parallèlement à l'axe transversal de la tumeur ; sans cela l'on est gêné pour l'énucléation de celle-ci ; l'on court même le risque de traverser la paupière , de morceler les bords de la solution de continuité, et d'empêcher ainsi la réunion par première intention , inconvénient dont il pourrait résulter une cicatrice difforme.

On a aussi trop insisté sur la nécessité de ne pas ouvrir le kyste avant qu'il soit entièrement dénudé : je crois qu'il faut faire le contraire dans beaucoup de circonstances. En évacuant la matière contenue dans le sac , on se fait de la place et on le dissèque plus facilement; on évite de le déchirer si on a besoin de le saisir avec des pinces à anneaux (et non avec des pinces à disséquer). Lorsque l'on a terminé l'opération , surtout lorsqu'on a procédé par la face interne des paupières , il est facile de cautériser avec un peu de nitrate d'argent fondu les fragmens de kyste que l'on n'aurait pu extraire, ce qui est infiniment rare.

Lorsqu'il est impossible d'extirper la tumeur par la face

interne des paupières, force est alors d'y procéder par la partie externe. Depuis quelques années, j'ai pour habitude de passer sous la paupière la petite plaque de corne employée par le professeur Jæger (1) pour la résection du bord libre des paupières. Par ce moyen, l'œil est complétement couvert, circonstance d'un grand intérêt, puisque j'ai vu des chirurgiens d'un grand mérite traverser les paupières en pratiquant l'extirpation de ces tumeurs. Il faut avoir soin de se servir de petits scalpels faits exprès, et souvent, du couteau flexible de Leber.

Le tissu des paupières étant abondamment pourvu de vaisseaux sanguins, l'opérateur est toujours gêné par le sang qui surgit en grande quantité au devant de l'instrument. L'on a proposé, pour obvier à cet inconvénient, de faire arriver un courant d'eau froide sur les parties divisées, afin de déterger le sang qui exsude de la solution de continuité. M. Lisfranc recommande de faire comprimer la paupière sur divers points, avec les doigts des aides. On arrive plus facilement au même but en plaçant sur la paupière, quand on procède par l'extérieur, le spéculum de Lusardi qui, en produisant une compression convenable, laisse un champ libre à l'opérateur.

TUMEURS PAR HYPERTROPHIE DU TISSU CELLULAIRE SOUS-MUQUEUX.

Il est des tumeurs, siégeant sur les paupières, qui peuvent acquérir un plus ou moins grand développement sans causes appréciables; ces tumeurs, après avoir été mobiles dans leur début et presque fluctuantes, deviennent tout à coup résistantes, immobiles, douloureuses, d'indolentes qu'elles étaient : cet état d'exaltation dans le volume et dans la vie de la tumeur peut se suspendre tout à coup, et

_____

(1) *Gazette médicale*, 1833, p. 129 et suiv.

celle-ci redescendre au volume qu'elle avait avant cette transformation. Ces tumeurs restent fort long-temps insensibles aux médications dirigées contre elles; d'autres fois
elles cèdent rapidement aux moyens employés pour les
combattre, disparaissent en apparence pour surgir de
nouveau quelques semaines ou quelques mois après sans
cause connue. Je me suis convaincu par l'extirpation
qu'elles n'étaient pas de nature mélicérique, stéatoma-
teuse ou athéromateuse; mais l'extirpation en ayant altéré
les formes et bien souvent les tissus, je me suis demandé
bien long-temps dans quelles classes de tumeurs on devait
les ranger, il est probable que j'eusse cherché inutilement
la solution de cette question. Mais M. Lisfranc, ayant été à
même de disséquer un grand nombre de ces tumeurs, reconnut qu'elles étaient formées par un tissu cellulaire
hypertrophié garni d'une grande quantité de vaisseaux
sanguins. Les idées de ce professeur furent arrêtées sur
le traitement de cette espèce de tumeur; il fut convaincu
que l'on ne devait recourir à l'extirpation que lorsqu'on aurait échoué dans les autres moyens de résolution.
Pour faire disparaître ces tumeurs, M. Lisfranc conseille
de cautériser à plusieurs reprises la muqueuse avec un
petit cylindre de pierre infernale taillée en forme de crayon.
Cette médication du reste, n'appartient pas à M. Lisfranc,
ainsi que je le croyais lorsque j'ai publié ses opinions sur
ce genre de tumeurs (1). Feu M. le professeur Dubois me
déclara avoir employé cette médication toute sa vie en me
renvoyant à une publication qui datait de trois ans avant
la mienne.

Ce moyen suffit, dans presque tous les cas, pour faire
disparaître la tumeur, et l'on soustrait ainsi les malades
aux douleurs et aux autres inconvéniens de l'extirpation.

Quand ces petites tumeurs de tissu cellulaire hypertrophié ou dégénéré ont un petit canal qui va s'ouvrir dans

(1) Traduction de Lawrence. Paris, 1830, p. 284.

la conjonctive, non loin du cartilage tarse; j'ai employé souvent avec beaucoup de succès, la méthode suivante: Il faut avoir à sa disposition un petit stylet canelé, très-fin, en or ou en platine. On charge ce petit instrument avec du nitrate d'argent fondu, en suivant le procédé indiqué pour assurer les porte-caustiques destinés à cautériser le canal de l'urètre. Ce stylet ainsi chargé est introduit dans le trajet fistuleux qui se rend dans la tumeur, on l'y laisse séjourner une minute environ en le faisant tourner en plusiers sens; le caustique se dissout, pénètre dans la tumeur, après quoi l'on retire la sonde et l'on absterge la paupière avec de l'eau froide pour enlever le caustique inutile; on peut aussi, comme le recommandait M. Dubois, placer entre la paupière et le globe un morceau de linge fin, enduit de cérat, pour préserver celui-ci de l'action du caustique surnuméraire.

Cette petite opération produit les mêmes résultats que dans la cautérisation du canal de l'urètre; il se manifeste dans la tumeur une inflammation, elle augmente de volume, puis fournit une sécrétion purulente, charriant des eschares, et qui ne tarde pas à faire fondre entièrement les tissus hypertrophiés. Il n'est pas rare de voir une seule application de nitrate d'argent faire disparaître la tumeur; mais dans d'autres cas il faut y recourir plusieurs fois, ainsi que l'on peut s'en convaincre, en lisant la troisième des observations suivantes, qui relatent chacune une guérion.

Quand la cautérisation échoue à son tour, il faut recourir à l'extirpation. Cette petite opération se pratique avec des ciseaux courbes sur leur plat, et des petites pinces à brignes; Lawrence et Béclard (1) n'employèrent pas d'autres moyens.

Les trois observations qui vont suivre, relatent trois guérisons obtenues par les divers procédés que je viens d'indiquer.

(1) Lawrence, traduction citée, p. 286.

1ʳᵉ OBSERVATION.

Tumeur sous-muqueuse de la paupière ayant un trajet fistuleux ; cautérisation avec un stylet cannelé chargé de nitrate d'argent ; guérison.

Madame H...., anglaise, âgée de trente-six ans, irrégulièrement menstruée, sujette aux orgeolets, portait depuis quelques années une tumeur sous-conjonctivienne, recouverte par un petit mamelon frangé, au centre duquel l'on observait une petite ouverture assez semblable à un *point lacrymal*, mais un peu plus large.

Cette dame avait été traitée en Angleterre par MM. Lawrence et Alexandre, la tumeur avait résisté à plusieurs médications assez énergiques, même à la pommade de Guthrie. Fatiguée de sa résistance, elle se décida à la faire extirper et réclama mes soins à cet effet. A peine eu-je examiné cette tumeur, que je pris l'engagement de la faire disparaître au moyen d'une ou deux petites cautérisations, en profitant de l'ouverture pour introduire dans le centre de la tumeur un petit stylet de platine cannelé et armé de nitrate d'argent fondu. L'on accepta avec un vif empressement ce moyen, et deux applications de caustiques furent suffisantes pour faire disparaître complétement cette petite tumeur qui, par sa présence, contrariait singulièrement madame H.... La guérison a été radicale. Je rencontre souvent ma cliente, et elle s'estime fort heureuse d'avoir évité une opération assez douloureuse.

2ᵉ OBSERVATION.

Tumeur indolente sous-muqueuse de la paupière, soulevant la conjonctive ; inutilité des moyens résolutifs ; extirpation ; guérison.

Madame Adèle P...., demeurant à Paris, rue de Richelieu, nº 90, portait depuis quelques années une tumeur dans la paupière inférieure de l'œil gauche : cette tumeur,

I.   13

complétement indolente, prenait depuis long-temps du volume, en soulevant la muqueuse occasionait à la conjonctive oculaire une irritation incessante. M. le docteur Fiévée mit en usage une foule de moyens résolutifs, pour
faire disparaître cette tumeur, mais sans aucuns résultats.
Il me pria alors de voir la malade et de lui donner mon
avis. Je reconnus immédiatement une des tumeurs que
je viens de décrire, et j'en proposai l'extirpation comme le
moyen le plus convenable d'en débarrasser complétement
madame P.... Cette opération fut pratiquée le lendemain,
en présence de M. le docteur Fiévée et de M. Bergue; je
saisis la tumeur avec une pince à érigne, et avec un petit scalpel, j'incisai tout autour la muqueuse, puis d'un seul
coup de ciseaux j'en fis l'ablation complète.

Cette tumeur, examinée avec soin, n'était autre chose
qu'un morceau de tissu cellulaire hyperthrophié, gros
comme un grain de café, divisé en plusieurs cellules
formées de tissu fibreux, et abondamment pourvues de
vaisseaux sanguins. Cette opération peu douloureuse, rapidement exécutée, ne fut suivie d'aucune réaction fié-
vreuse, et la guérison complète ne se fit point attendre.

3e OBSERVATION.

Tumeur sous-conjonctivienne fort dure avec infundibulum central;
plusieurs cautérisations; guérison.

M. de B...., sous-lieutenant de dragons à l'école de Sau-
mur, portait depuis long-temps à la paupière supérieure
droite une tumeur, que le chirurgien de son régiment
avait considérée comme de nature cystique, et contre laquelle il avait employé inutilement un grand nombre de
résolutifs : il se proposait d'en faire l'extirpation, lorsqu'il
rencontra un émigré espagnol, dont j'avais guéri la fille
par la cautérisation, et qui l'engagea à tenter ce moyen.
En renversant la paupière par le procédé que j'ai indiqué

plus haut, je reconnus une tumeur sous-conjonctivienne, au centre de laquelle je trouvai un petit infundibulum qui pénétrait fort avant dans le tissu induré. Mais, avec un stylet de Mejean, je reconnus qu'il n'y avait aucun décollement ni trajet fistuleux. Je mis en usage la cautérisation avec le nitrate d'argent fondu ; mais le volume de la tumeur me força à y recourir à plusieurs reprises : ce ne fut qu'à la cinquième ou sixième application du caustique que je pus détruire entièrement la tumeur. Le traitement dura plusieurs semaines.

TUMEURS TARSIENNES ET PHLYCTÈNES DES TARSES.

Il se développe encore aux paupières de petites tumeurs qui ont leur siége dans le cartilage tarse, que l'on nomme pour cette raison tumeur tarsienne (*Tarsal tumours* des Anglais). Ces tumeurs forment à la surface du cartilage tarse de petites élévations arrondies, blanches nacrées, quelquefois rouges et formées par une hypertrophie ou une expansion des principes constituant le cartilage tarse. Elles varient de grosseur ; mais elles n'excèdent jamais le volume d'un pois ordinaire, rarement elles sont douloureuses ; leur plus grand inconvénient consiste à gêner considérablement le mouvement des paupières, et lorsqu'elles acquièrent un certain volume à l'intérieur, elles tendent à les renverser en dehors. Par leur présence elles amincissent le cartilage tarse ; et quand on les extirpe, elles laissent un sillon qui entraîne toujours une certaine difformité. Cette tumeur est presque toujours pleine, et lorsqu'elle forme un kyste, celui-ci est presque toujours rempli par un fluide gélatineux analogue à la synovie. Tous les traitemens résolutifs échouent contre elle, il faut alors se décider à les enlever. Cette opération n'est pas facile ; elle est accompagnée d'une douleur assez vive, et pour peu que la tumeur soit grosse, l'on produit sur le tarse des mutilations désagréables. Il est plus sur de les détruire par le caustique, employé comme pour l'hypertrophie du tissu cellulaire sous-muqueux; une petite ponction centrale et l'introduction d'un peu de nitrate d'argent suffisent pour les faire suppurer en entier. Si la tumeur est fibreuse, on la traverse avec un fil de soie imbibé de teinture de cantharides. Ce moyen est sans danger et produit presque toujours une guérison radicale. Enfin, s'il devient indispensable d'extraire la tumeur, on y procédera comme pour une tumeur cystique, avec la précaution de l'attaquer par la surface interne de la paupière.

On rencontre assez souvent sur le cartilage tarse, chez des personnes un peu âgées, une tumeur transparente gris de perle fort dure, à base large, formée par une couche mince du cartilage qui contient un liquide transparant. Cette tumeur n'est que désagréable; c'est une phlyctène du tarse ou une hydropisie partielle, que l'on pourrait nommer également hydro-tarsis, pour la distinguer des autres phlyctènes qui surgissent en différens points de la paupière et dont elles diffèrent essentiellement. On en débarrasse le malade en les incisant avec la pointe d'une lancette, et en cautérisant légèrement l'intérieur de la poche, pour la flétrir complétement et empêcher qu'elle ne se remplisse de nouveau, ce qui se voit souvent, comme on peut s'en convaincre, dans l'observation suivante.

OBSERVATION.

Hydrotarsis de la paupière inférieure; trois ponctions successives; retour de la maladie; cautérisation; guérison.

Madame Bruzzee, femme d'un maître de musique de Bourg, portait depuis quelques années une tumeur phlycténoïde, située dans le centre du cartilage tarse de l'œil droit. Lorsque je la vis, elle offrait le volume d'un gros pois : elle ressemblait à une perle par sa couleur et sa résistance ; à plusieurs reprises on avait évacué le liquide , mais la tumeur s'était bientôt remplie : après chaque ponction elle avait doublé de volume , je proposai alors l'incision et la cautérisation. Cette opération aussi simple que facile débarrassa madame Bruzzee de cette légère difformité.

VERRUES DES PAUPIÈRES.

Les verrues des paupières sont très-communes à tout âge, cependant on les rencontre plus souvent chez les jeunes personnes et chez les vieillards. Elles diffèrent des verrues des pieds et des mains en ce qu'elles sont moins dures , et que dans la plupart des cas elles tiennent à la peau par un pédicule étranglé. Toutefois, il en est qui ont une base large , ce sont celles qui affectent principalement les vieillards. Celles-ci sont en général de mauvaise nature et ne tardent point à dégénérer, surtout lorsqu'on les irrite par des attouchemens répétés ou des médications imprudentes.

Lorsque la tumeur est pédiculée, on la retranche facilement avec des ciseaux courbes sur leur plat. Chez les personnes pusillanimes , on peut employer l'étranglement au moyen d'une soie écrue très-forte. Lorsqu'on a affaire à une verrue à base large , on peut la détruire par des applications répétées de caustique. Quand on a des malades raisonnables , le moyen le plus sûr consiste à enfoncer au centre de la tumeur une épingle un peu longue , analogue à celle employée par les entomologistes. On approche ensuite de la tête de l'épingle la flamme d'une petite bougie, jusqu'à ce qu'elle devienne rouge-cerise, la tumeur se flétrit immédiatement, se gerce et en retirant l'épingle elle s'arrache avec elle , laissant un petit godet, devenu le siége d'une brûlure au premier degré. Ce petit enfoncement se cicatrise comme une brûlure ordinaire, et ne laisse aucune difformité. Je l'ai souvent mis en pratique devant

les é èves qui suivent mes cours. Ce procédé est préférable de beaucoup à l'application du sucre de tithymale et
d'autres escharotiques dont l'application est incertaine,
difficile, et auxquels l'on doit dans un grand nombre de
circonstances attribuer la dégénérescence cancéreuse des
verrues.

Toutes les verrues ne sont pas susceptibles d'être traitées
de cette manière ; il en est qui réclament impérieusement
l'usage de l'instrument tranchant, ce sont celles à bases
larges, à sommet gercé, bilobé et qui sont entourées d'un
état phlébectatique des paupières. On les rencontre ordinairement chez les personnes âgées, d'un mauvais tempérament ; il faut donc procéder à cette opération avec
précaution et tout retrancher. Le procédé doit varier selon
la forme et la grosseur de la verrue. Toutes les fois qu'on
peut réussir par première intension, il faut le faire ; car
chez les individus dont nous avons parlé, il existe une tendance à voir la plaie se convertir en une ulcération de mauvaise nature, circonstance assez souvent observée en Allemagne par le professeur Beer (1). Guthrie (2) a au contraire
reconnu qu'en Angleterre, où les verrues sont très-fréquentes, elles guérissaient facilement : il en donne pour
raison les soins particuliers que l'on donne en Angleterre
à la cicatrisation des plaies. Selon lui, la dégénérescence
est toujours le résultat d'une diathèse cancéreuse évidente.
Le même auteur rapporte avoir enlevé successivement plus
de vingt tumeurs de cette nature sur la paupière d'un enfant ; il obtint une cicatrisation complète sans aucune difformité. Lorsque la verrue est très-considérable, son enlèvement peut entraîner une déperdition de substance plus
ou moins considérable, et qui doit nécessiter des travaux
de restauration : nous nous en occuperons longuement en
traitant de la blépharoplastie.

(1) Beer, ouvrage cité.
(2) Guthrie, ouvrage cité.

ABSENCE CONGÉNIALE ET ACCIDENTELLE DES CILS.

Quelque rare que soit l'absence congéniale des cils, l'on en rencontre pourtant quelques cas dans les auteurs (1). Cette difformité est due alors, ou à un arrêt de développement ou à une maladie intra-utérine du fœtus ; elle existe toutes les fois qu'il y a soudure complète des paupières, et, lors même que l'on a eu recours à la division de celles-ci, les cils ne reparaissent jamais. L'œil offre alors un aspect particulier et ressemble à celui d'une tortue ou de tout autre individu de la grande famille des chélidoniens et des sauriens. L'individu que j'ai observé, déjà arrivé à l'âge de douze ans, n'avait jamais éprouvé aucun inconvénient de cet état anormal ; seulement, il supportait difficilement la grande lumière, les vents chargés de poussière ou de tout autre corps pulvérulent. Pour s'en garantir, il se bornait à porter des lunettes un peu larges et légèrement colorées. L'absence accidentelle des cils est presque toujours le résultat de brûlures, de cicatrices, et principalement d'ulcérations consécutives, d'inflammation chronique du bord libre des paupières, enfin, l'exubérance et l'hypertrophie de la membrane muqueuse qui vient alors recouvrir les orifices bulbeux des cils et les empêcher de sortir. Les ophthalmies purulentes des nouveau-nés, varioleuses, gonorrhéiques et scrofuleuses, produisent souvent cet accident ; les affections aiguës ou chroniques de la peau, celles dues surtout à la présence de virus spéciaux, tels que la syphilis, le pian, la lèpre, occasionent aussi la chute des cils. Les exanthèmes scabieux, impétigineux, les sycoses, ont une prédilection pour les paupières.

De même que les sourcils, les cils peuvent blanchir ou tomber à la suite de maladies graves, de chagrins, de réclusions prolongées dans des cachots humides, ou lorsqu'ils sont envahis par un grand nombre d'insectes dont nous avons signalé la présence et les désordres dans les maladies des sourcils. Dans ces derniers cas, la maladie prend le nom de phthiriasis. Il est inutile de chercher à guérir l'absence congéniale des cils; elle coïncide presque toujours avec l'absence de leurs organes générateurs; les moyens de prothèse recommandés par quelques auteurs sont tout-à-fait inapplicables. Le conseil de peindre le bord des paupières avec une pommade noire ne remplit qu'une des indications que l'on voudrait obtenir, amoindrir les effets de la lumière, et la présence d'un corps graisseux, sur le rebord palpébral finirait par déterminer lui-même des accidens plus graves que la maladie. Des lunettes légèrement colorées ou une gaze métallique comme celles fabriquées en Angleterre, suffisent pour obtenir des résultats bien supérieurs en remplissant un certain nombre d'indications à la fois. Lorsque les cicatrices qui ont produit la chute des cils sont profondes, il faut peu compter sur leur retour; on leur opposera uniquement les moyens que nous venons d'indiquer pour l'absence congéniale. On combattra les accidens dus à la présence des insectes parasites avec des médications proposées pour ceux qui habitent les sourcils. La sycose, la gratelle, et autres seront soumises au traitement général et local indiqué pour les maladies de peau, et, en parlant des maladies syphilitiques simples et compliquées de l'œil, nous ferons connaître les indications les plus appropriées à chacune d'elles. Quant aux petites ulcérations rebelles dont les racines des cils sont souvent le siége, on les attaquera, de même que les sycoses, avec une pommade composée d'égale quantité d'onguent citrin fraîchement préparé et d'huile blonde de foie de morue. Chaque fois que l'on veut appliquer ce médicament, on doit le ramollir au bain-marie, puis avec un pinceau à miniature, imprégné de cette mixtion, toucher les surfaces ulcérées.

Reste maintenant à parler de l'exubérance de la membrane muqueuse qui est la suite des inflammations anciennes ou souvent répétées, qui, s'avançant lentement, non seulement fait tomber les cils, mais encore devient un opercule qui recouvre chaque ouverture bulbaire, et apporte à l'accroissement du cil un obstacle infranchissable. Quelque grave que paraisse cette affection, elle est cependant susceptible de guérison ; celle-ci sera d'autant plus sûrement obtenue, que l'on aura affaire à un malade raisonnable. Il suffit de combattre l'hypertrophie par l'application réitérée du nitrate d'argent, en se bornant seulement au rebord palpébral où doivent sortir les cils. Ce traitement est toujours assez long ; mais il peut faire triompher d'une maladie qui avait plusieurs années d'existence. Toutes les personnes qui suivent ma clinique ont vu une jeune fille, dont je rapporterai plus tard l'histoire, et qui fut guérie malgré l'ancienneté de la maladie.

Cette maladie, vulgairement connue sous le nom d'*yeux bordés de rouge*, est excessivement désagréable à voir ; elle fait le désespoir d'un grand nombre de jeunes personnes, lors même qu'elle n'est que partielle.

OBSERVATION.

Absence complète des cils ; hypertrophie ; renversement de la muqueuse ; cautérisations successives ; guérison.

Mademoiselle D..... de Romilly, en Bourgogne, me fut adressée par M. Capron, coutelier, à Paris. Cette jeune personne, âgée de quinze ans, fut atteinte, à l'âge de un an, d'une ophthalmie purulente, à la suite de laquelle elle perdit non seulement tous les cils, mais encore fut défigurée par un bourrelet muqueux qui envahit tout le rebord palpébral des quatre paupières. Pendant 14 ans, cette maladie fut rebelle à toutes sortes de médications. Douée

13*

d'une figure agréable, d'une taille avantageuse, cette jeune
personne déplorait amèrement l'insuffisance des moyens
curatifs que l'on avait opposés. Lorsque je la vis, l'envahis-
sement progressif de la muqueuse était tel, qu'il avait recouvert les quatre points lacrymaux, et qu'un épiphora
continuel venait accroître les désagrémens de cette difformité. Je proposai la destruction graduelle et successive
de la muqueuse, comme le seul moyen de guérison possible : c'était un traitement douloureux et demandant
plusieurs mois. Je commençai par soumettre la jeune
fille à l'usage de collyres astringens, pour améliorer
l'état général de la muqueuse ; puis tous les trois jours je
continuai partiellement la destruction de la muqueuse ; il
fallut six mois de traitement souvent interrompu pour obtenir une guérison complète. Les points lacrymaux appa-
rurent les premiers, et avec un stylet pointu de Méjan, je
perforai la dernière couche muqueuse qui les obstruait encore ; pour obvier à leur oblitération nouvelle, je les cathé-
térisai tous les jours pendant une semaine. Peu à peu je vis
surgir quelques poils étiolés, maladifs, mais leur présence
m'annonçait l'efficacité du traitement. L'écoulement des larmes avait repris sa voie accoutumée, et chaque cautérisation refoulait la muqueuse en dehors des limites du tarse ;
après six mois la jeune personne était complétement guérie.
Son état fut alors constaté par un grand nombre de médecins
parmi lesquels je dois placer en première ligne MM. Roux
de Brignolles, Serre d'Alais et Spérino de Turin. Lorsque
les cils sont une fois découverts et que la guérison est assurée, on arrache ceux-ci peu à peu, et l'on voit surgir à
leur place des repousses vigoureuses et bien portantes.

J'ai observé aux Invalides, sur quelques glorieux
débris de l'armée d'Egypte, des individus atteints, à la
suite de l'ophthalmie égyptienne, d'une extrophin chronique de la muqueuse, avec perte absolue des cils. Il serait vraiment curieux dans l'intérêt de la science et de

l'humanité, d'en tenter la guérison pour s'assurer si, après tant d'années, les bulbes auraient résisté à la compression atrophique à laquelle ils avaient été soumis.

RENVERSEMENT DES CILS, TRICHIASIS, DISTI CHIASIS, TRISTICHIASIS, ETC.

La direction anormale des cils en dedans a reçu un grand nombre de dénominations ; on la nomme trichiasis, trichosis, lorsque l'invasion vers le globe est complète ; on lui donne le nom de distichiasis quand il paraît y avoir une double rangée de poils, et tristichiasis s'il y en a un triple rang ; on la nomme aussi phalangosis ; et entropium lorsqu'on suppose que la maladie dépend du renversement complet de la paupière. Cette maladie était bien connue des anciens ; on en peut juger par la citation suivante :

Trichiasim Græci vocant quam sanè sub pilis naturalibus in palpebris alii exorti, et intro nuentes, tunicas pungunt, et oculorum fluxiones concitant. Dicitur etiam trichiasis, quum ipsæ palpebræ laxatæ sunt, aut ipsarum extremitas intro nutat, ut pili non facilè appareant, nisi quis distendat ac disparet palpebras. Vocant autem medici palpebræ laxationem phalangosim, aut casum. Pilorum vero subcretionem, duplicem pilorum ordinem, hoc est distichiasis (1).

Chez eux comme chez nous, on trouve un peu de confusion dans l'application convenable d'un mot propre à désigner chaque état différent de la maladie ; car le mal est essentiellement le même dans ses résultats, il ne varie que dans son intensité. Quant à nous, pour mettre un peu plus d'ordre dans l'examen de cette matière, nous conserverons au mot trichiasis la direction fausse ou irrégulière des cils, soit que la maladie dérive de ceux-ci seulement, soit qu'elle

(1) Aetius, *Tetrabibl.* II, sermo III, cap. XVI.

procède d'une inclinaison vicieuse du cartilage tarse, accompagnée préalablement du dérangement des cils ; par distichiasis nous entendons l'existence de plusieurs rangées de cils, et par tristichiasis l'agglomération de trois rangs distincts de poils.

Le distichiasis et le tristichiasis consistent plutôt dans une direction anormale et variée des cils que dans l'existence de deux ou de plusieurs rangées de cils. Cela est si vrai qu'en compulsant les auteurs qui admettent cette maladie, on ne trouve nulle part que cette maladie existe dans toute l'étendue de la paupière, et pour peu qu'il se joigne à l'état normal une condition maladive, les cils deviendront de plus en plus irréguliers, puisque Albinus et Winslow avaient déjà reconnu que, quoique les racines paraissent être placées dans un même ordre, sur une même ligne, cependant les poils eux-mêmes semblaient former deux ou plusieurs rangées. Après un mûr examen, ces célèbres anatomistes se convainquirent que cet ordre n'avait aucune régularité, et qu'il était d'autant plus complexe que les cils étaient plus fournis et appartenaient à des hommes abondamment pourvus de poils.

Je n'ai jamais rencontré cette disposition que partiellement, et due à des causes que je signalerai plus tard. Ainsi donc, à l'exemple de Scarpa (2) et Boyer (3), je révoque en doute l'existence de cette maladie, et de nouvelles expériences m'autorisent à persister dans cette opinion, malgré l'autorité de Demours (4), qui l'avait observé vingt fois, de Beer (5), qui l'a rencontré plusieurs fois chaque an-

(1) Albinus, *Academ. annot.*, lib. 3, chap. 8. Winslow, *Anatom.*, § 278.
(2) Scarpa, ouvrage cité, t. I, p. 92.
(3) Boyer, ouvrage cité, t. V, p. 290.
(4) *Dictionnaire des sciences médicales*, art. *Trichiasis*.
(5) Beer, dans la Dissertation de Hosp.

nées, et celle du docteur Hops (1), qui lui consacra une monographie spéciale.

Selon nous, la déviation des cils, et cette opinion est fortifiée par celle de Guthrie, la déviation, disons-nous, est une affection secondaire, une conséquence du mal et non sa cause. Rien n'est plus rare que de la rencontrer dans la première enfance, mais bien chez des individus avancés en âge et en proie depuis long-temps à ces ophthalmies rebelles.

Paul d'Egine pensa aussi que la maladie pouvait être produite par des bulbes surnuméraires qui croissaient là comme dans plusieurs points de la muqueuse oculo-palpébrale. Les observations de Wardrop, Monteath viennent confirmer ces faits. Ces pseudo-cils ont en général une physionomie particulière. Tantôt, ils sont faibles, courts, décolorés; tantôt ils sont hyperhémiés, forts et noirs. Le docteur Monteath, sus-nommé, en vit un qui, après avoir pris naissance dans la conjonctive, longeait le tarse et venait se diriger entre le centre de la cornée, où il déterminait de graves accidens.

La présence d'un seul poil suffit pour produire des symptômes affligeans, et souvent suivis d'une inflammation grave de l'œil, pour peu que la maladie soit méconnue, négligée ou mal traitée. Ce poil dévié devient presque toujours la cause de l'inversion des cils voisins; aussi cet état ne tarde pas à se propager à la paupière tout entière, lorsque le trichiasis partiel s'est développé graduellement malgré l'étroite sympathie qui existe entre les deux organes; le contraire en général a lieu lorsque le trichiasis est dû à une autre affection consécutive de l'œil. Le premier effet de l'invasion d'un ou plusieurs cils est de produire dans l'œil une irritation en tout semblable à celle occasionée par

(1) Hosp, *Dissertatio inauguralis medico-chirurgica.* Viennæ ; c Radius, *Script. ophthalmologici minores*, t. I, p. 195.

un corps étranger ; l'œil devient rouge, larmoyant ; le désir de se débarrasser de ce prétendu corps étranger imprime à la paupière un clignotement désagréable qui, en augmentant le nombre des mouvemens de la paupière, multiplie sur l'organe déjà irrité des frictions du poil dévié. La maladie ne tarde pas à augmenter ; le malade est en proie à un épiphora continuel, accompagné d'intolérance de la lumière et de chaleur brûlante dans les paupières, leur peau s'excorie, la tête devient douloureuse : le malade est en proie à l'insomnie et son estomac se dérange. Les souffrances produites par le trichiasis sont telles, qu'au rapport de Guthrie (1), une personne ayant reconnu la cause de son mal, se retrancha elle-même le bord des paupières.

L'inflammation de la conjonctive acquérant de l'intensité, la maladie se transmet à la cornée qui est rapidement ulcérée, perforée, et qui, dans quelques circonstances, tombe en sphacèle, entraînant après elle la perte de l'œil. Je connais un grand nombre de personnes qui avaient déjà perdu un œil de cette manière au moment où elles réclamèrent mes soins : l'œil, restant gravement compromis, ne fut sauvé que parce que je reconnus à temps la cause de la maladie. Dans le plus grand nombre de circonstances, l'organe ne se perd pas complétement ; mais la cornée devient opaque ; elle reprend d'autant plus difficilement sa transparence que la maladie est plus ancienne. Par la persistance de l'affection, la conjonctive s'hypérhémie, les follicules muqueux sécrètent en quantité un mucus épais qui s'agglutine autour des cils, les colle entre eux et devient un empêchement à ce que le malade puisse écarter les paupières avant d'avoir eu recours à de nombreuses ablutions. Chaque fois que le malade écarte ou contracte les paupières, il est en proie à des douleurs tellement vives, qu'il

(1) Guthrie, ouvrage cité, p. 35.

redoute cette contraction, et que, pour l'éviter, il se borne
à entr'ouvrir légèrement les paupières , afin de voir suffisamment pour se conduire, préférant lever la tête ou l'a-
baisser, la tourner à droite et à gauche, que d'imprimer à
l'œil un mouvement violent. Les individus, surtout les enfans, atteints de trichiasis partiel, inclinent la tête pour voir
plus facilement de côté, afin d'éviter les mouvemens de
l'œil et ceux des voiles mobiles qui le recouvrent. L'habitude de cette position fait contracter au cou une inclinaison
qui devient souvent incurable.

Rien n'est exagéré dans les descriptions des funestes conséquences du contact des poils avec l'œil : les malades
ont une existence déplorable, rien ne le prouve mieux que
les efforts qu'ils font pour obtenir une guérison, et la constance et la fermeté avec laquelle ils supportent les opérations les plus douloureuses. Saunders a observé que leurs
souffrances cessent tout à coup lorsque l'œil a perdu toute
sensibilité : c'est lorsque la cornée est devenue le siége d'un
épaississement dur, corné et couleur gris de perle (1).

Quant aux conditions pathologiques diverses qui se manifestent sur la conjonctive, telles que les granulations,
les végétations, nous en parlerons en parlant des maladies
de la conjonctive.

L'épaississement et l'endurcissement des paupières, sclé-
roma partiel, sont dûs à la constance du mouvement
fluxionnaire vers des organes si éminemment vasculaires,
et qui acquièrent par leur développement un poids anormal
dont le résultat est d'augmenter la difficulté de les mouvoir,
ce qui donne au malade l'air d'un homme à moitié endormi.

Il nous reste enfin à décrire le renversement entier ou
partiel du cartilage tarse, sans que la paupière participe à
la maladie. Cette maladie est assez fréquente, et mérite
une attention toute particulière, parce qu'elle nécessite un

(1) Saunders, ouvrage cité, p. 78.

traitement particulier. Elle consiste en une déviation partielle ou générale du cartilage tarse, surtout de la paupière supérieure qui se roule et se replie sur lui-même comme une volute, et qui d'extérieure qu'était la direction des cils, la rend intérieure et la place en rapport, soit avec le globe de l'œil, soit avec la conjonctive intra-palpébrable. De cette manière, l'œil est continuellement en contact avec une brosse, qui l'irrite et lui cause les mêmes avaries que celles produites par le trichiasis partiel, avec la seule différence que les accidens sont plus graves, plus rapidement désorganisateurs.

D'après l'énumération que nous venons de faire des déviations anormales des cils, il est facile de se convaincre que cette maladie reconnaît des causes bien diverses et souvent fort opposées. La plus fréquente de toutes, c'est l'inflammation chronique de la conjonctive du bord libre des paupières, à la suite de laquelle se manifestent une foule de petites ulcérations qui attaquent profondément les tissus sous-jacens, les glandes de Méibomius, et les bulbes eux-mêmes, et plus souvent encore les couches de tissu cellulaire sur lesquelles ils reposent. Ces bulbes ou s'affaissent, ou se dévient, soit parce qu'ils manquent d'appui, soit parce que les tissus nouveaux qui forment la cicatrice entraînent les bulbes dans une direction vicieuse qui se transmet aux poils et qui, en suivant la loi générale de la formation des cicatrices (1), rétracte les tissus qui lui servent de régénération, et ceux contre lesquels ils s'appuient.

Les cicatrices artificielles produisent aussi les mêmes effets, lorsque l'on a extrait un ou plusieurs petits kystes situées sous le cartilage tarse, si l'on ne dirige pas la cicatrisation d'une manière convenable; le tarse s'affaisse, roule sur lui-même, et ses bulbes, entraînés par lui, portent les

_____

(1) Delpech, *Clinique chirurgicale de Montpellier.*

cils dans une direction vicieuse qui constitue le trichiasis tarsal.

Guthrie (1) pense qu'un manque de propreté habituelle peut aussi produire l'inversion des cils, et que cette cause est très-fréquente, et surtout quand il existe en même temps une sécrétion abondante des follicules muqueux et des glandes de Méibomius : dans ce cas, les poils s'impreignent d'une matière pesante, épaisse, gluante, qui les entraîne du côté de l'œil, et leur fait contracter une direction anormale, pour peu que cet état persiste et soit négligé.

Il y a bien peu de maladies contre lesquelles l'on ait proposé autant de remèdes que contre le trichiasis, dès Hippocrate jusqu'à nos jours. Depuis long-temps l'expérience a fait justice du sang de grenouille et de la poudre de lézard brûlé pour s'opposer à l'avulsion des poils, recommandés par Aëtius (2). Celse dit que le meilleur moyen de guérir l'inversion des poils, c'est de cautériser leur bulbe en y enfonçant une aiguille rougie au blanc, procédé excellent, sûr, mais difficile à mettre en usage, selon la méthode de Celse (3), et rendu très-facile par M. Champesme, et surtout par notre méthode. Nous nous occuperons plus tard de ces deux moyens.

Quand le trichiasis est borné à quelques poils isolés, on peut tenter la méthode de l'arrachement, c'est d'abord un moyen palliatif qui soulage immédiatement. Mais il arrive malheureusement que le poil, en reparaissant, suit la même direction, et présente à l'œil une pointe acérée, d'autant plus pénétrante qu'elle est plus résistante et plus courte. Cependant avec les pinces de Beer on peut le saisir de nouveau, n'eût-il qu'un quart de ligne. Pour que l'avulsion primitive et secondaire du poil soit faite convenablement, il faut le saisir aussi près que possible de la peau et l'ar-

(1) Ouvrage cité, p. 5.
(2) Aëtius, ouvrage cité, chap. 67.
(3) Cornelius Celsus, *De re medicá*, l. viii.

racher brusquement, en suivant la direction de son insertion pour ne pas le rompre; car si on le rompait, le fragment qui resterait serait d'autant plus incommode et
nuisible, qu'il serait plus court. En mettant un peu de
persévérance dans ce traitement, l'on peut espérer de voir
les cils ne plus reparaître après des avulsions bien faites
et répétées; non seulement j'ai vu des cas de cette nature,
mais encore j'étaie mon expérience de celle de Beer (1),
Callisen (2), Rowlley (3). Pour un seul poil, bien des personnes se contentent de ce trait ement, lors même qu'il n'est
que palliatif. Guthrie (4) rapporte l'histoire d'un général
de l'armée anglaise, qui, pour un seul poil dévié, venait plusieurs fois par an le prier d'en faire l'extraction,
après laquelle il était plusieurs mois sans souffrir. Lorsqu'il
existe, en même temps que la déviation des poils, une
inversion plus ou moins prononcée du bulbe, il vaut mieux
recourir à la cautérisation avec le fer chaud.

Procédé de M. Champesme. Voici comment M. Champesme a modifié le précepte de Celse : ce praticien, ayant
reconnu que l'application d'une aiguille incandescente devenait assez difficile pour pouvoir l'introduire dans le bulbe
avec un degré de chaleur suffisante, proposa de lui substituer un petit cautère, composé d'une aiguille fixée sur
une petite boule d'acier, supportée elle-même sur une tige
recourbée de même métal. Cet instrument étant chauffé à
blanc, on peut l'introduire dans un ou plusieurs bulbes, et
les détruire en entier. MM. Demours et Lisfranc (5) ont fait
un rapport fort avantageux sur cette méthode ingénieuse,

(1) Beer, ouvrage cité.
(2) Callisen, *Elementa chirurgiæ hodiernæ,* t. II, § 856.
(3) *Disaseas of the Eye.*
(4) Ouvrage cité.
(5) Demours et Lisfranc, *Rapport à l'Académie de médecine sur
une nouvelle méthode de guérir le trichiasis (Revue médicale française,* 1826.

mais qui n'est pas nouvelle, comme le croyait M. Champesme ; car elle se trouve décrite avec de minutieux détails dans les œuvres du plus illustre des chirurgiens français, Ambroise Paré (1).

Malgré le perfectionnement attribué à M. Champesme, il reste encore une très-grande difficulté à vaincre, c'est de porter exactement le cautère actuel dans le bulbe et non à côté, ce qui arrive assez souvent, autant par l'appréhension du malade, qui retire la tête en voyant arriver le fer chaud, que par l'espace restreint où il faut introduire l'instrument désorganisateur. Frappé de ces divers inconvéniens, je résolus de lui substituer la méthode suivante, que j'ai ensuite appliquée aux verrues des paupières et aux nævus maternus (1).

Procédé de l'auteur. On peut agir sur un ou plusieurs poils à la fois. On enfonce dans chaque bulbe en suivant la direction du cil une épingle d'entomologiste, l'on doit au moins pénétrer à une ligne et demie, puis, lorsque toutes les épingles sont implantées, on les réunit ensemble avec un petit nœud de fil d'argent bien recuit, et l'on saisit le grouppe avec un fer à papillotes rougi à blanc. Immédiatement les épingles blanchissent, les bulbes et leurs produits sont détruits. Pour que l'œil ne ressente aucun effet, on applique sur lui plusieurs doubles de papier gris trempé dans l'eau, et on les maintient en place avec une cuiller à bouche en métal, et mieux encore en bois. Je suis venu à bout de guérir, par ce moyen très-peu douloureux, sûr et prompt, plusieurs cas de trichiasis rebelle, et traité par diverses méthodes.

J'ai déjà rapporté, dans le *Bulletin thérapeutique*, que l'on pouvait employer la galvano-puncture pour faire atrophier les bulbes ; j'ai employé quelquefois ce procédé avec

(1) Ambroise Paré, *OEuvres chirurgicales.*
(2) *Bulletin thérapeutique*, 1837.

avantage, et un de mes élèves, le Dr Monnet, de Lyon, y a plusieurs fois recours.

Procédé de Vacca. Vacca Berlinghieri a proposé une méthode qui lui est propre, et à laquelle il attribue de nombreux succès : voici comment il s'y prend (1). Il avait une plaque d'ivoire ou de corne ressemblant assez à une cuiller, convexe d'un côté, concave de l'autre ; la face convexe de cette plaque était creusée d'une fente ou rainure pour recevoir le bord libre de la paupière. Il s'assurait du nombre des cils déviés ; puis traçait avec de l'encre sur la face externe de la paupière, à la distance d'un quart de ligne, un trait parallèle à son bord libre. Un aide fixait la plaque avec les doigts indicateur et médius de la main droite pour l'œil correspondant, tandis qu'avec l'autre main il maintenait le manche de l'instrument au devant de la joue. L'opérateur incisait verticalement la peau, aux deux extrémités du trait d'encre, d'une ligne et demie de hauteur, puis réunissait ces deux incisions au moyen d'une troisième parallèle au bord palpébral, et, au dessus de la ligne tracée, soulevait le lambeau, le disséquait jusqu'aux bulbes, étanchait alors soigneusement le sang, et, au moyen de pinces, il saisissait chacun des bulbes des cils déviés et les excisait avec des ciseaux ou le bistouri.

Procédé de M. Flarer. M. Flarer, professeur d'ophthalmologie à Pavie, emploie, pour le traitement du trichiasis, un procédé spécial nouveau : il pratique la résection de la zone pilifère ; voici comment : il fait tendre la paupière malade, et place au dessous une palette convexe ; il engage alors dans l'épaisseur du voile palpébral la pointe effilée du bistouri, et fait une incision parallèle au cartilage tarse, divisant ainsi la paupière d'un angle à l'autre en deux parties, l'une antérieure, et l'autre postérieure. Alors

(1) *Annali universali di medicina d'Omodei*, année 1825.

il détache un lambeau antérieur par une incision transversale qui passe en arrière du bulbe des cils, et qu'il a soin de ne pratiquer que la seconde, parce que les douleurs et le spasme rendraient l'autre manœuvre presque impraticable si elle s'exécutait en dernier.

La plaie se cicatrise, par réunion immédiate, en deux à trois jours. La difformité n'est que peu de chose; il ne peut y avoir de récidive du trichiasis, puisque les bulbes pilifères n'existent plus. Cette opération est rapide; elle déforme peu la paupière.

Comme on le voit, c'est le procédé de Vacca apporté au traitement d'un trichiasis général : le professeur Flarer l'a employé plusieurs fois avec succès; mais il ne faut pas se dissimuler qu'il est une foule de cas de trichiasis où ce procédé n'est pas applicable.

Après l'opération, Vacca réappliquait le lambeau et le maintenait avec une bandelette de taffetas gommé, posée sur plusieurs cils liés ensemble. Dans un cas, il se contenta de cautériser les cils au lieu de les exciser; mais il arrachait ordinairement les cils dont il avait détruit les bulbes aussitôt après l'opération.

Procédé de Solera. Un autre chirurgien italien, le docteur Solera (1), a proposé de détruire partiellement les cils, en cautérisant linéairement le bord palpebral avec un petit crayon de potasse caustique. Pour parvenir plus facilement à pratiquer cette petite opération, il faisait fabriquer de la potasse caustique en la coulant dans un moule à pierre infernale. Aussitôt que la substance était durcie, il la plongeait dans de la cire jaune fondue au bain-marie, et par cette manière obtenait un petit cylindre susceptible d'être taillé en pointe, et que l'on employait avec la plus grande facilité.

(1) Solera, *Annali d'Omodei*, et *Archives générales de médecine*, t. XXI, p. 418.

Ce procédé est, dans quelques cas, pour les malades
méticuleux, supérieur à celui de Berlinghieri; mais il ne
peut être mis en parallèle avec celui qui nous est propre.

ENTROPIUM, RENVERSEMENT DES PAUPIÈRES EN DEDANS.

L'entropium est toujours compliqué de trichiasis, tandis
qu'il y a beaucoup de trichiasis sans renversement de la
paupière; de là, la nécessité, selon nous, de séparer ces
deux affections.

Le renversement est tel que non seulement le cartilage
tarse, au lieu d'être éloigné du globe de l'œil, comme dans
l'état ordinaire, se bouche immédiatement en dirigeant les
cils contre lui; mais encore, les tégumens se roulent sur
eux-mêmes, au point de faire disparaître entièrement toute
la paupière. Dans ces cas, l'œil paraît plus grand que l'autre et plus saillant : j'ai vu un cas de cette nature sur
un enfant du faubourg Saint-Marceau, en tirant sur la
paupière inférieure avec la pulpe du doigt, on la dédoublait comme une étoffe roulée, engagée sous le globe.

Le renversement partiel de la paupière a principalement
son siége au centre de la paupière, à l'angle externe, et
plus rarement au grand angle. Les entropium partiels
sont presque toujours les résultats de lésions mécaniques
ou d'eschares gangréneuses.

L'entropium peut être partiel ou général; il existe sur
une paupière ou sur toutes deux, et j'ai même vu un malheureux soldat, à Livourne, qui était atteint de cette infirmité aux quatre paupières, à la suite de l'ophthalmie
contagieuse d'Egypte, qu'il avait contractée à Porto-Fer-
rajo.

Le renversement de la paupière produit les mêmes accidens que le trichiasis; seulement, ils sont plus intenses,

plus rapidement destructeurs pour l'organe : quand par le trichiasis la vue a été abolie, l'œil perd de sa sensibilité et finit quelquefois par s'accoutumer à l'irritation des poils; mais par l'entropium, l'organe se détruit en entier, sup- pure, et devient, dans bien des occasions, le siége d'af- fections graves, telles que des suppurations interminables, de végétations luxuriantes et de dégénérescences cancé- reuses.

Le renversement de la paupière est produit par les mê- mes causes que le trichiasis; les plus fréquentes sont les brûlures, les blessures avec perte du tissu et cicatrisation vicieuse; les eschares suites des affections charboneuses et la gangrène partielle, produite par l'usage du seigle ergoté. Lorsque l'on extirpe des tumeurs un peu volumi- neuses dans les paupières, le défaut de soin dans la di- rection de la cicatrisation peut aussi produire des renver- semens internes de la paupière.

Weller (1) pense que la contraction habituelle des paupières peut occasioner leur inversion chez les hommes habitués à les contacter fortement pour examiner longue- ment des objets très-petits : je n'ai rien vu qui puisse m'au- toriser à admettre ce fait, que je me garde bien de nier.

Cette difformité est aussi la conséquence naturelle de l'inflammation aiguë ou chronique de la conjonctive oculaire, à la suite des ophthalmies purulentes, gonorrhéiques et scrofuleuses. Cette maladie peut avoir lieu à tout âge, dans toutes les conditions de la vie. Cette maladie se produit alors, ou par un épaississement de la conjonctive, soit simple, granuleux ou compliqué de sclérome, ou bien par un relâchement de la paupière, compliqué d'une coarctation maladive du tarse.

Dans les premières années de sa carrière médicale, Ware avait pensé que, lorsque cette maladie avait son

(1) Ouvrage cité, t. I, p. 133.

siége sur la paupière supérieure, on devait l'attribuer à un relâchement de l'élévateur de la paupière supérieure et à une contraction spasmodique de la partie inférieure de l'orbiculaire, tandis que, pour la paupière inférieure, la contraction de celui-ci suffit pour produire la maladie quand la peau est relâchée. Selon lui, les deux maladies diffèrent : cependant le même traitement les guérit. Il abandonna cette opinion plus tard, après avoir eu connaissance des travaux et des recherches de Crampton de Manchester, sur lesquels celui-ci basa un procédé qui lui est propre, auquel nous consacrerons toute l'attention qu'il mérite. Ce chirurgien, en se basant sur ses dissections, après avoir démontré que l'élévateur des paupières n'était point inséré au cartilage tarse, crut reconnaître la cause du renversement dans une contracture des angles internes et externes des paupières, due à leur rétrécissement par suite d'inflammations anciennes et réitérées; et, fort de cette conviction, il institua une méthode à laquelle se rattache son nom et qui a été couronnée de plusieurs succès. Cette idée, du reste, n'avait point échappé à Guérin, de Lyon, qui proposa pour la guérison un procédé analogue à celui de Crampton, mais dont l'insuccès rachète la grande simplicité.

Les malades atteints de contracture du tarse, suite du rétrécissement des angles internes et externes, ouvrent difficilement les paupières; leur œil est à demi couvert, et cette lagophthalmie consécutive leur donne un air hébété semblable à celui d'un homme narcotisé par l'ivresse ou le tabac : il est presque impossible de retourner la paupière supérieure pour examiner sa surface interne, manœuvre si facile quand la paupière a son ouverture normale : cette exploration est d'autant plus difficile que les tissus externes de la paupière et sa conjonctive ont acquis un épaississement plus considérable, en raison de la durée de la maladie.

Cette maladie a été très-bien étudiée par les anciens.

Celse (1) recommande une opération sanglante comme plus
convenable que tous les moyens recommandés par Hippocrate (2), Galien , Ant. Musa, médecin d'Auguste , et Héraclide de Tarente. Le procédé de Celse, comme on le voit
par la citation ci-jointe , consistait à enlever un pli de la
peau, pour faire retourner le tarse en pratiquant des points
de suture. Paul d'Egine ajoutait au procédé de Celse l'application d'une poudre caustique, composée d'une partie
de chaux vive et de quatre de savon ; la manière dont il
décrit ce procédé indique assez qu'il était depuis long-
temps connu avant lui. Rhazès (3) se borne à recommander
la résection du tarse comme un procédé assez connu pour
ne pas mériter d'être décrit. On pense que c'est lui qui,
le premier, mit en usage la pince pour étrangler et mortifier la peau des paupières, renouvelée et perfectionnée par
Bartisch (4), Verduin (5), Rau , Leroy d'Etiolles (6), et que

(1) Eversa palpebra, subsectionem intrinsecus faciamus, ultra
pilos præter naturam exortos, quo ipsi ad naturalis foras tendant. Ali-
quando vero in ipsos pilos præternaturales si penitus insiti fuerint,
subsectionem faciamus, ut succedens cicatrix ipsos rursus enasci pro-
hibeat. Nihil autem vetat etiam duas subsectiones facere, unam ultra
pilos præter naturam exortos, quo extremitatis palpebræ fiat resecatio :
alteram super ipsos præternaturales pilos. Sit autem profundior sub-
sectio, adjuvat enim refractionem et palpebræ levitatem : et ab altero
extremitatis sine marginis palpebræ termino usque ad alterum pro-
cedat. (Celsus, *De re medica* , lib. VIII.)

(2) Ad trichiasin , id est pilos pungentes in palpebris enascentes.
Immissum in acum foramen habentem filum , in summa supernæ palpebra margine deorsum versus perpunctione facta transmitte , et aliud
itidem sub hoc inferne trajice : extenta fila consue et deliga , donec
decidant : et siquidem satis habuerit benè est ; sin minus, et quid de-
fecerit, rursus eadem facito. (*Hippocrate*, par Vander Linden, t. II,
p. 321.)

(3) Rhazès , *De re medica* , lib. ix, ch. xxvi.

(4) Bartisch, *Morbi oculorum*, p. 325.(*Augendienst*. Nürenb., 1686.)

(5) Verduin , *Morbi oculorum*, p. 241.

(6) Leroy d'Étiolles , *Lancette française* , 1832.

J.   14

M. Demours remplace par un simple fil de cuivre tors (1).
On a abandonné la mortification par étranglement, car
souvent elle fait tomber la paupière en gangrène.

Heister enfin recommande, d'après Cortumius (2), de détruire le rebord palpébral avec de la potasse caustique
promenée sur lui, déclarant ce moyen supérieur à l'excision proposée par Rhazès.

Maître Jean (3) paraît douter que le procédé de Rhazès ait jamais été mis en usage : tout en reconnaissant que
les habitans de la Basse-Égypte étaient très-sujets au renversement des paupières. Il dit aussi que, pour guérir
cette maladie, les chirurgiens d'Alexandrie brûlaient la
paupière avec une coupelle d'or, pour produire une cicatrice et obtenir le redressement de la paupière. Quant
à lui, il se bornait à employer des remèdes huileux,
adoucissans, et l'éloignement des poils. Saint-Yves (4)
prescrivit d'enlever un pli de la peau, et fut imité en cela
par Dionis (5), Janin (6). Scarpa suit les mêmes erremens, ainsi que Gleize (7) et Wenzel (8). Monteggia pré-
conisa le caustique. Cependant, quelques années avant,
Guérin (9), ayant déjà entrevu les effets de la contraction
des paupières sur leur rebord tarsal, proposa de fendre
perpendiculairement la paupière en y produisant un coloboma artificiel ; par ce moyen on produisait un débride-

(1) Demours, art. *Trichiasis. Grand Dictionnaire des sciences médicales*.
(2) Heister, *Institutiones chirurgicæ*, pars. II, p. 392.
(3) Maître Jean, *Traité des maladies de l'œil*, 2e édit., 1712.
(4) Saint-Yves, *Nouveau traité des maladies des yeux*. Paris, 1722,
p. 102.
(5) Dionis, *Cours d'opération et démonstration de chirurgie*. Paris,
(6) Janin, *Maladies de l'œil*. Paris, 1772.
(7) Gleize, *Nouvelles observations sur les maladies des yeux*. Or-
léans, 1812.
(8) Wenzel, *Manuel de l'oculiste*. Paris, 1808, 2e édit.
(9) *Journal de Montpellier*, t. II, p. 281.

ment salutaire, et le malade était soulagé. Malheureusement ce soulagement ne durait que quelques mois, la
cicatrice en se formant comblait l'hiatus pratiqué aux
paupières, et l'on était tout étonné de voir la cicatrice
complète ramener les accidens primitifs. Plus tard, Physick
de Philadelphie (1), Bouchet de Lyon, et Béclard tentèrent
cette médication, et l'abandonnèrent à cause de son insuccès.
Lors même que Schreger, chirurgien de Vienne (2), eut
proposé d'enlever un lambeau complet du tarse et des tégumens réunis de la paupière en forme de V renversé, la
cicatrice fit tout régénérer. Jusqu'en 1814, les chirurgiens
allemands ne furent pas plus avancés que nous. Cependant
ils ne devaient pas ignorer que Saunders et Crampton
avaient proposé chacun un procédé nouveau que nous décrirons en parlant de celui de Jæger. A cette époque,
Beer proposait l'excision. A. Langenbech (3), en adop-
tant le même procédé, prescrivait de renoncer à la suture,
dans la crainte de voir suppurer la plaie. Ce fut alors que
le docteur Helling (4) proposa de cautériser la paupière
avec de l'acide sulfurique.

Plus tard, Delpech (5) et M. Jobert (6) cherchèrent à obtenir les mêmes résultats en cautérisant la paupière avec
un fer chaud.

Les ouvrages de médecine opératoire les plus récens, pas
même celui de M. Malgaigne, ne parlent du procédé ingénieux de M. Janson (7) de Lyon, cependant publié en 1831
employé souvent avec avantage, par lui, par M. Lisfranc,
et que nous décrirons avec soin. Ce procédé me suggéra

(1) Dorsey, *Elements of surgery.*
(2) Guillie, *Nouvelle biblioth. opht.*, p. 118.
(3) Langenbeck, ouvrage cité.
(4) Helling, *Handbuch der Augenkrankheiten*, p. 308.
(5) Delpech, ouvrage cité.
(6) Jobert, *Gazette médicale.*
(7) *Gazette médicale.*

ainsi qu'à mon ami le docteur Segon, des modifications assez importantes.

Comme on le voit, les moyens proposés pour guérir le renversement de la paupière, sont excessivement nombreux; ils indiquent la gravité de la maladie et surtout sa tenacité. Je crois que la plupart de ces moyens peuvent réussir, lorsqu'ils sont employés à une époque où la maladie n'est pas trop ancienne, et lorsqu'ils sont adaptés à son degré de plus ou moins grande intensité. Pour procéder avec ordre, nous prendrons l'état le plus simple de la maladie : c'est-à-dire la contraction légère des angles internes et externes des paupières, compliquée de relâchement des tégumens externes des paupières, ou bien à une rétraction de la muqueuse oculo-palpébrale, à la suite d'une ophthalmie chronique, de l'emploi inopportun ou inconsidéré des astringens. C'est ici le cas d'employer l'acide sulfurique.

Procédé de Helling. Le procédé de Helling n'est qu'une modification de l'application de la potasse caustique proposée par les Arabes. C'est seulement un moyen plus facile à diriger.

Ce procédé, mal à propos attribué à Quadri, par M. Velpeau (1), consiste à promener sur les paupières un petit morceau de bois imbibé d'acide sulfurique pur; j'ai substitué au morceau de bois un pinceau d'amiante emprisonné dans plusieurs tours de fils de platine. On doit proportionner la cautérisation à l'étendue du mal, il faut que le pinceau ne contienne que fort peu d'acide, afin que le caustique ne coule pas sur le tarse lui-même. Au bou de dix minutes, la peau a blanchi, la cautérisation est suffisante, l'eschare s'enflamme, tombe en suppuration; aussitôt qu'elle est détachée, il faut procéder à une nouvelle cautérisation, que l'on renouvellera une troisième fois. Quadri (2),

(1) Velpeau, ouvrage cité.
(2) Quadri, *Malattie degli occhi*. Napoli, 1819, p. 68.

partisan déclaré de cette méthode qui lui a souvent réussi, recommande de rassembler les cils en divers groupes, de les lier à leur base avec un fil de soie, et de relever la paupière du côté du front, en y fixant les fils avec un morceau d'emplâtre agglutinatif.

La formation de la cicatrice se fait peu à peu et le tissu inodulaire, en acquérant de la fermeté, ramène le cartilage tarse et les cils dans leur direction naturelle. J'ai employé plusieurs fois avec avantage, et il n'y a pas long-temps qu'un de mes élèves fort distingué, le docteur Deval, a guéri, par mon conseil, une dame qu'il allait opérer avec l'instrument tranchant. La cautérisation est très-convenable chez les personnes pusillanimes, et lorsque la maladie est peu avancée; dans des cas même très-légers, j'y ai substitué la modification suivante.

Procédé de l'auteur. Ayant été consulté par une jeune dame blonde, scrofuleuse, atteinte d'un renversement très-léger de la paupière supérieure, je regrettais d'être obligé d'y opposer des moyens en général assez douloureux. Pour l'y soustraire, je lui conseillai donc de se soumettre à l'application d'un vésicatoire (1) ayant la forme de la paupière, et que je me proposais d'entretenir en suppuration pendant assez long-temps. Ma jeune malade se soumit volontiers à cette tentative : le vésicant fut placé; aussitôt après qu'il eut produit son effet, j'enlevai complétement l'épiderme soulevé, et pansai avec de la pommade de Lausanne. Désireux d'entretenir dans la dénudation du derme une activité constante, j'eus recours à des applications de teinture de cantharides, moyen excellent, dont M. Dieffenbach a obtenu de grands résultats, pour activer l'accroissement des bourgeons charnus dans la restauration des parties mutilées.

(1) On trouvera à Paris, chez M. Gremeret, pharmacien, rue Neuve-des-Petits-Champs, nº 77, des vésicatoires anglais qui sont très-actifs et qui ne coulent jamais.

Ce succès m'engagea à tenter de nouveau ce moyen dans des cas analogues, et même plus complexes ; je compte déjà six guérisons ; la plus remarquable est la suivante.

OBSERVATION.

Ophthalmie chronique ancienne ; renversement complet du rebord du tarse de la paupière inférieure ; vésicatoire ; guérison.

Madame D***, épouse d'un officier supérieur de Besançon, âgée de quarante-neuf ans, arrivée à l'époque critique, était depuis un an environ atteinte d'un renversement complet et assez prononcé du tarse de la paupière inférieure de l'œil droit, occasioné par une ophthalmie chronique, traitée par des astringens très-actifs. En 1832, elle avait consulté M. Boyer, qui lui conseilla l'opération ordinaire, devant laquelle elle recula. Pour obtenir un soulagement momentané, elle dédoublait sa paupière et la fixait avec une petite bandelette de taffetas gommé anglais. Depuis un an, elle était en proie à des souffrances continuelles, mais de temps en temps un peu calmées par son traitement palliatif, lorsqu'elle réclama mes soins. Enhardi par deux guérisons récentes, je lui proposai l'essai du vésicatoire, les pansemens successifs avec la teinture de cantharides. En moins de six semaines, j'obtins une guérison complète.

Excision d'un pli de la peau avec l'instrument tranchant, méthode de Celse, de Paul d'Égine, et de la plupart des chirurgiens contemporains.

Pour pratiquer convenablement l'excision d'un pli de la peau, il faut prendre ses dimensions et mesures, afin d'obtenir le renversement désiré : il est préférable d'en prendre plus que moins ; car il vaut mieux avoir un ectropium pro-

noncé que le plus léger renversement en dedans, d'autant
plus que l'on verra à l'article *Ectropium* combien il est facile
de le guérir lorsqu'il est léger. Pour cela, on fera avec les
doigts un pli à la peau, on en augmentera l'étendue, jusqu'à ce que l'on voie le tarse et les cils reprendre leur direction naturelle. Ce but une fois rempli, on enlève d'un
coup de ciseaux courbes sur leur plat le pli de la peau,
pour ne pas faire de plaie frangée; il faut avoir la précaution d'employer des ciseaux forts, bien tranchans, et de
bien maintenir la peau, ce qui est assez difficile. Pour y
parvenir plus facilement, Pellier de Quensgy (1) avait inventé des pinces à étriers très-commodes, Langenbeck et
Greef ont proposé de leur côté des pincettes qui rendent
cette opération très-facile. Aussitôt que la peau est enlevée,
on laisse écouler le sang, puis l'on pratique la suture entrecoupée ou entortillée (c'est celle que je préfère) sans redouter la suppuration, comme le faisait Langenbech. La suture
rejetée, l'on peut voir la maladie reparaître par l'effort de
contraction des paupières. Il est en Espagne une ville où
cette maladie est endémique. M. Lusardi (2) y a pratiqué avec
succès un nombre prodigieux d'opérations de ce genre.
Dans tous les cas, il avait mis en usage la suture entrecoupée. Chez les vieillards dont la peau est très-molle, il faut
multiplier les points de suture pour empêcher le renversement des bords de la plaie : on n'enlève les fils ou les
épingles que lorsque la cicatrice est formée.

*Application du cautère actuel, méthode égyptienne, renou-
velée par Ambroise Paré, Ware, Bromfield, Delpech et
M. Jobert.*

L'application du cautère actuel pour guérir le renverse-

(1) Pellier de Quensgy, *Traité des opérations qui se pratiquent sur
les yeux*, planche II.
(2) *Revue médicale*, 1827.

ment de la paupière date de fort loin comme on le voit. Au procédé peu commode de l'application d'une assiette d'or rougie au feu, Ambroise Paré substitua la cautérisation ré-gulière au moyen d'un cautère approprié à cette opéra-tion : il obtint de nombreux succès. Cette pratique trouva d'ardens imitateurs dans Ware et Bromfield ; mais ce der-nier, pensant que la maladie dépendait d'une paralysie du muscle élévateur, mit préalablement à découvert ce muscle et appliqua le feu sur son insertion, pour le faire contracter, tandis que l'effet produit n'était dû qu'à la contraction générale des tissus cautérisés.

Delpech employa ce procédé avec beaucoup de succès ; il se servit d'une spatule rougie à blanc, qu'il passait légè-rement et à plusieurs reprises sur la paupière renversée, ce qui est fort douloureux.

Depuis quelques années, M. Jobert a expérimenté plu-sieurs fois cette méthode ; il a consigné dans la Gazette mé-dicale de Paris quelques cas remarquables de guérison.

Simple incision verticale des tégumens de la paupière ; procédé de Guérin, renouvelé par Physick et par Bouchet de Lyon.

Afin de s'opposer au bridement du rebord palpébral, Guérin, de Lyon, pratiqua souvent une incision verticale de la paupière : cette incision, faite avec des ciseaux très-forts, produisait un bec-de-lièvre ou coloboma artificiel des paupières, suivi d'un soulagement immédiat ; car les bords de la solution de continuité s'écartant aussitôt du diamètre transversal de la paupière, se trouve agrandi, et la présence des poils ne frotte plus l'œil. Guérin rapporte plusieurs cas de guérison : soit qu'il eût été plus heureux que ses imitateurs, soit qu'il eût perdu de vue ses malades, il ne parle pas de récidives, accident toujours remarqué par ceux qui suivirent son procédé. M. Lisfranc, qui as-sista à plusieurs opérations de ce genre pratiquées par

M. Bouchet, chirurgien-major de l'Hôtel-Dieu de Lyon, observa que la guérison ne se soutenait pas, et qu'outre la difformité qu'entraînait cette ouverture insolite, on voyait peu à peu le sillon se combler par des tissus nouveaux, et avec eux reparaître la maladie, comme il arriva dans l'observation qui va suivre.

OBSERVATION.

Coloboma accidentel des paupières ; pansement vicieux ; guérison sans difformité.

Guillaume (Pierre), âgé de 19 ans, est entré à l'hôpital de la Pitié, le 2 février 1832, portant sur la paupière inférieure une plaie produite par un coup qu'il s'est donné sur le verrou d'une porte. Cette plaie contuse, qui intéresse toute l'épaisseur de la paupière, part de son bord libre immédiatement en dehors du point lacrymal inférieur, a 5 ou 6 lignes d'étendue, et suit une direction telle, que son extrémité externe est distante de deux lignes et demie de ce même bord libre ; cette plaie, sans gonflement sur les bords, sans ecchymose au pourtour, et assez nette d'ailleurs, est réunie par première intention, douze heures environ après sa production, à l'aide de deux épingles et de la suture entortillée. Le 6, M. Lisfranc enlève celles-ci, avec la précaution de laisser les fils qui, agglutinés à la peau par la dessiccation des divers liquides fournis par la plaie, qui se sont combinés avec la cire, maintiennent rapprochées les parties et soutiennent la cicatrice encore tendre. Mais un externe a l'imprudence de nettoyer la plaie ; les contractions de la paupière ne tardent pas à en produire la déchirure ; l'inflammation et le gonflement existans ne permettent point d'en rapprocher les bords de nouveau ou

(1) *Gazette médicale*, 1832, p. 568.

14ᵉ

de les rafraîchir pour les remettre en contact. M. Lisfranc pense qu'il faut attendre que ces accidens soient dis-
sipés. Cinq ou six jours après, l'inflammation ayant presque
complétement disparu, et les parties étant considérablement affaissées, M. Lisfranc se proposait d'en pratiquer de
nouveau la réunion ; mais il vit avec plaisir que son étendue avait de beaucoup diminuée, et était bornée à deux
lignes tout au plus ; plein d'espoir que la cicatrice faisait
de nouveaux progrès, il renvoya la petite opération, et il
avait presque la certitude qu'elle se compléterait, lorsque
le malade, n'éprouvant plus d'incommodité et se trouvant
dans un état assez avantageux, demanda sa sortie, qui lui
fut accordée à regret le 1er mars.

Ce procédé est maintenant abandonné de tout le monde.

Double incision verticale de la paupière, procédé de Cramp-
ton, modifié par Guthrie.

M. Crampton fait asseoir son malade sur une chaise, en
ayant soin de lui faire tourner le dos à la lumière, afin
qu'il puisse facilement ouvrir les yeux sans être incommodé par elle. La tête étant appuyée et fixée sur la poitrine d'un aide, l'opérateur saisit avec le pouce et l'indicateur la paupière qu'il soulève en l'attirant à lui : avec
l'autre main armée d'un bistouri très-étroit et très-légère-
ment recourbé (bistouri de Pott), il porte la pointe de celui-ci, la concavité tournée vers l'opérateur, entre l'œil et
la paupière à son angle externe, à trois lignes plus haut
que le tarse ; par un léger temps de ponction, la paupière
est immédiatement traversée, et, en retirant l'instrument à lui, l'opérateur divise la paupière et le ligament
en entier. On recommence la même manœuvre à l'angle
interne. Dans cette seconde section, non seulement le tendon orbiculaire des paupières est coupé, mais encore le
point lacrymal est divisé en entier. M. Crampton af-

firme que c'est sans aucun inconvénient ; car l'orifice nouveau destiné à conduire les larmes, s'organise et remplit bientôt ses fonctions. La partie coupée de la paupière devient immédiatement flottante ; on la renverse avec facilité : quand la conjonctive est fort épaissie, on peut y pratiquer une incision qui s'étend d'une section verticale à l'autre, au moment où la paupière est maintenue relevée. On laisse bien saigner ; puis, lorsque l'écoulement sanguin est tari, on essuie la paupière, et l'on pratique le pansement suivant.

Aussitôt que les parties sont essuyées, l'opérateur prend d'une main le lambeau, en priant le malade de regarder en haut ; il le renverse sur le sourcil ; de l'autre, il saisit un élévateur assez semblable à celui de Pellier, et introduit sa convexité entre la paupière renversée et le rebord orbitaire supérieur : la partie supérieure et plate de l'instrument est renversée sur le front, préalablement recouvert de quelques compresses fines : le tout recouvert de plusieurs tours de bande assujettis entre eux avec un peu de colle de charpentier. On met par dessus un bonnet léger que l'on fixe avec des épingles à l'appareil. Celui-ci doit être porté ainsi pendant une douzaine de jours ; la paupière alors a repris une direction convenable, et le malade est guéri.

Bien que des guérisons de cette nature aient été constatées par des médecins recommandables, MM. les docteurs Stokes (1), Dease et Charles Roney, le procédé de Crampton a été infructueux dans les mains de tous ceux qui l'ont tenté depuis lui. Il est probable que la guérison était palliative ; que, d'un côté, par les effets de cicatrisation, les ouvertures se cicatrisaient, et que de l'autre, par l'inégalité de la pression de l'élévateur et la douleur qu'il occasionait, on ne pouvait pas le continuer assez longtemps.

(1) Février 1804.

La seule modification apportée par M. Guthrie consiste à remplacer le releveur des paupières en argent, par trois fils de soie plate passés au travers du tarse, et avec lesquels l'on maintient la paupière relevée en les fixant au front par des compresses agglutinatives ; il recommande aussi de ne point couper le canal lacrymal, et considère l'incision de la conjonctive comme dénuée de tout fondement. Ce chirurgien ne fait qu'annoncer des guérisons récentes, reste à savoir si elles se sont soutenues.

Procédé de Saunders et de Jœger. Saunders, pénétré de l'insuffisance des moyens opposés au renversement complet de la paupière, et même de celui de Crampton, proposa, pour guérir cette maladie cruelle, de détruire la cause et la source du mal en retranchant tout le rebord tarso-palpébral. Voici comment il recommande de pratiquer cette opération :

» Le malade étant assis sur une chaise, l'opérateur intro-
» duit sous la paupière un morceau de corne lisse, ou une
» assiette d'argent, ayant une courbure correspondante,
» avec la précaution de tourner la concavité du côté de l'œil
» et de supporter la paupière avec la convexité sur laquelle
» on l'étend peu à peu, en l'y maintenant avec précaution.
» L'opérateur saisit alors un petit bistouri droit, bien tran-
» chant, il l'enfonce à travers les paupières, à une demi-ligne
» au devant du point lacrymal, et tranche immédiatement les
» racines des cils jusqu'à ce que la pointe rencontre le corps
» étranger interposé entre elle et le globe ; puis en retirant
» peu à peu l'instrument du côté de l'angle externe, il di-
» vise avec précaution tout le bord de la paupière qui se
» sépare du corps de l'organe ; avec des ciseaux on retran-
» che le lambeau flottant à son point de départ et à sa ter-
» minaison. »

Rien n'est plus simple que cette petite opération ; le chirurgien est quelquefois seulement un peu gêné par l'hémorrhagie assez active que fournit la division des rameaux, que l'artère orbiculaire des paupières envoie à chaque bulbe ciliaire ; il faut alors attendre quelques instans pour réséquer le lambeau flottant du côté du point lacrymal, dans la crainte de le blesser ou de le détruire. Cette opération est de la plus grande simplicité, sans danger, et ne nécessite aucun pansement particulier ; on pourrait même s'abstenir de couvrir l'œil si on ne desirait pas soustraire à ceux qui entourent le malade un aspect assez désagréable ; surtout dans les premiers jours, la cicatrisation se forme rapidement, et la paupière ne tarde pas à acquérir une solidité convenable dans son rebord pour reprendre ses fonctions.

Il est important de surveiller avec soin la formation des bourgeons charnus ; car, en raison de la vascularité du tissu palpébral, ils acquièrent un accroissement très-rapide qui dégénère en fongosité, qu'il faut souvent fendre avec les ciseaux. Il est donc nécessaire de cautériser les bourgeons, toutes les fois qu'ils sont très-luxurieux, avec la précaution de tenir la paupière soulevée, et d'enlever avec des affusions d'eau froide le caustique en excès, qui serait reporté sur le globe de l'œil au moment où la paupière serait abandonnée à elle-même.

Si tous les bulbes n'ont pas été réséqués en entier, l'on est exposé à voir reparaître quelques cils que l'on sera forcé de détruire par le caustique. J'ai opéré, en 1828, deux malades ; ils ont été bien guéris, mais avec une difformité très-désagréable. Guthrie (1) a vu cinq malades, dont deux opérés par Saunders : chez tous les cinq il y avait une grande difformité, chez trois, une guérison incomplète ; car le bord des paupières était recouvert par une conjonctive ulcérée, granuleuse, dont les frottemens irritaient l'œil, au point de produire les mêmes accidens que les cils.

Le procédé de Jæger ne diffère en rien de celui de Saun-

(1) Guthrie, ouvrage cité.

ders ; on en peut juger en lisant et en comparant avec soin
les faits rapportés dans la dissertation de M. Hosp (1),
qui publia le premier l'opération de M. Jæger. J'observerai seulement que Saunders avait fait connaître son procédé en 1808, par conséquent huit ans avant Jæger, qui
ne fit sa première opération qu'en 1816 ; il faut donc rendre à Saunders la primauté qui lui est due.

La méthode de Saunders et de Jæger est fort douloureuse ; elle entraîne une difformité grave ; elle ne guérit
pas toujours, et laisse souvent sur le bord des paupières
des végétations désagréables. Je pense, avec Guthrie, que
ce procédé doit être réservé pour les seuls cas où les autres auraient échoués, et en considération de la malheu-
reuse existence que traînent les infortunés atteints d'ectropium invétéré. Le procédé qui va suivre rendra l'extirpation du bord des paupières de plus en plus rare.

Procédé de Janson, de Lyon. Ce procédé est resté bien
des années une tradition parmi les élèves de l'hôpital de
Lyon. C'est à cette source que l'a pris M. Lisfranc. Après
l'avoir décrit avec soin pendant long-temps dans ses cours,
ce ne fut qu'en 1832 que M. Boyer (2) le publia ; j'ai tout
lieu d'être étonné que M. Malgaigne n'en ait pas parlé dans
les deux éditions de son Manuel (3). Voici comment M. Lisfranc décrit le procédé de Janson :

« On saisit avec le pouce et le doigt indicateur de la main
» gauche la peau qui couvre (4) la face antérieure de la pau-
» pière, de manière à lui faire former un pli vertical dont
» l'extrémité supérieure corresponde au bord libre de la
» paupière, et dont la longueur égale l'espace qui sépare

(1) Hosp, *In Radio : Scriptores ophthalmologici minores*, tom. II,
p. 197.

(2) *Gazette médicale*, année 1832, p. 568.

(3) *Manuel de médecine opératoire*. Paris, 183 , 1re et 2e édit.

(4) Comme dans les autres cas, où il faut enlever un pli de la peau,
il vaut mieux se servir de pinces spéciales.

» son bord libre. L'opérateur et un aide saisissent alors
» avec des pinces à disséquer les deux extrémités de ce
» pli, et pendant qu'ils exercent sur lui de légères trac-
» tions, pour le tendre le plus possible, l'opérateur, armé
» de ciseaux de moyenne grandeur et courbes sur leur
» plat, pratique la résection avec précaution, pour que
» la plaie s'étende jusqu'au bord libre de la paupière. On
» laisse le sang couler pendant quelques instans, et lors-
» que tout suintement sanguin a cessé spontanément, soit
» par l'application d'une éponge fine imbibée d'eau froide,
» qu'on peut laisser séjourner sur la plaie pendant une
» demi-minute ou une minute même ; on réunit les bords
» de la plaie au moyen d'une suture entortillée, de ma-
» nière à obtenir une cicatrice linéaire s'il est possible.
» M. Lisfranc pense qu'on doit éviter d'enlever les épingles
» le quatrième ou le cinquième jour, comme cela se fait
» ordinairement ; mais qu'il faut attendre que celles-ci tom-
» bent d'elles-mêmes, en déchirant les tissus ; de cette ma-
» nière on a trois à quatre petites plaies transversales, sui-
» vant le nombre de points de suture que l'on a pratiqués,
» lesquels, en se cicatrisant, contribueront, en même temps
» que la section verticale, à porter les paupières en de-
» hors. Mais pour que l'effet soit le plus avantageux pos-
» sible, il importe d'en hâter la cicatrisation et de répri-
» mer avec soin les bourgeons charnus qui se développent
» à leur surface, et que la cicatrice se fasse par leur rap-
» prochement des bords et non de toute pièce. Ce procédé,
» aussi ingénieux que facile, a réussi constamment entre
» les mains de son auteur. »

Je l'ai vu pratiquer plusieurs fois par M. Lisfranc dans
son service à l'hôpital de la Pitié. M. Boyer (1), auquel nous
avons emprunté la description de ce procédé, l'a vu mettre

(1) M. P. Boyer, neveu de M. Chaptal et ancien prosecteur de M. Lisfranc. (Journal cité, p. 569.)

en usage par le même chirurgien dans la pratique civile; dans tous les cas il avait été couronné d'un succès complet, excepté dans une circonstance où il fallut y recourir une seconde fois.

M. Lisfranc lui donne une préférence exclusive : il est surtout convenable pour combattre l'entropium occasioné par le renversement du bord de la paupière, provenant d'une contraction des angles externes des paupières. Dans les cas difficiles, on pourrait le combiner avec une incision de la commissure externe.

Je l'ai mis moi-même plusieurs fois en usage avec succès; je préfère cependant rapporter ici des faits recueillis dans la clinique de M. Lisfranc.

Iʳᵉ OBSERVATION.

Renversement prononcé de la paupière inférieure; ophthalmie grave, rebelle; opération par le procédé de Janson; guérison.

Dangla (Joseph) entra à l'hôpital de la Pitié le 26 mai 1830. Depuis dix années il était affecté de trichiasis sur l'œil droit. Cette maladie était produite par le renversement des deux paupières en dedans, et avait entraîné l'opacité presque complète de la cornée, au point que le malade pouvait à peine distinguer le jour de la nuit. La muqueuse palpébrale n'offre ni ulcération ni cicatrice; les paupières ne sont pas œdémateuses; une déviation du cartilage tarse paraît être la cause prochaine de l'affection, qui est d'ailleurs beaucoup moins prononcée sur la paupière supérieure que sur l'inférieure.

Le 1ᵉʳ juillet, le malade est opéré par M. Lisfranc : le procédé de M. Janson est mis en usage pour la paupière inférieure seulement; l'opération faite, on lui pratiqua une saignée de douze onces; pansement simple; diète.

Le 2 juin, fièvre intense, paupière tuméfiée, muqueuse

oculaire très-rouge, saignée de deux palettes, pédiluves ; même régime.

Le 3, point d'amélioration dans son état, le malade accuse beaucoup de douleurs ; le gonflement considérable que présente la paupière a augmenté le renversement en dedans, de manière que l'épingle supérieure est cachée entre les deux paupières et y produit de l'irritation ; on la retire, non sans quelque peine, eu égard à la difficulté que le gonflement fait éprouver pour la mettre à découvert. Trente sangsues sont appliquées derrière les apophyses mastoïdes. Même prescription d'ailleurs.

Le 4, les trois autres épingles sont enlevées ; la réunion par première intention a échoué ; la plaie est en pleine suppuration ; les accidens inférieurs sont moindres.

Le 5, la tuméfaction des paupières est presque complète, la suppuration bien établie. Pansement simple ; potion.

Le 7, les parties sont revenues à l'état normal, sauf qu'il existe une plaie sur la face antérieure de la paupière.

Le 10, la plaie est détergée ; on place des bandelettes agglutinatives pour en rapprocher les bords. 1/4 d'alimens.

Le 11, l'action des bandelettes étant peu efficace, on en fait abstraction. On revient au pansement simple.

Le 14, la cicatrice marche rapidement et se fait de la circonférence au centre. A compter de ce jour, on cautérise la plaie pour en réprimer les bourgeons charnus.

Le 17, la cautérisation marche, et, au fur et à mesure qu'elle fait des progrès, on voit le bord libre de la paupière inférieure se relever insensiblement.

Le 25, la plaie est tout-à-fait cicatrisée ; le bord libre de la paupière a repris sa rectitude normale ; l'œil n'est pas rouge ; le larmoiement et la douleur que produisaient les mouvemens de l'œil ont tout-à-fait disparu ; le malade demande sa sortie.

2ᵉ OBSERVATION.

Renversement de la paupière, accompagné d'ulcération de la cornée; diminution de la vision; opération par le procédé de Janson; guérison.

Le 21 mai 1828, est entré à l'hôpital de la Pitié le nommé d'Outremont (Pierre), âgé de 23 ans, d'une constitution lymphatique, portant depuis plusieurs années une ophtalmie double qui avait résisté à tous les traitemens; la conjonctive oculaire était injectée, mais moins que la palpébrale; une taie épaisse ayant une ligne de diamètre, existait sur la cornée de l'œil droit, et deux de la grosseur de deux têtes d'épingles, réunies sur la gauche, la lumière intense était douloureuse et la vision confuse, les cils étaient tout-à-fait horizontaux, et les paupières ne présentaient aucun renversement; mais commandait-on au malade de fermer les yeux, on voyait la paupière supérieure descendre au devant de l'inférieure des deux côtés et en dépasser le bord libre à droite d'une ligne et demie, et à gauche de deux lignes. (Saignée de 2 palettes collyre émollient, boisson, la 1/2, 1/4 d'alimens.)

L'existence d'une épidémie érysipélateuse qui règne depuis quelque temps dans l'hôpital, engage M. Lisfranc à remettre l'opération, qui n'a été pratiquée que le 6 juin, sur l'œil gauche seulement, par le procédé de M. Janson. (Pansement simple, diète.)

Le 7, point de fièvre; inflammation et tuméfaction des paupières nulles, le malade a bien passé la nuit.

Le 11, les épingles ont déchiré les tissus, rien de particulier. (1/4 d'alimens.)

Le 16, bien que les cicatrices ne soient pas achevées, le bord libre de la paupière inférieure est déjà assez porté en dehors pour que le chevauchement des paupières n'ait plus lieu. On cautérise avec le nitrate d'argent fondu. Le 28, la cicatrisation des plaies transversales et longitudinales est complète ; la cure est radicale. L'ophthalmie n'existe plus de ce côté ; les taies seules persistent.

Le 11 juillet, le succès a été si complet, que le malade veut être opéré de l'autre œil ; le même procédé est mis en usage. Les accidens sont nuls, les épingles tombent le 17. On cautérise les petites plaies ; le 18 et le 25 la guérison est complète, sur l'un et l'autre œil. La vision, quoique meilleure, reste confuse, eu égard à la présence des taies, dont on fait justice par l'emploi du laudanum. Le malade sort, le 15 août, guéri de son double trichiasis, de son ophthalmie rebelle et de ses taies de la cornée transparente.

Procédé du docteur Segon (1). Dans un cas excessivement grave du renversement de la paupière, M. Segon, chirurgien en chef des hôpitaux militaires de Cayenne, ayant à traiter ce renversement, s'aperçut que le pli vertical pratiqué sur la peau, quelque prononcée qu'il fût, n'était pas suffisant pour obtenir le dédoublement du tarse, eut l'heureuse idée d'employer concurremment l'excision d'un pli transversal dans toute la longueur de la paupière. Après les avoir excisés tous deux, il produisit ainsi une plaie cruciale, qu'il pansa de toute part, comme le recommandent MM. Janson et Lisfranc, il dirigea la cicatrice d'après les erremens de ces messieurs, et il obtint la guérison complète.

M. Lisfranc est allé plus loin dans un cas de renversement avec relâchement extrême de la paupière ; il la dénudât presque en entier, en tondant la peau, avec des ciseaux courbes sur leur plat.

J'ai pratiqué aussi ce procédé dans son service sur un homme affecté de renversement de la paupière, avec flaccidité extrême de la peau. Cet individu a été complétement guéri et se trouve aujourd'hui à l'hospice de Bicêtre.

(1) Clinique des hôpitaux de Cayenne (*Revue médicale*, 1836).

3e OBSERVATION.

Entropium ancien; accidens consécutifs graves; relâchement de la peau; dénudation de la paupière; guérison.

Le 18 juillet 1829, est entré à l'hôpital de la Pitié, le nommé Antoine (Antoine), affecté d'un renversement de la paupière inférieure en dedans, très-prononcé, avec trichiasis et ophthalmie intense. L'opération, proposée au malade et acceptée par lui, fut pratiquée le 25 du même mois. Avant d'y procéder, M. Lisfranc, voulant évaluer l'étendue du renversement, pratique avec de l'encre un trait sur le point où il s'arrêtait; puis, exerçant sur la paupière des tractions pour la redresser, il montra aux personnes qui assistaient à cette opération, qu'un grand tiers de pouce au moins, et presque un demi-pouce de l'étendue verticale de celle-ci, se renversait en dedans, de telle manière que son bord libre, après s'être porté vers l'œil, s'était replié et comme roulé sur lui-même pour se porter en avant. Nul doute que ce cas ne fût extrêmement grave, et le plus grave même de ceux dont il ait été fait mention; aussi M. Lisfranc ne se décida-t-il à l'opérer qu'avec peine, et, sans se dissimuler les chances nombreuses d'insuccès. Le procédé de Koehler exagéré fut jugé le seul convenable; en conséquence, tous les tégumens recouvrant la paupière furent excisés, des bandelettes agglutinatives furent placées de manière à attirer la paupière en avant, afin de favoriser une cicatrice étroite. Il ne se développa aucun accident inflammatoire; à mesure que la cicatrisation marcha, on vit le renversement diminuer; on eut soin de réprimer les bourgeons charnus par la cautérisation avec le nitrate d'argent fondu.

Le 15 août suivant, les deux tiers internes de la paupière étaient ramenés à leur position normale, quoique la cicatrice ne fût pas achevée; l'ophthalmie avait presque disparu. Le 21, la cicatrisation avait fait de nouveaux progrès en dehors, et la paupière était presque complétement relevée. Le 25, la cicatrisation est achevée et la cure radicale obtenue ; plus d'ophthalmie. Le malade sort le 19 complétement guéri.

Procédé de l'auteur. Après avoir assisté à un certain nombre d'opérations pratiquées par Dupuytren, pour provoquer la guérison de la procidence muqueuse du rectum, je me demandai si on ne pourrait pas appliquer son procédé au renversement en dedans de la paupière. Ce procédé consiste comme chacun le sait à exciser un certain nombre de plis au bourrelet muqueux, avec des ciseaux courbes sur leur plait, et à former une étoile rayonnante dont le centre se trouvait au milieu de l'anus, et les rayons à la circonférence ; je me promis donc de l'essayer à la première occasion où ce procédé me paraîtrait pouvoir être appliqué à la paupière renversée. Il est très-facile ; car il consiste à faire dans le rebord de la paupière cinq ou six excisions semblables à celles prescrites par Janson, avec la seule différence qu'elles doivent être moins profondes ; par leur cicatrisation, elles impriment à la paupière un renversement externe qui fait redresser le tarse et les cils. Je n'ai encore qu'un seul fait à l'appui de cette méthode. Le voici :

OBSERVATION.

Renversement en dedans de la paupière ; relâchement très-considérable de la peau ; inflammation ancienne de la conjonctive du globe ; excision verticale multiple ; guérison.

M. Gomès Pinto, réfugié espagnol, maintenant employé à la poste de Grenade, avait contracté, dès son émigration, une ophthalmie qu'un long séjour en Angleterre avait rendue chronique et rebelle : peu à peu le tarse et la paupière commencèrent à se replier sur eux-mêmes, et cela avec d'autant plus de facilité que le malade avait perdu un embonpoint très-marqué et que la peau de ses paupières était fort lâche. Le renversement des cils augmenta rapidement la maladie, et celle-ci tendait à son tour à rendre l'entropium plus saillant. Cette infirmité lui rendait, selon son dire, la vie très-misérable : il pria le général don Castella de me le présenter, afin d'obtenir la guérison de sa maladie.

Après avoir reconnu que la paupière se dédoublait avec facilité, je proposai l'excision de cinq ou six plis verticaux de la peau de la paupière, en ayant soin d'enlever un peu de tissu sous-jacens ; cette méthode, exécutée avec facilité avec des ciseaux courbes sur leur plat, et une pince de Beer (pince pour les cils), produisit une déperdition de substance multiple, qui, en se cicatrisant, amena immédiatement une guérison complète de la maladie.

Quels que soient les procédés mis en usage pour la guérison de l'entropium, ils sont souvent suivis d'accidens graves, tels que des érysipèles, des ophthalmies intenses, des douleurs de tête atroces, et des phénomènes congestifs vers le cerveau. Il faut alors combattre ces complications par des moyens convenables, actifs, toutes les fois que la maladie est intense, et qu'elle prend une marche sérieuse. Le chirurgien doit se rappeler que l'opération la plus légère peut être promptement suivie de la mort.

ECTROPIUM, OU RENVERSEMENT DE LA PAUPIÈRE EN DEHORS.

L'ectropium ou renversement de la paupière en dehors, est une maladie complétement opposée à l'entropium. Cette maladie existe à différens degrés, et peut être produite par diverses causes ; les plus fréquentes sont l'inflammation aiguë et chronique de la conjonctive palpébrale et des glandes de Meibomius : les cicatrices des tégumens de la paupière et des parties adjacentes produites par des brûlures, la petite vérole, les escharres gangreneuses produites par le charbon, l'ergotisme : les ulcères scrofuleux accompagnés de nécrose ou de carie : les opérations pratiquées sur les paupières pour enlever des tumeurs, des cancers, avec perte de substance : la blessure des tarses, du tendon orbiculaire; l'augmentation du volume des tissus ou des humeurs de l'œil; le gonflement de la caroncule lacrymale; les tumeurs développées dans le corps des paupières, quelle que soit leur nature; les tumeurs intra-orbitales, enfin la paralysie du muscle orbiculaire.

Riberi (1), Schutt et Seiler rapportent des cas d'ectropium congéniaux. Ces diverses causes nous ont engagés à les diviser en quatre espèces.

La plus simple et la plus fréquente est l'inflammation aiguë ou chronique de la membrane conjonctive. Dans l'état aigu, elle se présente à la suite des ophthalmies varioleuse, catharrale, mais surtout à la suite de l'inflammation gonorrhéique, de l'ophthalmie purulente des nouveau-nés et contagieuse d'Egypte. Vetch (2) a décrit avec soin les ectropiums produits par l'ophthalmie asiatique, et il en a fait figurer quelques uns dans son ouvrage.

A mesure que l'inflammation gagne, la conjonctive se gonfle, se porte sur le bord des paupières et les renverse, en formant ainsi une extrophie de la muqueuse qui, dans les premiers instans, fait disparaître entièrement le bord tarsien de la paupière. Si cette exubérance conjonctivienne n'est pas combattue en temps utile, rarement elle revient sur elle-même, et laisse des tissus anormaux dont le poids entraîne la paupière sur la joue.

Lorsque la maladie est due à une inflammation chronique de la conjonctive, celle-ci augmente peu à peu de volume dans toute l'étendue de la paupière, puis l'épais-

(1) Riberi, ouvrage cité, p. 50.
(2) Vetch, On Diseases of the Eye, pag. 228 et seq.

sissement envahit le rebord falciforme de la conjonctive, et, trouvant contre l'œil un point d'appui résistant, la paupière se renverse alors en dehors ; la conjonctive revêt une couleur particulière, rouge plombé ou rouge pâle ; elle perd de son brillant, se couvre d'efflorescences et, finit par devenir calleuse et coriace. Dans d'autres circonstances, le tissu pupillaire se développe et donne naissance à une maladie connue sous le nom de granulation de la conjonctive (*granular conjunctiva* des Anglais). Lorsque la maladie a lieu sur la paupière inférieure, ce qui arrive au moins dix-huit fois sur vingt, l'écoulement des larmes, l'accumulation des humeurs sébacées et muqueuses sur les cils, entraînent de plus en plus la paupière vers la joue, et donne à la face un aspect désagréable.

La deuxième espèce d'ectropium est le résultat de cicatrice des paupières, de la peau qui les couvrent et de celles qui les lient aux autres parties adjacentes. Dès l'instant qu'une cicatrice est le résultat d'une perte de substance plus ou moins considérable, celle-ci tend à éloigner le rebord tarsien du globe de l'œil contre lequel il appuie. Pour peu alors que la conjonctive soit malade, et même sans l'être, elle se trouve en contact avec l'air ambiant, les corps étrangers, le frottement des cils supérieurs ; circonstances plus que suffisantes pour altérer un tissu aussi impressionnable, et lui donner une forme épidermoïde ; nous nous en occuperons en parlant du xéroma. Dans quelques cas, la paupière n'est pas malade, la conjonctive est saine ; mais toute la difformité procède d'une plaie de la joue, suite d'une eschare, d'une carie ou d'une nécrose de l'os malaire, laquelle est restée long-temps fistuleuse et a produit des pertes de substances profondes aux tégumens et aux os qui leur servent de point d'appui. Enfin, à la suite des brûlures mal soignées, il s'établit entre une partie de la paupière et la joue, un ou plusieurs points d'adhésion en forme de bride, qui retiennent celle-ci renversée en dehors, et augmentent ce renversement à mesure que la bride devient ancienne et fibreuse.

La troisième espèce de renversement en dehors des paupières est produite par des lésions de continuité du tarse, l'exophthalmie, les tumeurs de la caroncule lacrymale, les fongosités de la cornée et les diverses espèces de tumeurs qui ont leur siége dans l'œil, la cornée et l'orbite; les pustules lépreuses, le pyan et les syphilitides pustuleuses.

Nous ne nous arrêterons point à décrire les solutions de continuité de la paupière, produites par des corps vulnérans divers; nous nous en sommes occupés en parlant des plaies des paupières. Nous observerons seulement que, lorsque l'on ne calcule pas très-bien les moyens opposés à un renversement en dedans, l'on peut souvent produire le renversement en dehors. L'on comprend aussi qu'une tumeur développée dans l'orbite ou sur la cornée puisse renverser la paupière en devant, en l'empêchant de revenir à sa place. Les maladies de la caroncule lacrymale envahissant peu à peu les tissus conjonctiviens ambians, produisent les ectropium, que quelques personnes nomment *ectropium sarcomateux.*

La dernière espèce d'ectropium enfin est celle due à la paralysie des muscles du globe de l'œil, ou à celle du muscle orbiculaire des paupières.

Toutes ces diverses espèces d'ectropium produisent les mêmes accidens. Ainsi ce sont une difformité plus ou moins désagréable, un écoulement de larmes qui occasione sur la joue une rougeur constante, des obscurcissemens de la cornée, une transformation de tissus de la conjonctive, les ophthalmies chroniques graves, enfin une malpropreté de la face qui réside dans un amas muqueux ou sébacé, qui s'accumule sur la joue. Ces accidens sont, du reste, presque toujours, en raison de la gravité de la maladie et de son ancienneté.

Lorsque l'on réfléchira aux causes multiples de l'ecto-

I.   15

pium, à ses divers degrés d'intensité, l'on se convaincra qu'il doit y avoir une différence dans les traitemens, et que ceux-ci doivent être en rapport avec la maladie, sa gravité, son ancienneté et ses complications.

Quand le renversement de la paupière n'est que le résultat d'une inflammation chronique de la conjonctive oculaire et palpébrale, il suffit de combattre cette condition pathologique par des collyres astringens, des remèdes internes, quand on redoute une cause constitutionnelle. Les scarifications répétées de la conjonctive sont recommandées par Hippocrate et Platner (1) avec la précaution de les pratiquer verticalement, et non dans la direction horizontale de la paupière, qui, au dire de M. Riberi (2), pourrait augmenter le renversement de la paupière.

Lorsque la scarification ne réussit pas, on retire de très-grands avantages de l'application réitérée du nitrate d'argent.

Toutes les fois qu'il faut combattre un ectropium dû à des cicatrices, il est important de bien reconnaître la nature de celles-ci, car du procédé mis en usage pour s'opposer à leurs effets, dépend une guérison plus ou moins radicale. C'est pour cette raison qu'il ne faut point se hâter d'enlever la cicatrice en entier, comme faisaient A. Paré, Heister et Ledreau père; non point parce que les opinions remarquables, mais souvent exagérées de Delpech fassent croire que ce procédé est infructueux, mais parce que l'expérience d'un grand nombre de chirurgiens, de M. Lisfranc entre autres, ont prouvé que l'incision multiple suffisait dans quelques cas pour obtenir une guérison complète. Il faut donc établir une division convenable d'après laquelle on établit un traitement rationnel. Voici comment s'exprime M. Lisfranc : « S'agit-il de cicatrices éten-

(1) De scarificatione oculorum hippocratica.
(2) Riberi, Trattato di blefaroftalmo, terapia operativa.

»dues, occupant toute la largeur de la paupière, ou au
»moins une grande partie de celle-ci, n'ayez pas recours
»pour la guérison du renversement en dehors au traite-
»ment ancien, vous échoueriez infailliblement ; mais ce
»dernier accident est-il produit au contraire par une bride
»étroite, se fixant d'une part à la base de l'orbite, et à
»l'autre au bord libre de la paupière, en coupant celle-ci
»vers ses deux points d'insertion pour en faire l'ablation,
»on obtiendra la guérison. Le même succès sera encore
»obtenu s'il s'agit simplement d'une bride falciforme occu-
»pant, d'une part, le tiers de l'étendue des paupières; à
»leur bord libre, et venant se fixer de l'autre à l'angle in-
»terne de l'œil ; mais la bride peut être adhérente aux tis
»sus sous-jacens dans toute la longueur, et alors on pourra
»bien se contenter si elle est étroite, de l'inciser transver-
»salement depuis son bord adhérent, et en trois ou quatre
»points de sa longueur; ou bien, si elle est très-mince, on
»pourra l'emporter en totalité, et puis, en disséquant plus
»ou moins loin suivant les cas les bords de la solution de
»continuité, et en refoulant les tissus de bas en haut et
»de dehors en dedans, obtenir une cicatrice qui puisse
»plus tirailler la paupière en dehors et produire son ren-
»versement (1). »

Pour les renversemens produits par des cicatrices incurables, avec les moyens sus-énoncés, il faut recourir à
une restauration complète en enlevant toute la cicatrice,
et en y transportant des tissus sains de la tempe par le
procédé de Fricke de Hambourg; nous renvoyons à la
blépharoplastie.

Quand l'on rencontre des ectropiums anciens, que l'on
ne peut espérer de guérir par les astringens, les légers
escharotiques, il faut alors recourir à des moyens chi-

(1) Clinique chirurgicale de la Pitié, *Gazette médicale*, p. 527 et
suivantes.

rurgicaux : il existe divers procédés : les plus anciens sont ceux d'Hippocrate et de Celse.

Hippocrate (1), reconnaissant que la maladie était due, dans le plus grand nombre de cas, à un état spongieux de l'intérieur des paupières, donne le précepte d'enlever la partie épaissie, aussitôt que possible, avec un couteau, et de cautériser ensuite avec un fer modérément chaud.

Celse (2) attribuant la maladie à des tentatives de guérison d'entropium, recommande de pratiquer une incision semi-lunaire, avec la précaution de ne pas attaquer le cartilage.

Procédé d'Antyllus. Cet auteur recommandait d'exciser profondément et en forme de V, les tissus internes de la paupière, sans intéresser le tarse ; d'enlever le lambeau jusqu'à la peau, et d'obtenir ainsi une perte de substance dont la cicatrisation ferait redresser la paupière. Ce procédé a été confondu avec la méthode d'Adams.

La perte de substance ayant été produite, il faut retenir la plaie par des points de suture. Par ce moyen, la paupière revient sur elle-même, et sa peau reprend sa tonicité. Lorsque la maladie est due à une cicatrice, il faut retrancher celle-ci sans suture, panser le fond de la plaie avec une boulette de charpie, et soutenir le tout avec une compresse et des bandes. Si le renversement de la paupière, dit Antyllus, est produit par une excroissance de chair au grand angle de l'œil, il faut enlever la tumeur afin que la paupière reprenne sa première position (3). Roland (4), dans le treizième siècle, reconnut que lorsqu'on enlevait une cicatrice pour guérir l'ectropium, celle-ci se régénérait et faisait reparaître la maladie : afin d'obvier à cet inconvé-

(1) Hippocrate, *De visu*, p. 353.
(2) Celsus, lib. vii, cap. 7.
(3) Aëtius, ouvrage cité, serm. iii, cap. 61, 62.
(4) Guthrie, ouvrage cité.

nient, il recommanda d'introduire dans la solution de continuité un morceau de plomb ayant la forme de la cicatrice, et de le retenir en place au moyen de quelques fils passés dans les bords de la solution de continuité. Ce pansement devait durer au moins une douzaine de jours. Cette méthode a été plus tard préconisée par Platner (1) et Thévenin. Heister, Dionis, Juncker (2), modifièrent le procédé de Celse en multipliant les incisions, ce que maître Jean avait prouvé n'être d'aucune valeur. Marc Aurèle Severin (3) est le premier qui ait établi le précepte rationnel d'enlever la conjonctive malade de l'intérieur des paupières. Il obtint par ce moyen un grand nombre de guérisons, entre autres celle d'un célèbre capucin que tous les médecins de Naples avaient jugé incurable. C'est ce procédé que l'on attribue généralement à Bordenave, parce que c'est à lui qu'on doit la publicité dont il jouit aujourd'hui. M. Guthrie s'étonne avec raison que dans l'historique qui précède le mémoire de Bordenave, on n'ait point fait mention des connaissances des anciens sur ce sujet.

Procédé de Bordenave. L'illustre membre de l'Académie royale de chirurgie recommande de faire perdre à la face postérieure de la paupière une perte de substance proportionnée au renversement en dehors. Cette opération se pratique tantôt avec un bistouri convexe, tantôt avec des ciseaux courbes sur leur plat, selon la nature des tissus, que l'on saisit avec une pince à dents de rat. L'excision terminée, Bordenave et beaucoup de chirurgiens avec lui, se contentaient d'abandonner la plaie aux soins de la nature. D'autres ont proposé les moyens de suspension de la pau-

(1) Platner, *Institutiones chirurgicæ*, p. 58.
(2) Heister, *Institutiones chirurgicæ.* Dionis, *Cours de chirurgie,* 453, édit. de 1716. Juncker, *Conspect. chirurgicæ*, tabula 87.
(3) Severinus, *De medici offic.*, pars. II, cap. XXXIII, *de ectropio.*
(4) Bordenave, *Mémoires de l'Académie royale de chirurgie*, t. XIII, p. 156.

pière, recommandé par Quadri et Guthrie (1). M. Lisfranc dans ces cas, a pour habitude de faire supporter et refouler en haut la paupière, avec un morceau de diachylon gommé, coupé en fer à-cheval, et dont on peut au besoin corroborer l'action par l'application de compresses graduées, maintenues en place avec des bandelettes agglutinatives. Voici un cas où ce moyen réussit parfaitement.

OBSERVATION.

Renversement en dehors ; deux opérations inutiles ; procédé de Bordenave ; guérison.

M. de Tobriant, enseigne de vaisseau, contracta à Fould-Point (Madagascar) une ophthalmie très-grave, de nature cutano-purulente, et dont le résultat fut une opacité complète du cristallin de l'œil droit et une opacité commençante de l'œil gauche, avec renversement prononcé de la paupière inférieure du même côté. Forcé de suspendre son service, M. de Tobriant vint à Paris pour se faire opérer. Il s'adressa à M. Lisfranc, qui lui enleva sa cataracte, et qui, après la guérison de cet œil, s'occupa de remédier à la difformité produite par l'ectropium. Déjà deux chirurgiens de la marine avaient tenté une opération, chaque fois suivie d'un échec complet. M. Lisfranc enleva toute la muqueuse de la paupière inférieure. Le pansement que nous avons indiqué fut mis en usage, et le succès fut tel qu'il devenait impossible d'indiquer lequel des deux yeux avait été atteint de cette difformité.

Procédé mixte de M. Lisfranc. Lorsqu'il y a en même temps maladie de la muqueuse avec renversement prononcé et cicatrice externe de la paupière, ce chirurgien propose un procédé qu'il nomme mixte, et qui consiste : 1° à pro-

(1) Quadri, ouvrage cité. Guthrie, ouvrage cité.

duire à la face interne de la paupière la déperdition de substance recommandée par Bordenave; 2° à inciser la cicatrice; 3° à employer en même temps le fer à cheval en emplâtre agglutinatif, fortifié par l'addition des compresses graduées. Dans des cas plus graves encore, M. Lisfranc procède comme suit, ainsi que le rapporte M. P. Boyer (1).

« Après avoir mis en usage le procédé de Bordenave, on
» peut, suivant M. Lisfranc, pratiquer à six ou huit lignes
» de la base de l'orbite et transversalement, une incision
» semi-lunaire, à convexité inférieure, de la largeur de
» la paupière et n'intéressant que la peau et le tissu cellu-
» laire. On dissèque le bord supérieur de la plaie de bas en
» haut, jusqu'à la hauteur de la base de l'orbite, et on la
» maintient à hauteur de ce point : ainsi, le diamètre ver-
» tical de la paupière se trouve, ainsi qu'il est facile de le
» voir, singulièrement allongé. Le bord inférieur de la plaie
» est disséqué à son tour, jusqu'à ce qu'on puisse le mettre
» en contact avec le bord supérieur qui doit rester en po-
» sition. Cette manœuvre sera couronnée du plus grand
» succès, d'autant plus grand qu'à l'aide des moyens com-
» pressifs convenablement disposés, les parties molles en-
» vironnantes seront refoulées de bas en haut et de dehors
» en dedans. »

Procédé de Williams Adams. Ce célèbre oculiste anglais, ayant cru s'apercevoir que la plupart des méthodes connues échouaient pour la guérison du renversement de la paupière, en retranchant une partie de la paupière en V, suivant en cela une partie de la méthode d'Anthyllus qu'il rendit plus complète en enlevant toute l'épaisseur de la paupière, conjonctive, muscle, tarse, tégumens; puis, lorsque le lambeau était complétement séparé, il réunissait la plaie avec des aiguilles fines et la suture entortillée.

(1) Ce procédé a été décrit, en 1830, par Guthrie, comme appartenant au professeur Dzondi, de Halle.

Adams affirme avoir obtenu un grand nombre de succès par cette opération, qu'il pratiqua pour la première fois en 1808. Guthrie a aussi adopté ce procédé, et il préfère se servir des ciseaux de Bell pour inciser les tégumens, plutôt que du petit scalpel recommandé par Adams. Guthrie (1) pense qu'il vaut mieux enlever plus que moins de tissu, car la maladie peut récidiver. Il observe avec raison que l'on aurait un grand tort de penser que ce procédé fut applicable à toutes les espèces d'ectropium. Cette opération est basée sur l'idée que la paupière est allongée, et que les moyens employés pour lui faire reprendre sa tonicité accoutumée sont inefficaces. Afin de faire valoir la sienne, W. Adams accusait d'insuccès les autres méthodes, et surtout celle de Bordenave, accusation gratuite dont les faits que nous avons cités, démontrent la fausseté. M. Roux a prouvé aussi avec évidence que tout ce qu'avait dit Adams était exagéré.

Procédé du professeur P. de Walther (1). Le procédé du professeur de Bonn est basé sur des idées analogues à celles émises par W. Adams, principalement quand le renversement se rapproche de l'angle externe, il recommande de pratiquer une déperdition de substance à la commissure des paupières, et de lui donner une forme triangulaire, et prise aussi bien aux dépens de la paupière supérieure que de l'inférieure. Lorsque l'on enlève le lambeau, l'on rapproche les bords sanglans de la solution de continuité avec des épingles et la suture entortillée. Voici comment M. de Walther raconte son opération.

(1) *Journal fur chirurg. and augenheilkunde von Græf and Walther*. Band IX.

OBSERVATION.

Plaie à l'angle externe de la paupière gauche ; perte de substance et renversement de la paupière ; opération ; guérison.

« Un officier reçut une blessure oblique à la tempe gauche, près de l'angle externe de l'œil ; une partie des tégumens du muscle orbiculaire fut emportée. La plaie se ferma rapidement, mais fut suivie d'une cicatrice difforme, rugueuse et inégale ; elle tiraillait la paupière à sa partie externe et s'éloignait au moins de six lignes de sa direction naturelle. La commissure, au lieu d'être angulaire, était devenue arrondie. Quand le malade s'est présenté à moi, il y avait non seulement une difformité, mais encore une douleur assez vive, toutes les fois qu'il voulait fermer les paupières, ce que du reste il ne pouvait faire complétement. Quelques chirurgiens qu'il avait consulté pensaient qu'il suffisait de diviser la cicatrice pour rendre le mouvement aux paupières. Je rejetai cette proposition comme ne devant lui fournir aucun résultat favorable, et lui proposai un moyen tendant à replacer les paupières dans leur position naturelle, en reformant un nouvel angle. En tirant fortement les paupières et en les rapprochant on détruisait toute difformité, le malade put juger lui-même de ce résultat qu'il ambitionnait extrêmement. »

» Il me restait un doute à soulever, savoir si les cils et les glandes de Méibomius ne seraient pas un empêchement à la réussite de cette opération, car les cils en repoussant pouvaient empêcher la cicatrice de se former, ou bien l'on avait à craindre que la sécrétion des glandes méibomiennes s'opposât à la consolidation de la réunion par première intention. Il n'était pas en ma position de lever le doute, je me bornai à extraire la veille tous les cils qui devaient être compris dans l'opération. Le malade était assis commodé-

15*

ment, je tirai en dehors le tarse de la paupière inférieure
au moyen d'une pincette, je pris un bistouri très-étroit et
je formai une incision qui enleva près d'un tiers du tarse,
j'en fis autant à la paupière supérieure et provoquai ainsi
une perte de substance s'étendant vers la tempe et formant
un ◁ renversé dont la pointe venait vers la tempe et la base
regardait l'œil. L'hémorrhagie fut peu abondante, elle permit aussitôt de placer deux sutures renforcées par des
emplâtres agglutinatifs. Lorsque l'appareil fut placé, le malade put exécuter des mouvemens avec les paupières, sans
le déranger. Le deuxième jour il s'éleva une inflammation
considérable, accompagnée de douleurs assez vives, que
l'on combattit par des moyens convenables. Le cinquième
jour, il existait un peu de suppuration vers les sutures, qui
furent enlevées. A dater de ce jour-là, tous les symptômes
désagréables accompagnant cette difformité furent détruits,
et les paupières reprirent leur position, leurs mouvemens
et leurs fonctions. »

M. de Walther observa que ni les cils ni les glandes ne
s'opposèrent au succès de cette opération. Plusieurs faits
rapportés par Guthrie confirment l'excellence de cette méthode dans des cas analogues à celui de M. de Walther.

Procédé de Dieffenbach, d'après Stœber. « Inciser la peau
palpébrale parallèlement au bord de l'orbite, la séparer un peu du cartilage tarse, puis de continuer l'incision
en profondeur le long du bord orbitaire du cartilage tarse,
jusqu'à ce que la lame du bistouri paraisse entre la paupière et le globe de l'œil; de séparer ensuite le cartilage
tarse et la conjonctive qui le tapisse de la conjonctive environnante, excepté du côté du bord de la paupière; de
saisir alors avec des pinces le bord libre du tarse, de le tirer dans la plaie et de le fixer aux lèvres de celle-ci au moyen
de la suture entortillée. Avant d'appliquer la suture, il est
nécessaire de dépouiller de sa surface muqueuse la partie
qui doit contracter des adhérences avec les lèvres de la

plaie. L'opération étant achevée, on fait des fomentations froides. »

Ce procédé, quoiqu'en dise M. Stœber, a été employé plusieurs fois avec succès par M. Dieffenbach et par M. Lisfranc (1).

Procédé du professeur Sanson. M. Sanson, ayant à traiter une ectropium fort développé, mais sans épaississement de la muqueuse, employa le moyen suivant, qui fut mis en usage sous mes yeux. L'opérateur fit sur la peau sous-jacente à la paupière une incision en V; l'espace situé entre les deux branches de cette incision occupait presque toute la paupière, le lambeau fut disséqué et soulevé; rien n'était alors plus facile que de relever la paupière et de la remettre dans sa position naturelle pour s'y soutenir. M. Sanson, après avoir disséqué les bords des tissus adjacens à la solution de continuité, les réunit par trois points de suture entortillée comme dans le procédé de Janson, abandonnant ainsi le lambeau flottant, sauf à le réséquer ensuite s'il devenait nécessaire. Tout promettait à cette opération un plein succès, lorsque le malade fut pris d'un érysipèle auquel il succomba.

Traitement du renversement aigu de la conjonctive. Lorsque dans les ophthalmies purulentes des nouveau-nés, des adultes, gonorrhéiques, etc., le renversement des paupières a lieu par un chémosis considérable, produisant un ectropium énorme, il ne faut point compter sur les efforts de la nature pour réduire cette exubérance muqueuse; en agissant ainsi, on risquerait de produire un renversement incurable et susceptible de prendre une forme sarcomateuse. Il faut dans tous les cas recourir au procédé de Vetch qui consiste à exciser en totalité les bourrelets et à provoquer un écoulement sanguin abondant en le favorisant par des lotions d'eau tiède. Vetch se ser-

(1) *Gazette médicale*, 1835.

vait pour cette opération de ciseaux courbes sur le plat,
généralement employés par les chirurgiens anglais pour
cette opération. Pendant l'épidémie d'ophthalmies purulentes qui désola, en 1832, les 9e et 12e arrondissemens, et
les orphelins de la Maison de refuge, j'ai eu occasion de
pratiquer plusieurs fois cette excision ; je rencontre encore dans les consultations du dispensaire, des renversemens
de la muqueuse des paupières, qui sont presque incurables
et qui datent de cette époque. Ce sont les extrophies muqueuses négligées ou abandonnées aux seuls efforts de la
nature qui produisent les dégénérescences sarcomateuses
de la conjonctive, ou des granulations très-opiniâtres.
Scarpa a décrit un cas remarquable, où cet état fongueux
et sarcomateux était entretenu par la présence d'un corps
étranger.

*Traitement des granulations chroniques, calleuses et invé-
térées.* Lorsque les granulations ont résisté aux scarifications, aux légers escharotiques, à la cautérisation avec
le nitrate d'argent, il faut alors recourir à un moyen plus
efficace, la cautérisation avec l'acide sulfurique du com-
merce ; l'on procède de la manière suivante : la paupière
ayant été renversée plus qu'elle ne l'est par la maladie, on
l'essuie avec soin, ainsi que toute la partie qui se réfléchit sur la partie inférieure du globe. La paupière supérieure est relevée légèrement par un aide : l'on recommande au malade de regarder en haut, alors avec un petit pinceau d'amianthe imbibé d'acide sulfurique, l'on
promène le caustique sur toutes les surfaces granulées.
Dans cette opération, il faut 1° s'abstenir de toucher le
point lacrymal ; 2° porter de l'acide du côté de la cornée. Aussitôt que les parties touchées seront devenues
blanches, l'acide aura produit un effet suffisant ; il faut
donc, avec des irrigations d'eau froide, et mieux encore
avec de l'eau seconde de chaux, enlever toutes les parties
du caustique non combiné avec les tissus. Les douleurs

produites par cette opération sont presque nulles. On doit la répéter tous les quatre jours. Peu à peu ce traitement détermine une contraction dans la paupière, et on la voit revenir sur elle-même, en même temps que la conjonctive revient à son état naturel : six ou huit applications sont suffisantes pour guérir. M. Guthrie, à qui l'on doit ce moyen, affirme que si l'opérateur est assez hardi dans l'emploi de cette cautérisation, on produira à l'intérieur de la paupière de petites ulcérations très-profitables au redressement de la paupière. Plus l'on se rapproche de la guérison, plus il faut éloigner les applications d'acides et en diminuer l'action ; car elle persiste plusieurs jours après la chute des eschares et l'on pourrait alors produire une maladie opposée (1).

Quand la maladie résiste à l'acide sulfurique, on peut employer de la potasse caustique, par le procédé du docteur Solon. Guillaume de Salicet et M. Cloquet ont retiré de très-grands avantages de l'application du cautère actuel. J'ai guéri par son action un ectropium sarcomateux qui avait résisté à un grand nombre de médications : ce malade m'avait été adressé par M. Alibert.

OBSERVATION.

Ancien bouton d'Alep développé à la paupière inférieure ; ectropium sarcomateux, traité inutilement par la poudre du frère Côme ; cautère actuel ; guérison.

Monsieur D., ancien drogman à Constantinople, avait été atteint d'un bouton d'Alep à la paupière inférieure, qui resta long-temps à l'état indolent et squirrheux ; peu à peu en augmentant de poids, il entraîna la paupière inférieure dans un état de renversement complet ; lorsque par

(1) Guthrie, ouvrage cité.

les soins de M. le professeur Alibert, il fut complétement débarrassé de son bouton, la muqueuse avait contracté un épaississement considérable , dont M. Mouleau, chirurgien de Marseille, pratiqua deux fois l'excision partielle sans obtenir le redressement désiré. M. P..., de Paris, appliqua sans plus de succès la pommade escharotique de frère Côme.

C'est alors qu'il fut confié à mes soins par M. le baron Alibert , auquel je proposai le cautère actuel, comme un moyen sur lequel l'on devait plutôt compter. Après avoir garanti l'œil par des moyens indiqués ailleurs. Je pratiquai sur la muqueuse malade, des cautérisations verticales, avec un petit cautère cutellaire, en les rapprochant suffisamment pour tout détruire. Aussitôt que la suppuration commença, j'établis une compression graduée pour remonter la paupière et la maintenir en place. Cette médication fut suivie de guérison complète. M. D... déclara que l'application du feu avait été, sans contredit, moins douloureuse que l'excision, et surtout que l'emploi de la pommade escharotique.

NÆVUS MATERNUS ET TUMEURS ÉRECTILES DES PAUPIÈRES.

L'enfant apporte souvent en naissant, sur les paupières, des taches congéniales de couleurs variées, mais plus souvent offrant un aspect rouge vineux. Tantôt elles forment un relief, tantôt elles ne changent point le niveau du tissu des paupières.

Souvent isolées, d'autres fois grouppées en chapelet ou en grappes, elles envahissent plusieurs tissus de constructions diverses. Plus rarement situées sur la conjonctive, on les y rencontre cependant, et alors elles croissent avec une grande facilité, et dégénèrent en un état phlébotosique particulier qui se raproche de la maladie décrite par Scarpa sous le nom d'anévrysme par anastomose.

Par la laxité de leurs tissus et surtout par la multiplicité des vaisseaux sanguins qui les sillonnent de toutes parts, les paupières sont très-susceptibles de voir ces taches simples et primitives en apparence, s'enflammer peu à peu, prendre un accroissement qui augmente de jour en jour sous l'influence des causes les plus légères, et qui congestionnent les organes encéphaliques. C'est surtout à l'époque de la pousse des dents, au moment où les enfans sont atteints d'affections éruptives, que l'on voit le nævus maternus changer de forme.

Cette petite tumeur s'élevant légèrement au dessus du derme, à peine colorée, prend tout à coup une couleur vineuse; elle se lève peu à peu, et à chaque accès de fièvre on lui trouve une physionomie plus prononcée. Si les accidens se succèdent, la tumeur acquiert en peu de temps un volume plus ou moins considérable. Celle-ci devient souvent le siége d'un prurit incommode, l'enfant y porte les mains, la frotte et accroît l'irritabilité et le développement; un coup, une médication imprudente accélèrent le mal, et lui font acquérir le plus grand degré d'intensité.

Dans d'autres circonstances, sans causes appréciables, le nævus croît chaque jour; mais son augmentation est lente, uniforme presque inappréciable pour ceux qui l'observent tous les jours. Cette marche est la plus insidieuse, parce qu'elle envahit les tissus, sans qu'on s'en aperçoive, par conséquent, sans qu'on puisse lui opposer une barrière convenable. Enfin il est de ces tumeurs qui restent des années entières sans changer de forme, de volume, et que l'on peut porter toute sa vie sans en être incommodé. J'ai connu une jeune fille atteinte de trois nævus sous la paupière droite, gros comme des grains de café, huit jours après sa naissance, et qui restèrent ainsi stationnaires jusqu'à l'age de 18 ans; à cette époque, ayant été atteinte d'une bronchite convulsive très-opiniâtre, les effets de la toux congestionnèrent tellement ces tumeurs, qu'en peu de jours elles se réunirent pour n'en plus former qu'une seule.

Lorsque ces tumeurs augmentent et dégénèrent, elles constituent alors de véritables tumeurs sanguines, si bien décrites par Allan Burns, sous le nom de *spongoid inflammation*, par Dupuytren, sous le nom de tumeurs érectiles, et par Scarpa, sous celui d'anévrysmes par anastomose. Elles peuvent alors ou crever et donner lieu à des hémorrhagies graves, ou s'ulcérer et revêtir une forme végétante qui se termine en un véritable fongus hématode.

Il est donc important de s'occuper non seulement de guérir ces maladies, mais encore de les enrayer dans leur marche et de les faire avorter à leur début. Les différens moyens proposés pour obtenir ces indications sont la compression, la ligature, l'introduction des aiguilles, les sétons, l'extirpation, l'ulcération artificielle, le cautère actuel et l'injection d'un caustique dans la tumeur.

La compression est un moyen très-convenable toutes les fois qu'elle peut être mise en usage ; malheureusement, il n'est possible de le faire que lorsque la paupière est superposée sur des surfaces solides, telles que sur le rebord orbitaire supérieur ou inférieur, à la commissure externe ou au grand angle. Toutes les fois que la maladie existe sur les paupières, on ne doit point compter sur la compression. Celle-ci n'agit, du reste, qu'autant que l'on peut affaisser la tumeur, la flétrir, adosser les parois des vaisseaux les unes contre les autres, et y déterminer une angiosthénie adhésive.

Mon père obtint une guérison fort remarquable que je vais rapporter ici en peu de mots.

OBSERVATION.

Nævus maternus passant à l'état érectile ; compression avec l'instrument de Petit ; guérison.

En 1799, en inspectant les hôpitaux militaires de Lussano, mon père fut consulté pour le fils de M. Polydore Scavini. Cet enfant portait, dès sa naissance, une tumeur érectile au grand angle de l'œil ; cette tumeur, grosse comme une baie d'airelle, avait acquis tout à coup ce développement à la suite d'une coqueluche dont l'enfant avait été atteint au commencement de son onzième mois. Quand on la comprimait peu à peu avec le doigt et pendant quelques minutes, non seulement elle se décolorait, mais encore elle s'affaissait considérablement. M. le professeur Scavini, parent du jeune enfant, avait proposé l'extirpation ; mais les parens redoutaient ce moyen. Mon père crut alors que l'on pouvait tenter la compression, et comme il était difficile de la pratiquer sur ce point, il pensa que l'on pourrait se servir avantageusement du compresseur inventé par Petit, pour guérir l'hydropisie du sac lacrymal. Ce moyen fut adopté et employé concurremment avec des astringens. En moins de six semaines, la guérison fut radicale.

Lorsque les tumeurs ne pouvaient pas être comprimées, on recourait ordinairement à la ligature ou à l'extirpation. Mais la première n'est applicable que lorsque l'on peut cerner la tumeur à sa base ; l'extirpation au contraire peut être pratiquée dans toutes les circonstances, mais cette facilité dans l'exécution se rachète par d'assez graves inconvéniens, tels que la douleur, l'hémorrhagie, la difficulté d'enlever le mal jusqu'à sa racine, et enfin, sa reproduction ou la difformité qui en est la suite. Frappé de tous ces inconvéniens attachés à l'extirpation, le professeur Wardrop, qui avait eu à traiter un grand nombre de ces affec-

tions, chercha à les détruire en y produisant une ulcération artificielle entourée d'un cercle inflammatoire assez
grand pour produire l'oblitération des vaisseaux nourriciers
de la tumeur. Il obtint ce résultat en appliquant avec précaution un peu de potasse caustique sur un des points de
la tumeur ; à mesure que celui-ci était détruit, il passait à
un autre point de sa surface : par ce moyen, il obtint de
nombreuses cures radicales, ce dont on peut se convaincre
en lisant un excellent mémoire publié par un jeune chirurgien anglais, M. Tarral junior (1). M. Roux a employé
plusieurs fois ce moyen, et j'ai été moi-même fort heureux
de le voir réussir dans plusieurs cas fort épineux, surtout
dans le suivant, où différens moyens avaient déjà échoués.

OBSERVATION.

Nœvus maternus ayant dégénéré en une tumeur érectile de toute la
paupière ; application inutile des sétons, de l'acide sulfurique;
cautérisation avec la potasse caustique ; guérison.

M. Beck me fut adressée par le docteur Baudier d'Augu,
pour donner mon avis sur une tumeur érectile que portait
à la paupière supérieure gauche sa petite fille, âgée de huit
mois. Celle-ci, à peine appréciable dans les premiers jours
de la vie, avait tout à coup envahi la presque totalité de
l'organe, et à plusieurs reprises, avait déjà donné lieu à
des hémorrhagies inquiétantes. Cet enfant fut aussi examiné
par MM. Guersent, Sanson et Sichel, qui s'accordèrent
sur la nécessité de détruire la tumeur. Tous furent d'avis
d'y procéder au moyen de l'application du séton. Cette
opération me fut confiée : je la pratiquai avec toutes les
précautions recommandées par le professeur Lallemand :
plusieurs aiguilles courbes armées de fil, furent placées
dans divers points de la circonférence de la tumeur. Ces

(1) Tarral junior, *Traitement des tumeurs érectiles.* Paris, 1834.

sétons furent entretenus pendant plusieurs mois en suppuration, au moyen de pommades irritantes.

L'échec fut complet.

D'après l'avis de M. Serre d'Alais, j'appliquai l'acide sulfurique concentré selon la méthode d'Helling : cinq ou six applications ne produisirent pas plus de résultat que les sétons. J'eus alors recours à l'application de petits fragmens de potasse caustique qui amenèrent une guérison presque complète, je dis presque, car il reste sur le rebord du cartilage tarse, tout près du point lacrymal supérieur, un petit point qu'il faudra peut-être attaquer plus tard.

En 1830, M. le professeur Velpeau publia un mémoire fort intéressant sur l'acupuncture appliquée à l'oblitération des vaisseaux, dans laquelle il mentionne honorablement des expériences analogues que j'avais faites pendant mon séjour à Bourg et commencées ailleurs. Ces expériences furent accueillies avec dédain par des hommes qui se plaisent à ravaler tout ce qui ne vient pas d'eux, et l'on ne trouva rien de mieux que de les nier (1). Quelque temps après, comme pour *faire fi* de la négation, M. Velpeau appliqua l'acupuncture au traitement des tumeurs érectiles, en les lardant en tous sens de petites épingles très-fines, et qui y développèrent des phlébites et des artérites locales, dont la suite était l'oblitération des veines des artères, et l'atrophie de la tumeur.

M. Lallemand chercha à remplacer les épingles par de petits sétons, mais avec moins d'effet et de succès que M. Velpeau. Enfin M. Gensoul, de Lyon, proposa de combiner le séton avec l'étranglement, pour faire mortifier et disparaître la tumeur. C'est surtout quand les nævus sont situés sur les paupières qu'il faut être excessivement réservé dans l'emploi des sétons, qu'il devient très-difficile

(1) Lisfranc, Thèse du concours pour la chaire de Dupuytren : *Sur les divers moyens d'oblitérer les artères.*

de placer d'une manière convenable. On est souvent obligé de se servir d'aiguilles très-courbées, et portées sur des manches, comme celles de Stilling, pour la transplantation de la cornée.

La cautérisation avec un fer chaud est aussi fort avantageuse, et M. le professeur Cloquet (Jules) lui doit de belles guérisons. Cette méthode héroïque, trop souvent abandonnée, et si puissante dans les mains des vétérinaires : avec elle ils détruisent des tumeurs variqueuses énormes, et cela seulement en plaçant sur le trajet de la veine des boutons de feu : c'est ce qu'ils appellent barrer la veine.

Il faut que le cautère actuel ne soit pas trop chaud, car il doit produire le double effet de détruire partiellement la tumeur, et de produire dans les vaisseaux artériels et veineux une inflammation suffisante pour produire leur oblitération.

Que l'on me permette maintenant de signaler à l'observation de mes confrères les deux moyens suivans : Le premier consiste à profiter de l'influence qu'exerce le virus vaccin sur les tissus inoculés ; c'est le hasard qui m'y a conduit ; plusieurs expériences qui en ont été la suite l'ont confirmé.

Premier procédé de l'auteur. Dans un mémoire présenté au ministre de l'intérieur, en 1812, et qui valut à mon père un des grands prix de vaccine fondés par Napoléon, et dans lequel il avait fait connaître que l'inoculation de la vaccine sur un grand nombre de tumeurs indolentes glandulaires ou autres, en amenait la résolution ; je persistai dans cette indication pour tenter ce moyen sur la première tumeur érectile peu développée que je rencontrerais.

Je fus consulté en 1822, pour un petit enfant de six semaines qui portait sur le sourcil droit un nævus du volume d'une lentille. J'inoculai sur cette tumeur du virus vaccin au moyen d'une petite aiguille cannelée. A droite et à gauche je pratiquai la même opération, et je ne tardai point à voir paraître trois pustules qui, après avoir accompli toutes leurs périodes, firent disparaître complétement la petite tumeur congéniale. Dès-lors j'ai employé ce procédé cinq fois avec avantage, et je crois qu'il réussira toujours si l'on a affaire à un enfant qui n'ait pas été vacciné.

M. Rayer, à qui j'ai fait connaître ce procédé, l'a employé avec un succès incomplet, il est vrai, sur une petite petite fille de Rueil, près Paris.

Deuxième procédé de l'auteur. L'autre procédé, qui est aussi de mon invention, consiste à employer concurremment l'acupunture et la cautérisation. M. Comperat, de Sens, un de mes élèves les plus chers, a décrit ce procédé en ces termes, dans le Bulletin thérapeutique.

« Le chirurgien place, dans le plus grand diamètre de
» la tumeur, une ou plusieurs longues épingles très-fines,
» analogues à celles employées par les entomologistes. La
» longueur de ces épingles leur permet de se recourber
» suffisamment pour que leurs têtes viennent se rappro-
» cher l'une de l'autre, et se fixer avec un petit nœud mé-
» tallique. Il suffit alors d'approcher des extrémités ainsi
» liées une petite bougie, et de chauffer ainsi les épingles
» jusqu'à blanc, en ayant soin de mettre sur la tumeur
» quelques gouttes d'huile. La chaleur qui se transmet
» dans la tumeur est suffisante pour la cuir : c'est le mot.
» Elle boursoufle, crépite, et s'affaisse pour ne plus se
» relever. En enlevant les épingles, on anime souvent des
» fragmens de vaisseaux, et une suppuration active fait en
» peu de jours justice de la tumeur, qui est exempte de
» récidive (1). »

Enfin, depuis quelques années, plusieurs chirurgiens anglais et américains conseillent d'injecter dans la tumeur sanguine un acide. Nous parlerons de ce moyen en traitant des tumeurs de l'orbite.

(1) *Bulletin thérapeutique*, t. XII, p. 70.

SQUIRRHE ET CANCER DES PAUPIÈRES.

Le squirrhe des paupières est une tumeur très-dure, circonscrite, bosselée, dont la couleur dans le principe, ne diffère point de celle de la peau, mais qui, peu à peu, s'entoure de vaisseaux variqueux qui deviennent chaque jour plus apparens. Cette maladie succède souvent à des inflammations réitérées de la peau, surtout à l'œdème aigu., si fréquent dans les pays chauds et qui; par ses fréquentes récidives, amène dans les paupières une dégénérescence scléromateuse qui se termine par le squirrhe à Surinam et à la Barbade. Le squirrhe est souvent la conséquence de l'engorgement chronique de la paupière, produit par un tubercule de pyan. Les ophthalmies chroniques, les contusions peuvent aussi produire la même maladie. On ne doit point se le dissimuler, le squirrhe est une affection grave, et il faut par tous les moyens possibles chercher à en obtenir la guérison. Le traitement doit être général et local ; lorsque l'individu est d'une forte constitution, il est bon de commencer le traitement par quelques saignées révulsives au bras ; on fait prendre au malade des pilules de calomel uni à l'aconit ou à la ciguë. Il ne faut pas craindre de pousser ces médicamens à des doses un peu élevées ; Storck et Baron ont obtenu d'excellens résultats de cette médication. On associe à ce moyen des frictions faites avec l'onguent napolitain ou avec la pommade de proto-iodure de mercure. Dans quelques cas, l'on peut employer avec succès les douches de vapeur ou bien celles d'eau minérale. Beer pense que le squirrhe des paupières est un véritable *noli me tangere*, qu'il faut respecter tant qu'il conserve sa nature bénigne (1). Weller n'a jamais vu les moyens que nous avons indiqués réussir (2).

(1) *Loc. cit.*, p. 149.
(2) *Loc. cit.*, p. 115.

Plus heureux que lui, nous avons souvent obtenu des guérisons ; la plus remarquable est la suivante.

OBSERVATION.

Squirrhe de la paupière, suite d'un œdème chronique; emploi simultané des mercuriaux et des douches; guérison.

M B..., âgé de trente-six ans, homme de couleur, né à Porto-Rico, me fut adressé par M. le professeur Alibert, le malade portait dans presque la totalité de la paupière supérieure gauche une tumeur squirrheuse datant de plusieurs années et survenue à la suite de plusieurs attaques d'œdème qui, chaque fois, ne se résolvaient point en entier, augmentaient ainsi peu à peu le volume de la paupière, qui avait fini par ne plus revenir sur elle-même, et par tripler d'épaisseur. Le malade fut soumis au traitement suivant : matin et soir une pilule contenant un grain de calomel et un grain de ciguë ; chaque soir en se couchant on frictionnait la tumeur avec une pommade de proto-iodure de mercure. Deux fois par semaine, le malade prenait des bains et des douches de vapeurs à l'établissement des Néothermes ; chaque jour aussi l'on diminuait l'alimentation selon la méthode de M. Récamier, et en moins de trois mois, je vins à bout de guérir une maladie que l'on s'était empressé de juger incurable.

J'ai vu plus tard des cas de squirrhe, mais moins avancés, guérir sous l'influence des préparations d'or à l'intérieur et à l'extérieur, sans que l'on pût accuser une complication vénérienne.

Lorsque tous les remèdes échouent, il faut alors ne pas attendre que le mal fasse des progrès pour tenter une opération chirurgicale : les médications empiriques sont excessivement dangereuses, en ce qu'elles peuvent irriter la tumeur et accélérer sa dégénérescence cancéreuse. Le *statu quo* peut persister pendant bien des années, et je connais un homme de la rue Saint-Merry qui porte depuis plus de quinze ans un squirrhe de la paupière, sans qu'il ait changé de forme. Malheureusement, les squirrhes des paupières ne restent point toujours stationnaires : des médications imprudentes, ou trop long-temps prolongées, des violences externes, enfin, une prédisposition idiosyncrasique particulière peuvent faire rapidement dégénérer le squirrhe à l'état de cancer. La maladie, d'indolente qu'elle était, devient douloureuse, lancinante, la peau change de couleur, se parsème de vaisseaux variqueux, qui augmentent rapidement et donnent à la paupière la physionomie propre du cancer.

Il n'y a plus de doute alors sur la nature de la maladie et sur sa gravité.

En parlant des verrues des paupières, nous avons signalé leur facilité à dégénérer en cancer. Ces petits tubercules, si long-temps indolens, jettent de profondes racines dans le tissu des paupières ; ils se fendillent, se crevassent, la peau s'irrite, devient variqueuse, et, peu à peu, l'on voit surgir un cancer là où pendant long-temps on s'était accoutumé à ne voir qu'une verrue sans conséquence.

Les nævus, après avoir grandi, s'ulcèrent, et dégénèrent en cancer ; la mélanose suit souvent la même marche, et le cancer des paupières est alors, selon son origine première, un cancer hématode ou mélané.

Les affections cancéreuses des paupières n'ont pas toujours pour point de départ le corps et les tissus des paupières. Souvent, la maladie a commencé par les tempes, le grand angle de l'œil, la caroncule lacrymale et la glande du même nom.

Dans tous les cas, une fois que la maladie est arrivée à l'état ulcéreux, elle montre le même aspect ; tantôt ce sont des ulcérations creuses à bords renversés, entourées de petites végétations dures, bosselées ; tantôt des ulcères coupés à pic avec dénudation de la peau et flux d'un ichor fétide, sanguinolent, noirâtre, selon la forme primitive du cancer. A mesure que la maladie se propage aux tissus voisins, les désordres s'accroissent journellement, la glande lacrymale se durcit, la conjonctive se boursouffle, la cornée perd sa transparence et la maladie envahit non seulement le globe, mais encore les tissus de l'orbite et ses parois. La conséquence de cette maladie est facile à prévoir : la persistance des douleurs, souvent intolérables, la suppuration toujours croissante, la fièvre hectique minent le malade, le font succomber avant que la maladie ait même atteint les centres nerveux. S'il se manifeste des symptômes de résorption, la terminaison est bien plus rapide.

Le chirurgien doit donc, aussitôt qu'il a reconnu l'insuffisance des moyens médicaux, et la nature cancéreuse de la maladie, prévenir le malade de la gravité de son affection, afin qu'il se décide à recourir à des moyens prompts, énergiques, et seuls capables de détruire la maladie. L'extirpation, toutes les fois qu'elle est praticable, est le meilleur moyen. Grâce aux progrès de la chirurgie moderne, l'on peut aujourd'hui enlever des paupières en entier, et arracher ainsi à une mort certaine, des êtres intéressans qui eussent été autrefois abandonnés à leur malheureux sort.

Lorsque la maladie n'a encore son siége que dans la peau, rien n'est plus facile que de l'extirper en entier. Lorsque l'on doit enlever un tubercule isolé, mais profond, il faut alors emporter tous les tissus de la paupière, y compris la conjonctive; l'on doit alors employer l'incision en V renversé, recommandée par Adams, pour l'ectropium, et en aggrandissant et disséquant la commissure externe, l'on peut faire disparaître la difformité, en conservant à la paupière ses fonctions. Lorsque la maladie est située au grand angle, ou au petit angle de l'œil, elle envahit souvent les deux

I.   16

paupières, alors il faut produire une énorme perte de substance. Que l'on ne croie pas toutefois que la régénération
soit impossible sans blépharoplastie ; j'ai observé le curieux
fait suivant dans le service de M. Lisfranc , qui fut suivi de
guérison.

OBSERVATION.

Ulcération profonde au grand angle de l'œil droit ; destruction d'un
tiers de chaque paupière ; extirpation ; guérison.

Un homme âgé de soixante ans environ, couché au n° 18,
salle Saint-Antoine, avait été atteint pendant quelques années d'une tumeur indolente au grand angle de l'œil, qui,
après avoir été irrité par des pommades résolutives, s'ul-
céra tout à coup , et prit une forme tellement destructive
qu'en cinq ou six mois le grand angle de l'œil était détruit
en entier. Caroncule lacrymale, cartilages, tarses, points
lacrymaux, tout avait disparu avec un tiers de chaque paupières. L'ulcération pénétrait même entre le globe de l'œil
et l'orbite, et laissait apercevoir un clapier d'où suintait
une humeur fétide et brunâtre. Plusieurs chirurgiens avaient
considéré la maladie comme incurable. Après un mûr examen, M. Lisfranc fut d'un avis opposé, il pensa que l'on
pouvait encore penser à l'ablation totale du mal, et il y procéda quelques jours après. Par deux incisions il cerna tout
le mal qu'il disséqua assez profondément pour couper en
tout ou en partie le muscle grand oblique ; l'œil fut immédiatement atteint de strabisme externe très-prononcé. Les
parties malades du grand angle, la muqueuse, le tissu cellulaire intra-orbitaire, et le périoste qui recouvrait la partie maxillaire interne de cette cavité. L'œil, qui était en
partie recouvert par le restant des paupières, grâce à son
strabisme convergeant, fut recouvert d'une compresse fe-
nêtrée très-fine et imprégnée de cérat frais. Au bout de six

jours, la solution de continuité était en pleine suppuration. Vingt jours après, surgissaient de toutes parts des bourgeons de bonne nature; la plaie se comblait, et à mesure que les tissus prenaient de la force, l'œil était ramené en dedans, soit par la connexion de la cicatrice, soit parce que les fibres du muscle grand oblique avaient contracté entre elles un point de réunion. Quoi qu'il en soit, cet homme guérit complétement; il fut seulement atteint de lagophthalmie accidentelle, et s'il avait perdu l'autre œil, celui-ci lui aurait suffisamment servi pour se conduire.

Quand, pour enlever un cancer des paupières à l'angle externe, l'on est obligé de produire une énorme déperdition de substance, il est plus facile d'y remédier par la blépharoplastie ou l'autoplastie, selon la nature du mal et de la plaie produite par l'opérateur.

Dans quelques cas, lorsque la maladie est fort avancée, l'extirpation des paupières n'est plus suffisante; la plus grande partie des chirurgiens renonce à toute opération; je crois au contraire qu'il vaut mieux enlever l'œil sain, et nettoyer l'orbite, que de laisser périr le malade en proie aux atroces douleurs qui le minent, puisque, pour le cancer simultané des paupières de l'œil, on enlève celui-ci avec tous ses annexes. L'extirpation d'un œil sain est moins dangereuse que celle d'un œil dégénéré, surtout quand il l'est très-profondément. Souvent, pour extraire des tumeurs intra-orbitaires dégénérées, l'on est forcé de sacrifier l'œil sain en apparence ou en réalité. Pourquoi tiendrait-on une conduite différente pour le cancer des paupières envahissant l'orbite.

Si le malade ou les hommes de l'art ne se décident point à tenter l'opération de l'extirpation de l'œil et de ses annexes, il ne reste plus que le traitement palliatif; car, il faut le dire, la ciguë, le soufre si vantés par Delarue (1),

(1) Delarue, *Cours complet des maladies des yeux*. Paris, 1821.

les préparations arsénicales échouent complétement. Le feu porté profondément ne peut atteindre le mal dans ses racines, et les poudres escharotiques ne font qu'augmenter le mal et les douleurs.

Les palliatifs sur lesquels il faut le plus compter sont : les opiacés, les narcotiques stupéfians, les bains d'eau distillée de laurier-cerise, les cataplasmes de betteraves rouges, les lotions d'acide phosphoreux étendu d'eau pure, la poudre de charbon de bois : les chlorures à divers degrés, détruisent la mauvaise odeur, voilà tout, la maladie marche et se termine par la mort.

Je ne terminerai point l'article du cancer des paupières sans recommander de ne point prendre pour un cancer une ulcération profonde au grand angle, avec flux d'un pus très-fétide. Cet accident est souvent produit par les larves des mouches hantent les charognes et qui se sont développées dans le grand angle, sur la caroncule ou sur une ulcération atonique. M. le professeur Cloquet a rapporté l'histoire intéressante d'un vieux mendiant qui s'était endormi dans les environs de Montfaucon et sur lequel les mouches avaient déposé leurs œufs. Ceux-ci donnèrent naissance à des larves qui produisirent un dégât énorme que l'on prit pour un cancer. Ce ne fut que lorsque l'on eut reconnu la présence des parasites, que l'on put arrêter le mal et en arrêter les progrès.

DE LA BLÉPHAROPLASTIE

OU

RESTAURATION DES PAUPIÈRES.

———

> Si palpebra tota deest, nulla id curatio
> restituere potest.
>
> C. Celsus, *De medicina*, lib. VIII,
> *De Lagophthalmo.*

Pendant dix-sept siècles, nul ne s'est élevé contre cet aphorisme de Celse qui déclarait que, toutes les fois que la paupière manquait en entier, il ne fallait compter sur aucune guérison.

L'on doit donc considérer la restauration des paupières comme une des plus belles conquêtes de la chirurgie moderne. On lui a donné le nom de blépharoplastie, opération qui consiste non seulement à restaurer une partie de la paupière endommagée, mais encore à en former une de toutes pièces avec la peau, prise dans différens points de la face, transportée et greffée dans le lieu à restaurer.

Quoique le docteur Fricke de Hambourg (1) ait le premier publié un travail sur cette opération en 1829, il faut reconnaître que le professeur Graefe de Berlin est le véritable inventeur de cette découverte. En citant ici les propres expressions de son livre imprimé en 1818, il ne restera plus aucun doute à ce sujet.

(1) Fricke, *Journal des progrès*, t. III, p. 56.

« Très-souvent la restauration des paupières est néces-
» saire par le moyen de la transplantation, comme on le
» fait pour les lèvres avec la peau des joues. Il y a plu-
» sieurs années que j'eus l'occasion de faire une semblable
» expérience, pour une paupière détruite à la suite d'une
» blépharite ulcéreuse. Le globe de l'œil était dans un
» grand danger. Lorsque la maladie fut arrêtée, j'entre-
» pris la restitution de la paupière manquante, en y ap-
» pliquant la peau de la partie la plus voisine. Privé de
» tout antécédent à cet égard, je n'étais pas sans de vives
» appréhensions, qui furent dissipées par un succès com-
» plet (1). »

Nous avons parlé à l'article ectropium des diverses méthodes de corriger les divers renversemens de la paupière;
nous ne conserverons donc le mot de blépharoplastie que
pour signifier la restauration d'une paupière qui aura subi
un degré de mutilation ou de déperdition de substance,
telle que l'on ne puisse espérer de la conserver qu'en y ajou-
tant un morceau, ou bien pour défendre l'œil du contact des
agens irritans externes et en en faisant une de toutes pièces.
Les travaux de Fricke et de Graefe ont subi de notables per-
fectionnemens par les recherches et expériences faites par
Jüngken (2), Langenbeck (3), Blasius (4), Drehyer (5),
Staub (6) et Dieffenbach (7).

La blépharoplastie doit être employée non seulement dans

(1) Graefe, *Rinoplastic*, etc. Berlin, 1818.

(2) Jüngken, *Ammon journal*, t. I, p. 262.

(3) Langenbeck, *Nosologie und therapie*, etc. Gœtting., tom. IV, p. 188.

(4) Blasius, *Handbuch der akiurgie*. Hallæ, 1831, t. II, p. 14.

(5) Drehyer, *De Blepharoplastice*, dissert. inaugural. Vienne, 1832, pag. 40.

(6) Staub, *ibid.* Berlin, 1830, p. 10.

(7) Dieffenbach, *Neue heilmethode des ectropium*, in *Rust maga-sin*, XXX, p. 483.

les cas de déperdition accidentelle de la paupière , mais encore dans ceux que fait le chirurgien pour détruire des cicatrices adhérentes , des tumeurs de mauvaise nature ; des cancers ou des fongosités. Il y a pour remplir ce but quatre indications principales.

La première consiste à enlever la cicatrice vicieuse ou la tumeur qui nécessite l'abblation de la paupière.

La seconde a trait à la formation de la nouvelle paupière.

La troisième a pour but d'arrêter l'hémorrhagie.

La quatrième enfin a rapport aux moyens de fixer la nouvelle paupière.

On remplit la première indication en cernant la cicatrice ou la tumeur par des incisions convenables avec des scalpels excessivement fins ; autant que possible, il faut que les incisions soient très-régulières ; de même il faut, autant qu'on le peut, faire les incisions paralèlles au cartilage tarse que l'on doit conserver, toutes les fois qu'il est possible. Il faut user des mêmes précautions pour la conservation de la conjonctive, qui joue un grand rôle dans la restauration.

Une fois que la cicatrice ou la tumeur sont complétement enlevées , il faut prendre ses mesures pour chercher dans la peau du front, de la tempe ou de la joue, dans l'endroit le plus rapproché et le plus convenable, un lambeau de peau qui servira d'obturateur sur la partie que l'on a dénudée.

La troisième indication consiste à arrêter le sang par des moyens convenables. Autrefois la ligature des artères était un inconvénient très-grave, en ce qu'il paralysait les tentatives de réunion par première attention. Grâce aux travaux de M. Amussat, la torsion des artères a fait disparaître les inconvéniens de la ligature. Par ce moyen, non seulement l'on arrête complétement tout écoulement sanguin ; ce qui est un des points les plus importans de l'opération, mais encore l'on peut affronter les bords de la plaie dans toute la circonférence et obtenir de cette manière une greffe parfaite.

PRÉCAUTIONS GÉNÉRALES ET POSITION DU MALADE.

Il faut nétoyer avec soin la partie malade, et raser le sourcil, lorsque l'opération doit être pratiquée sur la paupière supérieure : les instrumens nécessaires sont de petits scalpels droits et convexes, des pinces, des ciseaux, des aiguilles courbes très-fines, des fils de plomb, de soie, un porte-aiguille de Graefe, des éponges, une seringue, de l'eau d'alun concentrée et des bandelettes agglutinatives.

Le malade doit être placé sur un siége un peu élevé, solide, et maintenu par un certain nombre d'aidés. L'opérateur doit chercher une position convenable, car en général l'opération dure assez long-temps. La méthode que nous allons décrire appartient à M. Fricke, c'est celle que nous nommerons blépharoplastie par transplantation. Nous ne pouvons mieux faire que d'extraire son procédé de l'ouvrage qu'il a publié lui-même.

PREMIER TEMPS.

Division et ablation des cicatrices ou des tumeurs qui sont sur la paupière.

Les cicatrices ou tumeurs doivent être enlevées avec soin à l'aide d'un scalpel très-fin ; à cet effet on circonscrit la partie malade entre deux incisions, afin d'obtenir l'égalité des bords de la plaie, pouvoir emporter toute la peau et le tissu cellulaire dégénéré. Dans le cas où la cicatrice n'est pas inégale, bosselée et endurcie, où elle est au contraire très-étroite et mince, il suffit de diviser la cicatrice elle-même par de légers coups de bistouri. Nous n'avons pas besoin de dire que ces incisions répétées doivent toujours être faites l'une dans l'autre afin d'obtenir une plaie égale.

La section doit être conduite parallèlement au tarse par dessus toute la paupière ; l'opérateur aura soin de tenir le bistouri aussi éloigné que possible du tarse, afin de se ménager assez de peau pour pouvoir y fixer la paupière nouvelle. Cela est très-difficile à exécuter dans les cas où l'adhérence est tellement considérable, que le tarse semble comme soudé au bord orbitaire. Toutefois, après être parvenu à se faire un peu de jour par quelques coups de bistouri, il est très-facile d'éloigner l'un de l'autre, par la traction, les bords de la plaie, et de faire ensuite la section à quelque distance du tarse.

On commencera l'incision au milieu pour la conduire de là en dehors et en dedans sur toute la paupière. La peau ayant été divisée avec précaution, on fait écarter les bords de la plaie par un aide ; puis on divise le tissu cellulaire et le muscle orbiculaire jusqu'à la conjonctive palpébrale, en ayant grand soin de ne pas intéresser cette dernière. Il est toujours bon d'éviter, si cela est possible, de diviser le muscle parce que la fonction de la nouvelle paupière en est toujours un peu gênée au commencement. Cependant, il sera difficile d'éviter cela dans les destructions considérables de la paupière, parce que le muscle orbiculaire qui est mince et situé immédiatement sous le tissu cellulaire, est, ordinairement, également affecté. Il faut du reste pénétrer assez profondément, afin d'avoir assez d'espace pour l'adoption de la paupière nouvelle.

DEUXIÈME TEMPS.

Formation de la nouvelle paupière.

« 1° *A la paupière supérieure.* On taille la paupière supé-

16*

rieure aux dépens de cette partie de la peau du front qui se trouve un peu en dehors et deux lignes au dessus du bord orbitaire. Avant de procéder à la formation de la paupière nouvelle, le chirurgien, s'il ne peut se fier à la justesse de son coup d'œil, doit mesurer la plaie faite à la paupière qu'il s'agit de restaurer. Le lambeau destiné à former la paupière nouvelle devra avoir tant en longueur qu'en largeur une ligne de plus que la plaie, parce que la peau se retire toujours sur elle-même après l'opération. Après avoir déterminé l'étendue du lambeau de peau qu'il convient de tailler, on divise la peau jusque sur le muscle, en ayant soin qu'une incision tombe toujours dans l'autre. Le lambeau étant circonscrit des deux côtés, on le dissèque avec précaution d'avec le muscle sous-jacent qui est situé en bas; l'incision externe doit être conduite bien plus bas et plus en dehors que l'autre, cela facilite beaucoup le placement de la nouvelle paupière et empêche qu'elle ne soit tiraillée. »

Pour juger de la longueur qu'il faut donner à cette incision, on adapte le lambeau de peau dans la plaie, on évitera en faisant cela de tirailler ou de plisser les tissus. Si toute la plaie ne peut être couverte sans tiraillement ou plissemens du lambeau, il faut prolonger l'incision un peu plus en dehors. Lorsque la coaptation est parfaite, il reste encore une bride de peau entre l'incision interne du lambeau et l'angle externe de la paupière. On divise cette bride et on enlève en ce point un morceau de peau assez grand pour que le lambeau taillé puisse être adopté exactement dans l'interstice qui en résulte. De cette manière le lambeau pourra être placé aisément dans la plaie pratiquée à la paupière; il se trouvera par conséquent en rapport organique avec elle, et partant, la réunion s'opérera d'autant plus facilement, qu'il n'y aura ni tensions ni tiraillemens exercés sur les parties.

A la paupière inférieure. Si on taille le lambeau de la

peau sur la région malaire, au côté externe de la paupière à la même distance du bord orbitaire et dans la même direction que pour la paupière supérieure, on procède absolument de la même manière pour celle-ci. »

TROISIÈME TEMPS.

Emplois des moyens hémostatiques.

Les paupières étant abondamment pourvues de vaisseaux sanguins, toutes les opérations que l'on y pratique fournissent en général une grande quantité de sang.

Cet écoulement ne peut jamais être dangereux, mais d'un côté il gêne pendant l'opération et de l'autre il empêche la réunion par première intention. Pour obvier à ces deux inconvéniens, j'ai pour habitude d'absterger la plaie avec une éponge imbibée d'eau froide fortement alumineuse, puis de tordre les petites artères qui se présentent.

L'instrument de M. Amussat étant trop volumineux pour cette opération, je me sers simplement d'un tout petit crochet, au moyen duquel je suspens rapidement l'hémorrhagie.

QUATRIÈME TEMPS.

Fixation de la paupière.

« La nouvelle paupière étant bien adaptée dans la plaie, on l'unit aux bords de celle-ci par la suture entrecoupée, on se sert à cet effet de petites aiguilles courbes et de fil fort, ordinaire, mais fin. Les fils sont fixés par un nœud simple et une demi rosette. On applique les premiers points de suture au bord externe, puis on fixe le bord supérieur afin de pouvoir mieux arrêter l'hémorrhagie produite par les piqûres des aiguilles et enlever les caillots de sang qui se forment entre les bords de la plaie. Cela fait, on procède à la réunion du bord inférieur. Le point le plus difficile de ce temps est toujours la fixation de l'angle interne ; il devient souvent nécessaire, à cet effet, de couper un morceau de peau plus ou moins considérable sur la paupière artificielle, afin de bien l'adapter. On se gardera d'appliquer les points de suture en trop petit nombre ; il en faut toujours de huit à dix au bord supérieur et de six à huit à l'inférieur. »

Afin de rendre cette opération plus facile, j'ai pour habitude de me servir du porte-aiguille de Graefe, instrument au moyen duquel on passe facilement les aiguilles sans pincer ni tirailler la peau. On sent bien plus encore la valeur de cet instrument lorsque l'on emploie, comme je le fais toujours et comme je conseille de le faire toutes les fois que l'on pourra, des fils de plomb au lieu des fils ordinaires. On trouve dans ce moyen de suture les mêmes avantages que ceux indiqués par Dieffenbach pour la staphyloraphie. Ces fils métalliques ont encore un autre avantage, c'est de pouvoir être serrés et desserrés à volonté.

Quand on a affaire à un malade raisonnable, une fois que les fils sont passés, il faut attendre une heure ou deux avant de les serrer ; alors il n'y a plus aucun suintement sanguin et par ce moyen l'on est sûr d'obtenir une réunion plus prompte et plus uniforme. Le pansement doit être des plus simples ; on doit se borner à étendre sur la restauration une petite compresse imbibée de cérat sans charpie ; puis, avec une petite bande placée sur le front, on soutient une petite compresse de toile qui retombe au devant de la joue. Par ce moyen l'on peut facilement examiner de temps en temps la plaie et voir si elle n'est point le siége d'un étranglement, par suite d'un gonflement inflammatoire, ou bien s'il ne se manifeste point quelques symptômes de mortification. On prend alors le parti convenable suivant les indications. A mesure que la réunion se forme, l'on enlève peu à peu les points de suture, puis, pour soutenir la coaptation, on les remplace par des petites bandelettes de taffetas anglais très-étroites. Si la plaie suppure dans quelques points, M. Fricke recommande de la panser avec de l'onguent noir.

C'est surtout lorsque la cicatrice est faite que l'on reconnaît toute l'importance d'avoir pris des mesures convenables pour la dimension du lambeau ; s'il est trop étroit, il se retracte encore, et il fait perdre presque tous les bénéfices de l'opération. S'il est trop grand, il forme dans la paupière une espèce de poche très-désagréable à voir, et semblable à celle que l'on rencontre sur la paupière inférieure des ignames ou des caméléons. On peut voir un exemple frappant de ce que j'avance chez un infirmier de l'hôpital de la Pitié. La transplantation de la paupière a fourni de nombreux succès à MM. Fricke et Dieffenbach ; elle a été pratiquée plusieurs fois en France avec un égal avantage.

1re OBSERVATION.

Ectropium ancien ; première opération, par une incision en cinq, suivie d'accidens graves ; blépharoplastie pratiquée avec succès par M. Jobert.

Ricard, Jean-Baptiste, tabletier, âgé de 20 ans, né à Sainte-Croix (Aisne), entra le 23 mai 1835 à l'hôpital Saint-Louis. Ce jeune homme porte, depuis son enfance, un ectropion de la paupière inférieure droite qui a succédé à une brûlure qu'il eut à l'âge de 8 ans ; la paupière est fortement renversée en bas et maintenue dans cette position par une bride blanchâtre, courte, épaisse, solide, fort résistante, comme fibreuse, partant du milieu de la paupière inférieure environ, et dirigée verticalement en bas. Malgré cette infirmité, l'œil était sain et la vision s'o-

périt bien, ennuyé de cette difformité, le malade entra
au mois de décembre 1834 à l'Hôtel-Dieu. Décidé à se
laisser faire tout ce qui serait nécessaire pour sa guérison,
une incision en V, dont la base regardait en haut et le
sommet en bas, fut pratiquée de manière à circonscrire la
bride fibreuse de son aire. Le tout fut disséqué et enlevé
avec soin, on chercha ensuite à réunir les deux lèvres de
l'incision à l'aide d'une épingle et de la suture entortillée,
mais bientôt apparut un érysipèle de la marche duquel on
ne put se rendre maître ; le malade perdit l'œil et lorsqu'il
entra à l'hôpital Saint-Louis, il y avait opacité, ramollissement et staphylome de la cornée transparente ; la vue était
entièrement abolie de ce côté, et le renversement de la
paupière inférieure persistait tel qu'il était auparavant, la
muqueuse oculaire et palpébrale était considérablement
tuméfiée et injectée en rouge.

Le 27 mai 1835, M. Jobert essaya une nouvelle opération dans le double but de faire disparaître l'ectropium et
de s'opposer à l'inflammation permanente de la conjonctive.
Il commença par réséquer une portion de la muqueuse
palpébrale ; puis incisa la bride fibreuse parallèlement au
bord de la paupière inférieure, à trois lignes environ au
dessous de celui-ci ; cette incision transversale avait à peu
près huit lignes de long environ. Immédiatement après la
section de cette bride, il y eut entre les lèvres de la plaie
un écartement spontané tel qu'elle représentait une sorte
de triangle à base tournée en dehors et a sommet dirigé
en dedans. Il s'écoula peu de sang après cette incision ; un
lambeau de peau fut taillé en dehors de cette première
section, au dessous de l'arcade zigomatique, au niveau de
la partie inférieure de l'os de la pommette ; ce lambeau
est triangulaire, sa base regardant en dedans a quatre à
cinq lignes de hauteur ; son sommet se termine par une
pointe mousse. Ce lambeau double d'une portion de tissu
cellulaire sous-cutané et disséqué avec soin jusqu'à quel-

ques lignes en dehors de la première incision est tordu vers son pédicule, de manière à ce que sa base et son sommet s'adaptent exactement aux parties correspondantes de la première plaie ; on la maintient dans cette position à l'aide de deux points de suture placés vers le mileu de sa longueur, l'un en bas, l'autre en haut; on réunit, avec une épingle, les deux bords de la plaie résultant de la dissection du lambeau, le tout est recouvert d'un linge fenêtré enduit de cérat ; de la charpie fine, des compresses longuettes servent à achever le pansement.

Le premier jour se passa très-bien; pas de douleur de tête ni du pourtour de l'œil ; pas de mouvement fébrile, les organes thoraciques et abdominaux fonctionnent très-bien, aucun phénomène morbide du côté des centres nerveux.

Le 28 mai, même état on ne touche pas à l'appareil ; pas de selle ; bouillon.

Le 29, on panse pour la première fois, le lambeau à une couleur normale, sa température est la même que celle de la face, il est peu gonflé; il y a à peine de la suppuration, toute sa moitié interne adhère en haut et en bas aux lèvres de l'excision ; la moitié externe, celle qui se rapproche du pédicule, est un peu plus gonflée ; on rencontre la une suppuration très-peu abondante et de bonne nature ; les lèvres de la plaie qui forment le lambeau adhère l'une à l'autre au niveau de l'endroit où l'épingle a été placée ; celle-ci est retirée ce même jour, pas de selle, pas de douleur dans l'œil, pas de céphalalgie, pas d'apparence érysipélateuse, pas de mouvement fébrile.

Le 3o, tout va parfaitement bien, les adhérences du lambeau se maintiennent.

Le 31, même état ; on enlève les points de suture.

Le 1er juin, on coupe la base du pédicule, une artère d'un petit volume fournit une quantité médiocre de sang (quatre à cinq onces environ); on n'en fait pas la ligature, on panse avec un morceau d'agaric enduit de cérat, au lieu de linge fenêtré ; on achève le pansement comme de coutume ; dans la journée le malade ne souffre pas, mais il se plaint d'avoir la joue raide ; il sent qu'il a quelque chose sur sa figure, il voudrait qu'on le pansât de nouveau pour l'en débarrasser ; on n'en fait rien, le tout reste en place jusqu'au lendemain.

Le 2 juin, on panse comme de coutume, on a le soin d'arroser les pièces de l'appareil, enfin de les décoler lentement et de ne pas être obligé d'exercer sur elles des tractions douloureuses. Il ne s'écoule pas de sang.

Le 3 juin, à la visite du matin, on remarque que la base du lambeau qui n'avait pas encore contracté d'adhérences avec les parties environnantes est noirâtre et gangrénée dans une très-petite étendue ; tout le reste de ce lambeau est parfaitement vivace et adhérent. État général satisfaisant, le malade mange des potages depuis quelques jours, on ne lui accorde pas encore d'alimens qui aient besoin d'être mâchés.

Le 4 juin, le malade a du dévoiement ; il a été plusieurs fois à la selle pendant la nuit ; il n'a pas de coliques, pas d'envie de dormir, il ne souffre pas de la tête ni de l'œil, il n'y a aucune trace d'érysipèle ; le lambeau est réuni en grande partie, et cette réunion paraît solide, c'est seulement près de l'endroit où le pédicule a été coupé, qu'il y a eu un peu de suppuration. La diarrhée n'a duré que quelques jours, elle était peu abondante ; elle s'est arrêtée spontanément.

Le malade allait parfaitement bien, lorsque, le 13 juin au matin, il accusa des douleurs assez vives dans l'œil, bornées entièrement à cet organe ; la conjonctive palpébrale et oculaire était très-rouge, fortement gonflée ; du reste rien de particulier, on maintient, appliqué sur l'œil malade, des compresses trempées dans une décoction de racines de guimauve et de têtes de pavot ; on a le soin de les renouveler très-souvent.

Le 14 juin, les douleurs de l'œil persistent, la rougeur et le gonflement de la conjonctive n'est pas diminée, pas d'appétit ; saignée du bras de douze à quinze onces. Le 15, les douleurs de l'œil sont à peu près aussi vives, il y a un peu de changement dans l'aspect de la conjonctive. On applique un séton à la nuque. Le 18, le malade souffre beaucoup moins ; il dort une partie de la nuit, la rougeur de la muqueuse se maintient ; mais sa tuméfaction est moindre.

Les jours suivans, le mieux continue ; enfin le malade sort de l'hôpital complétement guéri des inconvéniens et de la difformité auxquels on avait voulu remédier.

2e OBSERVATION.

Cancer de la paupière inférieure droite ; extirpation ; blépharoplastie ; guérison.

Le 27 mars 1835, M. Jobert admit dans ses salles une femme nommée Guyot (Thérèse), âgée de vingt-huit ans, journalière, demeurant à Montreuil.

Cette femme portait une tumeur cancéreuse de la paupière inférieure droite ; cette maladie débuta il y a environ 3 ans, par un bouton de la grosseur d'une lentille, situé sur la partie moyenne de cette paupière ; ses progrès furent presque insensibles pendant un an ; au bout de ce temps, il fut cautérisé avec le nitrate d'argent, la cautérisation ne produisit aucune amélioration, la maladie ne parut pas non plus s'aggraver.

Vers la fin de mai 1824, cette femme voulant être débarrassée de son mal, qui, sans faire de grands progrès, entretenait l'œil dans un état d'irritation, consulta de nouveau le médecin qui lui avait déjà donné ses soins. Celui-ci, voyant que la cautérisation n'avait point arrêté la maladie, qui au contraire avait pris un certain développement, se décida à l'enlever avec l'instrument tranchant ; mais il voulut épargner la surface extérieure de la paupière, et il l'attaqua par sa surface muqueuse. A la suite de cette opération, une ophthalmie assez intense se déclara et l'affection palpébrale, loin de se borner, fit des progrès plus rapides. On cautérisa encore plusieurs fois ; la malade mit en usage différentes eaux et différentes pommades qui toutes lui avaient été vantées comme infaillibles. Le mal s'aggravait chaque jour, surtout depuis six semaines, à la suite de son sixième accouchement qui, cependant n'avait rien offert de particulier. C'est alors qu'elle se décida à entrer à l'hôpital Saint-Louis. Tels sont les renseignemens que l'on put recueillir sur ce qui s'était passé avant qu'elle fût soumise à notre examen. Voici ce que nous observons le 25 mars, lendemain de son entrée.

Cette femme est d'une bonne constitution, n'a jamais eu de maladies graves ; n'a jamais eu de syphilis, ses parens n'ont jamais eu d'affections cancéreuses. Elle ne présente elle-même aucune trace de la diathèse cancéreuse, l'affection de la paupière est toute locale.

Toute la paupière droite inférieure est envahie par une ulcération grisâtre, présentant des bourgeons fongueux qui laissent écouler une sérosité purulente. Cette ulcération, après avoir détruit la surface extérieure de la paupière, s'est étendue à son bord libre, s'est réfléchie sur la muqueuse qui tapisse sa face interne, et enfin sur celle qui tapisse le globe oculaire. Elle s'étend sur la cornée transparente autour de la moitié inférieure de laquelle elle forme un bourrelet saillant d'une ligne environ, sans cependant lui être adhérente. Les douleurs, que la malade caractérise elle-même du nom d'élancemens, sont peu vives, elles sont plus fortes lorsque les points malades sont exposés au contact de l'air, elles n'augmentent pas pendant la nuit ; jamais cette surface ulcérée n'a fourni de sang, si ce n'est quelques gouttelettes lorsqu'elle est irritée par le frottement. Cette femme assure qu'après avoir resté sans faire de progrès sensibles, la maladie s'accroît beaucoup plus rapidement depuis six semaines, époque de sa dernière couche ; elle désire vivement en être débarrassée.

M. Jobert pensa qu'il n'y avait point d'autres méthodes de traitement à employer que l'enlèvement de la partie malade, mais la conjonctive oculaire était altérée, on ne pouvait se borner à enlever seulement la paupière sans s'exposer à une prompte récidive qui aurait bientôt envahi le globe oculaire lui-même. L'extirpation de l'œil paraissait donc offrir seule une chance certaine de guérison, mais la vision s'opérait parfaitement bien et il était pénible de sacrifier le globe oculaire pour une lésion bornée à la muqueuse qui le revêt ; l'opération fut différée de quelques jours. M. Jobert chercha s'il ne pourrait pas faire ici une nouvelle application de la blépharoplastie, ce qu'il exécuta le 6 avril de la manière suivante :

La malade, assise sur une chaise, est maintenue par des aides ; l'opérateur, pour faciliter les mouvemens, fendit avec le bistouri droit la commissure externe de la paupière dans une étendue de 6 à 8 lignes ; puis, faisant au dessous de la limite du mal une incision courbe qui cernait toute cette paupière, il l'enleva tout entière ; restait alors la conjonctive oculaire déjà cancéreuse ; une dissection délicate et pénible la détacha du globe oculaire, et elle fut excisée : il existait alors une plaie d'une étendue considérable qui laissait l'œil sans aucune protection contre les corps étrangers dans une grande partie de son étendue. L'on sait que Boyer considérait cet inconvénient comme assez grave pour faire proscrire cette opération lorsque la paupière tout entière était atteinte de dégénérescence cancéreuse. Le mal qui devait en résulter, disait-il, était aussi dangereux que le cancer. Aussi, M. Jobert ne s'arrêta pas là ; avec un bistouri convexe il tailla, aux dépens de la joue, un lambeau de forme triangulaire, mais très-allongée, dont le sommet répondait à peu près vers la partie de l'os malaire, et la base vers la partie moyenne de la face externe du nez ; ce lambeau, d'un pouce et demi de long sur quatre à six de large environ, étant disséqué avec soin, M. Jobert le renversa en lui faisant éprouver à son pédicule une légère torsion, et vint l'appliquer à la place de la paupière qu'il avait enlevée, de manière que son sommet répondit à l'incision faite à la commissure externe. Il fut maintenu dans cette nouvelle position par deux points de suture entortillée ; peu de sang s'écoula pendant l'opération ; la plaie fut pansée avec de l'agaric enduit de cérat, maintenu par un bandage convenable, médiocrement serré.

Le premier pansement ne fut fait que le quatrième jour après l'opération ; la plaie est dans un meilleur état ; l'adhérence du lambeau est presque complète, un des points de suture est enlevé, l'autre le fut le lendemain ; à peine cette malade a-t-elle éprouvé une légère fièvre traumatique.

Ce ne fut que trois semaines après l'opération que M. Jobert coupa le pédicule du lambeau ; cette section fut peu douloureuse. L'extrémité du lambeau fut placée à la commissure interne de la paupière ; il ne fut pas même nécessaire de rouvrir la surface correspondante ni d'employer des nouveaux points de suture. Le lambeau vint s'appliquer en quelque sorte de lui-même et comme par une véritable élasticité sur la place qu'il devait occuper ; la cicatrisation ne tarda pas à être complète, et l'on put s'assurer alors que la paupière de nouvelle formation était douée de mouvemens et qu'elle pourrait parfaitement bien remplir le but que l'on s'était proposé, et l'absence seule des cils pouvaient détruire l'illusion. Depuis cette époque, aucun accident n'est survenu ; quelques bourgeons charnus s'étaient développés sur le bord de la paupière correspondant à son adhérence avec le globe oculaire ; ils ont été promptement réprimés au moyen de la poudre d'alun calciné et de cautérisations légères avec le nitrate d'argent.

On rapprochera avec intérêt de la première observation

de M. Jobert le fait suivant, dont le sujet a été présenté à l'Académie de médecine, et qui constitue un des plus beaux succès obtenus en France par la blépharoplastie.

3e OBSERVATION.

Ectropium par suite de cicatrice vicieuse, guéri par la blépharo-plastie.

Le 14 avril 1835, une jeune fille nommée Élisa Allaume, âgée de dix ans, d'une constitution chétive, vint à la Pitié se faire traiter d'un ectropium de la paupière inferieure droite; dans sa première enfance, elle avait eu au cou plusieurs tumeurs scrofuleuses qui se sont pour la plupart abcédées et ont laissé des cicatrices difformes. L'une de ces tumeurs, plus grave, se manifesta à l'âge de deux ans, au niveau du bord inférieur de la base de l'orbite du côté droit; l'os subjacent fut frappé de nécrose; de ces lames superficiel-les, la peau largement décolorée et amincie tomba en gan-grène, et, lors de la cicatrisation, la paupière inférieure fut entraînée de telle sorte, que son bord libre vint adhé-rer au bord osseux inférieur de la base de l'orbite, et que la face postérieure se tourna complétement en avant. De-puis cette époque, la malade fut presque continuellement affectée d'ophthalmies plus ou moins intenses, qui la pri-vaient de la vue quelquefois des mois entiers. Lors de son entrée à l'hôpital, la paupière inférieure droite était entiè-rement renversée, la conjonctive était enflammée et rouge dans toute son étendue, les larmes coulaient involontaire-ment sur la joue; la lumière était devenue insupportable. Il était impossible de songer à relever la paupière en exci-sant la conjonctive; celle-ci, en effet, ne faisait pas bour-relet, et le bord libre de la paupière était adhérent aux os du bord inférieur de l'orbite.

M. Blandin résolut de pratiquer la blépharoplastie, qui fut

exécutée le 1er mai ; pour cela, M. Blandin, après avoir incisé dans toute sa longueur la cicatrice, et décollé l'adhérence de la paupière, tailla sur la partie antérieure de la
tempe droite un lambeau, dont la mesure avait été préalablement prise avec soin. Ce lambeau, à base inférieure,
avait une longueur de deux pouces et demi et une largeur
de six lignes environ. Il fut détaché jusqu'à sa base et appliqué par un mouvement de torsion dans l'intervalle des
lèvres de la plaie résultant de l'incision de la cicatrice.
Aucun point de suture ne fut employé ; des bandelettes
agglutinatives suffirent pour maintenir le lambeau en place.
La plaie de la tempe fut également réunie par des bandelettes. L'agglutination du lambeau était complète au bout
du cinquième jour ; seulement, il faisait un relief assez considérable ; mais, par les progrès de la cautésisation ce relief diminua peu à peu et n'offrait déjà plus rien de cho-
quant. Le 6 juin, lorsque M. Blandin présenta la malade
à l'Académie, la paupière était relevée, elle avait repris
ses formes normales et recouvré ses mouvemens. L'ophthalmie avait disparu, et la malade ne conservait de sa
difformité qu'une légère saillie au dessous de la paupière,
encore cette saillie diminue-t-elle tous les jours.

4e OBSERVATION.

Ectropium avec perte de substance de la partie externe de la paupière
gauche ; épiphora continuel ; suite de l'éraillement ; opération ;
guérison (1).

Mademoiselle D..., de Lisbonne, âgée de vingt-trois ans,
me fut adressée par le docteur Bayona de Coïmbre, pour
une difformité de la paupière inférieure de l'œil droit,

(1) Publié dans la *Gazette des hôpitaux*, janvier 1836.

produite par l'application de la potasse caustique sur une petite pustule maligne développée accidentellement sur la partie externe de la paupière inférieure.

La jeune personne était désireuse de se débarrasser d'une difformité désagréable et incommode : car, la paupière s'abaissant fortement vers la région externe et temporale, il en résultait un écoulement continuel des larmes, ce qui fatiguait extraordinairement la joue. Comme le tarse était complétement sain, cette opération devenait facile en incisant le grand angle des paupières, et en y pratiquant, en forme elliptique, une déperdition de substance que l'on enleverait ensuite.

J'y procédai de la manière suivante :

La malade assise sur une chaise, et la tête maintenue contre la poitrine d'un aide, j'incisai la commissure externe des paupières en introduisant un bistouri droit à plat, et en le relevant sur son tranchant par un demi-temps de ponction en avant : procédé dû à M. Lisfranc, et qui méritait mieux que l'oubli où l'a laissé un ophthalmologiste *de fraîche date*, en traitant récemment cet article.

Saisissant alors avec une pince à larges mors les parties divisées, je fis deux lambeaux : un supérieur assez petit, un inférieur plus ample, pour pouvoir ensuite y faire une déperdition de substance assez considérable, pour que, quand la paupière serait détachée de la conjonctive, on pût la porter en dehors et la ramener de cette manière au niveau transversal de l'œil.

t ant excessivement raisonnable, cette opération se trouva facilement exécutée. Avec deux ou trois points de suture entrecoupés et noués en rosette, pour pouvoir les desserrer au besoin, je rapprochai les bords de la solution de continuité.

La cicatrisation fut prompte, et une guérison complète délivra cette jeune personne d'une difformité aussi désagréable qu'ancienne.

Le professeur Jüngken (1) a modifié le procédé de la transplantation de la manière suivante ; voici comment il s'exprime :

« Après avoir circonscrit la cicatrice par une incision convenable, et donné à la plaie une grandeur telle que l'on puisse faire une paupière suffisamment grande lorsque la peau sera revenue à sa position naturelle ; quand cette déperdition de substance est faite, on en prend la dimension exacte avec un papier découpé, pour avoir une mesure exacte : on applique ce papier sur la joue quand on agit sur la paupière inférieure ou sur le front pour la paupière supérieure, en conservant toutefois un pont de peau pour entretenir la circulation dans le lambeau. Ensuite on dissèque celui-ci en y laissant autant de tissu cellulaire que possible. »

« Le pont de peau que l'on laisse, doit être suffisamment long pour permettre à l'opercule de descendre sur la plaie que l'on vient de former. On étanche alors soigneusement le sang par des affusions d'eau froide ; puis l'on adapte l'opercule à la plaie, en contournant légèrement son pédoncule. On place quelques points de suture, pas trop serrés afin que le morceau de peau puisse se raccourcir. Le reste du pansement se fait avec des bandelettes agglutinatives et un plumasseau. On conserve le pont de peau jusqu'au moment où l'on est certain qu'il y a eu réunion immédiate entre la peau et l'opercule, alors on retranche le fragment de tissu qui unit la nouvelle paupière au tissu où on l'a enlevée, on renverse ce fragment dans le lieu où il a pris naissance et au moyen de bandelettes agglutinatives, l'on cherche à obtenir une réunion par seconde intention. Les fils de la suture doivent être enlevés en temps utile, puis au moyen de bandelettes agglutinatives non seulement on cherche à soutenir la nouvelle paupière, mais

_____

(1) Jüngken, *Ammon journal*, cité ibid.

encore à soutenir la peau du front ou de la joue afin qu'il reste aussi peu de difformité que possible. Comme on le voit, la modification du professeur Jüngken n'est que l'application de la méthode indienne pour la rhinoplastie à la restauration des paupières.

Procédé du professeur Dieffenbach. Toujours ingénieux dans ses inventions, qui se distinguent surtout par leur simplicité, le chirurgien de l'hôpital de la charité de Berlin a pensé que, dans un grand nombre de circonstances, l'on pourrait simplifier les procédés de blépharoplastie, non point en formant une paupière par des tissus éloignés, mais bien par ceux qui avoisinent l'œil, sans produire aucun renversement ou distorsion dans la nouvelle paupière.

Nous appellerons cette méthode, tout-à-fait opposée à la transplantation, blépharoplastie par déplacement. Voici comment procède M. Dieffenbach. Le chirurgien pour remplacer la paupière supérieure ou inférieure lorsqu'elle manque, taille un lambeau triangulaire dont la base regarde l'orbite et l'œil, et la pointe l'opposé. Dans cette incision, il faut avoir soin de conserver le plus de nerfs possible. On dissèque ensuite le lambeau par sa base et on le soulève en lui laissant cependant un pédicule suffisant pour conserver de la vie. On enlève de même tout le tissu malade qui environne la paupière, en ayant soin de donner à l'excision la même forme que celle du lambeau. Par ce moyen, l'on n'a plus qu'à faire avancer celui-ci vers la place qu'on lui destine, et s'il a été possible de conserver le cartilage tarse, on l'applique immédiatement par quelque point de suture. En suivant toutes les précautions indiquées dans le procédé pour la transplantation, avec la seule différence d'employer la suture entortillée au lieu des points entrecoupés. Pour ce qui est de la place dénudée par le déplacement du lambeau, on cherche à en obtenir la cicatrice par des moyens appropriés. L'auteur a appliqué plusieurs fois ce procédé, entre autres chez un

L.
17

malade, qui était placé dans le service de M. Lisfranc, à la Pitié. En voici l'histoire.

1re OBSERVATION.

Perte de la paupière, occasionée par un cancer; restauration pratiquée par M. Dieffenbach; guérison.

Lucien Mazet, âgé de 48 ans, était affecté d'un cancer qui avait déjà complétement détruit la paupière, le bulbe n'était plus couvert qu'à moitié, et les vaisseaux du globe et de la conjonctive étaient sensiblement altérés. Une restauration seule pouvait changer sa position. Voici comment y procéda M. Dieffenbach : avec un couteau très-petit et pointu, il commença par faire une incision semi-lunaire à la conjonctive le long du bord orbitaire inférieur. Ceci étant fait, il saisit ce lambeau avec un petit crochet, il souleva ce lambeau vers le bulbe, puis il fit partir deux incisions venant de l'angle interne et de l'angle externe de l'orbite jusqu'à l'os malaire. Ce lambeau fut disséqué en entier, puis il pratiqua une troisième incision allant horizontalement de l'angle externe de la solution de continuité jusqu'à la tempe.

Par une quatrième incision suivant la même direction que les premières, il disséqua et isola ce lambeeu en conservant autant que possible du tissu cellulaire et il le ramena là où existait l'ancienne paupière, en l'y maintenant par des points de suture convenablement placés, puis il recouvrit la plaie de la tempe par un pansement convenable. Le malade fut soumis à un traitement anti-phlogistique énergique pour prévenir les accidens. Cette opération eut un plein succès.

Cette méthode est surtout fort avantageuse quand on a à faire des restaurations partielles, car l'on fait beaucoup moins souffrir le malade, et la restauration remplit beaucoup mieux son but.

Je suis parvenu par ce procédé non seulement à restaurer une paupière mutilée, mais encore à la placer dans des conditions convenables pour porter une pièce artificielle, car l'œil était en même temps perdu depuis longtemps. Le fait est trop important pour que je le passe sous silence.

2e OBSERVATION.

Perte de substance très-considérable à l'angle interne de la partie inférieure; symblépharon de la paupière supérieure; restauration de la difformité; pose d'un œil artificiel.

Mademoiselle P..., demeurant à Paris, rue de Cléry, fit dans son enfance une chute sur un fragment de bouteille; elle eut la paupière inférieure déchirée avec perte de substance et blessure de l'œil. Les soins les plus assidus et les plus éclairés ne purent conserver cet organe qui contracta même une adhérence avec la paupière supérieure, tandis qu'à la paupière inférieure il existait un éraillement considérable avec perte de substance. Mademoiselle P...., étant arrivée à un âge où l'on sent tout le prix d'une jolie figure, et surtout où l'on est disposé à acheter à force de courage et de résignation les moyens de détruire une imperfection remarquable, me fut présentée par son médecin, M. Sellier.

Je reconnus la possibilité de faire disparaître sa double difformité; je dis double, car il fallait non seulement restaurer la paupière, mais encore détruire une forte bride qui allait de la paupière supérieure au globe semi-atrophié, afin de pouvoir ensuite pratiquer la prothèse oculaire après la guérison de la paupière. Elle accepta avec joie ma décision et je pratiquai cette opération dans les premiers jours de novembre 1836, en présence de MM. les docteurs Sellier et Furnari.

Je commençai par enlever d'un coup de ciseaux la bride

qui formait le symblépharon; puis, cernant dans une double
incision en V la cicatrice vicieuse, je l'enlevai en entier,
de là, disséquant à droite et à gauche les tissus pour les faire
prêter, j'affrontai les bords de la solution de continuité
par des points de suture pratiqués au moyen de petites
aiguilles de M. Dieffenbach, supportées par le porte-nœud
de Græfe.

Cette opération était difficile parce qu'une partie de la
cicatrice était placée sur le sac lacrymal qu'il importait
de ne pas ouvrir. La réunion fut complète au huitième
jour.

Lorque la cicatrice a été bien consolidée, j'ai placé un
œil artificiel qui non seulement a été bien supporté, mais
encore qui a comblé les souhaits de la jeune personne,
en corrigeant complétement une difformité bien cruelle.

ÉPICANTHUS.

Cette maladie, qui n'est encore connue que par la description qu'en a donné M. d'Ammon (1), et d'après lui
M. Stœber, ne s'était pas présentée à mon observation pendant bien des années. Dans celle qui vient de s'écouler
j'en ai observé sept cas différens, et qui m'ont prouvé que
cette affection n'était point toujours congéniale, ainsi que
l'a pensé M. d'Ammon, et je suis d'autant plus fondé dans
mon opinion, que je l'ai vu se développer sur des individus
qui n'en portaient auparavant aucune trace, et dont je
donnerai ci-après l'histoire abrégée.

Cette maladie consiste dans l'existence d'un repli sémi-
lunaire de la peau au grand angle de l'œil, repli qui tend
chaque jour à augmenter et à se porter du côté du globe,
au point de venir dans quelques cas jusqu'en face du niveau
de la cornée avec la sclérotique.

(1) D'Ammon, Journal cité, t. I, p. 533, et t. II, p. 120.

Cette difformité non seulement défigure, mais encore lorsque le malade tourne son œil du côté du grand angle, la vue est arrêtée tout à coup par le rideau cutané qui se trouve au devant de lui.

La caroncule lacrymale et les points lacrymaux disparaissent au devant de cet opercule, et souvent il se forme entre les corps et lui des amas de substances sébacées.

Comme je l'ai dit plus haut, cette maladie est souvent congéniale, mais je l'ai vu aussi se développer spontanément à la suite des ophthalmies scrofuleuses, entre autres chez la jeune Charpentier, demeurant rue de la Verrerie, n° 70 ; M. L...., tanneur, à Saint-Germain-en-Laye, en a été subitement atteint à la suite d'accidens inflammatoires du sac lacrymal, avec suppuration et engorgement. Je crois que la contraction des paupières joue un grand rôle dans la production de cette maladie ; car c'est à la suite d'un blépharospasme nerveux qu'elle s'est développée chez mademoiselle ****, femme de chambre de madame la marquise d'Osmont.

Chez les sept individus que j'ai observé, la maladie n'était assez développée que chez deux, pour nécessiter les moyens chirurgicaux. Ils consistent en l'emploi d'un procédé que M. d'Ammon a nommé Rhinoraphie et qui consiste à enlever dans les tégumens de la racine du nez un morceau de peau ovalaire, analogue à celui que l'on ôte de la paupière pour le procédé de Janson, dont nous avons parlé à la page 327. Pour cela il faut pincer la peau avec les doigts et l'attirer en avant jusqu'à ce que le pli ait disparu. On marque avec une plume les points où il faut faire l'incision, on la pratique alors parallélement à l'axe du corps, avec la précaution d'enlever nettement le lambeau, pour que l'on puisse ensuite réunir par première intension, en plaçant des épingles et des sutures comme pour l'opération du bec-de-lièvre.

Cette opération bien faite, détruit complétement la difformité, et ne laisse qu'une cicatrice linéaire. On peut voir dans la planche II qui termine ce volume, le dessin de cette opération pratiquée sur M. ****.

OBSERVATION.

Épicanthus, suite d'ophthalmie varioleuse ; rhinoraphie ; guérison.

Mademoiselle **** a eu la petite-vérole à vingt-deux ans; l'on n'a employé aucun des moyens connus pour obtenir une cicatrisation convenable. Il en est résulté des stygmates de variole fort prononcés, et aux grands angles la production de deux replis cutanés falciformes, que M. d'Ammon a nommé épicanthus.

Les deux replis ont été très-faibles dans le commencement : peu à peu ils se sont développés au point de former deux croissans, qui défiguraient la malade ; mais que le dessinateur a exagérés cependant dans son dessin. J'ai soumis cette jeune personne à l'opération de la rhinoraphie, le succès a été complet.

Dans quelques jours, je compte pratiquer une nouvelle opération de ce genre, que je me hâterai de publier.

MALADIES

DES ORGANES LACRYMAUX.

J'ai abordé l'étude de ces maladies délicates sans aucune prévention. Je n'ai point
vu les faits à travers le prisme d'un système,
et j'ai eu le bonheur de rien ou presque rien
inventer de nouveau relatif à leur traitement.
Si une méthode m'eût exclusivement appar-
tenu, ne serai-je pas tombé dans l'inconvénient de ne voir qu'elle?

DEMOURS, *Traité des maladies des yeux,*
t. I, p. 131.

Les maladies des organes lacrymaux sont excessivement
complexes en ce que différentes parties de l'appareil lacrymal peuvent être non seulement attaquées simultanément, mais encore atteintes de maladies différentes. Afin de
metre un peu d'ordre dans l'étude de ces maladies à
l'exemple de Janin, de Behre d'Altona (1) et du professeur
Chelius d'Heildeberg, je les range en trois grandes catégories.

A la première appartiennent les maladies des parties sé-
crétoires des organes lacrymaux.

A la deuxième, les maladies des parties absorbantes de
ces mêmes organes.

Enfin les affections morbides des parties excrétoires de
l'appareil lacrymal.

Dans la première catégorie, on rencontre l'inflammation
de la glande lacrymale; son squirrhe, son cancer, l'abcès
lacrymal et l'affection hydatideuse de la même glande.

(1) Mémoire présenté à la société de médecine de Hambourg, 12
juillet 1833.

INFLAMMATION DE LA GLANDE LACRYMALE (INFLAMMATIO GLANDULÆ LACRYMALIS DACRYODENITIS),(SCHMIDT, WALTHER, MARTINI).

L'inflammation de la glande lacrymale à laquelle Schmidt a donné le nom de dacryodénite, se rencontre rarement à l'état aigu, et Beer, malgré sa vaste et longue expérience, ne l'avait rencontrée que rarement.

Schmidt (1), au contraire, déclare l'avoir rencontrée bien souvent. Ce qui doit être plus rare encore, c'est de rencontrer une inflammation propre seulement à cet organe, enfoncé comme on le sait, au milieu de couches de tissus cellulaires riches en vaisseaux sanguins, et en contact avec des organes excessivement irritables. Je n'ai jamais rencontré d'inflammation primitive de la glande lacrymale, elle était toujours consécutive à des inflammations profondes de l'orbite ou à des ophthalmies graves ; voici selon les professeurs Schmidt et Chelius, les symptômes qui annoncent la dacryodénite ; le malade éprouve de fortes douleurs accompagnées de bridemens dans la tempe, le globe de l'œil et le front. Dans le commencement les larmes coulent en abondance : la paupière supérieure se gonfle dans la région temporale ; puis la sécrétion des larmes tarit, l'œil est porté en dedans par l'augmentation du corps glanduleux, le nerf optique est tiraillé et les mouvemens du globe deviennent douloureux et difficiles. La vue s'affaiblit et le malade est en proie à des visions lumineuses, à des douleurs lancinantes dans l'orbite, le front, les tempes, le tout accompagné d'une fièvre ardente revenant par paroxismes, surtout vers la nuit. Pour peu que cet état de choses continue, il se forme un abcès dans la paupière, qui souvent envahit le tissu cellulaire qui environne l'œil. Dans quelques cas, l'inflammation se résout en partie,

(1, Schmidt, *Traité des maladies des organes lacrymaux*, Vienne, 1805.

mais il reste une inflammation chronique qui souvent dégénère en endurcissement.

Les causes qui occasionent l'inflammation de la glande lacrymale sont les mêmes que celles qui produisent les inflammations dans l'orbite, telles que les violences externes, la pénétration des corps vulnérans, et par dessus tout la maladie scrofuleuse.

L'inflammation de la glande dont nous venons de parler se traite dans le principe d'une manière antiphlogistique, mais il est rare de pouvoir arrêter la maladie, elle passe presque toujours en suppuration. Il serait à désirer qu'elle se terminât toujours ainsi; car, en ouvrant de bonne heure et convenablement, on évacue le pus avant qu'il ait occasioné des ravages dans les parties molles et dures; par-là on éviterait les engorgemens chroniques si longs, si difficiles à faire disparaître. Les abcès de la glande lacrymale ont une tendance à rester fistuleux, surtout ceux qui se sont formés lentement et qui sont dus à une cause scrofuleuse. C'est encore Schmidt qui a observé le premier ces fistules. Il considérait cette maladie comme incurable, tandis que, quelques années après, Beer déclarait en avoir guéri un certain nombre, en les cautérisant avec une aiguille rougie au feu.

Lorsqu'il persiste des engorgemens chroniques de la glande lacrymale, il faut tâcher de les faire résoudre par des remèdes appropriés, internes et externes; les préparations mercurielles, les cyanures et les hydro-chlorates d'or m'ont souvent réussi dans des cas analogues.

SQUIRRHE DE LA GLANDE LACRYMALE ET SON CANCER.

Comme nous l'avons dit, la dacryodénite scrofuleuse se termine par induration, elle prend alors le nom de squirrhe de la glande lacrymale. Cette maladie se borne rarement à

17*

la glande ; le tissu cellulaire ambiant et le périoste sont affectés ; elle se présente ordinairement sous la forme d'une tumeur dépassant le rebord de l'orbite, soulevant la paupière qui se meut difficilement. L'œil est projeté en dedans, la cornée regarde le nez et peut difficilement être tournée, même volontairement, dans un autre sens. Dans le commencement il n'y a point de douleur, l'œil souffre seulement de la diminution notable et souvent de la suspension de la sécrétion des larmes. Quand on a épuisé contre cette maladie qui est grave, comme toutes les affections squirrheuses, un traitement résolutif énergique et varié, il faut procéder à l'extirpation de cette glande. Les succès obtenus par Guérin de Bordeaux, Charles Tood (1), doivent engager à recourir à cette opération que j'ai moi-même pratiquée une fois avec succès. Au mois de décembre, en 1820, le docteur O'Beirne, de Dublin, pratiqua une extirpation de glande lacrymale squirrheuse ; il obtint une guérison parfaite, et le malade recouvra la vue qu'il avait perdue. Je m'étonne que le professeur Fabini de Pesth, (2) praticien si éminent, se soit prononcé contre l'extirpation de la glande lacrymale, et cela dans la crainte qu'on ne puisse extirper toutes les parties malades environnantes, et que l'irritation occasionée par l'opération n'accélérât la formation d'un cancer.

Le squirrhe de la glande lacrymale, abandonné à lui-même, dégénère en cancer. J'ai vu une dégénérescence de ce genre qui avait enveloppé l'orbite de toutes parts et qui était de nature médullaire. L'enfant avait succombé à la gravité de cette affection. Dès que cette affection est un peu développée, elle rentre dans la catégorie des cancers de l'œil, nous en parlerons en traitant cette de maladie.

(1) Tood, *Mémoires de médecine et de chirurgie étrangère*, Genève, 1824, tom. III.
(2) Fabini, *Doctrina de morbis oculorum*, p. 270.

HYDATIDE DE LA GLANDE LACRYMALE.

C'est encore Schmidt qui a le premier décrit cette maladie : selon lui, c'est une vésicule qui se forme dans le parenchyme de la glande lacrymale, et qui se remplit de larmes; elle se forme sans douleur.

Il arrive, mais rarement, que des malades se plaignent de douleurs obtuses dans la profondeur de l'orbite. Les mouvemens de l'œil sont désagréables et douloureux surtout vers les tempes. La douleur prend un accroissement successif et s'étend jusqu'au milieu de la tête du côté affecté. L'œil est tourmenté par son état de cécité. Il est chassé hors de l'orbite, de telle sorte que la cornée est terminée vers le nez, l'œil conserve au début la faculté de voir, mais il y a depsopie ainsi que des évolutions de lumières à l'intérieur; la vue diminue, elle finit par se perdre tout-à-fait, et l'œil présente l'aspect de celui d'un moribond. Les paupières ne peuvent plus recouvrir l'œil lorsqu'il est tout à fait chassé de son orbite, alors dans l'angle externe on peut apercevoir une tumeur assez dure, entre la marge de la paupière supérieure et le bulbe. Outre ces symptômes, l'appétit devient nul, il y a insomnie et une grande débilité des forces. Lorsque le mal est parvenu à un tel point, le sommeil arrive et en peu de temps produit une apoplexie et la mort.

S'il survient une inflammation du bulbe, une fois qu'il est sorti de l'orbite, il y a pour le malade exaspération de souffrances; elles deviennent atroces et se répandent dans la tête. Les membranes du bulbe rougissent, se gonflent, et l'organe en entier est chassé hors de l'orbite. La cornée suppure peu à peu, il se forme un amas de pus dans les chambres, la cornée se rompt bientôt avec de grandes douleurs et il s'en écoule un pus ichoreux mêlé de sang. Après cela, la cornée ainsi que l'iris, se froncent et se rident; mais le reste du bulbe n'éprouve pas de diminution. Il reste hors de l'orbite sous l'aspect d'une masse charnue informe. Le péricrâne, du côté affecté, s'enflamme, la parotide du même côté, se tuméfiant fréquemment, la faiblesse augmente de jour en jour, une fièvre lente se manifeste et amène la mort.

On ignore absolument la cause de cette maladie. Comment les larmes peuvent-elles être déviées de leur source naturelle et filtrer dans le tissu cellulaire qui environne les bords de la glande, en comprimant le tissu cellulaire voisin, et s'y former une cavité qui leur est propre?..... Nous ne le savons pas. Il est cependant très-supposable que la formation de l'hydatide de la glande lacrymale a une toute autre cause que celle qui préside à la formation des autres hydatides. En effet, il faut aux autres hydatides un temps assez long pour se former, tandis que l'hydatide de la glande lacrymale se forme très-promptement. Elle atteint souvent son plus haut degré dans l'espace de quatre, cinq sept jours au plus.

Il est rare que l'on parvienne à guérir tout à fait cette maladie, le pronostic en est très-fâcheux. On parvient souvent à conserver non seulement la vie du malade, mais encore la forme et les fonctions de l'œil, lorsque la cure palliative est obtenue à propos. Lorsque la maladie a atteint son plus haut point d'intensité, que la vue du malade est perdue sans retour, le seul espoir de lui conserver la vie consiste dans l'extirpation de l'œil dégénéré et de l'hydatide. Il faut choisir, pour cette opération, le moment où les forces du malade ne sont pas encore épuisées.

La cure palliative de la glande lacrymale consiste dans la ponction de la vésicule hydatidienne. Cette opération se fait au moyen d'une aiguille à fer de lance très-étroite, ou bien avec la pointe d'un trois-quarts, que l'on enfonce profondément sous la paupière supérieure, vers l'angle externe de l'œil, jusqu'à ce que la collection des larmes s'écoule; ensuite on enduit d'onguent fait avec de la litharge

une mèche de charpie, ou bien on la trempe simplement
dans l'eau de Goulard, et on l'introduit dans la blessure
jusqu'à ce que les bords de la plaie soient devenus calleux
et que l'on soit parvenu à établir une fistule artificielle pour
donner aux larmes un écoulement continuel. Quelquefois
il arrive que la vésicule entière sort par la plaie. Cette
opération a été pratiquée bien souvent par Dupuytren. Il n'y
a pas encore long-temps que j'ai vu un malade opéré par lui
en état de récidive. Ainsi, en travaillant à la cure palliative,
il arrive que l'on obtient la cure radicale. Comme la méthode palliative ne produit absolument rien lorsque l'œil
est tout-à-fait dégénéré et corrompu, il faut pratiquer l'extirpation de l'œil selon les règles connues.

DE L'ABCÈS LACRYMAL DE LA PAUPIÈRE SUPÉ-RIEURE (DACRYOPS PALPEBRÆ SUPERIORIS SCHMIDT).

Depuis dix-huit ans, je n'ai jamais rencontré cette maladie. Sans le témoignage de Schmidt (1), de Schoen (2), je
serais tenté de la considérer comme une maladie problé-
matique ; selon ces auteurs elle proviendrait d'un écrase-
ment de la paupière supérieure qui aurait rompu un conduit lacrymal dans le tissu cellulaire de la paupière. Celui-
ci étant très-lâche, il se laisse facilement distendre, et
alors il se forme entre le globe de l'œil et la paupière une
tumeur grosse comme un haricot, et qui offre une fluctuation évidente. On dit que cet abcès augmente en raison de
l'écoulement des larmes. Schmidt conseille le traîtement
suivant : renverser la paupière pour ouvrir le sac anormal
dont on doit enlever une partie en même temps qu'un lambeau de la conjonctive. Selon Beer, il faut, après cette
extirpation partielle, placer un fil de soie en forme de

(1) Schmidt, ouvrage cité.
(2) Schoen, *Anatomie pathologique de l'œil.* Hambourg, 1829, p. 60.

séton, afin d'entretenir pendant quelque temps une suppuration adhésive. Dans ses cours, le professeur Chelius
déclarait que, si jamais il rencontrait cette maladie qu'il
n'avait jamais vue, il lui opposerait le même traitement
que pour les fistules salivaires.

MALADIE DES PARTIES ABSORBANTES DES ORGANES LACRYMAUX.

Ces maladies renferment l'oblitération des canaux excréteurs de la glande lacrymale et l'épiphora. L'obstruction
complète des canaux excréteurs est d'autant plus facile à
concevoir que leurs aboutissans sont excessivement petits,
et que rien n'est plus facile que de les voir obstruer par
des maladies graves et anciennes de la conjonctive. On
attribuait à leur oblitération la production de l'endurcissement de la conjonctive, ce que je suis loin de croire;
car, dans tous les cas où l'on a extirpé complétement la
glande lacrymale, la conjonctive oculaire n'a pas été atteinte de cette dégénérescence. Les vaisseaux absorbans
des paupières ne peuvent aussi accomplir leurs fonctions
en raison de leur faiblesse ou de leur oblitération, il n'est
pas rare d'en voir résulter un dégoût absolu de l'absorp-
tisme et de l'imbibition des larmes, dont une partie rentre
dans la circulation par cette voie. Cette absorption est
tellement évidente, que, lorsque l'on injecte dans les paupières un liquide fortement coloré, l'on en peut suivre la
marche dans les vaisseaux, si bien décrits par Fhomann.

DE L'ÉPIPHORA.

L'épiphora consiste dans une augmentation de larmes,
sans que les parties éliminatoires du syphon lacrymal soient
affectées. Cette maladie en général n'est que le résultat de
maladies générales de l'appareil oculaire, de telle sorte qu'à
dire le vrai, on ne doit la considérer que comme un sym-

ptôme ; elle subsiste long-temps après les opthalmies exanthématiques ; dans d'autres cas, elle est due à l'existence
d'une maladie spécifique ; c'est plutôt une maladie désagréable ; dans la plupart des cas elle guérit plutôt par le
temps que par l'usage des frictions spiritueuses beaucoup
trop vantées. Jusqu'à ce jour l'on n'a trouvé aucun traitement qui pût faire diminuer la sécrétion des larmes ; ce
serait cependant un grand service rendu à la thérapeutique des maladie des yeux. Beer s'est bien trouvé de
l'usage de petits vésicatoires volans promenés sur le front
et autour de l'orbite. Lorsque l'épiphora reconnaît pour
cause une maladie spécifique ou constitutionnelle, il faut
régler le traitement général sur le caractère de la maladie
qui complique.

Cette maladie ne doit pas être confondue avec l'écoulement des larmes (*stillicidium lacrymarum*).

MALADIES DES POINTS ET DES CANAUX LACRY-
MAUX.

Les points lacrymaux peuvent être atteints de différentes affections parmi lesquelles il faut placer en première
ligne, leur absence congéniale, leur occlusion ou atrésie
accidentelle, leur atonie, leur paralysie et leurs blessures.
L'absence congéniale des points lacrymaux est loin d'être
rare ; non seulement je l'ai déjà rencontrée plusieurs fois,
mais encore on en trouve de nombreux exemples dans
les auteurs Seiler et Schoen (1).

J'en ai observé des cas fort remarquables, tantôt les mamelons lacrymaux manquent en entier, tantôt leur hiatus
est simplement obstrué par une pellicule qui les recouvre.
Lorsque la maladie est accidentelle, elle est presque toujours le résultat d'une ophthalmie chronique, d'une brûlure

(1) Schoen, ouvrage cité, p. 63 et suiv.

ou d'une affection variolique. Quelle que soit la cause de l'atrésie des points lacrymaux, lorsqu'elle est complète, elle entraîne presque toujours l'écoulement des larmes sur la joue (*stillicidium*).

Cette maladie n'est que désagréable, mais elle l'est suffisamment pour faire désirer à ceux qui en sont atteints de s'en débarrasser. Lorsqu'il n'existe aucune trace de mamelon, la maladie est au dessus de toute ressource chirurgicale. Si les mamelons existent, on peut au moyen de quelques cautérisations successives avec le nitrate d'argent amincir la conjonctive qui les recouvre, au point de pouvoir apercevoir l'hiatus recouvert par un épithélium mince et transparent, que l'on perfore avec un stylet de Méjean pointu, que l'on remplace ensuite par un stylet mousse laissé à demeure pendant vingt-quatre heures. Il faut suivre la même conduite pour les atrésies accidentelles.

L'oblitération des conduits lacrymaux peut être produite par l'introduction de corps étrangers, par l'adhésion de leurs parois ou par des cicatrices vicieuses. La présence de corps étrangers est moins rare qu'on ne le croit. Anel et Méjean en citent des cas fort remarquables ; tantôt c'est une mucosité épaissie, tantôt une particule métallique, d'autres fois un fragment d'épi de blé, ainsi que je l'ai vu, ou bien c'est un cheveu, ainsi que le rapporte Demours dans une communication faite à la Société de médecine de Paris : la personne était atteinte d'écoulemens continuels de larmes, M. Demours (1) examina avec une loupe le point lacrymal, il vit un cheveu qui surgissait de son ouverture, il le saisit avec une pince et le tira au dehors ; il avait plusieurs pouces de long. Lorsque l'on a le soupçon de la présence d'un corps étranger, il faut procéder à sa recherche au moyen du cathétérisme. On pratique celui-ci en introduisant un stylet dans le point lacrymal. Pour pra-

(1) Demours, *Journal général de la société de médecine de Paris.*

tiquer convenablement cette opération, il faut agir avec précision et promptitude : les hésitations, les tatonnemens irritent le point lacrymal, il se contracte, et il devient alors assez difficile d'y parvenir. Une fois qu'on est arrivé, il suffit de pousser l'instrument horizontalement si c'est à la paupière inférieure, et obliquement de dedans en dehors si c'est à la supérieure (1). Lorsque l'on rencontre un rétrécissement, il faut laisser la sonde quelques heures en place ; sa présence suffit pour vaincre peu à peu un obstacle qu'il eût été imprudent de vouloir franchir par un cathétérisme forcé. Et afin de pouvoir obtenir une guérison radicale, l'on place quelques jours, pendant une heure ou deux, dans le trajet, un petit clou métallique ou une soie de sanglier. Je suis parvenu à guérir ainsi des oblitérations que, de prime abord j'avais jugées incurables.

L'atonie et la paralysie des points lacrymaux se rencontrent ordinairement chez les vieillards ou bien chez les jeunes gens qui ont eu fréquemment des affections inflammatoires des paupières qui ont amené des altérations dans le tissu conjonctivien environnant. Cet état maladif empêche les points lacrymaux de fonctionner et de pomper les larmes. Dans quelques circonstances cette atonie est due à ce que l'on a surdilaté ces conduits, soit par le clou métallique, soit par un séton employé selon le procédé de Méjean. M. Stœber (2) reconnaît aussi pour cause la paralysie des muscles de la face ; ce que je n'ai jamais rencontré en même temp[s]

Dans les cas dont nous venons de parler, les mamelons lacrymaux perdent leur forme conique ; ils s'affaissent et leur ouverture devient béante. On combat cette maladie par des moyens stimulans, locaux et généraux ; ce sont

(1) C'est l'illustre Vanhelmont qui le premier a employé les sondes flexibles pour cathétériser les points lacrymaux. Broeckx, *Histoire de la médecine belge, depuis Vesale jusqu'en* 1799. P. 175.

(2) Stœber, ouvrage cité, p. 27.

des frictions éthérées., des fumigations aromatiques, des lotions avec l'eau vulnéraire ou celle de la reine de Hongrie.

Les médecins anglais vantent les collyres de sulfate de cadmium. M. Behre d'Altona a obtenu de très-bons résultats de frictions faites sur la conjonctive avec le laudanum de Sydenham. Dans les cas rebelles, il faut avoir recours aux frictions avec la teinture de cantharides, pratiquées tout autour de l'œil. Le professeur Beer de Vienne conseillait même de placer un cautère à l'angle de la mâchoire inférieure (1). Souvent tous ces moyens échouent, et il reste un écoulement incurable.

BLESSURES DES CANAUX LACRYMAUX.

Les canaux lacrymaux sont souvent divisés par des corps vulnérans. Plus souvent encore le chirurgien ne peut les éviter en pratiquant des opérations sur les paupières et au grand angle de l'œil. Toutes les fois que la blessure du conduit lacrymal est franche et nette, l'on peut espérer d'en obtenir la réunion par première intention, en ayant la précaution d'introduire dans les deux points de la solution de continuité une petite sonde métallique, qu'on laisse en place pendant vingt-quatre à trente-six heures, et l'on rapproche les ouvertures béantes par deux points de suture faits avec des fils très-fins, exactement comme dans les plaies du canal de l'urètre.

Souvent la destruction des canaux lacrymaux produit un emphysème palpébral, que l'on évacue par de petites moucheture, et dont on empêche la nouvelle formation par une compression méthodique.

(1) Journal d'Ammon, tom. III.

MALADIES DU SAC LACRYMAL ET DU CANAL NASAL.

Les maladies du sac lacrymal et du canal du même nom sont, sans contredit, les plus importantes de toutes celles qui attaquent ces parties. Elles sont excessivement complexes et méritent un soin tout particulier. Ce sont l'inflammation du sac lacrymal, son abcès et sa fistule, son hydropisie, son atonie et sa destruction; enfin l'obstruction du canal nasal dans les différens points de son trajet.

INFLAMMATION DU SAC LACRYMAL (INFLAMMATIO SACCI LACRYMALIS), DACRYOCYSTITIS (SMITH, BEHER, MARTINI).

L'inflammation du sac lacrymal est une maladie excessivement fréquente et que l'on doit étudier avec un soin extrême, non à cause de sa gravité, mais parce qu'elle doit être considérée comme la cause originelle et fondamentale de toutes les différentes maladies de l'organe lacrymal dont nous avons parlé plus haut et qui ne sont à dire vrai que des modifications symptomatiques de cette inflammation.

La dacryocystite est rarement primitive; elle est presque toujours le symptôme d'une autre affection. Elle est très-commune chez les individus atteints de scrofules, de rhumatismes, de coryza simple ou consécutif; aux fièvres exanthématiques.

Elle est très-commune à la suite des épidémies de grippe ou d'angine. Enfin elle peut être le résultat de violences extérieures. La maladie tantôt se développe d'une manière franche et rapide, tantôt suit une marche lente et insidieuse. L'inflammation du sac lacrymal n'est jamais restreinte à ce sac seulement; la membrane muqueuse du nez et de la conjonctive sont aussi toujours affectées.

Quand la maladie est franche et aiguë, elle présente les symptômes suivans : le malade éprouve une douleur, d'abord légère , puis forte et lancinante vers l'angle interne de l'œil, puis il se manifeste une tumeur circonscrite, grosse comme un grain de café ou comme un haricot. La conjonctive devient rouge, les paupières s'enflamment surtout l'inférieure ; la membrane pituitaire est desséchée comme dans le rhume ; les points lacrymaux sont contractés et ne font point leurs fonctions. Dès que la maladie augmente, tout le grand angle de l'œil prend une forme érysipélateuse. La tumeur circonstrite du sac disparaît dans l'œdème général. Tous ces symptômes s'accompagnent de frissons , de fièvre, d'un malaise général très-prononcé. Malgré toute l'accuité de ces symptômes, la suppuration n'est point encore formée et il n'est pas rare de voir une dacryocystite arrivée à ce point se résoudre complétement.

Mais le plus souvent il n'y a qu'une diminution dans les symptômes, et la maladie passe à l'état chronique. La persistance de l'inflammation amène inévitablement la suppuration, celle-ci s'annonce par une diminution dans la douleur, par la teinte rouge vineux que prend la peau , enfin par des douleurs lancinantes ou pulsatives qui se manifestent dans la région du sac. Dans ce cas, les glandes de Méibomius les plus rapprochées de la caroncule sécrètent une plus grande quantité de mucus. L'inflammation érysipélateuse des paupières s'apaise , on voit apparaître au centre de la tumeur un point jaunâtre, puis la peau s'amincit peu à peu, l'abcès finit par crever, et il s'échappe par son ouverture un pus épais mêlé à des larmes. Cette perforation du sac lacrymal constitue la maladie connue sous le nom de fistule du sac lacrymal dont nous nous occuperons plus tard.

Lorsque la maladie revêt une marche lente et insidieuse, ce que l'on rencontre chez les individus scrofuleux cacochymes, sujets au coryza et aux otorrhées ; la maladie commence par une sécheresse insolite de la narine, les yeux sont collés le matin, les paupières douloureuses, rouges et impressionnables à l'air du matin; les larmes, pour peu qu'elles soient en abondance, se répandent sur la joue. Le sac devient le siége d'une douleur obscure; peu à peu elle augmente, les larmes ne passent plus par les conduits lacrymaux, le sac s'enflamme, la peau rougit, et il se manifeste un abcès comme dans le cas précédent. Cette marche est si commune dans l'inflammation du sac lacrymal chez les scrofuleux, que l'on pourrait même la nommer dacryocistite scrofuleuse.

Que sa marche soit aiguë et rapide, lente ou obscure, elle peut facilement passer à l'état chronique, alors il ne se forme pas d'abcès, le sac reste un peu volumineux, distendu; quand on presse sur lui ont fait refluer, par les points lacrymaux, et souvent par le canal nazal une mucosité blanche, épaisse, mêlée aux larmes. Cette maladie prend alors le nom de dacryocystite chronique, dont nous allons parler.

L'inflammation aiguë du sac lacrymal est une maladie peu grave, quand on obtient sa résolution complète, ou lorsque après avoir évacué le pus, l'ouverture ne reste point fistuleuse; malheureusement comme nous l'avons dit plus haut, cette inflammation est la cause efficiente et génératrice de toutes les affections des organes lacrymaux sous-palpebraux. Ainsi la plaie peut rester fistuleuse (fistule du sac lacrymal); le sac conserver une inflammation chronique et hypertrophique (hydropisie et tumeur lacrymale), enfin le canal nasal s'obstruer (sténochorie du sac).

On ne saurait donc trop insister sur un traitement convenable, beaucoup plus énergique que l'on ne le fait ordinairement. Une expérience de dix-huit années m'a prouvé que c'étaient les demi-moyens, la médecine expectante qui causaient les suppurations, ou les affections chroniques du sac. Ainsi quand le malade est fort et vigoureux, il faut pratiquer une saignée au bras, placer dans les narines quelques sangsues, ou scarifier profondément pour obtenir une évacuation sanguine abondante. On fait sur la tumeur commençante des applications réfrigérantes, légèrement résolutives; mais il faut les suspendre dès l'instant où l'on voit la maladie marcher. Depuis quelques années, dès l'instant que la peau commence à devenir rouge et sensible, je pratique sur tout le grand angle de l'œil des onctions avec un demi-gros d'onguent napolitain, rendu un peu épais par l'addition de beurre de cacao fondu. Je renouvelle les onctions deux, trois, quatre fois dans la journée. Mon père employait avec succès des compresses trempées dans une solution aqueuse concentrée de tartre stibié. A ces moyens il faut associer une diète sévère, des boissons délayantes et des purgatifs salins. Lorsque la suppuration ne peut pas être arrêtée, il faut la provoquer par des applications émollientes. Quand elle est sensible au toucher, il faut l'évacuer. Contrairement aux idées reçues, je ne conseille point d'inciser profondément; car souvent le pus est déjà répandu entre le sac et les tissus cutanés, ce que l'on nomme *fistule interne* ou *incomplète*, du sac; la simple incision de la peau dans le point le plus déclive suffit, et dans un grand nombre de circonstances l'on évite une fistule du sac que son incision rend presque toujours complète; en ouvrant la peau, la suppuration se vide, le sac s'affaisse sur lui-même, l'inflammation ayant diminué, il se cicatrise et le malade guérit. Parmi un grand nombre de faits que je possède, je me borne à rapporter le suivant :

OBSERVATION.

Dacryocystite aiguë ; suppuration ; ouverture de l'abcès externe ; guérison.

A. M., femme de confiance, chez madame la baronne du Rocheret, rue Montholon, 7, âgée de cinquante ans, environ, fut prise à la suite de la première épidémie de grippe, d'une inflammation du sac lacrymal droit, qui produisit très-rapidement un abcès volumineux au grand angle ; telle était sa position quand je la vis la première fois. Je lui fis sentir la nécessité d'évacuer promptement le pus qui était répandu sous la peau. J'incisai celle-ci dans le point le plus déclive, et donnai issue à une grande quantité de pus très-épais ; les dernières gouttes furent seulement mélangées de quelques larmes. Je m'attendais malgré cela à avoir une fistule complète ; pas du tout. Le sac s'affaissa et revint sur lui-même ; à dater du troisième jour il ne passa plus de larmes par l'ouverture de la peau ; et la malade est guérie.

INFLAMMATION CHRONIQUE DU SAC LACRYMAL, DACRYOCYSTITE CHRONIQUE.

Lorsque l'inflammation aiguë du sac lacrymal ne s'est point terminée par la résolution, ou lorsqu'elle a eu une marche insidieuse qui n'a point accompli toutes ses périodes inflammatoires, il reste un état torpide ou chronique qui se manifeste par les symptômes suivans :

Il se forme dans la région du sac une tumeur plus ou moins grosse, ayant en général la forme d'un haricot, sans douleur ni rougeur, et qui disparaît à des intervalles plus ou moins éloignés pour revenir insensiblement. Lorsque l'on presse sur cette tumeur, elle se vide ordinairement par les points lacrymaux, à travers lesquels s'échappent une matière purulente, épaisse, granulée, plus ou moins mêlée à des larmes, et qui s'échappe toute seule par regorgement le matin, lorsque le malade n'a pas eu la précaution de la vider le soir.

C'est cette maladie que l'on a l'habitude en France d'appeler tumeur lacrymale, expression tout-à-fait impropre, parce qu'elle n'exprime rien, et qu'il peut y avoir une tumeur par hypertrophie du sac, par accumulation de matière, par un polype, par des concrétions pierreuses ; maladies toutes bien différentes les unes des autres, et qui cependant constituent toutes une tumeur.

Dans quelques cas plus rare, cette accumulation muqueuse ou purulente se vide quelquefois spontanément par le canal nasal, ce qui fait que la narine du côté correspondant est moins sèche que dans la dacryocystite aiguë.

Il arrive parfois que, sans cause connue, et qui peut tout au plus être attribuée à l'engorgement des muqueuses, la matière purulente ne peut point refluer ni par les points lacrymaux ni par le canal nasal ; cette agglomération de mucosités distend le sac outre mesure et y détermine une inflammation qui ne tarde pas à se transmettre à la peau ; celle-ci devient bleuâtre, chaude, sensible ; l'inflammation se transmet aux paupières, la peau s'amincit, l'abcès crève et donne issue comme dans la dacryocystite aiguë à une matière plus ou moins épaisse mêlée aux larmes ; lorsque l'abcès est vidé, la peau et le sac reviennent sur eux-mêmes ; mais ils se cicatrisent bien plus difficilement que dans la dacryocystite franche et aiguë.

Quels que soient les sentimens de vénération et de reconnaissance que je conserve pour le professeur Scarpa, je dois à la vérité d'avouer, que je partage complétement l'opinion des ophthalmologistes allemands qui lui reprochent d'avoir attribué l'agglomération du pus dans le sac lacrymal à une sécrétion morbide des paupières. Dans un grand nombre de cas, j'ai constaté que celles-ci étaient dans un état d'intégrité parfaite, et qu'elles ne sécrétaient pas un atome de mucosités en plus de ce qui est nécessaire à leur lubréfaction.

L'inflammation chronique du sac lacrymal est une maladie des plus rebelles; elle demande un traitement long et varié, dont la persévérance doit être la première condition. S'il reste encore un peu d'inflammation, on peut retirer de bons avantages de l'application des sangsues dans les narines; de scarifications répétées selon l'occurrence.

Depuis quelques années l'on a de nouveau employé avec succès l'inspiration par le nez de vapeurs émollientes, si vantées autrefois par Chabrol (1). On recommande aussi le reniflement de liquides résolutifs, tels que le lait tiède aiguisé avec l'infusion de safran, la manne ou le miel rosat. L'on peut aussi tirer de grands avantages de l'instillation de collyres résolutifs entre les paupières, en employant concourremment les frictions mercurielles sur le sac, des purgatifs salins, et surtout des vésicatoires appliqués derrière les oreilles. C'est ici le cas d'employer les injections faites dans le sac au moyen de la seringue d'Anel. Ces injections, dont on peut varier la composition, produisent de bien heureux résultats. Depuis quelques années, d'après Richter et Beer, je me sers avec infiniment d'avantage de la solution de nitrate d'argent, pour modifier l'état sécrétoire du sac lacrymal et pour le ramener dans son état normal. Il est à regretter que l'on ait abandonné trop généralement l'usage des injections avec la seringue d'Anel, et cela pour des motifs tout-à-fait spécieux; on s'est exagéré leur difficulté d'une manière tout-à-fait ridicule; avec un peu d'habitude et de précaution, rien n'est plus facile que de les pratiquer après quelques jours de tentatives; les malades

(1) Sur l'usage des bains de vapeurs pour la guérison des organes lacrymaux. *Gazette salutaire*, 1790.

I.   18

le font eux-mêmes. Il faut seulement se rappeler que toutes les fois que l'on emploie le nitrate d'argent ou toute autre substance active, il faut non seulement commencer par des doses très-légères, mais encore se servir d'une seringue en platine, ou bien de celles en verre proposées par le docteur Jüngken (1).

L'on emploie des injections médicamenteuses émollientes dans le principe, puis narcotiques. Dutrouilh (2) avait retiré de très-grands avantages des injections de décoction de morelle et de jusquiame.

M. Cunier et moi nous employons avec succès la belladone, qui a surtout pour but de faire disparaître des coarctations légères qui ont leur siége dans le sac. On passe ensuite aux injections astringentes, surtout à celles de nitrate d'argent qui est un des plus grands modificateurs des muqueuses atteintes de surcroît de sécrétion (3).

Procédé opératoire pour injecter convenablement les points lacrymaux. On fait asseoir le malade sur une chaise dans un lieu bien éclairé, le chirurgien se place en face, et avec les doigts indicateur et medius de la main opposée à celle qui tient la seringue, il écarte la paupière pour faire saillir en dehors le point lacrymal. De l'autre main il tient la seringue d'Anel remplie et épurée d'air comme une plume à écrire, et en présente le siphon au point lacrymal, d'abord obliquement en dedans et en bas, puis après une ligne de trajet directement en dedans; il faut au moins pénétrer de trois à quatre lignes pour empêcher le regorgement. Lorsque la canule a pénétré suffisamment on pousse légèrement l'injection; lorsqu'elle reflue par le ca-

(1) Jüngken, *Doctrine des opérations chirurgicales qui se pratiquent sur les yeux.* Berlin, 1829, fig. 3.

(2) Dutrouilh, thèse inaugurale sur la fistule lacrymale. Paris, germinal an X, p. 35.

(3) Voyez les travaux de M. Ricord sur ce sujet.

nal opposé à celui où l'on injecte, on le comprime avec l'extrémité du doigt afin de retenir le liquide.

Quand on procède pour le point lacrymal supérieur, on agit de la même manière avec la précaution d'employer une canule légèrement recourbée. William Adams et quelques autres chirurgiens anglais se placent toujours derrière le malade, parce que, disent-ils, ils fixent sa tête contre leur poitrine, et qu'ils prennent point d'appui sur la tempe pour introduire l'instrument et pratiquer l'injection.

Procédé de l'auteur. Le plus grand reproche que l'on ait pu faire aux injections était la nécessité où se trouvait l'opérateur d'introduire à plusieurs reprises le siphon dans des ouvertures aussi irritables que les points lacrymaux. J'ai fait tomber ces objections en inventant et appliquant un appareil particulier. Il est composé 1° d'une plaque de front avec une tige mouvante mobile, dans le genre de celles qu'emploie M. Itard pour maintenir la sonde destinée à injecter la trompe d'Eustache; 2° d'un siphon en gomme élastique dont une des extrémités est terminée par une petite canule en or, analogue à celle de la seringue d'Anel ordinaire et l'autre armée d'un pavillon métallique dans laquelle s'ajuste par frottement le bout d'une seringue un peu forte et qui peut contenir plusieurs onces d'injection. Par ce moyen, l'on peut pousser une grande quantité de liquide dans le sac lacrymal, sans retirer le siphon et sans donner aucun ébranlement douloureux aux parties (1).

Lorsque ce moyen échoue, l'on peut aussi recourir aux douches appliquées sur la partie au moyen d'une petite pompe à pression, et d'un bout en cuir destiné à concentrer le liquide sur le point malade. J'ai déjà signalé il y a long-temps, dans le Bulletin thérapeutique, l'excellence de ce moyen.

(1) On trouvera cet appareil chez MM. Henry et Say, fabricans d'instrumens de chirurgie, cloître Saint-Benoît, à Paris.

Il arrive parfois que le sac se distend outre mesure, et qu'il se remplit seulement de larmes. C'est cette maladie que l'on nomme vulgairement hydropisie du sac ; Jungken prétend, et avec raison, que c'est une modification de la dacryocystite blennorrhagique dont elle ne diffère qu'en ce que dans l'hydropisie du sac, que quelques personnes nomment aussi hernie, ce gonflement et l'accumulation des larmes n'ont lieu que pendant le jour et dans la position verticale, tandis qu'elle disparaît dans la nuit et dans la position horizontale, le liquide accumulé, soit en refluant par les points lacrymaux, soit en coulant par le canal nasal. Dans la dacryocystite blennorrhagique, au contraire, la tumeur se remplit pendant la nuit et se vide le matin.

En comparant ces deux états, l'on voit avec évidence qu'ils ne sont que des modifications par lesquelles se termine l'inflammation aiguë du sac lacrymal lorsqu'elle n'a point accompli toutes ses périodes. Cette opinion, du reste, est complétement celle de M. Behre d'Altona, qui, comme on le sait, s'est beaucoup occupé des maladies des organes lacrymaux. Le traitement à employer contre l'hydropisie est le même que celui dirigé contre la dacryo-blennorrhée chronique. La compression si vantée par Petit est tout-à-fait tombée en désuétude, parce qu'elle ne combattait qu'un système et ne guérissait ni la maladie ni sa cause.

Maintenant, quelle est la cause pour laquelle les larmes et les matières purulentes séjournent dans le sac, sans suivre le canal nasal ?

Il n'est pas facile de répondre à cette question que l'on croyait autrefois toute simple parce que l'on attribuait la stase des humeurs à une oblitération du canal nasal que des recherches récentes ont prouvé être beaucoup plus rare qu'on ne l'admettait généralement.

Il faut le reconnaître, cette agglomération et rétention

de liquide dans le sac est due à plusieurs causes ; tantôt on doit l'attribuer à un boursoufflement de la muqueuse du sac qui l'obstrue en produisant une véritable valvule où existe son étranglement naturel dont nous avons parlé en le décrivant ; tantôt la maladie est due à un boursoufflement de la muqueuse du canal nasal , tantôt enfin à un obstacle existant dans la narine et qui peut être ou un polype, comme l'a observé Walther, ou une hypertrophie de la muqueuse, ainsi que l'a rapporté dernièrement un chirurgien distingué de Lyon, M. Bonnet.

Lorsque M. Péiffer de Lyon publia sa thèse sur les maladies des organes lacrymaux , je lui montrai plusieurs cas qui démontraient évidemment qu'il existait une valvule anormale dans la partie inférieure du sac ; car l'injection poussée par les points lacrymaux ne pénétrait point dans le canal nasal, tandis qu'en poussant le liquide par la partie inférieure de celui-ci, en passant par les narines avec la sonde de Gensoul, le liquide revenait facilement par les points lacrymaux.

Toutes les fois donc que l'injection faite par les points lacrymaux ne parviendra pas jusqu'aux narines , il faudra essayer d'employer le cathétérisme inférieur déjà recommandé par Laforest, et rendu plus facile au moyen des sondes inventées pour cette opération par M. Gensoul de Lyon, et modifiées tout récemment par mon ami Serre d'Alais.

Procédé opératoire. La sonde de Laforest est aujourd'hui abandonnée, elle a été remplacée avantageusement par celle que M. Gensoul a fait faire, dont la courbe est moulée exactement sur le canal.

Le malade étant assis la tête droite et fixée contre la poitrine d'un aide , le chirurgien saisit la sonde comme une algalie à vessie , et il l'introduit dans la narine la concavité en bas et regardant le plancher du fosser nasal jusqu'au moment où l'on arrive à la hauteur du canal nasal. Lorsque l'on est arrivé à cette distance, l'opérateur fait décrire à l'instrument un quart de cercle en la faisant pivoter sous son bec et en portant la main en dehors de telle manière que l'instrument se trouve dans la direction d'une ligne qui partirait de la partie interne de la narine pour aller au centre de l'orbite. Ce mouvement de rotation sur elle-même, véritable *tour de maître*, a pour but de contourner le cornet et de présenter le bec de la sonde au méat inférieur.

En produisant un mouvement de va-et-vient au bec de l'instrument, on ne tarde pas à rencontrer l'orifice inférieur du canal nasal; aussitôt qu'on sent que la sonde s'y engage, il faut faire basculer l'instrument pour l'engager profondément dans le canal. Si celui-ci est libre, l'instrument ne tarde point à parvenir jusqu'au sac. Tous les différens mouvemens qui composent cette manœuvre doivent être faits avec une excessive précaution et beaucoup de douceur. Un mouvement exagéré, surtout dans le temps de bascule, pourrait rompre le cornet ou blesser fortement la membrane pituitaire.

C'est pour éviter cet inconvénient que M. Verpillat (1) a proposé de substituer à la sonde d'argent, une canule en gomme élastique très-souple et montée sur un mandrin.

Dès l'instant que cet instrument a rencontré le canal nasal inférieur, M. Verpillat s'abstient de toute tentative de bascule, il se borne à assujétir le mandrin de son instrument d'une main, tandis que de l'autre il pousse en pressant ou en tournant sur la sonde de gomme élastique, qui par ce moyen avance et parcourt le canal nasal jusqu'à son extrémité supérieure sans comprimer en rien le cornet.

Le cathétérisme du canal nasal demande de l'exercice et

(1) Verpillat, *Nouvelle manière de cathétériser le canal nasal*, dans son Mémoire sur le débridement des hernies. Paris, 1834.

une certaine habitude de la part du chirurgien ; il est plus fatigant que douloureux pour le malade, il le sera bien moins et même pas du tout s'il prend l'habitude de porter pendant quelques heures dans la journée un fragment de bougie en gomme élastique pour accoutumer la muqueuse au contact et à l'irritation du corps étranger.

L'extirpation d'un polype qui oblitère le méat lacrymal interne fait disparaître spontanément la collusion de larmes ou de pus aggloméré dans le sac. M. Bonnet attribuant avec raison la stase des humeurs dans le sac nasal à un boursoufflement de la muqueuse qui recouvre l'orifice inférieur, pensa qu'on pourrait le guérir au moyen de la cautérisation. Il fut surtout conduit à l'application de ce procédé, non seulement par quelques guérisons, mais encore par les circonstances pathologiques qu'il rencontra dans une autopsie dont il fait connaître les détails en ces termes :

« Un homme âgé de 44 ans vint à l'Hôtel-Dieu de Lyon, pour être traité d'une affection syphilitique des fosses nasales qui durait depuis quatre ou cinq ans. Son nez était affaissé par la destruction de la cloison, son haleine d'une fétidité repoussante, ses mucosités nasales d'un aspect purulent ; la voix était altérée, les sacs lacrymaux remplis de mucosités, le cours des larmes interrompu.

» Ce malade mourut après avoir langui vingt-cinq mois à l'hôpital, sans que les traitemens mis en usage eussent été d'aucune utilité ; je n'employais point alors la cautérisation. A l'autopsie, je trouvai la cloison moyenne presque entièrement détachée ainsi que plusieurs parties des cornets ; la membrane muqueuse ulcérée dans plusieurs points avait une teinte noire très-foncée ; mais ce qui frappa surtout mon attention, fut l'infiltration du tissu cellulaire sous-muqueux dans les parties où la pituitaire n'était point ulcérée et présentait seulement une teinte rouge.

» Cette infiltration était si marquée dans les sinus maxillaires, que leur cavité était presque effacée ; elle y avait de trois à quatre lignes d'épaisseur, même état dans les cellules éthmoïdales, les sinus frontaux et sphénoïdaux ; dans les deux canaux qui conduisent les larmes dans le nez, tous complétement oblitérés.

» La sérosité qui remplissait le tissu cellulaire sous-muqueux était incolore et pouvait facilement s'exprimer (1).»

Pour porter cette cautérisation sur le point qui est le siége de l'œdème sous-muqueux, M. Bonnet se sert de la sonde creuse de Gensoul, dans laquelle il introduit un petit porte-caustique que l'on met en rapport avec la muqueuse en poussant sur le mandrin avec la précaution de faire un peu d'effort pour vaincre la résistance que présente la valvule en forme de diaphragme qui bouche l'extrémité inférieure du canal lorsqu'il est tumefié, valvule dont il faut toujours connaître l'état normal qui a été si bien décrite et figurée par M. Fischer (2).

M. Bonnet répète cette cautérisation pendant cinq ou six jours sans chercher à entrer dans le canal nasal ; il ne le tente que lorsque sa partie inférieure est bien désobstruée. Je base cette conduite sur son expérience qui lui a prouvé que, dans un grand nombre de tentatives faites sur le cadavre, le cathéter avait percé la muqueuse et glissé entre elle et l'os. Il a traité par ce procédé six malades ; quatre d'entre eux ont été complétement guéris ; chez les deux autres, il avait persisté un peu de larmoiement.

Lorsque l'œdème de la pituitaire s'étend dans une grande étendue de la narine, M. Bonnet recommande de la cautériser fortement en portant sur tous les points malades un bourdonnet imbibé de solution de nitrate acide de mercure. M. Bonnet, du reste, avoue avec candeur, que l'idée de cette cautérisation lui a été suggérée par Astley

(1) *Bulletin thérapeutique*, t. XIII, p. 241.
(2) Fischer, *Klinischer unterricht Augenheilkunde*. Prague, 1832, pag. 416, fig. 1.

Cooper (1), qui conseille de détruire par dès cautérisations successives l'œdème des muqueuses nasales qui obstrue leurs ouvertures.

Si tous les moyens dirigés contre la dacryocystite chronique échouent, faut-il suivre les préceptes de quelques anciens chirurgiens récemment racontés par M. Stœber (2) et qui prescrivent d'ouvrir le sac pour y porter des injections astringentes, caustiques ou détersives. Cette pratique me paraît tout-à-fait une hérésie chirurgicale que l'on peut combattre par ce dilemme : ou la maladie appartient au sac seulement, ou au canal nasal ; dans le premier cas, la tumeur peut être perméable aux injections supérieurement ou inférieurement ; si le canal est obstrué dans n'importe quel point que ce soit de sa circonférence, l'incision et les injections par cette ouverture ne détruiront pas l'obstacle qui existe dans le canal. En agissant comme le prescrit M. Stœber, l'on court le risque d'ajouter une fistule du sac à la dacryocystite blennorrhagique, et de produire ainsi une maladie compliquée.

C'est la difficulté de terminer ces dacryoblennorhée dont l'étiologie ne lui était pas bien connue, qui engagea Angelo Nanoni, de Florence (3), et après lui, Volpi (4), à conseiller l'oblitération et la destruction du sac nasal, en l'ouvrant largement et en le pansant avec des trochisques escharotiques, ou en le cautérisant avec du nitrate d'argent fondu. C'est pour le même motif que Bosche (5) conseilla d'oblitérer les points lacrymaux par l'action caustique du nitrate d'argent, et que le professeur Serra, de Bologne (6),

---

(1) Articles Cooper, *Lectures of surgery.*

(2) Stœber, ouvrage cité, p. 34.

(3) Angelo Nanoni, *Dissertazioni chirurgiche.* Paris, 1748.

(4) Volpi, *Opere chirurgiche.* Pavie, t. II.

(5) Malgaigne, *Manuel de médecine opératoire*, p. 369.

(6) Serra, *Memorie et giornale della societ. med.-chir. di Bologna,* t. XI, p. 169.

recommandait la cautérisation avec un stylet ardent pour produire l'atrésie permanente des mamelons lacrymaux. Mais toutes ces méthodes substituaient à une dacryoblennorhée chronique du sac qui se vidait spontanément, ou que le malade évacuait plusieurs fois dans la journée, un écoulement de larmes sur les joues, désagréable, incommode, et surtout incurable.

C'était presque toujours pour des dacryocystites de cette nature que le professeur Dupuytren employait les canules à une époque où ce célèbre chirurgien se débarrassait du traitement long, ennuyeux, de cette maladie, par cette pratique devenue aussi banale qu'empirique, et dont M. Boyer avait fait justice avec cette bonhomie satirique qui le distinguait, en disant aux malades impatientés de la durée de leur traitement : *Eh bien, va te faire planter une canule dans le nez à l'Hôtel-Dieu.* Quant à moi, je ne parle point sur des on dit; j'ai vu M. Dupuytren pratiquer l'introduction de plus de cent canules, et cela pour de simples tumeurs lacrymales, comme il les nommait. Nous reviendrons à ce sujet en parlant du traitement de la sténochoris ou oblitération du canal.

C'était encore contre des dacryoblennorhée sans fistule du sac que Méjan recommandait son séton, puisqu'il recommandait d'introduire le fil de soie par le point lacrymal au moyen d'un stylet qui arrivait dans la narine. Je le demande, le procédé était-il applicable lorsque le canal était oblitéré?

Comment s'étonner ensuite que ces procédés aient été infructueux, puisque le séton et la canule étaient dirigés contre une maladie qui n'existait pas, et étaient insuffisans pour l'affection véritable?

DE LA FISTULE DU SAC LACRYMAL.

L'on entend par ce nom l'ouverture fistuleuse du sac

lacrymal à la peau. Cette désignation est plus précise que celle de tumeur lacrymale ulcérée, de fistule lacrymale, qu'on lui donnait autrefois. Cette maladie peut se présenter sous la forme d'ulcération large et profonde, ou sous celle d'un pertuis varié de grosseur, et qui est parfois imperceptible. Cette maladie est complète quand le trajet fistuleux perce le sac et les tégumens qui le recouvrent ; incomplète quand se sac s'est crevé sous la peau sans que celle-ci soit percée, ce qui ne tarde pas à arriver, et ce qui devrait, à la rigueur, faire disparaître cette division dont nous venons de parler.

En disant que la fistule du sac est simple ou compliquée, l'on entre dans une classification plus vraie, plus réelle que la précédente. Elle est simple quand l'ouverture du sac est parallèle à celle de la peau, lorsque le canal nasal est libre, lorsqu'il n'existe dans le sac ni concrétion, ni végétation, ni polypes ; lorsqu'enfin il n'y a ni carie ni nécrose. La fistule du sac est compliquée lorsque l'ouverture de la peau est plus ou moins éloignée de celle du sac, lorsqu'il existe des callosités dans le sac ou des produits anormaux, enfin quand il y a exostose, périostose, carie ou nécrose des parties constituantes ou environnant le canal lacrymal.

La fistule du sac lacrymal ne peut être méconnue ni confondue avec une autre maladie ; elle se reconnaît à une petite ouverture aboutissant à la peau, dans un des points du sac ou de la circonférence, à travers laquelle s'échappe une mucosité purulente, granulée, et mêlée au fluide lacrymal. Quand l'ouverture est un peu large, la pression ne fait rien refluer par les points lacrymaux ; si l'ouverture est petite et que la pression exercée par le doigt soit un peu forte, la matière reflue alors par les points lacrymaux.

Le premier devoir du chirurgien consiste à s'assurer si la fistule est simple ou compliquée ; pour y parvenir, on introduit dans le sac lacrymal, et de là dans le canal nasal,

en lui donnant une direction verticale, quoiqu'un peu inclinée en arrière. Quand on est parvenu dans ce conduit,
on pousse l'instrument jusque dans les narines. La difficulté que l'opérateur éprouve à faire suivre à la sonde le
trajet que nous venons d'indiquer, fait connaître que la
voie n'est point entièrement libre, et l'instrument, après
avoir cheminé pendant quelques instans, se trouve arrêté
tout à coup. Le chirurgien doit examiner avec soin l'o-
deur, la couleur et la densité du fluide. Lorsque le pus est
verdâtre, fétide ; lorsqu'il colore la sonde d'argent, l'on
présume qu'il y a carie des os environnans et soutenant le
sac. Ces présomptions deviennent des certitudes lorsque le
stylet rencontre un os rugueux et dénudé.

Toutes les fois que la fistule lacrymale est simple, c'est
une maladie sans conséquence quoique difficile à guérir,
lorsqu'elle persiste et constitue une petite infirmité que
l'on peut dissimuler en la couvrant avec un petit fragment
de taffetas gommé.

Lorsqu'elle est compliquée, elle peut amener des accidens graves du côté des os.

Le traitement quelle que soit la nature de la maladie,
doit toujours tendre à faire cicatriser le point fistuleux. La
simplicité de la fistule n'est point une garantie de la promptitude de la guérison ; il arrive fort souvent que la perforation du sac, suite d'une inflammation aiguë simple, ou
résultat d'une cause traumatique, éprouve les plus grandes difficultés pour se cicatriser, tandis que souvent une
fistule tortueuse entourée de callosités se cicatrise très-
vite. Dans d'autres circonstances la cicatrice marche rapidement vers l'occlusion : lorsque tout à coup elle s'arrête
et laisse un petit trou imperceptible à travers lequel suinte
de temps en temps quelques gouttes d'humeur lacrymale.
Toutes les fois qu'il y a inflammation un peu vive avec
engorgement de tissu cellulaire, il faut avoir recours aux
cataplasmes pour accélérer la suppuration et le dégorge-

ment des parties. Lorsque la plaie est au contraire chronique, atonique, entourée de callosités, il faut panser avec des bourdonnets de charpie enduits d'onguent digestif aiguisé avec quelques grains de potasse caustique; lorsque ce moyen n'est pas assez actif, il faut attaquer les callosités ou le bord de l'ulcère avec du nitrate d'argent fondue. Quelquefois on est même obligé d'employer la potasse caustique. Il est des cas dans lesquels tous ces moyens ne suffisent pas. M. Dieffenbach a pensé que l'on pourrait oblitérer l'ouverture du sac en enlevant circulairement tous les tissus calleux, puis en transplantant un morceau de la peau du nez : ce procédé autoplastique, recommandé par Dieffenbach, n'a jamais été, je crois, employé. Lorsqu'il ne reste qu'un petit trou fistuleux, on cautérise l'ouverture et l'on cherche ainsi à oblitérer le trou. Je crois que l'on peut tirer un très-grand parti du procédé suivant, que j'ai déjà employé avec succès.

Il suffit de traverser les deux lèvres de la plaie cutanée avec une petite aiguille courbe armée d'un fil plat, au moyen duquel l'on rapproche les deux lèvres de la plaie, et on obtient ainsi une réunion par première intention.

1re OBSERVATION.

Fistule simple du canal lacrymal produite par une piqûre de sangsue.

Une jeune fille âgée de neuf ans, se présenta au dispensaire ophthalmique pour se faire traiter d'une dacryoblennorrhée sub-aiguë. La tumeur était grosse comme une belle fève. Je conseillai l'application de quelques sangsues dans la narine, ce que la jeune fille ne fit point, car elle les plaça sur le sac nasal. Une d'entre elles traversa celui-ci de part en part et produisit un petit abcès phlegmoneux qui resta fistuleux. A travers une ouverture ayant une demi-ligne, s'échappait de temps en temps un fluide épais et glutineux ; je cautérisai à plusieurs reprises l'ouverture avec un crayon de nitrate d'argent, et ne tardai pas à en obtenir la cicatrisation.

2ᵉ OBSERVATION.

Fistule du sac lacrymal à peine visible ; cautérisation avec une aiguille rougie au blanc ; guérison.

Madame de Torijos, épouse du malheureux général de ce nom, avait été atteinte en Angleterre d'une dacryocystite aiguë phlegmoneuse, et qui fut ouverte par M. Guthrie, de Londres. L'état inflammatoire disparut promptement, mais il resta un petit trou fistuleux qui pouvait à peine recevoir une soie de sanglier. Elle avait inutilement tenté d'obtenir l'oblitération de ce trou ; il finissait par une apparence de cicatrisation, qui durait vingt-quatre heures, temps au bout du quel il avait l'habitude de s'ouvrir de nouveau. Cette dame me fut présentée par un ami, M. Paz Gomez, sécrétaire du gouvernement civil de Malaga. Après avoir essayé toutes espèces de cautérisations potentielles, j'eus recours au cautère actuel, et avec une aiguille rougie à blanc, je cautérisai la plaie, qui ne tarda point à se cicatriser.

Des renseignemens postérieurs m'ont appris que la guérison s'était soutenue.

3ᵉ OBSERVATION.

Blessure du sac ; fistule opiniâtre ; point de suture ; guérison.

M. M***, âgé de vingt-six ans, en voulant enlever un canif à son frère, s'ouvrit assez largement le sac lacrymal ; cette plaie ne se cicatrisa point, quoi qu'il n'y ait pas eu de tumeur. Fatigué d'employer tant de médications inutiles, j'essayai un point de suture pratiqué avec une petite aiguille courbe excessivement fine. Avant d'affronter les deux bords de la solution de continuité, j'eus soin de les toucher à plusieurs reprises avec un petit pinceau imbibé de teinture concentrée de cantharides.

Au quatrième jour, la cicatrisation était complète. J'enlevai avec précaution le point de suture. J'ai rencontré depuis le malade parfaitement guéri.

Beaucoup de chirurgiens, et Dupuytren entre autres, confondant la fistule du sac avec celle du canal nasal, ont employé contre elle la canule, le séton sans aucun avantage. Lorsqu'il existe des symptômes de carie de l'os, il ne faut point se hâter de faire cicatriser trop tôt la plaie du sac; car si l'os venait à s'exfolier, il se produirait un abcès nouveau qu'il faudrait peut-être évacuer artificiellement. Lorsqu'il y a défaut de parallelisme marqué entre la peau et celle du sac, il faut avec un bistouri agrandir l'incision en pénétrant tous les tissus à la fois. De cette manière, on rend une fistule composée parfaitement simple. Enfin, si la maladie est attribuée à une cause constitutionnelles, telle que la syphilis, les dartres ou les scrofules, il faut la combattre par les mercuriaux et les préparations iodurées. Il arrive parfois que tous les moyens échouent pour obtenir une cicatrisation de la fistule, ses bords se renversent et deviennent calleux. Les cautérisations successives ne produisent aucun résultat, à moins toutefois que l'on n'emploie le cautère actuel. J'ai vu quelques applications successives du fer rouge terminer des abus fistuleux du sac qui avaient résisté à toutes les autres médications.

DES POLYPES DU SAC NASAL.

La présence des polypes dans la narine et obstruant le canal nasal n'est pas une chose rare; on en rencontre souvent des histoires dans les auteurs. Il n'en est pas de même du polype du sac nasal ; car Schmidt, qui a écrit un volume *ex professo* sur la maladie des organes lacrymaux, praticien aussi recommandable qu'observateur judicieux, n'en fait aucune mention. Cependant Walther en observa en 1828, dont il consigna l'histoire non seulement dans son Journal (1), mais encore dans une dissertation d'un de ses élèves, le docteur Kersten (2) ; mais déjà avant lui, Jamin (3) avait observé un polype qui prenait son origine dans le canal nasal.

Ce polype, situé dans le canal nasal, existait conjointement avec une blennorhée du sac, et une obstruction du canal nasal. On ne l'avait point diagnostiqué d'avance et lorsque ce professeur ouvrit le sac nasal, il rencontra ce corps étranger qui n'était point un bourgeonnement de la muqueuse, comme l'ont cru quelques personnes, mais un véritable polype. Le professeur Walther l'excisa avec des ciseaux, puis il détruisit la sténochorie du canal. Ce polype, lorsqu'il fut extrait, était ovoïde, du volume d'une aveline moyenne, doué d'un pédicule par lequel il adhérait à la paroi intérieure du sac nasal qu'il remplissait presque en entier. Il était fort et résistant comme ceux des polypes nasaux, connus sous le nom de sarcomateux (fleissch polypen). La surface était lisse et homogène ; mais il n'était point entouré d'un sac fibreux comme ceux des fosses nasales et de la matrice.

J'ai été aussi à même d'observer un polype de cette nature, et c'est encore le hasard qui m'a servi.

(1) *Grœfe, und Walther journal.* Band I, st. 1, 5 : 133.

(2) Kersten, *Dissertatio de dacryolithe.* Berolini, 1828.

(3) Jamin, *Dissertation sur les maladies des voies lacrymales,* p. 299.

OBSERVATION.

Tumeur située au grand angle de l'œil, dans la région du sac lacrymal, attribuée à une canule remontée; polype du sac; extraction de la canule et du polype.

Un jeune homme, âgé de vingt-deux ans, mécanicien, demeurant à Paris chez M. Valogne, horloger, rue J.-J. Rousseau, n° 16, avait été atteint d'une dacryocystite blennorhoïque et consulta M. Lisfranc, qui le fit entrer dans son service à l'hôpital de la Pitié, et lui plaça une canule en argent qui entra avec la plus grande facilité. Pendant quelques semaines la tumeur du sac s'affaissa, l'écoulement se suspendit et, comme de coutume en pareille occurrence, l'on proclama une guérison radicale. Quelques mois à peine s'étaient écoulés que la tumeur et la pyorrhée avaient reparu. Peu à peu cette tumeur prit une certaine consistance, et le malade s'aperçut qu'en pressant sur elle il faisait bien sortir un peu de matière, mais qu'elle ne s'affaissait plus sous le doigt comme autrefois, c'est dans cet état qu'il se présenta à la consultation gratuite du cloître Saint-Méry. Après l'avoir examiné avec soin, je ne tardai pas à reconnaître qu'en effet cette tumeur ne s'affaissait plus sous la pression, mais encore que l'on y reconnaissait deux points offrant une résistance assez notable, l'une dure et inflexible, l'autre un peu plus molle et élastique. Dans la première je n'hésitai pas à diagnostiquer une canule remontée; quant à l'autre, je la considérai comme une hyperthrophie du sac. Convaincu de la nécessité d'enlever la canule, j'incisai largement le sac. A peine l'incision fut-elle faite que j'aperçus un corps globuleux qui faisait hernie et qu'il me revint dans l'esprit l'observation si intéressante du professeur Walther. Je reconnus alors que c'était un polype analogue à celui décrit par le professeur de Munich. En promenant une sonde autour desa circonférence, je rencontrai la canule, qui fut extraite immédiatement au moyen du crochet de Dupuytren.

Je chargeai alors le polype avec une pince à dissection à mors renforcés, et après l'avoir plusieurs fois tourné sur lui-même, j'en opérai facilement l'extraction. Puis je cautérisai son point d'insertion avec un crayon de nitrate d'argent fondu, de là je cautérisai le canal nasal, et je reconnus qu'il était complétement libre.

Cette opération fut pratiquée en présence de MM. Cadet de Villedieu, Duperret et Joubert. La canule était fortement oxidée, mais nullement oblitérée. Je la remis au docteur Bereg, de Dresde, comme un souvenir de l'opinion que je professe sur son usage, et dont je m'occuperai en temps et lieu.

La plaie se cicatrisa, et, au moyen de quelques collyres astringens, je ramenai le sac à ses conditions primitives et fis disparaître la pyorrhée.

Je crois avec le docteur Neiss d'Andernach (1) qu'il est fort difficile de différencier à travers les tissus un polype de tout autre engorgement résistant, ayant son siége dans le sac. Voici selon lui les affections que l'on peut prendre pour un polype, si l'on n'y porte pas une attention extrême.

1° La tumeur inflammatoire du sac lacrymal se formant peu à peu pendant le cours de la dacryocystite.

2° Une tumeur suppurante résultat de cette inflammation et distendant outre mesure le sac devenu ainsi très-résistant.

3° Les mêmes circonstances à l'état chronique avec pus épais, concret et sortant difficilement sous la pression, circonstances qui donnent au toucher une résistance assez grande.

---

(1) *Dissertatio inauguralis de fistulâ et polypo sacci lacrymalis,* auctore Huberto Ludovico Neisse Andernacensi. Bonnæ, 1822.

4° Une hypertrophie du sac avec procidence que quelques auteurs considèrent comme une hernie, désignation tout-à-fait rejetée par Smith, mais que le professeur Walther croit devoir conserver eu égard aux faits qu'il a observés plusieurs fois.

Ces quatre catégories, que nous venons d'énumérer, ont toutes pour forme une tumeur résistante, mais en examinant avec soin, on la refoule dans sa niche osseuse. Toutes ces tumeurs sont accompagnées d'un bruissement sous le taxis qui ressemble, selon le professeur Walther, à celui que fait l'épiploon, lorsqu'on le refoule. Lorsqu'on le presse avec soin, en graduant les efforts, on s'aperçoit qu'il s'en échappe un liquide lors même qu'on ne le voit surgir au dehors.

Si c'est un polype renfermé dans la cavité du sac lacrymal, il ne cède point sous la compression, il ne s'affaisse point, mais on le porte de toutes pièces en haut ou de côté, selon la direction qu'on lui imprime. Le doigt éprouve la même sensation que lorsque l'on presse sur une tumeur cystique cachée sous les tégumens. Et comme dans la plupart des cas l'on est obligé d'ouvrir le sac nasal, la présence du polype détruit tous les doutes.

Les polypes du sac nasal doivent être considérés comme des affections sans danger. Leur traitement, comme on le voit dans les deux observations qui précèdent, est excessivement facile il suffit de le couper ou de le tordre et de cautériser son point de départ. S'il est compliqué d'atrésie du canal nasal, on combattra celle-ci par les moyens que l'on jugera les plus convenables; si le canal est libre, il ne restera plus qu'à chercher à obtenir la cicatrisation de l'ouverture que l'on aura faite.

OBSTRUCTION DU CANAL NASAL, FISTULE LA-CRYMALE PROPREMENT DITE, STÉNOCHORIE DU CANAL NASAL (ATRESIA CANALIS LACRYMALIS).

Lorsque l'écoulement des larmes ne peut se faire dans la narine à cause d'un obstacle situé dans le canal nasal, l'on nomme cette affection, obstruction du sac nasal, sténocho-rie : c'est aussi la fistule proprement dite , car lorsque le canal est entièrement oblitéré , le sac est presque toujours ulcéré et fistuleux. L'obstruction du canal nasal peut être produite ,

1° Par l'épaississement et le boursoufflement de la mu-queuse ;

2° Par l'adhésion des membranes muqueuses entre elles ;

3° Par la périostose , l'exostose des os composant le canal ;

4° Par la présence de corps étrangers introduits dans le canal et par la destruction de celui-ci ;

5° Enfin par des concrétions pierreuses ou polypeuses existant dans différens points de son trajet.

Dans toutes ces divisions l'oblitération du canal peut être complète ou incomplète , ce qui ne change pas grand'chose à la nature des accidens; car , en général, ils sont les mêmes pour un rétrécissement que pour la sténochorie complète. En effet, dès l'instant que les larmes ne peuvent plus pénétrer dans la narine , elles s'accumulent dans le sac, elles le distendent, elles refluent sur la joue, elles ir-ritent et enflamment leur réceptacle, de la une *dacryocys-tite , une tumeur lacrymale , une hydropisie ou hernie* , affec-tions dont, comme nous l'avons dit, le point de départ est le même, et qui ne varient que par leurs phases et leurs ter-minaisons. Toutes les cinq divisions dans lesquelles nous ve-nons de classer les oblitérations du canal nasal, peuvent être simples ou compliquées, exister isolément ou se grouper à la fois.

Elles reconnaissent les mêmes causes qui produisent les maladies du sac : les fièvres éruptives, les scrofules, la syphilis, jouent un grand rôle, ainsi que les maladies de la membrane pituitaire dans l'obstruction du canal nasal.

Toutes les fois que l'ouverture du sac existe en même temps que l'obstruction du canal nasal, on peut s'assurer en profitant du trajet fistuleux, comme nous l'avons dit plus haut, pour reconnaître la nature et l'étendue de l'obstruction. Dans le cas contraire, il faut porter les moyens d'investigation par la partie inférieure du sac en se servant des précautions que nous avons indiqué plus haut.

Les oblitérations du sac nasal ne sont pas une maladie dangereuse en elle-même, difficile à guérir. Ce n'est que la présence de la carie de l'exostose, résultat d'une affection constitutionnelle qui peut lui donner une certaine gravité. L'indication que le médecin a à remplir, consiste à rétablir le cours des larmes par le passage nasal. Pour arriver facilement à ce but il doit prendre en considération l'état des parties, la cause de la maladie et la nature de son siége. L'examen attentif des cinq catégories dont nous avons parlé lui en facilitera les moyens; nous allons les passer en revue.

A. *Epaississement et boursoufflement des muqueuses.*

Lorsque l'obstruction du canal nasal est due simplement à l'obstruction de la muqueuse, il existe presque toujours une blennorrhée du sac avec ou sans fistule. Lorsque l'on presse sur celui-ci en ayant soin d'oblitérer avec le doigt les points fistuleux et les points lacrymaux, l'on parvient toujours, ou presque toujours à faire refluer dans le nez une partie de la mucosité existant dans le sac; par l'ouverture naturelle ou artificielle du sac, on pénètre dans le canal que l'on parcourt avec plus ou moins de facilité.

Le cathétérisme inférieur fournit à peu près des résultats analogues, lorsque comme nous l'avons dit plus haut, l'épaisseur de la membrane pituitaire permet d'y pénétrer.

B. *Adhésion des membranes muqueuses entre elles.*

Quoique l'adhésion des membranes muqueuses entre elles soit excessivement rare, elle existe cependant, surtout lorsque l'inflammation interpose entre elles des produits qui finissent par s'oblitérer. Ici se présente les mêmes moyens d'exploration et les mêmes symptômes morbides.

C. *Oblitération produite par la périostose, l'exostose ou la destruction du canal nasal, par les maladies des os.*

L'obstruction du canal nasal due à une maladie du périoste est beaucoup plus commune qu'on ne le croit généralement. Rowley (1) l'avait déjà observée bien souvent, et lorsque cette maladie persiste, elle finit par dégénérer en exostose, et à oblitérer complétement le canal nasal. L'exostose à son tour peut être envahie par la carie; c'est surtout lorsque l'affection est de nature vénérienne qu'elle ne tarde pas à modifier singulièrement l'état du conduit osseux. Ainsi lorsqu'un lupus vénérien a dévoré le vomer, la cloison moyenne, les cornets et quelques parties d'éthmoïde, l'os unguis ne tarde pas à se détruire lui-même, et l'apophyse montante de l'os maxillaire privée de l'appui se déjette en dedans et efface le canal. Voici ce qui arrive quand la maladie passe de l'intérieur à l'extérieur : Quand elle débute par le canal, elle l'oblitère d'abord; les os se corrodent, et il se manifeste des exfoliations qui le détruisent en entier.

Souvent aussi il se manifeste dans l'intérieur du sinus

(1) Rowley, ouvrage cité.

maxillaire des affections polypeuses qui ne tardent point
à ramollir et refouler la cloison de l'os maxillaire qui concourt à la formation du canal, et à le détruire, ce que j'ai
observé bien souvent.

D. *Les corps vulnérans mis en mouvement par la poudre*
à canon ou par tout autre moteur produisent quelquefois
l'oblitération du canal, soit qu'ils restent en permanence
dans la solution de continuité, soit qu'ils aient détruit et
fracturé les parties osseuses qui les constituent.

J'ai vu trois cas fort remarquables de ce genre. Le premier était une chévrotine qui était restée dans la plaie, y
détermina des accidens graves qui finirent par se calmer, lors même que le corps étranger ne fut point extrait.
Le second existait chez un mineur qui avait reçu un fragment de rocher, lui avait brisé le sac, et que l'on put extraire.
Le troisième enfin se présenta chez un ancien sapeur des
grenadiers de la garde impériale qui eut le sac complétement
détruit par un fragment d'obus à la bataille d'Austerlitz, et
qui, dès lors, a conservé un écoulement de larmes incurable.

E. *Des concrétions pierreuses, polypeuses, se rencontrent*
fréquemment dans les différens points du canal nasal.

Kersten, sous le nom de rhinolithis, a décrit plusieurs cas
de concrétions calcaires qui s'étaient formées à la partie
inférieure du canal nasal, et dont une avait pour noyau un
cotylédon de cerise qui s'était niché là, on ne sait comment.
Les autres cas n'avaient point de noyau central et s'étaient
formés peu à peu. Les concrétions qui existent dans le canal sont plus fréquentes que celles rapportées par Kersten.
Elles sont d'une structure et d'une composition analogue à
celles que l'on rencontre dans les conduits de Stenon ou de

Warton, à la différence près qu'elles sont moins homogènes et moins résistantes. Enfin les polypes des fosses nasales peuvent oblitérer la partie inférieure du canal nasal, et même provenir de ce canal.

Comme on le voit, il existe un grand nombre de causes différentes qui peuvent produire l'oblitération du canal nasal, et ce serait une insigne erreur de croire qu'on peut leur opposer une méthode unique. Le traitement qu'on leur opposera sera donc en raison des désordres reconnus ou présumés.

Il serait donc tout aussi irrationnel de tenter un moyen chirurgical pour la guérison de ces affections avant d'avoir cherché à les guérir par les moyens médicaux, lorsque l'on croit être en droit d'attribuer la maladie, soit à une cause indirecte du ressort médical, soit à une complication spécifique qui peut céder à un traitement convenable ; ainsi, toutes les fois que l'on pensera pouvoir ramener les muqueuses hypertrophiées à leur condition première, dans quelque point du canal qu'existe la maladie, il faudra le tenter avec la précaution d'insister fortement et longuement sur les moyens indiqués.

De même que pour les maladies du sac, si l'on pense qu'il existe encore un état inflammatoire assez prononcé, l'on insistera sur les moyens antiphlogistiques énergiques en suivant les indications déjà données par Pault et par Louis, et que M. Lisfranc a employés avec beaucoup d'avantage, ainsi qu'on peut s'en convaincre dans un travail publié par M. Margot (1), son élève, et dont nous avons déjà parlé en traitant de la dacryocystite. Malheureusement ce moyen ne réussit pas toujours ; il convient alors de recourir aux auxilliaires chirurgicaux, surtout s'il existe une ouverture fistuleuse au sac.

Divers moyens ont été recommandés comme capables de

(1) *Revue médicale*, octobre 1826.

vaincre l'obstruction muqueuse du canal nasal. Les principales sont :

1° Le cathétérisme avec la sonde introduite par les points lacrymaux, connu sous le nom de méthode d'Anel, le clou lacrymal à demeure de travers, et le mercure coulant employé par Blizar.

2° Le séton passant par les points lacrymaux, connu sous la désignation de méthode de Méjean, perfectionnée plus tard par Petit, Bermond de Bordeaux, et Martin de Vienne.

3° Les canules introduites par l'ouverture du sac, proposées par Vesale, Foubert, Wathen, Warton et Dupuytren.

4° Les bougies, les sondes d'argent, de plomb ou de corde à boyau, employées par Petit, Schmidt, Palucci, Scarpa, Beer, Demours et Jüngken.

5° L'injection par le canal inférieur, proposée par Laforet.

6° La cautérisation, recommandée par Harveng et Gensoul.

7° Enfin, l'ouverture artificielle des os, proposée par Woolhouse, Scharp, Scarpa, Montain et Laugier.

Méthode d'Anel. Par la méthode d'Anel, nous n'entendons point parler des injections dont nous nous sommes occupés plus haut, mais bien de l'application d'un stylet en or qu'il introduisait par les points lacrymaux, et qu'il faisait pénétrer dans le canal nasal.

Procédé opératoire. Pour pratiquer le cathétérisme de cette manière, il faut placer le malade dans la même position que pour les injections, avec la précaution de préférer le point lacrymal supérieur, parce qu'il existe un coude moins grand pour ramener l'instrument à la direction verticale, ainsi que l'a très-bien fait observer M. Blandin. Cette méthode est aujourd'hui complétement abandonnée en raison des difficultés que l'on éprouve à l'employer, du danger qui existe à faire de fausses routes et par dessus tout à son insuffisance pour détruire les obstructions muqueuses du canal lacrymal.

On peut ranger encore dans la même catégorie la méthode de Travers, qui conseille d'introduire dans les points lacrymaux un petit clou à tête, fin et délié comme le stylet d'Anel, et qu'il laisse à demeure dans le canal nasal. Les inconvéniens de cette méthode, qui peut détruire les canaux lacrymaux, ou tout au moins surdilater leur ouverture, n'offre point des résultats curatifs qui puissent les faire impunément affronter.

Méthode de Blizar. Blizar, se fondant sur ce que les injections proposées par Anel avaient guéri des engorgemens des organes lacrymaux pris sans contredit pour des maladies du canal, pensa que l'on pourrait leur substituer avec avantage le mercure coulant, surtout en donnant à celui-ci une certaine force, par l'élévation de la colonne mercurielle. A cet effet, il inventa un tube long de cinq ou six pouces, et même plus, terminé à sa partie inférieure par un siphon d'Anel et à la supérieure par un ambout en forme d'entonnoir, destiné à recevoir plusieurs onces de mercure, que l'on faisait tomber dans le canal au moyen d'un robinet. Ce procédé, tout ingénieux qu'il était, ne remplit point son but; car dans des cas même excessivement simples, le mercure ne parvient point dans le nez.

Méthode de Méjean. Lorsque la tumeur n'était pas ulcérée, Méjean proposait de passer au moyen d'un stylet d'Anel, introduit par les points lacrymaux, et ressortant par le nez, un séton composé d'un fil de soie très-uni et très-fin; lorsque ce fil est une fois arrivé dans la narine, on le fait sortir de quelques pouces, puis on y suspend par un nœud simple mais serré quelques brins de charpie ou mieux encore des fils de coton commun, que l'on enduit d'un peu de cérat; on retire alors le séton par le point supérieur et l'on fait parvenir la mèche dilatatrice dans le conduit nasal; chaque jour on augmente le volume du corps dilatant, et l'on finit par ce moyen à rendre au canal son ancienne ampleur. Malgré ces avantages, ce procédé a été abandonné, par la raison qu'il est d'abord opposé au cathétérisme par la méthode d'Anel, ensuite parce que le fil passé dans les points lacrymaux ne tardait pas à les enflammer, les ulcérer et même les fendre dans toute leur longueur. les symptômes maladifs se transmettaient bien souvent aux paupières, qui devenaient le siége d'engorgemens ou d'inflammations plus ou moins rebelles.

Procédé de Petit. Afin de faire disparaître la plupart des inconvéniens reprochés au procédé de Méjean, Jean-Louis Petit (1) proposa d'ouvrir toujours le sac lacrymal, et de faire passer par cette ouverture artificielle le séton de Méjean. Afin de rendre ce passage plus facile, l'on a proposé divers procédés. Aussitôt que le stylet était arrivé dans les narines, Méjean et Petit le saisissaient avec un crochet mousse. Cabanis proposa une plaque criblée pour l'amener plus facilement au dehors. Jurine proposa un trois-quart canule ; Pellier et Fournier un petit morceau de plomb ; enfin Giraud, de l'Hôtel-Dieu, substitua à tous ces moyens sa canule à ressort de montre, dont la spirale, fonctionnant comme la sonde de Bellocq, vient se présenter très-facilement à l'anfractuosité inférieure des narines.

Maintenant que nous sommes arrivés à l'ouverture du sac lacrymal, comme moyen curatif des affections du sac lacrymal et du canal, nous ne devons pas passer outre, sans faire connaître quelques considérations d'anatomie chirurgicale indispensables pour pénétrer convenablement.

INDICATIONS ANATOMIQUES POUR TROUVER LE CANAL.

Il y a long-temps que Scarpa avait indiqué de prati-

(1) *Mémoires de l'Académie de chirurgie, et Traité des maladies chirurgicales,* t. 1, p. 304.

quer l'ouverture du sac nasal, immédiatement sous le tendon du muscle orbiculaire des paupières, à la pointe de l'espace triangulaire, dont la partie supérieure est droite et formée par le tendon en question, et l'inférieure concave interne se trouve formée par la concavité de l'arcade inférieure de l'orbite. Plus tard, Boyer fit connaître une donnée importante pour trouver l'ouverture supérieure du canal nasal; elle est fournie par le rebord osseux qui limite en bas et en avant la gouttière lacrymale. Pour reconnaître cette saillie, on porte le doigt indicateur sur le bord orbitaire inférieur externe, on le fait filer vers l'angle interne de l'œil; il ne tarde pas à rencontrer l'élévation qui doit servir de guide.

Procédé de M. Lisfranc. Il était réservé à M. Lisfranc de donner des indications plus certaines pour reconnaître cette ouverture, que la saillie dont nous venons de parler n'indique pas suffisamment, lorsque ces parties molles sont tuméfiées. D'un autre côté, il n'avait pas tardé à reconnaître qu'il pouvait exister trois rapports différens entre les parties indiquées, savoir :

- 1° Que le tendon du muscle orbiculaire pouvait recouvrir le sac lacrymal dans toute sa longueur.

2° Qu'une partie seulement du tendon recouvrait le sac lacrymal.

3° Que le tendon ne s'étendait que jusqu'au sac lacrymal.

4° Enfin, que chez les individus dont la base du nez est très-étroite, le tendon du muscle orbiculaire dépasse de beaucoup l'apophyse montante de l'os maxillaire ; ce qui place le sac lacrymal en dedans de l'extrémité interne du tendon.

5° Au contraire, chez ceux dont la base du nez était très-large, le tendon, reproduit dans toute sa longueur sur l'apophyse montante de l'os maxillaire supérieur, ne se trouvait alors en aucun rapport avec le sac lacrymal.

Afin de s'assurer plus directement de ces rapports,

M. Lisfranc propose la mesure suivante : l'opérateur tend avec une main la commissure interne des paupières pour rendre plus saillant le tendon du muscle orbiculaire ; il porte l'indicateur de l'autre main, le long du bord inférieur de l'orbite, jusqu'à ce que le globe soit arrivé dans l'angle interne de l'œil, où il se trouve arrêté par la saillie que forme l'os maxillaire supérieur ; on examine alors la position de la commissure interne des paupières. De cet examen, M. Lisfranc a déduit les conséquences pratiques suivantes :

1° L'espace inter-orbitaire est-il étroit ; le tendon ne repose qu'en partie sur la face antérieure du sac lacrymal, la ponction doit être faite en dedans de la commissure des paupières.

2° Cet espace est-il, au contraire, large ; le tendon se trouve logé dans toute sa longueur sur la face antérieure de l'apophyse montante, la commissure interne repose sur le sac, et c'est sous elle que la ponction doit être faite.

3° L'espace orbitaire est-il encore plus large, on voit sur l'apophyse montante non seulement le tendon du naso-palpébral, mais encore la commissure interne, et c'est au dehors de cette commissure que la ponction doit être indiquée.

4° Le doigt indicateur porté sur la face antérieure et inférieure de l'apophyse montante, fera reconnaître les dispositions anatomiques variées que nous venons de signaler ; car si le doigt appuie sur les callosités situées au côté interne de l'apophyse montante, elles devront nécessairement fléchir, céder à la pression, ce qui ne saurait avoir lieu quand elles reposeront sur l'apophyse montante.

5° Quand l'œil est très-cave, la ponction doit être faite bien en avant du tendon du naso-palpébral ; s'il est, au contraire très-saillant, il faut refouler en arrière avec le bistouri les parties molles, et le tendon est alors situé en avant du conduit des larmes.

« La direction du canal nasal est, selon M. Lisfranc, celle d'une ligne qui, partant de son orifice supérieure, irait croiser la ligne médiane du corps à un pouce environ au dessus des fosses nasales, en formant, par cette réunion, un angle à sinus inférieur de onze degrés. C'est pour cette raison que l'on doit, dans la ponction du sac, le bistouri étant enfoncé d'abord verticalement, jusqu'à ce que la lame soit arrêtée, incliner l'instrument sur la racine du nez, et lui donner la direction précitée. Ce point est d'une grande importance pour l'introduction des stylets et des canules; la direction du canal a à peine varié d'une ligne sur une innombrable quantité de têtes que nous avons eues à notre disposition (1). »

Dans sa thèse pour l'agrégation, M. le professeur Paul Dubois (2) a fait connaître que l'axe du canal nasal avait des rapports divers avec l'arcade sourcilière, en raison du développement plus ou moins grand des sinus frontaux. Ceux-ci sont quelquefois tellement proéminens, surtout chez les individus de la race Mongole, Chinoise et Japonaise qu'il est douteux que l'on pût pénétrer convenablement dans le canal sans employer un bistouri à lame un peu concave et sur le plat. Si le front était le siége d'une exostose, cette modification de l'instrument deviendrait indispensable.

Quant à la longueur du canal osseux proprement dit, les expériences de La Harpe (3) et surtout de M. Bourjot (4), prouvent qu'elle varie ainsi que la largeur. Nous croyons être agréables à nos lecteurs en leur donnant le tableau qu'a fait à ce sujet M. Bourjot.

(1) Margot, mémoire cité.

(2) P. Dubois, *Competitio ad agregationem*. Parisiis, 1825.

(3) La Harpe, *De tubuli metallici usu in cura obstructionis canalis lacrymalis*. Collect. de Radius, t. III, p. 138.

(4) Bourjot Saint-Hilaire, *Journal des connaissances médico-chirurgicales*, février 1835.

Tableau de la largeur et de la longueur du canal osseux des larmes.

SUR 54 TÊTES DE DIFFÉRENTES RACES.

EXPLORATION par la sonde.	LIGNE de diamètre.	LIGNE de longueur.	NATIONS.	OBSERVATIONS.
Nos				
5	1 3/4	5		Lames de l'unguis très-développées.
2	1	5		Nota. Bride osseuse formant pont entre la lame externe de l'unguis et l'apophyse montante.
10	3	3		
6	2	5		Ces mesures ont été prises sur douze Français adultes, du sexe mâle, décédés soldats au Val-de-Grâce. — La longueur du canal est dans cette mensuration trop forte; elle comprend toujours toute la portion évasée, jusqu'à l'attache du cornet.
5	1 3/4	5	Français.	
5	1 3/4	5		
6	2	5		
6	2	5		
7	2 1/4	3 1/2		
6	2	5		
5	1 3/4	5		
5	1 3/4	5		Nota. Sujet à l'état frais, ayant la face très-haute et le nez aquilin. Age, 45 ans : avait deux points lacrymaux supérieurs.
7	2 1/4	6		
5	1 3/4	3		Nota. Sur un sujet, au dessous de la deuxième dentition, le canal n'a de hauteur, jusqu'au plancher, que 4 lignes au plus.
2	1	4	Européen.	
6	2	5	Européen.	
7	2 1/4	4	Européen.	
10	3	4	Européen.	Nota. Vieillard dont la tête est dans l'armoire de la dentition. (Galerie d'anatomie au Muséum.)
6	2	4	Européen.	
6	2	3	Européen Bohémien.	
7	2 1/4	5	Europ., soldat russe.	Côté gauche. } Différence d'une demi-ligne d'un canal à l'autre. Côté droit...
5	1 3/4	5		
3	1 1/4	4	Européen cosaque.	La gouttière complétement formée par l'apophyse montante, l'unguis très-petit.
4	1 1/2	5	Européen russe.	La longueur du canal n'est pas influencée par la hauteur de la joue, qui dépend du bord alvéolaire.
6	2	4	Européen morabe.	Unguis formant bien l'infundibulum.
5	1 3/4	4	Europ. fille cosaque.	Unguis peu développé.
5	1 3/4	3	Européen arabe	

RACE INDO-MALAISE.

EXPLORATION par la sonde. Nos	LIGNE de diamètre.	LIGNE de longueur.	NATIONS.	OBSERVATIONS.
8	2 1/2	3	Indien de Bornéo.	Maxillaire supérieur très-élevé et déprimé.
7	2 1/4	3	Indou.	
7	2 1/4	3	Javanais.	
6	2	4	Papoue (Austr. r. m.)	
5	1 3/4	4	Malais.	
7	2 1/4	3	Marrhate (Indostan.)	
7	2 1/4	4	Bengali (Inde)	
6	2	4	Birman (Inde).	
3	1 1/4	5	Néapolien (Inde)	
4	1 1/2	4	H. Van Diemen Aus	
7	2 1/2	4	H. C. de Malabar (I.)	

RACE ÉTHIOPIENNE.

7	2 1/4	5	Africain de l'intér.	
7	2 1/4	5	Madecasse.	
6	2	4	Hottentot.	Sac très-excavé.
5	1 3/4	3	Hottentot jeune.	Légère différence entre les deux canaux.
6	2	3		
5	1 3/4	3	Africain.	Écartement considérable des lames de l'apophyse montante.
8	2 1/2	3		
5	1 3/4	4	Hottentot.	Nez très-aplati, ouverture évasée.
7	2 1/4	4	Nègre Cafrerie.	
6	2	4	Nègre transporté à la Havane.	
7	2 1/4	4		
5	1 3/4	3	Momie égyptienne.	

AMÉRICAINS.

6	2	4	Mexicain.	Nez très-saillant.
7	2 1/2	3	Patagon.	
9	2 3/4	3	Amér. sauvage du N.	

RÉSULTATS GÉNÉRAUX.

On voit que le plus grand maximum varie de 1 3/4 à 2 1/4.

On trouve pour la larg.
2 à 1 lig.
2 à 1 1/4
2 à 1 1/2
1 1/4 à 1 3/4
1 1/4 à 2
1 1/4 à 2 1/4
2 à 2 1/4
1 à 2 3/4
3 à 3

La hauteur, qu'il n'est pas aussi facile de mesurer certainement, varie de 3 à 5 lignes, du plancher de l'orbite à la crête du cornet inférieur.

Ware avait déjà trouvé le canal pouvant admettre une plume de corbeau ou d'oie

Les indications d'anatomie chirurgicale que nous avons indiquées, ayant fourni les indications nécessaires, il faut alors ouvrir le sac.

Procédé opératoire. Le malade étant assis sur une chaise, comme pour le cathétérisme des plaies lacrymales, un aide se place derrière le malade dont il fixe la tête sur sa poitrine, l'opérateur saisit le bistouri étroit, fort, à lame cannelée, et le dos tourné du côté de la paume de la main (première position de Lisfranc et Malgaigne), avec le petit doigt il prend un point d'appui sur la base du nez et il enfonce la pointe de la lame au lieu d'élection, non point parallèlement à l'axe du corps, mais en portant un peu obliquement la pointe de la lame dans la direction que nous avons indiquée pour le trajet du canal nasal ; ce n'est qu'après y avoir pénétré que l'instrument doit être redressé. Aussitôt que ce temps est accompli, l'on retire l'instrument de quelques lignes et l'on fait pénétrer dans le trajet nasal et le long de la cannelure du bistouri, un stylet ou une sonde cannelée un peu forte au moyen desquels l'on pénètre facilement dans les narines, si l'obstruction est légère ; mais si l'ouverture est plus ou moins rétrécie, l'on y arrive difficilement et souvent pas du tout. On reconnaît que l'obstacle a été vaincu lorsqu'il s'écoule du sang par les narines, et lorsque le canal devient perméable à l'air. Lorsque l'on éprouve de la résistance, il ne faut point la vaincre brusquement, mais peu à peu, en remplaçant la sonde mousse par une sonde aiguë, un peu tranchante, à laquelle on imprime une rotation suffisante pour seconder la pression. En agissant brusquement, il faudrait même dire brutalement, comme le faisait quelquefois Dupuytren, l'on occasione des fractures, des enfoncemens, des décollemens. Il ne faut se décider à ouvrir une voie artificielle à travers les os que lorsque l'on a échoué. Le moyen suivant triomphe de bien des résistances ; c'est celui que Dupuytren employait pour vaincre les rétrécissemens du canal de l'urètre, et que

19*

j'ai adapté à l'obstacle du canal nasal : il consistera à laisser la sonde cannelée à demeure dans le canal pendant 24 ou 48 heures, en la fixant sur le front avec quelques tours de bande.

Lorsque le canal est rendu libre, l'on introduit alors la sonde de Girault, si l'on veut se servir du séton de Méjean.

J'ai vu M. Maunoir guérir un grand nombre de malades par ce procédé; je l'ai employé avec beaucoup de succès. Le fait suivant, tiré de la pratique de M. Maunoir, est fort intéressant sous le rapport de la guérison et sous celui d'une double opération de fistule, ce qui est assez rare.

OBSERVATION.

Double fistule du sac et des canaux lacrymaux ; emploi du séton par la modification de Petit ; guérison.

Madame Françoise Reignié, née Levront, âgée de trente-trois ans, mal réglée, lymphatique, portait depuis quelques années deux tumeurs du sac lacrymal fistuleux, fatiguée de cette double et repoussante infirmité, elle consulta M. Maunoir de Genève, qui pensa que l'opération seule pouvait triompher de cette maladie.

Le 15 octobre 1820, il pratiqua l'opération de la fistule des deux côtés, par le procédé de Méjean, corrigé par Petit. On augmente graduellement les brins de coton filé, destiné à élargir le canal nasal. Ce traitement, continué pendant six mois, fut suivi d'une guérison radicale.

Procédé de Bermond de Bordeaux. Bermond de Bordeaux (1), désirant rendre l'application du séton de Méjean plus profitable, pensa que l'on pourrait concurremment y adjoindre la cautérisation, c'est pour cette raison qu'il recommande d'introduire dans le canal nasal, des mèches escharotiques composées de la manière suivante : On prend

(1) Bermond, thèse inaugurale. Paris, 1827, n° 44.

un scrupule de sulfate d'argent fondu, réduit en poudre inpalpable, on l'incorpore à suffisante quantité de cire blanche, demi-liquéfiée, puis l'on malaxe avec soin dans un mortier suffisamment chauffé. Avec cet onguent que l'on ramollit chaque fois qu'il est nécessaire de s'en servir on enduit et imbibe les fils destinés à former la mèche dilatatoire. Lorsqu'ils sont parfaitement imprégnés, on laisse refroidir la mèche, puis on la roule entre ses doigts pour en former de petites bougies longues de huit à dix lignes, et d'une grosseur proportionnée à l'étendue du rétrécissement que l'on veut vaincre. Ainsi préparée, cette bougie est fixée sur le fil conducteur du séton, et en tirant légèrement sur lui, on la retire dans le canal nasal. Là le mélange se ramollit, la poudre caustique mise en contact avec l'humidité des muqueuses se liquéfie, et cautérise les parties environnantes. L'on répète cette cautérisation jusqu'à ce que le canal ait repris une ampleur convenable.

M. Bermond avait joint à son procédé deux autres temps qui me paraissent complétement inutiles, c'est-à-dire l'introduction d'une mèche exploratrice pour calculer les effets de la cautérisation; puis celle d'une mèche dilatatrice, capable de maintenir les parois éloignées. Ces deux temps divers sont complétement inutiles, en ce que la mèche qui a servi à cautériser peut rester à demeure et produire les mêmes résultats.

Il a été mieux inspiré en proposant de se servir du fil du séton pour introduire une sonde creuse, destinée à pousser des inspections dans le canal nasal. Pour remplir ce but, il se sert de la canule inventée par Laforest: voici comment il s'exprime à ce sujet:

» J'attache l'extrémité inférieure du fil conducteur à l'œil de la canule, et, en faisant des tractions sur l'extrémité supérieure du fil, la canule s'engage sans difficulté dans le canal nasal, j'adapte alors à la grosse extrémité de la canule le siphon d'une seringue , et je pousse dans le canal nasal et le sac lacrymal autant de liquide que je le désire; après les injections, je retire la canule, je la sépare du fil conducteur, et j'introduis de nouveau dans le canal soit la mèche caustique, soit la mèche dilatatrice. »

J'ai employé plusieurs fois avec succès le procédé de Bermond avec de très-grands avantages , et s'il n'avait l'inconvénient de tous les sétons , c'est-à-dire un fil permanent dans le nez, ce serait sans contredit, le moyen auquel je donnerais la préférence. C'est l'ennui qu'éprouvent les malades de l'assujettissement de ce procédé qui fait que son emploi est assez rare.

Le procédé de Martini (1), n'est autre que celui de Méjean, avec la seule différence que l'on emploie le fil seul, et sans mèche dilatatrice. Je n'ai rien vu qui pût justifier les éloges outrés que lui prodigue le docteur Martini, il est inférieur, selon moi, au procédé de Méjean, plus encore à celui de Bermond , il est privé de toute action dilatatrice, et ce n'est qu'en modifiant l'état des tissus qu'il peut produire quelques résultats.

C'est pour éviter les inconvéniens du séton , que Scarpa, Beer , Baratta, Helling, Demours, Rosas, Jœger, proposèrent la dilatation, mise en pratique en introduisant dans le canal nasal, par son méat supérieur, un corps dilatant , fait avec des cordes de boyau, des fils de plomb ou d'argent, ayant à leurs parties supérieurs un renflement en forme de tête, qui les maintenait en place et leur donnait la forme d'un clou, nom sous lequel ils sont généralement connus. Ce procédé réussit assez bien en général, mais il demande à être employé plus long-temps encore que le séton , il a en outre l'inconvénient d'agir sur la partie supérieure du sac, de l'affaisser, et de laisser après

---

(1) Martini , *De fili serici usu in quibusdam viarum lacrymalium morbis*. 1822, 2ᵉ volume de la collection de Radius.

lui une cicatrice plus ou moins difforme, et accompagnée d'un enfoncement désagréable.

C'est pour éviter l'ennui et la durée du traitement par le séton, par les cordes de boyau, ou par les clous métalliques, que Dupuytren adopta le traitement par application de la canule, dont il fit sa méthode de prédilection. Cette méthode, dont quelques flatteurs le déclarèrent l'inventeur, remonte à un temps bien éloigné ; elle appartient à un des hommes les plus illustres, dont le nom ait été inscrit dans les fastes de l'art ; Vesale, à qui la postérité est redevable de tant de reconnaissance pour ses découvertes anatomiques et physiologiques, doit encore être considéré comme l'inventeur de la canule dans les affections lacrymales. Bien des années après, Foubert (1) proposa ce moyen, qui fut ensuite préconisé par Wathen (2), puis par Pellier de Quengsy (3).

Procédé de Dupuytren. M. Dupuytren, comme on le voit, n'a fait que prendre une méthode dont il a modifié, il est vrai, le procédé opératoire : voici comment le décrivent MM. Sanson et Bégin, savans interprètes des opinions du grand chirurgien de l'Hôtel-Dieu :

« M. Dupuytren se sert des instrumens suivans : 1° d'une canule d'argent ou d'or, longue de vingt à vingt-cinq millimètres (huit à onze lignes), conique, plus large en haut qu'en bas, garnie à son extrémité la plus volumineuse d'un bourrelet circulaire médiocrement épais, légèrement recourbée suivant sa longueur, afin de s'adapter à la forme du canal nasal, et taillée en biseau à son extrémité la plus étroite de manière à ce que son ouverture soit dirigée dans le fond de la concavité de la courbure ; 2° d'un mandrin de

(1) Foubert, *Mémoire de l'Académie de chirurgie*, t. II, p. 205.
(2) Wathen, *A new and easy method of applying a tube for the cure of fistula lacrymalis.* London, 1781.
(3) Pellier, ouvrage cité, etc.

fer, formé d'une tige arrondie assez grosse pour entrer dans la canule et pour la supporter, de telle sorte, cependant, qu'elle l'abandonne au moindre effort. La pointe de ce mandrin doit être tellement adaptée à la canule que le bec de celle-ci ne fasse pas sur lui de saillies inégales, son autre extrémité garnie d'un bourrelet saillant, qui, foulant la canule et passant sur elle, se recourbe ensuite à angle droit, et se termine par un manche aplati disposé de manière à ce qu'en le tenant entre les doigts, et la pointe ainsi que la canule qu'elle supporte étant tournée en bas, la concavité de celle-ci soit dirigée vers l'opérateur.

» M. Dupuytren ouvre le sac lacrymal d'un seul coup de bistouri, dont la pointe est portée derrière le rebord osseux qui commence en haut le canal nasal. La pointe de l'instrument étant engagée dans ce conduit, il soulève légèrement la lame, et glisse sur elle la pointe du mandrin garni de sa canule. Le bistouri est ensuite retiré, et le mandrin enfoncé, à l'aide d'une pression médiocre, dans le canal nasal, que la canule doit occuper tout entier, de telle sorte que son bourrelet, caché dans le sac lacrymal, n'oppose aucun obstacle à la cicatrisation de la plaie extérieure. Le mandrin est à son tour retiré, l'instrument qu'il supportait reste dans le canal nasal. Le sujet n'éprouve que peu de douleurs; quelques gouttes de sang s'écoulent par la narine correspondante : si l'on ferme le nez et la bouche du malade et qu'on lui fasse faire une forte expiration, de l'air mêlé à du sang jaillit par la plaie. Ce phénomène annonce que l'instrument est convenablement placé et qu'une libre communication est établie entre le sac lacrymal et les fosses nasales. Une mouche de taffetas gommé suffit pour recouvrir la plaie, qui souvent est fermée dans l'espace de vingt-quatre heures. »

Séduits par la facilité et le brillant de ce procédé, la plupart des chirurgiens français contemporains adoptèrent ce genre de traitement. Leur exemple fut suivi par un

grand nombre de chirurgiens étrangers. Attirés par le bruit
de ses guérisons merveilleuses, les malades vinrent en foule
à l'Hôtel-Dieu ; de quelque nature que fussent les altérations
du sac ou du canal, l'inexorable canule était appliquée.
De cet engouement il résulta une foule de mécomptes et
l'on ne tarda pas à s'apercevoir que l'usage de la canule
n'était pas sans inconvéniens, sans accidens, et même sans
récidive. En pouvait-il être autrement, puisque M. Dupuytren, après avoir ouvert le sac, enfonçait sa canule
sans chercher à reconnaître l'état du canal nasal, manière
de faire qui l'exposait :

1º A placer une canule dans un conduit nasal parfaitement sain et par conséquent à pratiquer une opération inutile.

2º Introduire un tube métallique trop étroit, eu égard au
diamètre du canal, ou trop volumineux, et dans le premier
échouer dans le but qu'il se proposait, et dans le second
produire des accidens graves.

3º Produire des décollemens des portions des enfoncemens, ce qui a été observé plusieurs fois.

4º Risquer d'introduire une canule sur une canule déjà
placée : c'est ce qui est arrivée à M. Dupuytren lui-même
sur un de mes cliens. Car il ne faut pas se le dissimuler, il
est des malades qui ignorent complétement qu'on leur a
introduit une canule à demeure, ils croyaient que l'opération s'était bornée à une simple incision. M. Maunoir rapporte un fait de ce genre tout-à-fait intéressant.

OBSERVATION.

Canule implantée dans le canal à l'insu de la malade ; oblitération
après quelques années ; accidens ; extraction ; guérison.

Madame M., de Neuchâtel, en Suisse, fut, il y a une
quinzaine d'années, opérée à Londres d'une fistule lacry-

male, par MM. Phips et Wathen. Elle ignorait quelle opération lui avait été faite, et le résultat en fut parfaitement
heureux pendant plusieurs années ; mais au bout de dix
ans, ses larmes recommencèrent à tomber sur les joues ;
la région du sac lacrymal s'engorgea, et bientôt on y vit
survenir une tumeur qui, en s'augmentant, s'ouvrit, s'en-
flamma, ne se referma plus, et laissa une nouvelle fistule
lacrymale bien complète d'un très-mauvais caractère. Madame M. vint à Genève et me fit le récit qu'on vient de
lire. Je ne doutai pas qu'on lui eût introduit une canule
laissée à demeure, et la sonde confirma ce jugement. Je
l'opérai en incisant le sac lacrymal et introduisant dans son
fond une sonde d'acier très-pointue, légèrement courbée
avec la pointe de laquelle je pénétrai à travers les incrus-
tations dans l'orifice de la canule, inclinant alors la sonde
de manière à faire avec la canule un angle très-obtus, j'en
fis pénétrer ou du moins fixer la pointe dans la paroi interne du corps étranger, et dans cette situation il me fut
facile de la retirer. Cette canule était recouverte d'une espèce de concrétion jaune, terreuse, et sa cavité entièrement bouchée par la même matière. Le canal nasal avait
acquis une très-grande dimension. Il fut facile d'y passer
un fil, puis un séton (1).

La méthode de M. Dupuytren, plus que toute autre, et en
raison du peu de précaution qu'il prenait, était souvent
suivie d'accidens inflammatoires assez graves, tels que des
érysipèles, des blépharites aiguës, des coryzas accompagnés de phénomènes de réaction vers le cerveau. Il devient
alors indispensable d'extraire le tube métallique. On y
procède en pratiquant une nouvelle incision et en chargeant la canule avec une pince à dissection ou mieux encore avec les instrumens inventés à cet effet par M. Dupuytren, qui sont deux crochets dont un double et un

(1) J.-P. Maunoir, thèse pour le concours de Montpellier (1812),
p. 248.

simple, attribué à tort à M. Cloquet. C'est le double que l'on préfère en général ; il suffit de l'introduire fermé dans la canule pour que les crochets s'engagent dans le rebord du tube ; et en tirant verticalement sur l'instrument, rien n'est plus facile que de retirer le tube métallique.

Si l'on pense que les accidens sont dus à la forme ou à la pression que produisait la canule, on pourrait à la rigueur, comme le recommande M. Stœber (5). en placer une nouvelle ; mais cette pratique me paraît peu rationnelle, en ce que la nouvelle canule pourrait bien produire de nouveaux accidens, et partant, nécessiter une nouvelle opération ; mieux vaut sans aucun doute retirer tout-à-fait la canule, et la remplacer par une petite bougie en cire, que l'on conserve jusqu'à ce que les accidens soient calmés, et à laquelle on substitue alors le clou de plomb, la corde à boyau ou le séton.

Les accidens ne sont pas toujours instantanés ; c'est au moment où le malade s'applaudit de sa guérison presque miraculeuse, que la canule remonte, enflamme le sac, et reproduit une nouvelle dacryocystite blennorrhéique, simple ou fistuleuse. Ces accidens sont très-fréquens, surtout en raison de ce que la canule n'était pas en rapport avec le diamètre du canal nasal. L'inflammation et le gonflement de la muqueuse qu'elle irrite, la chasse en haut de la même manière que le périoste enflammé d'un alvéole chasse une dent bien implantée.

Dans sept ans j'ai extrait ainsi vingt-cinq canules ; je connais un grand nombre de personnes qui ont été opérées par d'autres, et dans une semaine seulement trois individus se sont présentés chez M. le professeur Cloquet, à la clinique de l'école, pour se faire débarrasser de leur canule.

Il faut alors le faire, comme nous l'avons dit, en parlant des accidens inflammatoires, mais ici l'opération est moins

(1) Stœber, ouvrage cité, pag. 54.

facile, car il arrive souvent que la canule est remontée presque sous l'orbite, où elle arc-boute. Lorsque le sac a été incisé même largement, il devient impossible de rencontrer l'orifice supérieur du tube ; on ne sent que son corps ; alors il n'y a pas d'autre ressource que de saisir la canule par le milieu avec une pince à dissection très-forte, de la plier et de l'extraire. J'ai été forcé d'en agir ainsi pour extraire une canule très-longue que M. Dupuytren avait introduite à un tanneur de Saint-Germain-en-Laye. Après l'extraction, il porta pendant quelques mois un clou en plomb, et fut guéri. M. Jœger ou M. Rosas de Vienne, éprouva une grande difficulté pour extraire une canule remontée et placée par M. Arrondson sur un négociant allemand, que j'ai vu plusieurs fois, ainsi que M. Sichel.

Si l'on pouvait comparer le nombre des canules retirées à celles des canules introduites, je crois que cela suffirait pour calmer l'enthousiasme de M. Malgaigne (1). Nous lui en demanderons compte après quelques années de sa propre expérience. Déjà MM. les professeurs Sanson et Velpeau, chauds partisans de cette méthode, reviennent de leur opinion sur sa valeur réelle. Lorsque l'on tiendra compte en même temps des fausses routes, des perforations du voile du palais par l'instrument placé, ce qui a été vu plusieurs fois, l'on saura que l'application de la canule est une méthode incertaine : quelle que soit la forme donnée à la canule, les inconvéniens restent les mêmes, malgré les modifications qu'ont voulu y apporter Brachet, Tadei (2), Tagliaferri (3), Bourjot Saint-Hilaire (4), et enfin le professeur Ritterich de Leipzick (5), qui employait

(1) Malgaigne, thèse pour le concours de l'agrégation. Paris, 1835.
(2) Tadei, *Della cura della fistola lacrimale.* Livorno, 1824.
(3) Tagliaferri, *Della fistola lacrimale.* Parma, 1827.
(4) Mémoire sur les voies lacrymales (*Journal des connaissances médico-chirurgicales.* 1835.
(5) Ritterich, *Oratio solemnis.* Leipzick, p. 12, fig. 105.

une canule fendue faisant ressort, modification proposée comme nouvelle beaucoup plus tard par M. Pétrequin (1).

Au moment où la méthode de Ducamp pour la cautérisation du canal de l'urètre était à son apogée, M. Harveng (2) proposa de guérir l'obstruction du canal nasal en cautérisant le trajet par l'ouverture faite au sac. En même temps M. Gensoul proposait et employait avec succès la cautérisation par la partie inférieure du canal, en substituant à sa sonde pleine exploratrice un petit porte-caustique fort ingénieux, calqué sur celui du professeur Lallemand.

Ce procédé de M. Harveng est très-convenable lorsque l'ouverture est faite au sac et que l'on peut parvenir dans le canal; depuis quelques années j'ai eu plusieurs fois l'occasion de l'employer avec une légère modification; c'est de tremper un clou à tête en plomb dans le mélange liquide de Bermond, et après que la cire est figée, on introduit le corps dilatant dans le trajet fistuleux.

Les expériences de M. Gensoul ont eu trop de témoins pour que l'on puisse les révoquer en doute, d'ailleurs mon ami Peiffert (3) en a publié un compte rendu assez exact, et la pratique de MM. Bajard et Bonnet, successeur de M. Gensoul à l'Hôtel-Dieu de Lyon, vient corroborer les faits connus. Le procédé de M. Gensoul est difficile : il faut l'étudier sur le cadavre, faire de nombreux essais pour connaître la manœuvre et les différens temps qu'elle nécessite; il est des cas où la position du cornet la rend complétement inapplicable. J'ai rencontré un cas de ce genre sur un capitaine hollandais, sur lequel avait aussi échoué M. Sichel.

Il est des cas rares, et, il faut le dire, dans lesquels on

(1) Pétrequin, *Bulletin thérapeut.*, t. X, p. 57.
(2) *Mémoire sur la fistule lacrymale et sur une nouvelle méthode opératoire.* Paris, 1824, Béchet jeune.
(3) Peiffert, Thèse inaugurale. Paris, 1830. *Archives générales de médecine*; même année.

ne peut rétablir le canal nasal ; soit qu'un corps étranger, une fracture, une exostose aient détruit ce trajet, il faut alors se résoudre à tracer aux larmes une voie artificielle.

C'est Woolhouse qui le premier renouvela la pratique de Paul d'Egine, qui consistait à ouvrir une voie artificielle aux larmes en perforant l'os unguis, il pratiquait ainsi cette opération. Le malade assujéti, l'œil sain couvert et les tégumens du grand angle tendus, il faisait avec un bistouri convexe une incision semi-lunaire qui pénétrait jusqu'à l'os, qu'il découvrait avec une petite rugine. Comme le sang l'empêchait de continuer son opération, il pansait la plaie avec de la charpie, et un jour ou deux après il perçait l'os unguis avec un petit trois-quarts, quelques gouttes de sang qui coulait par la narine indiquait que l'os était traversé ; il enlevait les esquilles, pansait la plaie avec un bourdonnet de charpie, lorsque les callositées étaient tombées, il plaçait dans l'ouverture une canule en or, assez semblable à celle de Dupuytren, mais plus courte, il injectait et sondait fréquemment les points lacrymaux, afin de faire cicatriser la plaie. Quant à la canule, elle restait en place ou tombait dans les narines. Hunter suivit la même pratique avec un instrument différent fait en emporte-pièce : Wathen crut que l'on devait forer l'ancien canal, et y mettre une canule. Puis Bell (1) proposa de substituer à la canule à demeure de Woolhouse une canule que l'on enlèverait et nettoyerait chaque jour, et que le malade porterait trois mois au moins, après quoi l'on provoquerait la cicatrice des tégumens.

Scharp indique un moyen analogue ; Ricther (2) et notre illustre maître Scarpa (3) proposèrent de perforer le sac avec un cautère rougi à blanc et un appareil particulier,

(1) B. Bell, *System of surgery*, t. III, pl. IX, fig. 50-51.
(2) Richter, ouvrage cité.
(3) Scarpa, ouvrage cité.

trop connu pour le rappeler ici ; M. Nicod, chirurgien à Baujeon, proposa la perforation et la cautérisation. Enfin M. Montain de Lyon (1) fit connaître une petite tréphine qu'il destinait à trépaner l'unguis.

Enfin M. Laugier proposa d'ouvrir avec le trois-quarts courbe de Scarpa (2), une voie aux larmes en perforant l'os maxillaire supérieur pour introduire les larmes dans l'antre d'Hygmore. Ce chirurgien conseille même d'enfoncer toute la cloison qui concourt à la formation du canal nasal, dans la crainte de voir l'ouverture s'oblitérer. Si l'expérience prouve la bonté de ce procédé, ceux qui l'emploiront n'auront qu'à placer dans l'ouverture la canule de Woolhouse ; quant au double bouton employé par Dupuytren contre la grenouillette, et que propose M. Malgaigne (3) pour le canal nouveau, je voudrais savoir comment on le placerait.

Je ne puis dire quelle est la valeur du procédé de M. Laugier, ne l'ayant jamais employé ; mais, en jugeant par analogie le procédé de M. Laugier, nous croyons qu'il a tous les inconvéniens attachés à la trépanation, avec cela qu'il peut amener des désordres graves dans le sinus maxillaire, ainsi que je l'ai vu, non pas après une opération, mais à la suite d'un coup de foret qui avait mis en rapport la cavité maxillaire avec le canal nasal : il s'établit une maladie au sinus qui nécessita l'ablation de plusieurs dents et une trépanation alvéolaire.

Les différens procédés de perforation de l'os unguis que nous avons indiqués plus haut, sont généralement repoussés aujourd'hui par la saine chirurgie. Il est reconnu que le trois-quarts ou la sonde conique font éclater l'os ou décollent la membrane pituitaire : le feu occasione une inflammation

(1) Montain, de Lyon, *Journal de la société de médecine de Paris*, t. XLVII; p. 161.
(2) Scharp, *Treatise on the operation*, pag. 183, pl. ii, f, D.
(3) Malgaigne, Manuel cité, p. 369.

vive et une nécrose de l'os, suivie d'une suppuration abondante ; mieux vaudrait, à l'exemple de Neurui, détruire le sac, le malade en serait quitte pour une stillation de larmes incurable.

M. Stœber (D.) observe que, s'il y avait une carie, l'on pourrait alors perforer l'os malade et y placer un séton.

Après avoir examiné avec soin les différens procédés pour guérir les affections des voies lacrymales, nous croyons pouvoir en déduire les corollaires pratiques suivans :

1° Toutes les fois qu'il existera une maladie du sac, il faudra la traiter par les moyens généraux et locaux indiqués plus haut, et ne se décider à ouvrir le sac que lorsque les injections médicamenteuses pratiquées par les orifices lacrymaux à la partie inférieure du canal auront échoué : alors il faudra convertir la dacryocystite en fistule.

2° Insister sur ce traitement pendant fort long-temps, et y faire concourir les douches aqueuses et de vapeurs saturées de plantes émollientes, narcotiques ou aromatiques selon l'occurrence.

3° Lorsque l'on a reconnu que le canal nasal est obstrué, employer un moyen convenable, l'expérience nous ayant appris à préférer le séton de Méjean, modifié par Petit et combiné par Bermond, avec le caustique et les injections.

4° Si l'on se décide pour le procédé de Dupuytren, il faut, après l'incision faite, explorer l'ampleur du canal afin d'y introduire une canule convenable qui presse sur les parois, sans les contondre et les enflammer.

DE L'ENCANTHIS.

On donne le nom d'encanthis à une tumeur plus ou moins volumineuse développée dans l'angle interne de l'œil et dont le siége principal est la caroncule lacrymale. Cette maladie est en général produite par une inflammation chronique de la caroncule elle-même ou des tissus qui l'environnent, cette inflammation est entretenue par des causes internes ou externes, telles que la présence de corps étrangers qui ont pénétré dans son tissu, les dragonaux que l'on rencontre souvent en Égypte (1), et la chique (*Pulex penetrans*), qui pénètre et y établit sa famille ainsi que le rapporte Brousseau (2) ; les maladies scrofuleuses syphilitiques, les affections herpétiques et enfin le mauvais état du canal intestinal. Tantôt la maladie débute par le rebord falciforme de la membrane clignotante, tantôt elle se déclare dans la caroncule elle-même et de là elle envahit les tissus circonvoisins.

Cette maladie est très-commune dans les pays chauds où je l'ai observée bien souvent : par contre, elle est fort rare en Angleterre et en Allemagne. Travers et Guthrie (3) affirment n'avoir jamais rencontré d'encanthis de mauvaise nature dans ce pays. En Allemagne elle n'est pas très-commune et M. Cunier, ophthalmologiste belge d'un très-grand mérite, m'a déclaré ne l'avoir jamais rencontrée.

Il existe six espèces d'encanthis, l'inflammatoire, l'hydatideuse, l'hypertrophique, la squirrheuse, la fongueuse et la mélanique.

DE L'ENCANTHIS INFLAMMATOIRE.

A la suite de coryza, de voyage prolongé à travers la poussière où un vent très-frais, il se manifeste sur la caroncule lacrymale une rougeur assez vive, accompagnée d'une démangeaison fort incommode et d'une sécrétion de mucosités épaisses et gluantes. Cette petite maladie peut rester stationnaire pendant quelques jours puis se dissiper

(1) Arrachard, *Mémoire sur les vers des yeux*, Paris, 1778, p. 217.
(2) Thèse sur l'ophthalmie, p. Michel, 67, n. 48, 1828.
(3) Travers, *Synopsis of the diseas of the Eye*, pag. 274. Guthrie, ouvrage cité, p. 130.

d'elle-même. Mais elle peut augmenter et avec elle la sécrétion muqueuse ; la caroncule devient alors le siége d'une
maladie inflammatoire assez vive qui est rarement susceptible de résolution. Les paupières s'enflamment aussi, les
glandes de Méibomius sécrètent une plus grande quantité
de matière, les larmes coulent en abondance, et la tumeur
devient le siége de picotemens et de battemens qui annoncent la formation d'une collection purulente. Dans la
plupart des cas, l'abcès se fait jour lui-même ; après la
sortie du pus, la tumeur s'affaisse, les tissus se dégorgent,
et la guérison a lieu spontanément. Cette espèce d'en-
chantis est celle que l'on nomme vulgairement bénigne.

ENCANTHIS HYDATIDEUSE.

On donne ce nom à une petite tumeur circonscrite, transparente, qui existe sur la caroncule lacrymale, sans s'é-
tendre sous la paupière.

Je n'ai jamais rencontré cette maladie, mais le professeur Quadri en a décrit un cas fort intéressant, et le professeur Riberi (1) en a rencontré deux exemples bien tranchés dont il n'a point transmis à la vérité l'histoire détaillée.

Ces trois tumeurs n'avaient aucune apparence de vouloir
dégénérer en affections de mauvaise nature.

ENCANTHIS HYPERTROPHIQUE.

Lorsque l'inflammation ne s'est point résoute suffisamment, il se manifeste dans la caroncule lacrymale un travail
de végétation, qui lui fait souvent acquérir un volume assez
considérable : elle se présente alors, sous la forme molle,
rougeâtre, granuleuse, entourée de substance fibreuse et
recouverte de papilles ou de cryptes muqueuses, qui participent à leur tour à l'état hypertrophique général. Le
professeur Riberi a rencontré quelquefois ces tissus ma-

(1) Riberi, ouvrage cité.

lades ayant une grande ressemblance avec celui des ton-
silles hypertrophiées.

D'autres fois, quand l'inflammation a passé en suppuration, il se manifeste, autour de l'ouverture, deux petites
végétations frangées, et qui prennent rapidement un certain accroissement.

Dans les deux cas, les larmes tombent sur la joue et déterminent une maladie connue des anciens sous le nom de ῥέος.
Dans d'autres circonstances, l'excroissance au lieu de prendre la forme frangée dont nous avons parlé ci dessus revêt la
forme d'une mure (*Bacca norlandica*), qui peut atteindre
une grandeur considérable lorsqu'elle est négligée. Dans
ce cas elle s'entoure d'un certain nombre de vaisseaux
sanguins, qui s'étendent le long de la conjonctive, jusque
vers la cornée. Pour peu que des circonstances viennent
apporter de nouvelles causes d'irritation, ou augmenter
celles qui existent, la maladie revêt facilement une forme
maligne.

DE L'ENCANTHIS SQUIRRHEUX.

L'endurcissement squirrheux de la caroncule est la première forme de malignité qu'acquiert l'hypertrophique.
Elle se présente alors sous une forme irrégulière, bosselée,
indolente, d'une couleur rouge pâle, et d'une dureté plus
ou moins considérable. L'encanthis de cette forme est
d'autant plus grave, que pendant long-temps il reste
stationnaire, sans occasioner de douleur et sans apporter
d'autre inconvénient que l'écoulement des larmes; puis
tout à coup il s'ulcère, prend une couleur rouge vineux, et devient le siége de douleurs excessivement
vives qui s'irradient au front, dans les joues et les mâchoires. L'ulcère fait des progrès; non seulement il détruit
la caroncule, mais encore il pénètre profondément dans les
tissus environnans, même dans l'orbite; de ses bords ren-

I. 20

versés il s'échappe une sérosité purulente, sanguinolente, fétide. La maladie envahit le périoste, et il n'est pas rare de voir même l'os profondément affecté.

DE L'ENCANTHIS FONGUEUX.

L'encanthis fongueux n'est, à dire vrai, qu'une variété des deux qui précèdent; il se présente sous la forme d'une tumeur molle, pulpeuse, friable, ressemblant à du foie de raie ou à un fragment de placenta dégénéré. On pourrait l'appeler serpigineux; car il jette çà et là de nombreuses racines et envahit promptement les tissus environnans. Au moindre attouchement il saigne, au point qu'on le prendrait pour un fongus hématode.

DE L'ENCANTHIS MÉLANIQUE.

Cette forme d'encanthis est assez rare chez l'homme, par contre, elle est très-commune chez les chevaux, où je l'ai observée fort souvent, dans les provenances des haras de la Mandria de Civas. Je l'ai cependant observée une fois chez une jeune fille, jouissant du reste d'une bonne santé, sous l'aspect d'une tumeur noirâtre, terne, située non seulement sur la caroncule, mais sur le rebord falciforme de la conjonctive. La tumeur était assez volumineuse, tandis que dans les deux cas observés par le professeur Riberi, il y avait seulement dépôt de matière noire, sans augmentation de volume. Je pense que ce professeur a pris à tort pour une encanthis pierreux, un dépôt de matières en tout semblables à celles décrites par Kersten (1).

Dès que l'encanthis, quelle que soit sa nature, est arrivé à une certaine grosseur, elle empêche l'action des paupières, il s'oppose à ce qu'elles se ferment complétement, il déjette les points lacrymaux et produit ainsi la chute des larmes sur la joue. Quand l'encanthis revêt

(1) Mémoire cité.

des formes malignes, il pe ut occasioner de graves accidens, puis la mort. Cette terminaison funeste sera d'autant plus probable, que la maladie aura envahi le tissu
voisin et qu'elle aura été négligée , surtout si elle dépend
d'une cause constitutionnelle appréciable. .

On ne doit point porter de pronostic défavorable pour
l'encanthis hydatideux , squirrheux et fongueux , quand
la maladie n'a pas envahi les tissus environnans. Tout
le contraire a lieu lorsque la maladie est située si profondément qu'elle a attaqué le globe de l'œil et ses annexes , et que le malade est d'une mauvaise constitution.

Le pronostic sera d'autant plus défavorable que la maladie est en récidive. Le professeur Riberi a toujours vu récidiver la tumeur de nature mélanique quelque soin qu'il
eût prit pour l'extirper. Plus heureux que lui, je rapporterai un cas complet de guérison.

Le traitement d'une inflammation simple de la caroncule
lacrymale est analogue à celui de toutes les inflammations
de l'œil ; il faut seulement rechercher avec soin s'il n'existe
pas de corps étranger qui à lui seul occasione toute la
maladie ; ainsi, dans un cas fort rebelle, je découvris entre
le rebord de la caroncule et de la conjonctive un fragment
d'ongle qui y était niché depuis plusieurs jours ; ainsi dans
le cas rapporté par Brousseau (1), on trouva au centre de la
tumeur qui faisait déjà hernie à travers les paupières , une
énorme chique implanté dont l'extirpation fit disparaître
tous les symptômes inflammatoires, enfin le docteur Her-
beer découvrit chez son nègre un petit dragonneau qui
occasionait tout le mal.

Lorsque l'on ne découvre rien d'analogue, il faut tenter
quelques remèdes légèrement résolutifs, tels que l'infusion
légère de sureau, quand la maladie est déjà un peu avancée ;
au début, au contraire, les irrigations d'eau froide produisent d'excellens résultats.

(4) Michel , thèse sur l'ophthalmie , citée.

Lorsque le moyen ne réussit pas, on peut placer quelques sangsues dans la narine correspondante et sur la tempe. M. Guthrie recommande de les placer au grand angle même ; mais j'ai observé en général qu'elles produisent une fluxion érysipélateuse qui est toujours au détriment de la maladie. Lorsque l'évacuation sanguine et les autres moyens n'arrêtent point l'inflammation, la suppuration est imminente ; il faut alors la favoriser en appliquant au grand angle de l'œil un cataplasme émollient. Une fois que la suppuration a eu lieu, il faut la diriger convenablement afin de s'opposer à la formation des fongosités. On doit alors avoir recours à des collyres légèrement astringens, composés avec des préparations convenables de cuivre ou d'argent. Des chirurgiens anglais recommandent l'infusion de sabine. Les Allemands se servent de préférence d'une poudre composée de sucre d'alun et de zinc. Lorsqu'il s'élève des végétations en forme de franges, il faut les réséquer immédiatement avec des ciseaux, puis on cautérise légèrement la partie avec un petit crayon de nitrate d'argent ou de sulfate de cuivre. Lorsque la tumeur ne se dissout point sous l'influence d'un traitement semblable, il faut craindre qu'elle ne suive une des nombreuses marches dégénérescentes que nous avons décrites plus haut.

Autant que possible, il faut la faire complète ; car, en ne l'enlevant que partiellement, on court la chance de voir la maladie se reproduire. Quelques praticiens méticuleux avaient conseillé l'extirpation partielle dans la crainte que la disparition totale de la caroncule ne produisît l'écoulement des larmes sur la joue. J'ai eu plusieurs fois recours à cette opération sans avoir jamais rencontré ce résultat. Le professeur Riberi, qui a pratiqué un si grand nombre d'opérations de cette nature, n'a jamais non plus éprouvé cet inconvénient.

Procédé opératoire pour l'extirpation de l'encanthis. Il

faut faire asseoir le malade sur une chaise dont la hauteur corresponde à sa stature et réciproquement à celle du chirurgien. Pour les malades indociles ou méticuleux, il faut les coucher sur un lit ayant un oreiller solide. Quand le malade est assis, un aide se place derrière lui et fixe la tête contre la poitrine, en passant une main sous le menton, et l'autre sur le front, en relevant en même temps la paupière. Un autre abaisse l'inférieure. L'opérateur saisira la tumeur avec les pincettes à dents de rat de Maunoir, et la tirant en haut et en avant, il la tranchera d'un coup de ciseaux, et avec elle le rebord semi-lunaire de la conjonctive.

Lorsque la maladie envoie des racines dans les paupières, l'aide doit les renverser, afin de favoriser la dissection de la tumeur. Pour y parvenir avec avantage, il faut commencer par disséquer les radicules et passer ensuite à la tumeur.

Lorsque la dégénérescence de la caroncule est pédiculée, on peut la détruire en l'étranglant avec une ligature, et Pirmann dit en avoir enlevé par ce moyen une grosse comme le poing, dont il détruisit ensuite la racine par des caustiques. Quelque simple que paraisse cette opération, elle est souvent cependant suivie d'hémorrhagie imminente, ainsi que le rapporte Pellier, quand l'encanthis a une base excessivement large, et que les racines s'étendent fort loin ; voici comme Scarpa conseille de s'y prendre pour l'enlever plus facilement : Le malade étant assis sur une chaise et maintenu par un aide, l'on amène la tumeur avec un petit scalpel convexe ; puis lorsqu'elle sera isolée dans tout point, on la soulèvera avec des pinces, et on enlèvera tout ce qu'on pourra, car il n'est pas toujours possible de tout enlever. Il faut de même cerner tout le mal quand on a enlevé une tumeur profondément ulcérée et qui a attaqué le périoste : si celui-ci est malade, il faut le ruginer et même porter le cautère actuel sur les points compromis.

Dans toute opération, l'opérateur doit avoir soin d'épargner les points lacrymaux ; aussitôt que l'opération est faite, l'on absterge la plaie avec de l'eau froide et l'on panse convenablement.

Il est inutile de rapporter des cas d'inflammation simple de la caroncule ; nous nous bornerons à parler des cas dits malins.

1re OBSERVATION.

Encanthis fongueux ; extirpation ; application d'un bouton de feu ; guérison.

M. de F***, ancien major au 11e cuirassier, âgé de soixante ans, portait à l'œil droit un encanthis très-volumineux qui datait d'une inflammation chronique, produite pendant qu'il commandait à Velletri, par une piqûre de taon. Quoique cette affection durât depuis 15 ans environ, elle n'avait occasionée ni gêne ni douleurs, lorsque tout à coup (1831) elle grossit, devint douloureuse, écarta les paupières et gêna leur mouvement. Trop raisonnable pour ne pas sentir les conséquences de cette augmentation de volume de la tumeur, dont M. Demours l'avait au reste prévenu, il se décida à la faire enlever, ce que je fis en suivant en tout point les préceptes indiqués par Scarpa. Comme il y avait une petite racine qui s'étendait profondément, je crus prudent de la toucher avec un fer rougi à blanc ; la guérison fut parfaite et s'est soutenue depuis.

2e OBSERVATION.

Encanthis mélanique ; extirpation ; cautérisation avec la potasse caustique ; guérison.

Madame *** me fut adressée par le comte de la Madelaine ; elle portait un encanthis mélanique développé spontanément ; quoique cette tumeur n'occasionât aucune chaleur , comme elle avait une marche essentiellement envahissante, je conseillai l'extirpation ; je la pratiquai en 1828, à Turin ; elle fut très-facile, mais la tumeur envoyait deux prolongemens en forme de queue d'hirondelle, de chaque côté des points lacrymaux qu'il fallait ménager.

Comme la maladie ne s'élevait que fort peu au dessus du niveau des tissus, je pensai qu'il était convenable de l'attaquer avec de la potasse caustique, placée avec une allumette. Ce traitement fit disparaître toute la maladie, et la guérison a été complète.

MALADIES DE L'ORBITE.

Dans un espace aussi rétréci que l'orbite, on peut rencontrer toutes les maladies qui attaquent le corps humain.
VELPEAU, *Leçons cliniques.*

Comme l'a très-bien fait observer le savant professeur auquel nous empruntons cette épigraphe, l'orbite peut être sujette à une foule de maladies isolées ou groupées. Aussi les affections de l'orbite doivent-elles être considérées comme très-graves, non-seulement à cause du voisinage des centres nerveux, mais encore par l'espèce d'obscurité qui entoure le diagnostic de ses maladies.

Il est donc de la dernière importance de rechercher avec soin la cause et le siége du mal, et surtout d'être excessivement réservé sur son pronostic.

Les principales maladies de l'orbite sont :

1° Les plaies pénétrantes et les fractures ;

2° L'inflammation du périoste de l'orbite et celle de son tissu cellulaire ;

3° La nécrose et la carie des os qui forment cette cavité.

3° Les tumeurs enkystées adipeuses, anévyrsmatiques, hydatideuses, squirrheuses, encéphaloïdes, osseuses et ostéo-sarcomateuses.

BLESSURE ET FRACTURE DE L'ORBITE.

Quoique profondément placées et abritées par une quantité de tissus de diverses natures, les parois osseuses qui constituent l'orbite, ne sont point à l'abri des violences externes. Ce sont en général les corps mis en mouvement par la poudre à canon ou par tout autre moteur, et les instrumens piquans, qui apportent de graves lésions à cette cavité. Les balles, la grosse dragée, les coups d'épée et de fleuret peuvent souvent contondre et briser l'orbite sans que le globe de l'œil ait été atteint en aucune manière ; dans d'autres circonstances, l'orbite n'est lésée qu'après les blessures plus ou moins graves du globe de l'œil. Les blessures de l'orbite sont en général suivies d'accidens assez graves, en raison de la grande quantité de tissu cellulaire, de vaisseaux sanguins et de nerfs que contient cette cavité, sans parler de ceux qui sont propres et inhérens à son tissu. Souvent le corps vulnérant, après avoir traversé l'orbite, pénètre dans la cavité crânienne et y détermine des accide s graves.

Les observations de Petit de Namur, dont nous avons déjà parlé à l'article Sourcils, prouvent d'une manière évidente la vérité de ce que nous avançons ici. Lorsque l'on présume que le corps qui a fait la blessure se trouve encore dans la plaie, on commence par en faire l'extraction, si c'est possible, de même que les esquilles qu'il peut avoir causées; leur présence pourraient aggraver les symptômes inflammatoires qui ne tardent point à suivre les accidens arrivés à l'orbite, auxquels viennent se joindre, avec un grand nombre de circonstances, les phénomènes de commotion et de contre-coup qui réagissent sur le cerveau.

Les fractures de l'orbite sont très-fréquentes à la suite de chutes sur la tête : c'est surtout à la partié postérieure de l'orbite qu'elles ont lieu, dans la partie formée par le sphénoïde.

Cette fracture est presque toujours suivie du déchirement des vaisseaux de l'œil et du nerf optique.

Lorsque l'individu ne succombe point, ce qui est très-rare, il faut s'attendre à voir surgir des accidens graves, comme dans toutes les plaies pénétrantes, et les traiter

20*

comme elles. Dans tous les cas, il est convenable de ne pas attendre le développement de ces phénomènes morbides; il vaut mieux les prévenir par un traitement anti-phlogistique puissant, et basé sur la constitution du malade. On recouvrira la partie blessée de compresses trempées dans l'eau froide et souvent renouvelées; on saignera au bras, au pied, selon l'occurrence, et l'on combattra les phénomèmes encéphaliques ou tétaniques, très-communs dans ces cas-là, par le tartre stibié à haute dose.

Ces moyens en général, employés avec une certaine énergie, préviennent bien des accidens ; on peut en juger par les deux faits suivans :

1re OBSERVATION.

Plaie pénétrante de l'orbite; fracture; traitement antiphlogistique énergique ; guérison.

M. M*** reçut le 6 juin 1832 un coup d'e feu qui pénétra obliquement à l'orbite gauche, et qui vint sortir à la tempe; la balle ne séjourna point dans la plaie. On enleva avec soin toutes les esquilles reconnues. Pendant quelques jours, l'on espéra de sauver l'œil, mais les parties contuses qui paraissaient avoir résisté d'abord, s'enflammèrent, et l'œil devint la proie d'une suppuration qui le détruisit. Il se manifesta alors des douleurs atroces, accompagnées de symptômes encéphaliques et de trismus. Le blessé étant fort et vigoureux, l'on insista sur les saignées générales, tartre stibié à haute dose, ce traitement fait rapidement cesser les accidens ; une suppuration de bonne nature fut rapidement suivie de bourgeons qui amenèrent une cicatrisation prompte avant le quarantième jour.

2ᵉ OBSERVATION.

Fracture de l'angle externe de l'orbite ; conservation de l'œil, due à un traitement énergique.

Dans les événemens du 6 juin 1832, on reçut à l'hôpital de la réserve (élevé temporairement pour le choléra), un voltigeur du 6ᵉ de ligne, qui avait reçu à la tête, à deux travers de doigt plus haut que l'oreille, une balle qui ne pénétra point dans le crâne, mais qui, après l'avoir contourné, vint sortir à la commissure externe de l'œil droit, sans intéresser nullement le globe de l'œil.

Quelques fragmens osseux arrêtés dans la conjonctive et extraits immédiatement, ne laissèrent aucun doute sur la lésion de l'orbite. La peau des paupières était envahie par une ecchymose considérable.

M. Lisfranc, chargé du service de ces blessés, après avoir laissé dissiper les effets moraux, suite inévitable de pareilles collisions, fit pratiquer au bras une saignée abondante. La plaie fut couverte d'un cataplasme émollient souvent renouvelé. Le malade fut soumis à une diète sévère, et comme le lendemain il éprouvait une douleur assez vive dans la tête, on réitéra la phlébotomie. Ce traitement, corroboré par l'usage de boissons rafraîchissantes, et la suppression de tout aliment, enraya tous les phénomènes inflammatoires qui accompagnent ordinairement ces lésions.

Il s'établit une suppuration de bonne nature, sous l'influence de laquelle la plaie marcha vers une cicatrisation rapide. Ce malade n'a conservé aucune difformité; seulement son œil droit est plus étroit.

INFLAMMATION DU TISSU CELLULAIRE ET DU PÉRIOSTE DE L'ORBITE.

Cette maladie se montre rarement d'une manière spontanée chez les hommes sains, qui n'ont point été soumis à des violences externes. Elle est plus souvent due à une cause spécifique, scrofuleuse, ou syphilitique, dont il existe en général d'autres traces dans l'individu. Les enfans y sont plus sujets que les adultes ; et c'est presque toujours à la suite des inflammations de la glande lacrymale que l'inflammation du périoste de l'orbite a lieu. L'inflammation du tissu cellulaire de l'orbite est en général une affection grave qu'il faut surveiller avec soin, qu'elle soit primitive, consécutive à une affection spécifique, ou à des violences externes. Il ne faut point se dissimuler qu'elles appa-raissent, dans quelques cas, à la suite des inflammations graves du cerveau, surtout lorsque les méninges sont prin-cipalement affectées, ce qui s'expliquerait plus facilement par la continuité et l'analogie des tissus.

J'ai observé plusieurs cas de ce genre à la suite du ty-phus qui ravagea l'armée austro-sarde en 1848.

L'inflammation de l'orbite suit, en ce cas, une marche ai-guë, le malade éprouve une douleur profonde dans l'or-bite, accompagnée d'un sentiment de pesanteur insuppor-table ; l'œil n'est point primitivement atteint, mais com-primé et refoulé par le tissu cellulaire, augmenté de vo-lume, il devient douloureux ainsi que les paupières, et leurs mouvemens se font avec difficulté et souffrance. La vue se perd peu à peu ; le malade est tourmenté par des visions lumineuses (photopsie), accompagnées d'intolé-rance de la lumière du jour (photophobie) ; l'œil et ses annexes deviennent le siège de douleurs atroces, qui, ac-compagnées d'une fièvre ardente, ne tardent point à pro-duire le délire et autres phénomènes cérébraux dont on sent toute la gravité. Pour peu que la maladie continue dans cet état d'intensité, la suppuration est imminente et ses ra-vages ne peuvent être calculés dans un appareil composé de tissus divers, sur lesquels elle a une si grande action ; l'œil s'enflamme ; la conjonctive se décolle du lobe, et

l'on voit apparaître dans quelques points de sa circonférence, des bourrelets muqueux, jaune sale, qui finissent
par se rompre, et par donner passage à un pus de diverse
nature. Il arrive quelquefois une rémission presque complète des symptômes après l'évacuation purulente : malheureusement cela est fort rare, car la suppuration a produit dans l'organe des désordres qui, en compromettent
l'existence, et qui, dans des cas trop fréquens, il faut le
dire, font succomber le malade.

S'il échappe à cette funeste terminaison, la vue est presque
toujours perdue, et il reste dans les tissus cellulaires des
endurcissemens partiels qui se terminent presque toujours
par des tumeurs de mauvaise nature.

Lorsque la maladie est due à une cause constitutionnelle,
elle se développe lentement, se transmet presque toujours de proche en proche, de maille en maille, et ce n'est
qu'après avoir envahi une certaine portion de l'orbite que
l'on commence à éprouver des douleurs. Souvent même,
chez les enfans qui ont été atteints d'inflammation de la
glande lacrymale, il existe déjà des symptômes de suppuration évidente, que le malade n'a encore éprouvé aucune
douleur. A peine un sentiment de pesanteur et de gêne dans
le mouvement du globe annonce-t-il la présence de la collection purulente. La conjonctive n'est le siége que d'une
légère injection, puis l'on finit par voir surgir dans un des
points de la circonférence de l'orbite une tumeur qui soulève la peau, qui l'amincit, la rougit, et finit par la percer,
si on l'abandonne à elle-même : il sort de l'ouverture un
pus séreux floconneux. Cet abcès de nature froide peut
exister sans altération des os : après avoir persisté pendant
quelque temps il se ferme assez facilement : si le contraire
arrive, il faut alors avec un stylet reconnaître la nature du
trajet fistuleux. L'on rencontre assez souvent une surface
rugueuse qui indique que l'os a été dénudé. Cette dénudation est presque toujours suivie d'exfoliations, de nécroses

ou de carie. La suppuration éliminatrice qui l'envahit, décolle la peau, détruit le tissu cellulaire environnant, et lorsque la cicatrice se forme, elle adhère presque toujours à l'os, et produit ainsi diverses difformités dont nous avons parlé en traitant des maladies des paupières.

D'après tout ce que nous venons de dire, l'on conçoit combien il est important d'agir avec énergie, lorsque l'on a à combattre une inflammation aiguë de l'orbite. Il faut insister sur les saignées générales, appliquer des compresses trempées dans l'eau froide, les remplacer par de la glace, si elles sont insuffisantes, donner à l'intérieur du tartre stibié ou du calomel à haute dose, pratiquer sur le front des onctions plusieurs fois réitérées dans la journée, avec une demi-once d'onguent napolitain belladoné; porter sur l'extrémité inférieure une révulsion active par des pédiluves aiguisés avec de l'acide chlorhydrique fumant, ou par des frictions pratiquées avec de l'alcool sinapique; si ces moyens ne produisent aucun résultat, la suppuration est imminente : c'est alors le cas de la hâter par l'application de cataplasmes et de fomentations émollientes. On ouvre l'abcès aussitôt qu'il est formé; il faut avoir soin d'inciser couche par couche les feuillets de la conjonctive, afin de ne point blesser l'œil comme on le verra dans l'observation qui termine ce chapitre. Lorsque l'abcès s'ouvre à l'extérieur, ce qui est rare dans les états aigus, on incise la peau dans le lieu le plus déclive. Dans quelques abcès, la suppuration se faisant quelquefois profondément, il est difficile de lui assigner et de reconnaître immédiatement son siége. M. Lisfranc (1) conseille alors de refouler le globe de l'œil au fond de l'orbite; par cette manœuvre l'on force le liquide à quitter son fond pour arriver à la partie supérieure, où il se présente avec la forme d'un bourrelet sous-conjonctivien, que l'on ouvre avec les pré-

(1) Voyez pag. 205.

cautions indiquées plus haut. L'ouverture une fois faite, il est important de la tenir béante ; et comme l'application d'une tente pourrait devenir nuisible, on obtient le résultat désiré en passant deux fois par jour dans l'ouverture une sonde mousse un peu forte. Si la suppuration n'a pas fait fondre tout le tissu cellulaire enflammé, il restera des indurations que l'on combattra par des moyens fondans, tels que frictions mercurielles iodurées, et surtout par les préparations d'or, dans lesquelles j'ai une grande confiance. Les accidens survenus dans la vue offrent moins de chance de guérison, en raison des altérations plus ou moins grandes qu'elle a subies.

OBSERVATION.

Méningite aiguë ; abcès consécutifs dans les deux orbites ; les deux globes sont blessés en ouvrant les abcès ; perte de la vue.

M. Bénaut, docteur-médecin, demeurant à Malesherbes près Fontainebleau, d'un tempérament sanguin, athlétique, dans la force de l'âge, fut atteint, il y a quelques années, à la suite de fatigues prolongées, d'une meningite aiguë qui faillit l'enlever. Il ne dut sa conservation qu'à l'énergie du traitement que l'on opposa à cette maladie. Sur sa fin, il se manifesta dans l'orbite des accidens inflammatoires assez vifs et rapides, à la suite desquels il apparut dans chaque œil un abcès intra-orbitaire assez considérable. Ils étaient prêts à se faire jour, lorsqu'un confrère, voulant hâter la sortie du pus, plongea imprudemment un bistouri dans chaque abcès, il évacua bien le pus, mais il blessa les globes oculaires, et il s'ensuivit une cécité incurable, de laquelle nous parlerons plus tard.

Il nous reste maintenant à tracer le traitement des abcès froids ou spécifiques qui se manifestent dans l'orbite. Rarement est-on prévenu assez à temps pour espérer quelque

chose de l'application des sangsues ou des ventouses scarifiées ; presque toujours la tumeur est déjà formée, et il n'est
guère possible que les moyens antiphlogistiques puissent
en arrêter le développement. Il est beaucoup plus convenable d'insister sur les moyens fondans et résolutifs. C'est
alors le cas d'employer des frictions avec les préparations
d'or. Depuis quelques années j'ai vu pleinement confirmer
dans mes mains les résultats qu'en avait obtenus MM. Chré-
tien de Montpellier et Legrand de Paris. Dans plusieurs
circonstances, il existait déjà quelques phénomènes de
fluctuation qui ne tardèrent point à disparaître. Lors
même qu'elle persisterait, les préparations d'or ont pour
but de faire dissiper les engorgemens qui avoisinent
l'abcès et de détruire ainsi les noyaux de tumeur, dont on ne
peut calculer les chances à venir. Une fois que l'abcès est
formé, il faut l'ouvrir assez largement pour évacuer le pus
et empêcher les décollemens successifs.

Il est important, ainsi que l'observe très-bien M. d'Ammon (1), de ne point inciser la peau dans un point qui corresponde au rebord de l'orbite, afin d'empêcher que la peau
ne prenne des adhérences avec l'os, et ne détermine ainsi des
difformités plus ou moins graves, plus ou moins désagréables à voir. M. Stœber (2) donne un judicieux conseil en
recommandant de tenir la paupière fermée par une bandelette agglutinative, jusqu'à ce que la cicatrisation soit complète. Lorsque l'on attend une exfoliation de l'os, il faut la
hâter par des injections excitantes. J'emploie avec beaucoup d'avantage, dans les cas de cette nature, les injections
faites avec la décoction de feuilles de noyer, aiguisée avec
la teinture de myrrhe. Souvent même est-il convenable de
toucher l'os malade avec un pinceau imbibé de cette tein-

(1) D'Ammon, journal cité, *Ectropium a carie marginis orbitalis*
t. I, p. 36.
(2) Stœber, ouvrage cité, p. 73.

ture seule, et même avec de l'acide sulfurique, comme le faisait Delpech. A ces moyens on associe un traitement anti-scrofuleux, dont nous nous occuperons en détail en traitant de l'ophthalmie scrofuleuse. Nous renvoyons de même, pour ce qui concerne la syphilis, au chapitre destiné aux affections syphilitiques de l'œil.

DES TUMEURS INTRA-ORBITALES.

Les tumeurs intra-orbitales sont aussi connues sous le nom d'orbitocèles, avec la désignation de la nature de la maladie ; ainsi il y a des orbitocèles graisseuses, sanguines, etc., etc. Toutes les tumeurs de l'orbite ont pour caractère général et commun de repousser l'œil en avant à mesure qu'elles augmentent : tantôt elles le poussent directement en avant, tantôt le luxent en haut, en bas, ou par côté, selon la direction qu'elles prennent. Elles sont presque toutes accompagnées de diminution de la vision et de phénomènes morbides appréciables à la vue et au toucher.

DES TUMEURS CYSTIQUES, ORBITOCÈLES CYSTIQUES.

Les tumeurs enkystées de l'orbite s'y présentent sous diverses formes, et leur contenance suit les mêmes phases ; tantôt elles sont distendues par un liquide gélatineux, tantôt par une matière suifeuse, tantôt enfin par un véritable pus, résultat d'un ganglion lymphatique suppuré ou d'un tubercule ramolli. Ces tumeurs acquièrent quelquefois un volume énorme, elles luxent l'œil en différent sens et la vue se conserve quelquefois malgré l'énorme distension du nerf optique ; plus généralement, cette faculté s'affaiblit en raison de l'accroissement de la tumeur. Souvent l'œil seul fait saillie sans que les paupières participent à la propulsion imprimée au globe ; on peut en général tirer de ce fait la conséquence que la tumeur cystique est tout-à-fait déve- loppée à la pointe de l'orbite, et qu'elle n'agit que sur le globe, qu'elle enveloppe souvent comme une cuvette, ainsi que je l'ai vu en faisant l'autopsie d'un jeune enfant qui avait succombé à une maladie et à des symptômes de cette nature.

Lorsque les paupières sont distendues et chassées en avant, c'est signe que la tumeur passe entre le globe et l'orbite, et l'on ne tarde pas à distinguer une fluctuation qui devient de plus en plus évidente.

Le professeur Riberi (1) pense que, quand la tumeur saillit plutôt sur la paupière que sous le rebord falciforme de la conjonctive, il faut en conclure que la tumeur n'est pas adhérente à l'orbite ou à son périoste. Pendant que les tu- meurs cystiques sont peu développées, quelle que soit leur contenance, leur diagnostic devrait être difficile. On pourrait faire un volume des erreurs de diagnostic qui ont été faites à ce sujet. M. Demours avait pour habitude de les explo- rer avec une aiguille à acupuncture qui le mettait sur la voie (2) ; Dupuytren, si habile pour reconnaître les fluctua- tions profondes, fut plus d'une fois obligé de recourir à la ponction exploratrice. Dans les dernières années de sa vie, je la lui ai vu pratiquer plusieurs fois à l'Hôtel-Dieu. Ce principe peut être d'une grande utilité pour éviter des erreurs graves et surtout pour savoir le parti que l'on doit prendre au moment de l'opération.

Il est un cas où ces tumeurs se développent assez vite, alors elles refoulent la conjonctive, les vaisseaux sont comprimés, ils deviennent turgescens et variqueux, et l'on croit avoir à faire à une tumeur sanguine. Un épicier de la rue Saint-Martin avait été opéré, il y a quelques années,

(1) Riberi, ouvrage cité, p. 69.
(2) Demours, *Journal général de la société de médecine de Paris*, tom. LXVI, pag. 160.

d'une tumeur cystique de l'orbite, par Dupuytren, qui
creusa le contenu avec un trois-quarts : il introduisit une
petite mèche dans la cavité, il s'y forma une inflammation
adhésive et le malade guérit. Quelques années après il se
manifesta une nouvelle tumeur peu fluctuante, entourée de
vaisseaux variqueux, et que je pris à première vue pour
une tumeur sanguine. Ce n'est qu'en tenant compte des
antécédens, que je me décidai à réitérer l'opération pratiquée par Dupuytren ; j'obtins une guérison complète. On
pourrait aussi rapprocher de ce fait l'histoire d'un fruitier
du même quartier, qui fut opéré il y a quinze ans, par Dupuytren, puis qui eut une récidive, qu'il négligea et à laquelle il a succombé , je crois , à la clinique de la Faculté.

Pour éviter les erreurs du diagnostic, il faudra explorer
avec soin la maladie, examiner les rapports de l'œil avec
la tumeur, chercher à reconnaître s'il y a fluctuation, et la
nature de celle-ci, refouler l'œil avec précaution avec une
main, pendant que l'autre palpe avec soin les rebords de
l'orbite. Pour reconnaître le trajet de la tumeur, il est
important de ne pas prendre pour de la fluctuation de petites tumeurs adipeuses, renfermées dans des bourses
fibreuses, et qui, fuyant devant les doigts, donnent une illusion complète de la présence d'un liquide. Enfin toucher
et écouter même avec le stéthoscope pour reconnaître des
battemens obscurs et profonds, anévrysmatiques. Quant
aux tumeurs squirrheuses, osseuses, avec un peu de soin
on ne les confondra pas avec des kystes.

La sûreté du diagnostic joue un grand rôle dans le traitement ; car il est facile de maîtriser une maladie de ce
genre à son début, tandis que la tumeur, une fois développée, est fort difficile à guérir, sans qu'elle laisse des traces
indélébiles à son passage, dont la plus commune est la
perte de la vision. Cependant le docteur Talric a consigné
dans les journaux du Midi et dans la Clinique de Delpech,
l'histoire d'une femme, dont l'œil luxé pendait sur la joue,

et qui, après l'extirpation du kyste, recouvra la vue, malgré l'énorme allongement qu'avait éprouvé le nerf optique.

Les traitemens médicaux ont malheureusement peu d'action sur les tumeurs cystiques, il faut se hâter de le reconnaître, c'est vers la chirurgie que se concentre tout l'espoir de guérison. Il faut arrêter la maladie à son début, quand on est requis à temps, et l'enlever en entier quand on arrive trop tard.

Procédé opératoire. Comme le fait observer Dupuytren, qui avait vu un si grand nombre de tumeurs de ce genre, il ne faut point arrêter de plan opératoire fixe, mais bien être en mesure d'exécuter l'opération selon l'occurrence et ce que l'on rencontrera. La tumeur peut être attaquée à travers la conjonctive, ou en divisant les tégumens des paupières.

La première manière est admissible lorsque la tumeur fait hernie sous la conjonctive palpébrale et oculaire ; dans tous les autres cas il faut diviser les tégumens des paupières pour arriver jusqu'à la tumeur, lorsque celle-ci est située à l'angle externe. Il faut souvent faire précéder l'opération de l'incision de la commissure externe, modification importante, sans danger, que M. Velpeau a fait subir au procédé d'Acrel ; car dans un grand nombre de circonstances on est gêné par la commissure qui empêche de manœuvrer facilement avec des instrumens. Ceux dont on a besoin pour cette opération sont : des scalpels de différentes formes, des érignes, des pinces à disséquer, à mors étroits et larges. Le malade est placé dans la même position que pour toutes les opérations sur la paupière ; l'opérateur divise avec soin, et couche par couche, les tégumens des paupières, le long de la marge de l'orbite, en ayant soin de ne point blesser le globe de l'œil et le muscle petit-oblique, quand il plonge son incision jusque vers le grand angle. Lorsque cette incision est faite, la tumeur cystique ne tarde pas à faire hernie au travers de la solution de continuité, l'opérateur la saisit alors avec une érigne double et fine, et il l'atire au dehors, tandis qu'avec le manche du scapel, il cherche à l'isoler et à la détacher des parties environnantes. Souvent la tumeur se rompt sous l'action de l'érigne, le liquide qu'elle contient s'écoule, la bourse s'affaisse ; alors il faut remplacer le crochet par des pinces à disséquer à bords larges, avec lesquelles on enlève tout ce que l'on peut du tissu ; car il est une infinité de cas où il deviendrait tout-à-fait impossible de la suivre jusque dans les profondeurs de l'orbite où elle a pris naissance. Quand les parois sont plus résistantes, il est plus facile d'en opérer le décollement : on porte le doigt au fond de la plaie pour reconnaître ce qu'il reste de kyste, que l'on remplit de petites boulettes de charpie fine, afin de l'irriter et de le faire passer à la suppuration. On doit d'autant moins reculer devant cette terminaison de l'opération, que celle-ci ayant été faite en partie par décollement, on ne peut espérer de réunir par première intention. Par ce moyen on obtiendra une guérison radicale, tandis qu'en se bornant à la simple ponction comme le recommandait Schmidt et Rudoerffer. Quelques précautions que l'on ait prises dans la pratique de cette opération, il arrive souvent que le malade est atteint de blépharoptose, en raison de la lésion du nerf sur-orbitaire et de strabisme, produit par la destruction de quelques fibres des muscles obliques. Dans la plupart des cas, ces deux accidens ne sont point incurables, et les parties lésées recouvrent leurs fonctions.

TUMEURS ADIPEUSES, ORBITOCÈLES GRAISSEUSES.

Les tumeurs adipeuses ou orbitocèles graisseuses, prennent origine dans le coussinet graisseux, sur lequel repose le globe ; puis à mesure qu'elles augmentent, elles se font jour à travers les muscles, pour arriver jusque der-

rière les paupières, auxquelles elles apportent les mêmes
modifications que les tumeurs cystiques. Ces espèces de
lipomes luxent aussi l'œil, et siégent plus ordinairement
à l'angle externe; par là ils ont moins de résistance à
vaincre. Ces tumeurs acquièrent souvent un développement notable; aussi devient-il presque toujours nécessaire,
pour les extraire, d'inciser la commissure externe. Les
inconvéniens de leur volume sont heureusement compen-
sés par la facilité avec laquelle on les extrait, propriétés
qu'elles partagent avec les lipomes non dégénérés des
autres parties du corps.

TUMEURS HYDATIDEUSES.

L'existence de ces tumeurs reste encore en doute pour
un grand nombre de personnes, et je suis même porté à
croire que le fait rapporté par M. Lawrence doit plutôt
être attaché à l'histoire des kystes gélatineux ainsi que celui
cité par M. Barne (1).

TUMEURS SANGUINES, ORBITOCÈLES SANGUINES.

Sous le nom d'orbitocèles sanguines, nous entendons les
épanchemens sanguins traumatiques qui se forment dans
l'intérieur de l'orbite, à la suite de la lésion des vaisseaux
sanguins qui y serpentent; souvent, après une plaie
pénétrante simple en apparence, il se forme tout à coup
au fond de l'orbite un épanchement sanguin, d'autant plus
facile que le sang s'infiltre sans obstacles à travers les
mailles du tissu cellulaire lâche qui tapisse le fond de
l'orbite. L'épanchement produit immédiatement une hernie
de l'œil, des phénomènes d'étranglement grave.

J'ai vu un grand nombre d'épanchemens de cette nature, presque tous furent suivis de perte de la vue; dans

(1) Barne, *Medico-chirurgical Transact.*

quelques uns cette fonction se rétablit après quelques
mois. Le fait suivant que nous rapporterons est d'un
grand intérêt sous plusieurs rapports.

Plaie pénétrante de l'orbite ; épanchement sanguin fort abondant ;
compression et hernie considérable de l'œil ; perte de la vision ;
guérison après quelques mois.

M. Sée, prêtre, en allant à la chasse, reçut à peu de
distance un coup de feu, plusieurs plombs de perdrix pénétrèrent dans l'orbite et y provoquèrent un épanchement
sanguin assez abondant, pour qu'en moins de deux heures,
l'œil fît une saillie considérable ; la vue fut suspendue immédiatement, le malade n'éprouvait autre chose qu'un sentiment de tension désagréable dans toute la région orbitaire. L'œil ne pouvait être refoulé au fond de l'orbite
sans faire surgir dans son pourtour un bourrelet sanguin fort appréciable. Les premiers secours administrés
consistèrent dans l'application de compresses glacées que
l'on renouvela fort souvent, on pratiqua en même temps
une compression modérée, et le malade fut saigné largement. Il ne survint aucun accident. Quarante-huit heures
après, il se manisfesta des abcès sanguins dans la partie
inférieure de l'orbite, l'ouverture que l'on en fit, donna
issue à une grande quantité de sang déjà décomposé ; pendant quelques jours, il sortit à travers l'ouverture une certaine quantité de liquide sanguinolent, peu à peu l'œil
rentra dans l'orbite, mais la vue ne revint que plusieurs
mois après.

Souvent, à la suite de fracture au crâne, il se manifeste
dans l'orbite des épanchemens sanguins très-considérables,
qui produisent les mêmes effets. J'ai vu un grand nombre
de faits de ce genre ; un d'eux a laissé dans mon souvenir
des traces ineffaçables ; il eut lieu chez l'infortuné docteur

Bennati, qui succomba à la suite d'une chute sur le pavé. Je diagnostiquai à première vue un épanchement dans l'orbite. L'autopsie vint malheureusement prouver la sûreté de mon diagnostic : il existait une fracture de l'orbite près du trou optique, l'artère et la veine ophthalmique avaient été rompues : l'œil était repoussé en devant par un énorme caillot sanguin.

La thérapeutique des épanchemens sanguins dans l'orbite doit avoir pour but principal de borner ces épanchemens, de prévenir les accidens inflammatoires qui en sont la suite, de favoriser la résolution du liquide épanché, enfin, d'évacuer le sang, lorsqu'il produit de l'étranglement, ou lorsqu'il commence à s'altérer.

On remplira la première indication en couvrant la partie de compresses froides, glacées, trempées au besoin dans un liquide styptique avec la précaution d'exercer en même temps une légère compression ; celle-ci est moins destinée à arrêter le sang qu'à diminuer l'espace du fond de l'orbite, afin qu'il s'y forme plutôt un caillot sanguin dont la présence oblitérera le vaisseau qui donne du sang.

La seconde indication consiste à pratiquer des saignées suffisantes pour prévenir les accidens inflammatoires, et les fâcheuses conséquences qui en sont la suite. Elles auront même pour but d'accélérer le travail d'absorption, ainsi que le prouvent les belles expériences de M. Magendie. Ces saignées doivent être proportionnées à la vigueur du malade, et surtout à la nature présumée des lésions de l'orbite.

Lorsque l'hémorrhagie est arrêtée, que l'on n'a plus à craindre des phénomènes de réaction locale ou encéphalique, il faut alors chercher à faire résoudre le liquide épanché.

On pratiquera donc sur les paupières et les pourtours de l'orbite, des frictions avec de l'eau vulnéraire, ou celle de la reine de Hongrie ; de la teinture d'Arnica montana.

Les anciens médecins ont trop recommandé l'usage interne de cette plante pour qu'elle n'ait pas une action marquée dans les affections traumatiques; on augmente l'activité du système absorbant en faisant prendre au malade des diurétiques, parmi lesquels il faut placer en première ligne le nitre à haute dose. Lorsque le sang ne se résorbe point, il s'altère et se convertit en une bouillie noirâtre analogue à celle que l'on rencontre dans les bosses sanguines sous-cutanées, dans lesquelles il existe déjà un travail suppuratif.

La présence de ce liquide ne pourrait que produire des accidens graves; il est beaucoup plus sûr et plus convenable, en pratiquant dans l'endroit où la tumeur est plus évidente, une incision assez large pour évacuer toute la matière. Avec de l'eau tiède miellée on pratique quelques injections, et on entraîne au dehors les fragmens de fibrine qui existent toujours, en plus ou moins grande quantité, dans la poche que l'on vient d'ouvrir.

Les épanchemens sanguins constituent une maladie grave en ce que l'on ne peut point calculer d'avance ses résultats, et que, d'un autre côté, le malade est souvent en proie à des accidens consécutifs très-fâcheux, et qui ne sont point en rapport avec des lésions assez simples en apparence. Si le malade ne succombe point, il perd presque toujours la faculté de voir. Cette terminaison est inévitable toutes les fois qu'il y a eu des phénomènes d'étranglement et d'inflammation.

TUMEUR ANÉVRYSMATIQUE.

Dans les tumeurs anévrysmatiques, il faut en distinguer deux espèces : les anévrysmes inhérens au corps d'une artère, et ceux que Scarpa a nommés anévrysmes par anastomose. Les anévrysmes par anastomose, ayant leur

L.   24

siége dans l'orbite, ont été admirablement décrits par Scarpa
et John Bell (1).

Ces tumeurs se manifestent dans l'intérieur de l'orbite;
elles acquièrent un prompt développement. Alors elles
chassent l'œil au dehors; le malade éprouve des douleurs
assez vives dans l'orbite, accompagnées de pulsations appréciables pour le malade seulement, au début de la maladie, mais que le chirurgien reconnaît ensuite par la vue
et le toucher. La vue ne tarde pas à se perdre, la maladie
gagne même les paupières et les tissus environnans.

Comme on le voit, cette affection est excessivement
grave, et, abandonnée à elle-même, elle deviendrait mor-
telle. Il faut diriger contre elle un traitement puissant, et
suivre l'exemple de MM. Travers et Dalrymple de Norwich,
qui lièrent l'artère carotide.

Ces deux opérations sont trop remarquables pour que
nous ne les rapportions pas tout entières à l'article Fongus
hématode : les chirurgiens y trouveront d'utiles renseignemens.

M. Hogson (2) avait pensé que, la ligature de la carotide
étant toujours une opération très-grave, on pourrait appliquer au traitement des anévrysmes de l'orbite la méthode de Valsalva, qui consiste à saigner les malades, à
leur faire garder une position horizontale, et à les soumettre à une diète forcée. Il se basait sur une observation
qu'il avait faite chez une femme portant une tumeur ané-
vrysmatique à la face, et dont le volume diminua considérablement après une perte utérine.

Il se manifeste souvent dans l'orbite des tumeurs par
anastomose, qui ne sont point pulsantes, lors même
qu'elles acquièrent tous les jours un certain volume. Les

(1) Bell, *Systeme of surgery.*
(2) Hogson, *Mémoire sur les affections des veines et des artères,*
édition anglaise, p. 446.

veines sont plutôt malades que les artères ; et on devrait
plutôt les considérer comme des tumeurs par anastomose
variqueuse et veineuse. Elles sont susceptibles d'extirpation,
et je ne pense point que la ligature de la carotide pût les
faire flétrir. J'ai opéré, il y a quelques années, une petite
fille de huit mois portant une tumeur de cette nature, et qui
guérit parfaitement. L'opération fut faite avec l'assistance
de mon ami, le docteur Tarral et de M. le docteur Parent.
La tumeur était située à la partie inférieure externe de
l'orbite. Les paupières commençaient déjà à être envahies.
Pour la mettre facilement à découvert, j'incisai la commissure externe ; puis je cernai et énucléai la tumeur : je fus
obligé de lier trois artères assez considérables.

Cette opération fut suivie d'un succès complet.

ANÉVRYSME DE L'ARTÈRE OPHTHALMIQUE.

Les anévrysmes proprement dits de l'orbite ne peuvent
exister que sur l'artère ophthalmique dans différens points
de son trajet. Cette affection est excessivement rare. Guthrie (1) en rapporte cependant un cas fort remarquable
qui se termina d'une manière fatale. Les symptômes étaient
analogues à ceux produits par l'anévrysme par anastomose. L'œil était poussé en devant, et les veines extérieures
du grand angle étaient fort dilatées. Le malade ne voulut
jamais se décider à se faire lier l'artère carotide, seul
moyen qui pût l'empêcher de succomber.

A l'ouverture du cadavre, on trouva deux anévrysmes de
l'artère ophthalmique, un de chaque côté, de la grosseur
d'une noix, la veine ophthalmique cérébrale était distendue, et présentait une obstruction dans l'endroit où elle
passe par le trou orbitaire supérieur. Guthrie pense que
ces veines se sont obstruées par l'hypertrophie des muscles

(1) Guthrie, ouvrage cité, p. 169.

droits ; et leur dureté cartilagineuse ; phénomènes qui n'avaient pu être appréciés par la saillie de l'œil, et la dilatation considérable des vaisseaux.

Il y a quelques années que je rencontrai, par hasard, dans l'amphithéâtre de l'Ecole de médecine, un anévrysme de l'artère ophthalmique, au moment où elle pénétrait dans l'orbite ; il était gros comme une petite noisette : plusieurs membres de la Société anatomique le virent avec moi.

Les renseignemens que je pris me firent connaître que la femme sur laquelle existait cette altération remarquable avait succombé à l'Hôtel-Dieu à une affection du bas-ventre ; mais l'on ne sut point me dire si elle avait conservé la vision dans l'œil correspondant à l'anévrysme.

Middlemore et Mackensie en rapportent aussi deux cas fort remarquables. Quant à ceux de Dalrymple et de Travers, ils trouveront leur place à l'article Fongus hématode. (Voyez tome II.)

EXOSTOSES DE L'ORBITE.

Il se forme souvent dans l'orbite, à la suite des inflammations de ses parois, des tumeurs osseuses qui peuvent avoir leur siége en différens points ; mais surtout aux angles interne et externe. Ces tumeurs peuvent être le résultat de violences externes ; mais, dans la plupart des cas, elles dépendent d'un vice constitutionnel. Ces tumeurs dégénèrent rapidement en ostéo-sarcômes. Elles sont toujours de nature fort grave, et lorsqu'elles dégénèrent, elles font presque toujours succomber le malade.

Lors même que la maladie est due à une cause constitutionnelle, elle résiste aux traitemens les mieux combinés. Cependant il est des cas où l'on guérit, surtout lorsque l'exostose est de nature vénérienne. J'ai guéri, par les préparations d'or, un porteur du journal le *Figaro*, malade, qui a été aussi soigné par MM. Cullerier et Duhamel, atteint d'exostose de l'orbite avec commencement d'exophthalmie. Lorsque la maladie est limitée à une seule partie de l'orbite, il faut chercher à la détruire avec la gouge et le maillet, ainsi que le pratiquaient Sultzo (1), Barassant (2). Celui-ci se fondant sur quelques cas de réussite, recommande de dénuder l'os avec un instrument tranchant, et de le cautériser fortement avec un fer incandescent.

Comme d'avance on ne peut pas calculer la résistance d'une exostose, et que pendant long-temps elle peut rester épiphysaire, il faut toujours chercher à l'enlever. Quelquefois, au moment où on l'attaque avec la gouge, elle s'enlève tout d'une pièce comme un macaron, ainsi que le rapporte M. Rognetta (3), dans le travail fort remarquable qu'il a publié sur la genèse et la nature des exostoses. La tumeur une fois partie ou enlevée, on peut obtenir l'exfoliation suppurative de la partie.

Lorsque l'exostose est éburnée, il est impossible d'en obtenir la disparition.

Malheureusement, comme nous l'avons dit plus haut, les exostoses sont susceptibles de prendre une forme ostéosarcomateuses, ce qui augmente encore la gravité de la maladie. Baillie (4) a donné une description fort exacte des exostoses de l'orbite ; elles acquièrent quelquefois un volume très-considérable, et il est bien difficile de les enlever sans accélérer la fin du malade.

Astley Cooper (5) ayant voulu en extirper un de ce genre, le malade succomba au sixième jour. Souvent ces ostéosarcômes partent même de l'apophyse basilaire du crâne.

(1) Riberi, ouvrage cité, p. 77.
(2) Mackensie, ouvrage cité, p. 56.
(3) *Gazette médicale*, 1835, pag. 257 et suiv.
(4) Baillie, *Collection de dessins gravés*, X⁰ cahier, p. 1.
(5) *Surgical essays by Cooper and Travers*, 1818, p. 212, traduction française de Bertrand.

Il existait autrefois plusieurs pièces pathologiques, offrant cette provenance curieuse, dans la collection que l'on conservait dans les catacombes de Paris.

NÉCROSE ET CARIE DES OS DE L'ORBITE.

Souvent à la suite des plaies pénétrantes de l'orbite, de ses fractures, et des suppurations profondes qui ont séjourné dans sa cavité, il se manifeste des nécroses dans plusieurs points de sa circonférence. Cette maladie suit la même marche, et offre les mêmes symptômes que les nécroses des autres os du corps. Nous ferons seulement observer que les expériences du professeur Delpech ont prouvé l'exagération du précepte de Widemann, qui pensait qu'on ne pouvait pas accélérer la chute des séquestres en y appliquant des substances actives. Delpech, découragé par ses insuccès dans le traitement des séquestres, eut la pensée de détruire le phosphate calcaire de l'os nécrosé par l'acide sulfurique affaibli, appliqué sur l'os malade : celui-ci, réduit à ses parenchymes gélatineux, est facilement attiré en dehors avec de simples pinces à pansement. Le célèbre chirurgien de Montpellier pratiquait le ramollissement du séquestre en appliquant sur lui un plumasseau de charpie imbibée d'acide [sulfurique étendu ; en moins de quarante-huit heures, le ramollissement est assez avancé pour en faire l'extraction. M. Pouget (1), à qui l'on doit la connaissance de ce procédé, rapporte plusieurs cas fort remarquables de guérison. Quant à la carie, elle doit être traitée comme celle de toutes les autres parties du corps. On doit chercher à obtenir l'exfoliation et la régénération de l'os, en le touchant avec des teintures exci-

---

(1) *Souvenirs de la pratique de Delpech* (*Gazette médicale*, 1835, p. 711.

tantes, telles que celles de myrrhe et l'aloës. Samuel Cooper (1) recommande l'usage de l'acide hydrochlorique affaibli; lorsque ces moyens sont insuffisans, il reste la tréphine, la gouge ou le ciseau, ainsi que le feu. Je me bornerai à rappeler que l'on doit être excessivement prudent dans l'emploi de ces moyens, à cause de l'ébranlement et des phénomènes de réaction encéphalique qu'ils peuvent produire.

DÉFORMATION DE L'ORBITE.

Lorsque l'œil, n'importe par quelle cause, a été fondu et atrophié, les orbites s'affaissent peu à peu sous le poids des hémisphères antérieurs du cerveau. Leur diamètre vertical diminue de cinq ou six lignes, et, après quelques années, l'orbite ne présente plus qu'une petite cavité semi-elliptique. M. le baron Larrey a lu à ce sujet un mémoire fort intéressant à l'Institut de France.

L'orbite peut aussi être déformé par des polypes fibreux qui se sont développés dans l'intérieur de l'antre d'Hygmore, dans les fosses nasales et les sinus frontaux. La première de ces déformations est au dessus de toute ressource, elle ne peut en rien compromettre l'existence des individus. Des faits relatés par M. Larrey, on peut tirer les conséquences pratiques, qui consistent 1° à être excessivement réservé chez les enfans pour vider le globe de l'œil, parce que l'orbite s'affaisserait, et il deviendrait impossible de faire porter une pièce artificielle; 2° à soumettre l'enfant, dès l'instant qu'il sera assez raisonnable, à la pose d'un œil artificiel, médication plus que suffisante pour empêcher l'affaissement de la voûte orbitale.

Quant aux déformations résultant de tumeurs avoisinant l'orbite, c'est contre la cause du mal qu'il faut diriger le traitement.

(1) Samuel Cooper, *Dict. de médecine et de chirurgie*, t I, p. 300.

MALADIES

DU GLOBE DE L'ŒIL.

> Quand on a étudié le mécanisme au moyen
> duquel l'œil se forme dans les premiers mois
> de la vie intrà-utérine , rien n'est plus facile
> que d'expliquer les difformités congéniales.
>
> ROLANDO, *De l'Embryogénie.*

Les maladies du globe de l'œil sont congéniales ou accidentelles ; les premières se rattachent au nombre, à la
forme, à l'absence et à la difformité ; les autres dépendent
de l'altération d'une ou de plusieurs des parties qui constituent le globe de l'œil.

Les altérations congéniales sont l'anopsie ou absence des
yeux, la cyclopie , la microphthalmie ; la polyopsie, et la
position anormale de ces organes. Quelque extraordinaire
que puisse paraître l'absence des yeux, cette difformité
est bien moins rare qu'on ne le croit. En consultant l'admirable ouvrage de Schoen et l'intéressante monographie de
Seïler sur les altérations congéniales de l'œil, on peut se
convaincre qu'il existe dans la science un grand nombre
de faits de ce genre. Ceux qui désireraient faire des recherches à ce sujet, ne seront pas fâchés qu'on leur indique les sources où ils peuvent puiser. Voici un résumé
de ces faits, empruntés par le docteur Billard à l'ouvrage
de Schoen.

« L'absence des deux yeux à la fois a été observée par
les auteurs suivans : Schenk (*Observ. med. rat.*, lib. VII,

Francfort, 1665, p. 151); Haller (*Oper. arg. anat. minora*, t. III, p. 23; opusc. anat., p. 23); Alix (*Obs. chir.*, fasc. IV). On trouve d'autres cas dans Mus (*Petropol.*, t. Ier, p. 298, act. erudit., Lips., 1726, mens. mart.), Kortum a rencontré cette difformité (*Handh.*, D. *Augenkrankhe*, Bd. 2, p. 67, Lemgo, 1793); Spielemberger (*Miscell. nat. cur.*, dec. 1, an. III, obs. 108) a décrit un monstre dont les deux yeux manquaient. Storck (*De abortu, in Haller*, oper. anat., l. III, p. 36) a observé l'absence des yeux avec l'existence des orbites; Sprengel (*Sybel, diss. Halæ*, 1799) a rencontré une jeune fille qui n'avait aucune trace d'yeux ni d'orbites; Botin (*Mém. de l'Acad. des sciences*, 1721, p. 42) a trouvé chez un enfant de six semaines, l'absence du globe de l'œil; les paupières agglutinées offraient à leur centre une petite ouverture derrière laquelle on trouva une membrane mince, rouge et peu sensible, qui semblait être un rudiment de la conjonctive et qui fermait la cavité orbitaire. Des faits analogues ont été observés par Ficletz (*Richter's chir.*, bibl. Bd. 5, p. 143); Hoffmann (*Stark's arch.*, Bd. 4, p. 700); Malacarne (*Sistemi del corpo umano e la recip. inf.*, etc., Padoue, 1803); Himly et Schmidt (*Ophthalm.*, bibl., Bd. 3, 1807, p. 173) ont rapporté l'histoire d'un enfant qui vécut deux mois, et sur lequel on ne trouva pas les couches optiques, les nerfs du même nom, ni leur entre-croisement, les nerfs moteurs de l'œil et pathétiques, le globe de l'œil ainsi que ses muscles, et enfin la glande lacrymale. Les paupières et les conduits lacrymaux existaient. On trouva une petite masse charnue à la place du globe de l'œil. Schmidt a donné sous le nom de ἀνοφθαλμός, dans la *Bibliothèque ophthalmologique* (1805) 3e vol., p. 170, l'histoire d'un enfant qui vécut quatre à six semaines, et chez lequel les orbites ne contenaient pas de globe oculaire. On trouva à la place les glandes lacrymales, la troisième paire de nerfs, la première branche de la cinquième, et la sixième. Les branches de l'artère ophthalmique, ainsi que tous les muscles du globe de l'œil, les nerfs optiques existaient bien à la base du cerveau ; mais comme les trous optiques étaient oblitérés, ces nerfs ne pénétraient pas dans l'orbite.

Aux faits que nous venons de citer, il faut ajouter ceux rapportés par Thenon (1), par Wrolyck (2), et par M. Geoffroy Saint-Hilaire fils. Ce dernier écrivain s'est surtout occupé avec beaucoup de soin des causes de cette difformité, et de la manière dont elle se produit. Heureusement que les fœtus sur lesquels on a observé cette difformité, n'ont point survécu ; car il est facile de prévoir qu'elle est au dessus de toute ressource.

DE LA CYCLOPIE.

Par le nom de cyclopie ou de monopsie on entend l'existence d'un seul œil qui ordinairement se trouve situé au milieu du front. Tantôt l'œil est véritablement seul dans un orbite unique, tantôt l'orbite est bilobé sans cloison intermédiaire, et les deux yeux sont réunis en un seul, de manière cependant à laisser reconnaître leur jonction. La cyclopie coïncide presque toujours avec un arrêt de développement des os propres du nez et de l'ethmoïde.

Les tissus affectent une forme particulière qui ne ressemble pas mal à la trompe d'un éléphant. C'est pour cette raison que M. Geoffroy Saint-Hilaire les a nommés Rhinencéphales.

Ce célèbre anatomiste a prouvé que la monopsie était un vice de conformation consécutif et non primitif ; elle est, selon lui, la conséquence inévitable de l'absence de l'ethmoïde.

(1) *Mémoire d'anatomie et de chirurgie.*

(2) *Mémoire d'anatomie et de physiologie,* traduit du hollandais par Fallot.

Le professeur Andral et Tiedeman ' ont publié des recherches fort intéressantes sur ce sujet, et l'on trouvera dans le livre de M. Geoffroy Saint-Hilaire fils des recherches d'anatomie transcendante pleines d'intérêt sur le mécanisme des déformations organiques.

AUGMENTATION DU NOMBRE DES YEUX, OU POLYOPSIE.

La polyopsie est, comme on le voit, une maladie tout opposée à la cyclopie. En consultant l'ouvrage de M. Schoen, on trouve un assez grand nombre d'altérations de cette nature. Les principaux cas sont ceux rapportés par Sœmmering, Guérin, qui avaient rencontré trois yeux sur une seule tête. Hacutus Lusitanus rencontra quatre yeux sur un seul enfant. Home donne la description d'un enfant monstrueux qui portait deux yeux surnuméraires au dessus de la tête. M. Geoffroy Saint-Hilaire a parfaitement bien expliqué les phénomènes de production de cette duplicité monstrueuse ; heureusement que les fœtus qui ont fait le sujet de ses observations n'ont pas survécu.

SITUATION ANORMALE DES YEUX.

Ce genre de difformité est beaucoup moins fréquent que les autres : on en trouve cependant quelques cas rapportés par Rosenmuller. Tantôt les yeux ne sont point placés sur un même plan, tantôt un se trouve fixé à la nuque, tantôt au sommet de la tête ; Pline raconte même qu'il en vit un ayant son siége sur l'épaule.

DE LA MICROPHTHALMIE.

On entend par ce mot la petitesse excessive de l'œil, congéniale ou accidentelle. Dans le premier cas, c'est un

arrêt de développement dans toutes les parties constituantes de l'œil qui, malgré cela, peut jouir de ses fa-
-cultés. La maladie peut exister sur les deux yeux ou sur
un seul. Lorsqu'elle est accidentelle, presque toujours elle
est le résultat d'un travail inflammatoire; rarement alors
l'œil conserve ses facultés visuelles. Cette difformité donne
à l'œil une physionomie particulière qui l'a fait nommer par
quelques personnes œil de cochon.

Sous le nom de mégalophthalmie, l'on a décrit la maladie
opposée à la microphthalmie : c'est l'hypertrophie du globe
de l'œil que l'on rencontre sur quelques enfans nouveau-
nés. Cette affection est presque toujours le résultat d'une
maladie intra-utérine; elle peut exister chez un fœtus parfaitement bien conformé, et persister jusque dans un âge
avancé. Malheureusement elle se lie presque toujours à
la perte de la vision. J'ai examiné avec soin un cas fort
remarquable de ce genre aux néothermes de Paris.

CONTUSIONS ET BLESSURES DU GLOBE DE L'ŒIL.

Notre intention n'est point ici de traiter des contusions et
blessures qui attaquent le globe de l'œil en entier, nous ré-
servant de traiter les blessures en particulier à chaque organe quand nous traiterons des maladies de ces parties.

Les contusions du globe de l'œil sont très-fréquentes à
la suite de batailles et de rixes. En Angleterre, où le pugilat est en grande vogue, rien de plus commun que de
voir un individu qui a eu l'œil contus par le poing de son
adversaire. La contusion du globe de l'œil a cela de grave,
qu'elle apporte dans l'organe des ébranlemens notables,
la dislocation de quelques parties, la paralysie de l'organe, et souvent sa rupture. Autrefois les contusions de
l'œil par la paume étaient très-fréquentes, parce que ce
jeu était très en vogue. Je connais encore un grand nombre

de personnes qui ont perdu la vue à la suite de la contusion produite par la balle.

Aussitôt que l'œil est frappé, il rougit, devient douloureux, le sang s'extravase dans les membranes, et souvent même dans les cavités, il devient le siége de douleurs assez vives, qui augmentent graduellement, et finissent par amener des suppurations funestes. La contusion de l'œil peut donner lieu à la paralysie de ses muscles, ou tout au moins leur imprimer un relâchement tel, que l'œil se porte en avant, et qu'il constitue ainsi une maladie qui a reçu le nom d'ophthalmoptose, et dont nous parlerons plus tard.

Dans quelques cas, le cristallin est détaché, et la vue est perdue ou modifiée. Les contusions violentes peuvent quelquefois faire rompre la cornée ou la sclérotique, et les humeurs s'épanchent sous la conjonctive. Je dois à M. le baron Larrey la connaissance du fait suivant :

OBSERVATION.

Contusion du globe de l'œil; crevure de la sclérotique près de son insertion dans la cornée; hernie du cristallin; extraction.

Un officier invalide, se levant pendant la nuit, au moment où il se baissait pour chercher ses souliers, heurta violemment son globe de l'œil, sur le pommeau d'une chaise de bois. La douleur fut atroce, et il éprouva un espèce de craquement dans l'organe, les paupières et les conjonctives furent fortement ecchymosées, il se rendit le lendemain à l'infirmerie, où M. Larrey, lui fit appliquer des ventouses scarifiées à la nuque et aux tempes. On couvrit l'œil de compresses résolutives. Au bout de sept à huit jours, l'on avait arrêté tous les phenomènes inflammatoires, le sang était résorbé en partie, et permettait d'examiner le globe. La pupille était large et déformée, rejetée en arrière : à l'angle externe, l'on apercevait sur la sclérotique, à son point d'union avec la cornée, une tumeur recouverte par la conjonctive, dure et de forme lenticulaire. M. Larrey n'hésita point à y reconnaître le cristallin, qui avait fait hernie ; il pratiqua une incision à la conjonctive formant le sac herniaire, et l'on vit immédiatement sortir un cristallin dur, mais encore transparent, que M. Larrey a eu l'obligeance de me donner pour ma collection. Peu de jours après, la cicatrisation de la conjonctive fut complète, mais le malade ne recouvrit la vue qu'imparfaitement.

Dans la même année, il se présenta à la clinique de la faculté, dans le service de M. Cloquet, un cas analogue, et qui fut opéré de la même manière.

Quand il existe une contusion du globe de l'œil, il faut se hâter de la combattre par des moyens énergiques; les saignées coup sur coup, sont de la plus grande utilité. Les irrigations d'eau froide, la glace viennent ensuite, et leur application doit être continuée jusqu'au moment où il se manifeste des phénomènes de réaction. Il faut, si le canal intestinal est sain, employer le tartre stibié à haute dose, c'est un des médicamens les plus énergiques pour arrêter les progrès de l'inflammation et combattre la tendance à la suppuration (1) : il va sans dire que la diète, les ventouses, les pédiluves, forment le complément obligé de ce traitement. Malheureusement, il n'est pas toujours suffisant pour arrêter les symptômes inflammatoires. La suppuration devient imminente, le pus se forme, l'œil se crève au milieu des douleurs les plus horribles.

Un chirurgien prudent n'attendra pas cette terminaison: il se hâtera d'ouvrir le globe de l'œil largement, avec le double but d'empêcher des désordres ultérieurs, des réactions encéphaliques, souvent mortelles, enfin de

---

(1) Voyez les belles recherches de Franck et de Lepelletier du Mans.

conserver un moignon suffisant pour pratiquer la prothèse.

PLAIES PÉNÉTRANTES DU GLOBE.

Les corps tranchans, piquans, les corps vulnérans mis en contact avec le globe, et chassés par une puissance quelconque, peuvent le blesser en plusieurs points de sa circonférence. Lorsque l'ouverture est large, ou lorsqu'elle se complique d'une perte de substance, l'œil se vide immédiatement; dans le cas contraire, une partie des humeurs s'échappe; dans quelques cas, la blessure se borne à la sclérotique, et les humeurs sont retenues par la choroïde, qui fait alors hernie.

Les blessures contondantes sont plus fréquentes; les mineurs, les carriers, les maçons, reçoivent souvent dans le globe, de gros fragmens de pierre ou de métal qui le déchirent et lui font éprouver une perte de substance. Le plomb de chasse est une des causes les plus fréquentes des blessures pénétrantes du globe; mais, si l'on peut arrêter les progrès inflammatoires traumatiques, l'on a l'espoir de conserver l'organe et souvent ses fonctions.

OBSERVATION.

Plaie pénétrante de la sclérotique produite par un plomb; production d'un épanchement sanguin interne; guérison.

M. F****, employé diplomatique de la cour de Hollande à Naples, reçut, en traversant les Abruzzes, un coup de pistolet chargé à plomb que lui tira un brigand renversé. Un plomb pénétra dans la sclérotique à la partie inférieure, à deux lignes de son union avec la cornée. Un grand nombre de ces petits globules pénétrèrent dans l'orbite et la joue. L'œil fut immédiatement rempli de sang, le cristallin disparut dans le caillot de sang. L'on saigna vigoureusement le malade, l'œil fut couvert de compresses froides, et l'on parvint par ce moyen à arrêter tous les accidens inflammatoires. L'épanchement sanguin se résorba peu à peu et M. F**** recouvra la vue de ce côté, mais d'une manière imparfaite. De temps en temps l'œil se phlogose et se trouble.

En dilatant la pupille outre mesure, l'on aperçoit dans la région supérieure du corps vitré un corps opaque enveloppé d'un nuage; il y a tout lieu de croire que c'est un corps vulnérant. Dupuytren, qui avait examiné ce morceau avec soin, partageait la même opinion.

Toutes les fois que la sclérotique est ouverte un peu largement, surtout à sa partie inférieure, l'œil se vide. Quand au contraire la solution de continuité est supérieure ou latérale, on peut espérer de le conserver. Ainsi Earle et Quadri, qui faisaient à la partie latérale externe de la sclérotique une incision suffisamment grande pour extraire le cristallin, vidaient rarement l'œil au moment de l'opération, et ils empêchaient la sortie consécutive de l'humeur vitrée par un pansement convenable. Ainsi c'est moins sous le rapport de l'évacuation des humeurs que sur l'importance des parties lésées qu'il faut baser la gravité des plaies pénétrantes de l'œil. En effet, la blessure du ligament ciliaire ou des nerfs du même nom entraînent souvent des accidens amaurotiques ou tout au moins une paralysie partielle de l'iris. Le cristallin peut être luxé, et dès-lors la vue est ou anéantie ou modifiée (1). La blessure des artères ciliaires peut occasioner une hémorrhagie assez abondante pour que les chambres de l'œil soient complétement envahies; ce qui peut déterminer des phénomènes d'étranglement suivis de la mortification et de la suppuration de l'œil. Enfin, la blessure de la rétine peut amener non seulement une cécité complète, mais encore une paralysie des membres.

(1) Voyez *Maladies du cristallin.*

D'un autre côté, de même que dans les contusions, l'inflammation de l'œil peut se transmettre au centre nerveux, et occasioner des accidens mortels. Dans tous les cas les blessures du globe de l'œil sont toujours très-fâcheuses, non seulement sous le rapport de la conservation de l'organe, mais encore sous celui de la conservation de ses fonctions.

Le traitement à opposer à cette maladie doit toujours être énergique, tous les efforts doivent tendre à prévenir l'inflammation et à la détruire si elle existe déjà. Ce sont les mêmes que ceux que nous avons déjà indiqués pour les contusions de l'œil, auxquels il faut adjoindre un pansement convenable pour obtenir la réunion des bords de la plaie, quelle que soit sa direction. Le meilleur moyen consiste à tenir les paupières constamment appliquées sur le globe de l'œil et à empêcher leurs mouvemens en appliquant sur celles-ci une ou plusieurs bandelettes de taffetas gommé. On consultera avec fruit la clinique chirurgicale de M. Larrey, praticien contemporain le plus compétent pour les plaies de l'œil et de ses annexes (1).

OPHTHALMOPTOSE.

L'ophthalmoptose ou chute du globe de l'œil, sans maladie de l'orbite, est une affection assez rare. Elle se lie presque toujours à une maladie des centres nerveux, surtout dans les parties où naissent les nerfs qui donnent le mouvement aux muscles de l'œil. Cette maladie est aussi produite par un refroidissement subit de la face; alors elle est presque toujours accompagnée de chute de la paupière et d'affaissement des musles du côté correspondant de la figure.

Cette maladie est produite par un refroidissement; on la nomme en Angleterre *a cold* ou coup de froid. Le plus

(1) Larrey, *Clinique chirurgicale*, t. I, p. 404 et suiv.

souvent l'ophthalmoptose a eu pour cause une tumeur développée dans l'orbite et qui a nécessité une opération, par
laquelle les muscles qui soutiennent l'organe ont été fortement endommagés. Dans d'autres circonstances les organes
n'ayant point repris leur tonicité accoutumée, ils conser-
vent, malgré la disparition de la tumeur, l'état d'allongement
qu'elle leur avait imprimé.

La chute de l'œil est, dans tous les cas, une affection
grave, en ce qu'elle est presque toujours un symptôme et
non une maladie primitive. Plus souvent encore elle est la
conséquence d'une lésion grave des organes inter-orbitaires.
Le traitement doit donc varier selon la cause présumée ou
reconnue. S'il s'agit d'un refroidissement, il faudra employer des moyens capables de ramener les parties à leur
état primitif par des diaphorétiques généraux et locaux,
les bains de vapeur et les frictions légèrement excitantes.
Si la maladie est due à une affection célébrale, c'est vers
celle-ci que se tourneront les indications thérapeutiques.

Quant à la paralysie locale, on peut la combattre par de
légers excitans. Les travaux modernes sur la strichnine ont
prouvé évidemment la propriété de cette substance dans
des cas analogues. On peut la donner intérieurement, extérieurement en frictions, ou par la méthode endermique.
Le galvanisme et la galvano-puncture sont des remèdes
héroïques qu'il ne faut point négliger.

Mais de tous les remèdes, le moxa est celui sur lequel
il faut le plus compter. Une petite couronne de moxas, placée dans le pourtour de l'orbite, peut guérir des ophthal-
moptoses qui ont résisté à un grand nombre de moyens. Il
serait à désirer que cette médication fût employée plus souvent ; elle est beaucoup moins douloureuse qu'on ne le croit
généralement, en suivant exactement les préceptes donnés
par M. Larrey, qui, comme on le sait, en a tiré un si grand
parti.

OPHTHALMOPTOSE TRAUMATIQUE, OU LUXATION TRAUMATIQUE DE L'ŒIL.

Souvent, à la suite des lésions directes de l'orbite, ou par les contusions et les contre-coups, l'œil est expulsé en partie ou en totalité de l'orbite. Cette espèce d'ophthalmoptose peut tenir à des causes bien différentes ; tantôt les muscles ont été rompus, et l'œil n'est plus maintenu en place ; ainsi que je l'ai vu, sur un carrier qui s'était précipité dans un puits des carrières Montmartre, les muscles grand et petit obliques, et le muscle droit supérieur étaient complétement rompus. Tantôt le contre-coup a non seulement ébranlé l'appareil oculaire, mais il l'a frappé de paralysie complète. Cette espèce d'ophthalmoptose est souvent produite par l'introduction forcée d'un doigt entre le globe et l'orbite : espèce de pugilat dans lequel excellent quelques habitans du Kentuchy, grands batailleurs, coureurs de foires et de fêtes et connus sous le nom de *guging*.

Bidloo (1), Guesnay rapportent des cas fort remarquables de chutes de l'œil dues à des causes traumatiques. Lavauguyon rapporte l'histoire d'un homme qui fut reçu à l'Hôtel-Dieu, et dont les yeux pendaient sur les joues, et, malgré leur situation anormale et de nouvelles adhérences contractées avec les tissus voisins, conservaient encore quelques facultés visuelles. Enfin, Covillard raconte qu'il s'opposa à l'excision d'un œil pendant sur la joue, et qu'il rentra dans l'orbite, où il reprit sa place et ses fonctions.

Il faudra toujours prendre garde de ne point confondre l'ophthalmoptose traumatique avec la propulsion bulbaire (exorbitisme) produite par des épanchemens de diverses natures, des tumeurs, ou l'exophthalmie spontanée.

(1) Bidloo, *OEuvres chirurgicales* (Rognetta, 4e leçon, p. 42).

Dans tous les cas d'ophthalmoptose, l'on doit être excessivement réservé dans le pronostic, car l'on a vu l'œil reprendre ses fonctions dans des cas où tout paraissait désespéré.

Le chirurgien cherchera toujours à réduire le globe; cette opération est en général assez facile, toutes les fois qu'il n'existe pas d'épanchemens sanguins. Mais si l'ecchymose, et le gonflement étaient assez considérables pour gêner sa manœuvre, il faut suivre le conseil de Middlemore, inciser le grand angle. L'œil rentré, on le maintient en place avec un appareil convenable. Mais si le nerf optique, les muscles sont rompus, le chirurgien doit terminer l'opération.

Quant au traitement des accidens consécutifs, il est le même que pour les affections traumatiques des orbites.

OPHTHALMOPLÉGIE,

Cette maladie consiste dans la paralysie de tous les muscles qui servent à mouvoir l'œil. Celui-ci est alors fixe, immobile; le regard dur et farouche. La cornée conserve dans quelques cas sa position naturelle; mais elle est un peu terne, et donne à l'œil un aspect cadavéreux. Il est bien rare que dans cette maladie la vue se soutienne, la pupille dilatée ou déformée est complétement immobile. Le malade n'éprouve point de douleurs, mais bien de la torpeur dans l'organe, accompagnée d'un sentiment de pression fort incommode dans l'orbite.

L'ophthalmoplégie se rencontre rarement seule; elle est presque toujours compliquée de blépharoplégie ou de toute autre affection paralytique. Elle se lie très-souvent à une affection cérébrale, et le professeur Fabini la considère presque toujours comme un avant-coureur de l'apoplexie. Le traitement de cette maladie doit être dirigé suivant les causes présumées du mal.

OPHTHALMODYNIE.

On donne ce nom à une affection douloureuse de l'œil sans inflammation extérieure appréciable. Cette maladie consiste en une douleur assez vive, ayant son siége dans le globe de l'œil, paraissant à des intervalles fixes ou irréguliers, ayant des intermittences ou des exacerbations. Cette affection est presque toujours accompagnée d'intolérance de la lumière, de larmoiement et de mouvemens convulsifs des paupières.

La vue s'obscurcit pendant l'accès, la pupille se rétrécit, elle est quelquefois accompagnée de vomissemens, de hoquets, de sanglots ou de tout autre symptôme nerveux. Elle est assez fréquente chez les individus nerveux, hystériques ou adonnés à des travaux prolongés de l'esprit.

Les travaux prolongés, les refroidissemens de la face, une lumière trop vive, une douleur de dents ou un tic douloureux de la face, sont quelquefois les causes premières de cette affection.

J'ai soigné, avec le docteur Haliday, une dame anglaise qui fut atteinte d'ophthalmodynie à la suite de travaux à l'aiguille trop prolongés et à une lumière trop vive.

Cette maladie n'est pas grave, mais par contre excessivement fatigante ; elle prend au moment où on s'y attend le moins ; elle se renouvelle sous la plus légère influence, et par sa périodicité, elle rend l'existence du malade fort désagréable.

Cette affection se lie presque toujours à des phénomènes de congestion encéphalique, à une exaltation de la sensibilité : il serait donc convenable de commencer le traitement par une évacuation sanguine générale. Les ventouses monstres de M. Junot offrent un moyen puissant qu'il ne faut point négliger. Lorsque les phénomènes congestifs sont diminués, il est bon de recourir aux remèdes sédatifs du symptôme nerveux. L'extrait de belladone en frictions et à l'intérieur, l'assa fœtida et la valériane doivent ici être placés en première ligne. Lorsque la maladie offre des caractères de périodicité évidens, il faut la combattre par l'usage du sulfate de quinine uni au sous-carbonate de fer.

Lorsque la douleur est un peu vive, il faut employer les préparations de morphine par la méthode endermique. Je crois que l'on pourra substituer à la dénudation du derme, l'inoculation médicamenteuse, proposée par M. Lafargue de Saint-Emilion. J'en ai retiré de très-bons avantages dans le cas suivant.

OBSERVATION.

Ophthalmodynie par suite de veilles prolongées ; insuffisance de divers moyens ; inoculation de l'hydrochlorate de morphine ; guérison.

Monsieur C***, homme de lettres, poussé par les exigences de son libraire, est obligé de passer plusieurs nuits au travail. Tout à coup son œil gauche devint le siége d'une douleur assez vive, accompagnée d'un tremblement continuel de la paupière. La douleur n'est point périodique, mais elle reparaît toutes les fois qu'il veut se remettre au travail. Il n'existe pas la plus petite trace d'inflammation. Les bains de pieds, les sangsues au siége ne produisent aucune amélioration ; les ventouses scarifiées à la nuque ne sont pas plus heureuses. Je lui conseillai alors l'inoculation de l'hydro-chlorate de morphine détrempé avec de la salive ; cette opération répétée sur plusieurs points de la circonférence de l'œil, amène une guérison complète.

Dans quelques cas je me suis très-bien trouvé de l'application de compresses imbibées d'eau de laurier-cerise, en ayant soin de faire renouveler cette application plusieurs fois par jour. J'ai soigné avec M. le docteur Olivier de Paris, une dame de province, atteinte d'ophthalmodynie, contre laquelle ont échoué tous les moyens.

En désespoir de cause, l'on essaya les aimans du docteur Kell, sans en obtenir de résultats plus avantageux.

DES INFLAMMATIONS

DU GLOBE DE L'OEIL.

> Oculorum dolores meri potus aut bal-
> neum, aut fomentum, aut venæ sectio,
> aut purgatio solvit.
>
> HIPPOCRATE, *Aphor.*, sect. 6, aph. 17.

Les inflammations du globe de l'œil peuvent être partielles ou générales, simples ou composées, elles constituent
les maladies que l'on nomme ophthalmies, qui sont à leur
tour sujettes à différentes divisions, dont nous nous occuperons plus tard. Afin de procéder avec plus d'ordre et de
clarté dans l'étude de ces maladies, nous commencerons
par des généralités sur les ophthalmies.

CONSIDÉRATIONS GÉNÉRALES SUR LES OPHTHAL-
MIES.

Nous définirons avec le professeur Fabini (1) l'ophthalmie : *une activité anormale des vaisseaux oculaires provoquée*
par une cause quelconque, et tendant par un effort particulier
à produire des modifications organiques.
Comme on peut le voir, cette définition dénote que la
cause de l'ophthalmie est dans les vaisseaux, comme dans
toutes les inflammations en général : c'est dans leur partie
capillaire que les phénomènes morbides sont le plus apparens, et elle est toujours accompagnée d'un état morbide de

vaisseaux. Ce phénomène était bien connu des anciens ;
d'Éristrate, d'Alexandrinus, qui considérèrent l'inflammation comme une fièvre locale (fièvre topique); en effet,
il existe toujours avec elle une cause qui a irrité, exalté le
système vasculaire, condition dans laquelle il perd l'harmonie de ses facultés de production et de reproduction,
indispensables à l'accomplissement de ses fonctions.

Le système nerveux joue à son tour un grand rôle dans
les phénomènes de l'ophthalmie : il existe entre lui et le
système sanguin une trop grande connexion pour ne pas
posséder une solidarité dont il ne tarde pas à manifester
les effets, aussitôt que les phénomènes vasculaires prennent
de la consistance. Il surgit alors une série de symptômes
qu'il est de la dernière importance de prendre en considération, pour ne pas les confondre avec les symptômes réels de l'inflammation, c'est-à-dire l'état morbide
du système sanguin. Les causes qui produisent l'irritation
et partant l'afflux du sang, ne persistent pas toujours dans
le même degré, et lorsqu'elles résistent, l'inflammation
elle-même le modifie durant un certain espace de temps;
c'est de cette manière que l'inflammation, après avoir été le
résultat de l'exaltation des vaisseaux de l'œil, finit par
prendre un caractère tout opposé, celui d'une débilité
bien caractérisée ; ces deux phénomènes bien tranchés ont
conduit les ophthalmologistes à admettre dans l'ophthalmie
deux périodes bien distinctes, celle de l'exaltation de l'inflammation, de l'éréthisme que l'on a nommé sthénique;
l'autre est la période de décroissance des symptômes sus-
nommés, et qui ne tardent pas à dégénérer en adynamie
ou débilité, c'est ce qui lui a fait donner le nom d'asthénique. Cette division, qui est la plus simple, doit servir
d'introduction à l'étude et à la classification des diverses
ophthalmies :parce que, quelle que soit la nature de celle
qui se présente dans un état de simplicité apparent ou
réel de toute combinaison ou de spécificité, il existe tou-

I.   22

jours dans le cours de la maladie, les deux périodes que nous venons d'indiquer.

Symptômes généraux de la première période de l'ophthalmie. Tontes les ophthalmies, quelle que soit leur ntaure, leur siége ou leur complication, sont toujours accompagnées derougeurs, de gonflemens, de chaleurs et d'altérations, des sécrétions, des excrétions, de phénomènes nerveux, tels que la douleur, l'exaltation de la sensibilité de l'œil, enfin, de l'altération de la vue et de changement de vitalité.

Rougeur. La rougeur, qui est un phénomène constant de toute ophthalmie, est toujours le résultat d'une congestion sanguine vers la partie, se manifestant par une sur-excitation du système vasculaire. Dès qu'un agent quelqu'il soit a porté sur l'œil une action délétère, l'on voit se réaliser cet aphorisme du père de la médecine, *ubi, stimulus, ubi, fluxus.* En raison de cette loi de l'organisation qui commande des efforts pour repousser la cause nuisible, le sang afflue avec plus de force dans l'organe, les vaisseaux sanguins capillaires les plus ténus s'injectent, et alors apparaissent des myriades de vaisseaux invisibles à l'état sain. Lorsque dans une opération de cataracte l'on est forcé de prolonger le séjour de l'aiguille dans l'organe, il est facile de suivre la marche du sang dans les vaisseaux capillaires invisibles à l'œil nu.

Pour les personnes étrangères aux effets du stimulus sur les corps vivans, cette injection rapide, modifiant la couleur des tissus et leur forme, laisserait croire à une formation spontanée de vaisseaux; ce qui n'arrive jamais dans la première période de l'ophthalmie à son début. Des études microscopiques consciencieuses m'ont convaincu, qu'il fallait limiter cette formation de vaisseaux nouveaux à des cas très-rares, dont le professeur Rolando a surpris le secret de formation dans son mémoire intitulé : *Mécanisme par lequel les fluides passent à l'état solide.* Je me bornerai à rapporter ici un seul fait, c'est qu'en soumettant à des puissances microscopiques variées, des fragmens de conjonctive de nouveau-nés, saine ou à l'état maladif, on obtient des résultats objectifs analogues, en plaçant la muqueuse malade sous un grossissement beaucoup moindre que celui employé pour le tissu sain. De cette simple expérience, il résulte pour moi, que l'inflammation ou le stimulus n'ont fait que rendre évidentes des parties qui ne le sont pas à l'état normal. Comment expliquerait-on du reste, le retour des parties à leur état primitif, sans qu'il reste aucune trace de maladie, s'il n'y avait eu autre chose qu'un doublement, et un dédoublement vasculaire ?

Quoique symptôme propre à toutes les inflammations de l'œil, la rougeur est loin de posséder une uniformité semblable dans tous les cas, dans toutes les parties, et dans tous les tissus. Ces différences les plus remarquables sont dans sa coloration, qui varie du rose pâle au rouge brun, lie de vin ; cette différence de rougeur dépend presque toujours de la diversité de la partie affectée ; elle varie aussi selon la coloration de la peau des individus, au point que la même affection produit souvent sur l'Éthiopien ou l'Hyperboréen de caractères divers et bien tranchés.

La rougeur peut être aussi générale ou partielle, entourée d'un cercle inflammatoire ou circonscrit. Il faut se hâter de le reconnaître, il est aussi des phénomènes de coloration particulière à certaines ophthalmies que nous examinerons plus tard dans leurs diverses périodes ; car elles varient selon l'intensité et la durée de la maladie.

Gonflement. Tout ce que nous venons de dire sur la rougeur se rattache aussi au gonflement inflammatoire, de même que la rougeur ; il est toujours le résultat de l'afflux du sang dans des vaisseaux où il ne circule ordinairement qu'à l'état invisible ; tantôt il est fort étendu, et très-apparent, tantôt au contraire, il est inappréciable. Sa forme n'est pas moins variable que celle de la rougeur : il peut

exister depuis la plus petite élévation, jusqu'au gonflement le plus extraordinaire. Accompagné de phénomènes
d'étranglement, il n'est pas toujours en raison direct de la
force de l'inflammation, ou tout au moins de ses autres
symptômes; car il est des cas particuliers, et des individus spéciaux, où il constitue, presque à lui seul, l'état
morbide apparent.

Les inflammations peuvent aussi exister sans gonflement,
car s'il existe, dans les ophthalmies internes, il n'est pas du
moins appréciable à nos sens.

La chaleur. Phénomène commun à la plupart des inflammations et résultant d'un surcroît d'activité dans l'organe
affecté, la chaleur ne manque pas de se présenter dans un
grand nombre d'ophthalmies à leur première période, et cela
avec d'autant plus de facilité, que le sang, devenant plus
coagulable dans les vaisseaux qu'il obstrue, devient lui-
même une cause mécanique qui augmente la température.
Les nerfs, pressés de toutes parts par les vaisseaux sanguins, s'irritent et jouent un grand rôle dans la production
de la chaleur; celle-ci suit presque toujours la marche
croissante de l'inflammation. La connaissance de cette
propriété suffit seule pour indiquer à l'homme de l'art les
progrès de la maladie, lorsqu'ils ne se traduisent par aucun
autre symptôme. La chaleur s'apprécie très-bien par le
toucher. Il faut toujours avoir soin de recourir à cette indication, surtout dans les ophthalmies profondes de l'œil. Il
est un autre moyen de docymasie, c'est l'application dans
l'œil de corps froids ou de compresses imbibées de liquides
faciles à évaporer. La facilité avec laquelle les premiers se
réchauffent indique le degré de la chaleur. On pourrait
arriver aussi aux mêmes résultats, en plaçant sur l'œil un
thermomètre dont la boule soit en cuvette, qui puisse
s'adapter à la forme de l'œil.

Sécrétions augmentées ou supprimées. Les sécrétions de
l'œil et de ses annexes varient dans quelques points sous

le rapport de leurs quantités ou de leurs qualités. Les larmes, le fluide des glandes de Méibomius et celui des cryptes muqueuses du corps papillaire, peuvent être singulièrement modifiés par l'inflammation. Quelques unes de ces sécrétions, telles que les larmes, accompagnent toujours les premiers symptômes inflammatoires ; les autres, telles que l'humeur de Méibomius et celle des cryptes papillaires, ont besoin que l'inflammation augmente pour prendre une condition anormale. De même que dans d'autres cas toutes se suppriment et se tarissent, ce qui avait autorisé les anciens médecins à distinguer les ophthalmies en sèches et en humides. Cette augmentation ou cette suppression des humeurs sécrétées peuvent être intermittentes ou continuelles. Les humeurs sécrétées elles-mêmes, après avoir subi des variations dans leur cours, sont aussi sujettes à être altérées dans leurs qualités ; au point que, dans quelques ophthalmies très-graves, les larmes acquièrent un degré d'âcreté très-grand, et non seulement d'augmenter les douleurs locales chaque fois qu'elles découlent, mais encore de rougir et de corroder les joues.

On aurait tort de croire cependant que ce changement des larmes soit toujours en raison directe de l'inflammation ; l'expérience et l'analyse chimique ont prouvé que, dans l'ophthalmie scrofuleuse, elles recevaient cette acrimonie plutôt ; de la nature de la maladie elle-même et de ses causes, que de l'intensité de l'affection. Ce que nous avons dit des larmes se rapporte aussi aux quantités de la sécrétion muqueuse, en ce qui touche son augmentation et la sécrétion ; quant aux qualités, on est forcé de reconnaître que la force de l'inflammation et des virus particuliers, lui imprime des caractères d'autant plus importans à connaître qu'à de certaines époques, le liquide sécrété jouit de propriétés capables de produire une maladie semblable dans des tissus analogues.

Douleur et exaltation de la sensibilité de l'œil. La

douleur est un des phénomènes les plus constans de l'ophthalmie ; il est cependant des ophthalmies qui en sont totalement privées. Ce phénomène est excessivement rare,
surtout quand l'individu a déjà été atteint par cette maladie ; le contraire arrive chez ceux dont des inflammations
successives ont modifié ou perverti la sensibilité. La
sensation douloureuse peut varier [dès le simple sentiment
de gêne et d'embarras jusqu'à la douleur la plus atroce.]
Elle est produite non seulement par le gonflement et la
compression qui en est la suite et qui s'exerce sur les
filets nerveux de l'organe, mais encore par l'état de gêne
que les parties éprouvent pour accomplir les mouvemens
normaux.

Cela est si vrai que c'est dans les ophthalmies accompagnées de tensions extrêmes et de phénomènes d'é-
tranglement, que la douleur est la plus vive et qu'elle
augmente à chaque mouvement que le malade fait exécuter à l'organe ou à ses annexes. Et s'il est des ophthalmies
qui, plus que d'autres, sont accompagnées de douleurs, il
faut se hâter de le reconnaître ; c'est qu'elle attaque plutôt
tels ou tels tissus dans lesquels les symptômes dont nous
avons parlé sont plutôt appréciables. Là, sous l'influence
et la persistance des causes qui produisent le gonflement
et la rougeur de l'œil, la sensibilité de celui-ci ne tarde
pas à s'accroître, au point que des agens extérieurs avec
lesquels il était impunément en rapport, lui causent des
malaises assez grands, et il finit par ne pouvoir plus les
supporter. Ainsi l'air et la lumière, qui jouent un si grand
rôle dans l'accomplissement de ses fonctions à l'état sain,
deviennent pour un œil malade une cause de douleurs
telles, que le malade s'y soustrait avec empressement,
circonstance à laquelle on a donné le nom de photophobie,
que nous traduirons souvent par les mots d'aversion, d'intolérance ou d'horreur de la lumière.

L'influence de la lumière est telle, que, pour s'y soustraire, le malade se livre à des mouvemens involontaires du globe de l'œil et des parties qui le protégent, symptôme connu sous le nom de clignotement. L'exaltation de la sensibilité de l'œil varie selon l'intensité de la maladie, la nature des tissus affectés, et surtout le tempérament des malades. Les sujets irritables, les femmes hystériques et les enfans sont excessivement sujets à l'accroissement anormal de la sensibilité de l'œil et à la photophobie; celle-ci augmente presque toujours sous l'influence des variations atmosphériques et sous celle du sommeil.

Altération de la vision. L'altération des fonctions visuelles n'est pas toujours en raison directe de l'intensité de l'ophthalmie. La sensibilité du malade, la prédominance de son système nerveux déterminent souvent des troubles dans la vue, qui ne peuvent être expliqués convenablement par l'état de la maladie, puisque l'on voit la faculté visuelle conservée dans toute son intégrité chez des individus dont l'œil porte des altérations fort graves. Souvent même dans le début de l'ophthalmie, le premier symptôme appréciable se borne à l'accroissement et à la perspicacité de la vision. Cette sur excitation maladive, doit être attribuée à l'éréthisme des nerfs qui concourent à la vision, de même que leur paresse ou la perversion de leurs fonctions doit avoir pour cause la gêne ou la compression exercée sur eux par la turgescence des vaisseaux sanguins.

Le trouble dans la faculté de voir doit être aussi dans quelques cas attribué à ce que des causes physiques ne permettent plus aux rayons lumineux d'être mis en rapport avec le *sensorium commune*. Ces causes sont la perte de la diaphanéité, des humeurs réfringentes de l'œil, les hémorrhagies actives de l'organe, les épanchemens séreux ou purulens, enfin les changemens (métamorphoses) survenus dans les ouvertures destinées à donner passage aux rayons lumineux. Que cette métamorphose soit le résultat d'adhésions insolites ou de productions de pseudo-membranes. Dans quelques circonstances, les anomalies de la vision ne sont que passagères, et disparaissent avec la maladie; dans d'autres cas, les désordre visuels persistent après la disparition de l'affection mordide.

Phénomènes de réaction. L'œil entretient des sympathies trop intimes avec les autres systèmes, pour que, lorsqu'il est malade, il n'entraîne pas après lui des symptômes de réaction générale, qui ne tardent point à se manifester, et à acquérir quelquefois une importance extrême. Organe éminemment sensible et vasculaire, c'est sur la circulation et les centres nerveux que se déclarent les premiers symptômes de réaction. Cet état général et anormal de ces deux systèmes de l'organisme, provoquent ce que l'on nomme ordinairement une fièvre inflammatoire. Dans la plupart des cas, celle-ci ne doit être considérée que comme un symptôme, puisque, assez ordinairement, les phénomènes de réaction suivent la marche croissante ou décroissante de l'ophthalmie, et que la fièvre est totalement dissipée, qu'il persiste encore des signes non équivoques de l'inflammation oculaire. Toute symptomatique qu'elle est, la fièvre consécutive de l'ophthalmie ne s'en présente pas moins avec tous les symptômes des fièvres essentielles, ou tout au moins dont le point de départ est inconnu; ces signes sont une horripilation accompagnée de céphalalgie sus-orbitaire, de frissons dans le dos, auxquels succède une chaleur assez vive, qui se termine presque toujours par une sueur assez abondante.

Pendant la période de froid, la respiration est saccadée; à mesure que la chaleur se développe, elle devient plus large, la face rougit, les yeux deviennent plus douloureux, et le malade est tourmenté par une soif difficile à calmer, jusqu'au moment où la sueur apparaît. Dans la première période de la fièvre symptomatique de l'ophthalmie, la langue reste humide; ce n'est que quand la maladie a acquis de l'intensité, qu'elle se sèche; ce symptôme est presque toujours le précurseur ou le satellite de trouble dans les organes digestifs. Dans les premiers paroxysmes, l'urine est abondante, incolore, la persistance et l'intensité des phénomènes de réaction la rendent rare et briquetée.

Il n'est pas rare de voir la fièvre consécutive à l'ophthalmie prendre une marche périodique ou intermittente, avec des paroxysmes complets diurnes, tierces ou quartes. Les intermittentes se présentent plutôt dans de certaines localités ou dans certaines saisons, circonstance qu'il faut toujours prendre en considération dans le traitement. Il faut aussi avoir égard au tempérament du malade, à sa prédisposition aux affections périodiques, et à la constitution atmosphérique dont il est entouré.

Il serait bien difficile d'assigner un terme fixe à la période inflammatoire de l'ophthalmie ; rien de stable à ce sujet ; car il est des ophthalmies qui débutent par des symptômes assez graves, et qui disparaissent presque spontanément, tandis que, dans d'autres cas, une ophthalmie en apparence légère se prolonge fort long-temps. L'éloignement des causes irritantes, une diète sévère, une thérapeutique convenable, tendent toujours à rapprocher le terme de la fin de la maladie ; au contraire, la persistance des agens délétères, un traitement empirique ou irrationnel peuvent entretenir presque à l'infini les symptômes inflammatoires. La durée de la maladie peut aussi se calculer dans la simplicité de l'affection ou sa connexion, soit avec une autre maladie, soit avec un tempérament particulier ou un virus spécial.

Seconde période de l'ophthalmie. Comme nous l'avons dit plus haut, il est des ophthalmies qui finissent avec une telle promptitude, que nécessairement elles ne sont pas susceptible d'avoir une seconde période ; mais lorsque, par une cause quelconque, soit l'insuffisance du traitement, l'inopportunité des médications, ou enfin des idiosyncrasies qu'il est toujours difficile de saisir, la maladie persiste et revêt la forme adynamique, ou autrement dite la période de débilité ; ce passage d'une sur-excitation assez grande à une faiblesse réelle ou apparente est commun à l'ophthalmie et à la plupart des inflammations où l'excitation de la vitalité, après avoir existé pendant un certain temps, s'épuise d'elle-même, s'affaisse et tombe ainsi dans un épuisement dont la conséquence naturelle est la débilité. Celle-ci, sous l'influence de nouvelles causes, peut se réveiller et revenir à l'état sthénique, circonstance qu'il faut bien se garder de considérer comme une récidive, mais bien comme une recrudescence, si fréquente dans toutes les affections inflammatoires.

Ces recrudescences sont d'autant plus communes, que les symptômes de la seconde période de l'ophthalmie sont les mêmes que ceux de l'ophthalmie aiguë, à la modification près que leur ont imprimée la durée de la maladie et la persistance de ses effets ; aussi n'est-il pas rare de voir la rougeur plus grande, lors même que l'inflammation est moindre. La persistance de ce symptôme est due à ce que, les vaisseaux ayant perdu de leur énergie, le sang y reste accumulé, phénomène aussi entretenu par la coagulabilité que l'inflammation lui imprime presque toujours : par contre, la chaleur est moindre, l'éréthisme vital a diminué. C'est par cette raison que les sécrétions et les excrétions, qui sont presque toujours suspendues, reprennent leurs cours avec d'autant plus d'abondance qu'elles ont été plus long-temps supprimées. La douleur est de tous les symptômes celui qui offre le plus tôt de la rémission, ou cesse promptement, ou se remplace par un simple malaise, et plus souvent encore par une gêne plus particulièrement due à l'engorgement ou à l'hypérémie accidentelle qui existe. Dans cette période, les phénomènes de sensibilité diminuent aussi, la photophobie seule persiste quelquefois, et c'est à elle qu'il faut attribuer la persistance des mouvemens musculaires à ne pas reprendre leur état normal. A cette époque de la maladie, lorsque la première période n'a pas été trop intense et trop persistante, principalement lorsqu'il n'y a aucune complication, la vision reprend son état normal.

Cet état de mieux-être est d'autant plus évident et plus rapide, que la fièvre de réaction qui accompagnait le premier temps de l'inflammation s'est plus tôt dissipée ; il est des cas cependant où la fièvre persiste dans la seconde période de l'ophthalmie ; c'est surtout quand elle se montre avec un type régulier ou intermittent, que cette persistance a lieu. On la rencontre ordinairement dans les saisons, les années et les pays où il règne des fièvres intermittentes, ou bien encore chez les individus ayant déjà été atteints d'affections périodiques. La seconde période est quelquefois terminée, qu'elle se représente ; sous l'influence de causes de localité, il se manifeste des accidens de fièvres intermittentes, qui réveillent l'ophthalmie.

S'il a été difficile d'assigner une terminaison à l'ophthalmie asthénique, il est plus difficile de le faire encore pour la seconde période, de même que pour les ophthalmies primitives ; les secondaires peuvent se terminer assez promptement, mais non pas brusquement comme elles. Il en est d'autres, au contraire, qui restent fort long-temps à disparaître ; ce sont celles surtout contre lesquelles on a dû employer un traitement fort actif et débilitant, qui a produit non seulement localement, mais encore dans tout l'organisme, une langueur et un affaissement qui vont quelquefois jusqu'à la détérioration, momentanée il est vrai, de l'économie.

Il en est de même, lorsque l'ophthalmie est due à des causes spéciales, constitutionnelles ou spécifiques ; la transgression des règles hygiéniques convenables, le retour des accès périodiques, les médications inopportunes, qui entraînent les recrudescences, doivent aussi être considérées comme tout autant de circonstances qui contribuent à prolonger cette période, dont la persistance finit par déterminer, dans les parties, des métamorphoses de tissus et de vitalité qui engendrent la période chronique ou *chronicité*.

Causes de l'ophthalmie. Une infinité de causes peuvent produire l'ophthalmie : pour les classer avec ordre nous dirons que les unes sont prédisposantes, les autres efficientes; qu'il en est de locales, et de générales; de même que pour toutes les maladies inflammatoires, la prédisposition est une des conditions nécessaires à la production de l'ophthalmie. Cette prédisposition se rencontre dans l'organisation de l'œil lui-même, dans la ténuité et la multiplication de son système capillaire. Cette organisation rend, il est vrai, les individus de tous les sexes et de tous les âges susceptibles d'être attaqués par l'ophthalmie; mais, pour être juste, il existe dans de certains âges, des conditions de tempérament ou de constructions qui prédisposent singulièrement au développement des maladies inflammatoires de l'œil, sous l'influence des causes les plus légères. Cette prédisposition peut n'être que passagère ou constante : ainsi l'excessif développement du système sanguin, une grande irritabilité nerveuse, une constitution athlétique, la brièveté du col, la laxité des tissus, prédisposent à l'afflux du sang dans l'œil et dans ses annexes, et facilitent par conséquent l'ophthalmie. Pour peu qu'il se présente des causes efficientes, la prédisposition ne tarde pas à se convertir en maladie dans les causes prédisposantes. Parmi les maladies qui attaquent d'une manière ouverte ou occulte l'économie, l'on doit placer en première ligne cellesdont le siége existe même déjà comme cause prédisposante; ainsi celles qui ont leur siége dans le système sanguin ou dans les centres nerveux : telles sont les fièvres inflammatoires et exanthématiques; celles-ci sont presque toujours accompagnées d'une sur-excitation dans le système vasculaire de l'œil, un état d'irritabilité tel que la

plus légère cause efficiente suffit pour déterminer une ophthalmie ; les conditions qui modifient l'action du système
lymphatique et glanduleux, doivent aussi être considérés
comme des causes prédisposantes à l'ophthalmie, soit que
ces systèmes soient doués d'une grande activité ou qu'ils
soient en proie à une torpeur non moins préjudiciables. Ces
prédispositions seront d'autant plus grandes qu'il existera
en même temps des vices constitutionnels ou spécifique.

Les causes efficientes qui sont aussi générales et locales,
agissent de différentes manières : les unes réagissent immédiatement sur l'action vitale de l'œil, les autres ont une
action chimique ou mécanique qui se manifeste immédiatement en changeant l'harmonie des parties et leurs rapports.
Les causes efficientes peuvent être absolues ou relatives :
par les premières, l'on entend celles qui nécessitent seulement la prédisposition pour produire l'ophthalmie, et qui
alors la produisent toujours. Les *relatives* au contraire attaquent avec moins de violence et n'agissent qu'autant que la
prédisposition est plus prononcée.

Causes efficientes absolues. Parmi celles-ci il faut placer
en première ligne les violences externes portées sur l'œil,
soit qu'elles produisent des solutions de continuité, de con-
tiguité, soit qu'elles existent sans elles ; causes qui varient
par leur intensité, leur durée et leurs effets, ou la durée de
leur contact avec l'organe. Ici trouvent leurs places l'explosion de la poudre, de la vapeur, des gaz inflammables,
les brûlures *actuelles*, les *potentielles*, produites par les acides minéraux et végétaux concentrés, les alcalis ; les brûlures produites par l'eau, les substances huileuses éthérées,
résineuses, graisseuses en ébullition, enfin les virus contagieux portés directement sur l'organe ; toutes causes qui,
comme on le voit, doivent immédiatement produire dans
l'œil des accidens inflammatoires.

Les *causes relatives* sont l'usage abusif des boissons spiritueuses , les travaux prolongés de l'esprit , les veilles

exagérées et continuées, les excès de table et l'abus des plaisirs vénériens. Dans les causes relatives, doivent être comprises les conditions variables de l'air et de la lumière.

L'air. L'air, qui est indispensable à l'existence de l'œil, devient quelquefois pour lui une cause de maladie, soit par les modifications subites auxquelles il est sujet, soit par les agens délétères dont il devient le véhicule ; en effet, lorsque l'air est trop raréfié, ce que l'on éprouve dans l'ascension sur les hautes montagnes ; la pression atmosphérique diminuant, le sang se porte avec violence dans les tissus capillaires ; l'œil rougit alors immédiatement. Ce phénomène a été observé par tous ceux qui ont fait des ascensions sur les hautes montagnes ; il devient d'autant plus évident que l'on se trouve sur un lieu plus élevé. J'ai eu l'occasion de constater ce phénomène dans une ascension que j'ai faite en 1817, sur les aiguilles de Brevent, et en 1819, sur le Mont-Rose. L'air, en variant de température, produit aussi des ophthalmies, surtout lorsque cette variation est brusque, et peut produire un changement énorme dans l'échelle thermométrique, comme cela s'observe souvent en Egypte et sur quelques plateaux d'Asie, ainsi que l'ont observé Savaresi, Assalini et Volney.

Il en est de même si les principes de l'air atmosphérique sont altérés de telle manière que l'un ou l'autre de ses principes constituans changent de quantité ou de qualités. Ainsi un air surchargé d'oxygène, tel que celui que nous apportent les vents d'orient ou ceux du nord, prédisposent singulièrement aux inflammations générales et surtout à celles des yeux. Lorsque l'azote existe en trop grande quantité, l'œil ne tarde pas à souffrir de sa présence. Maintenant, si nous considérons l'air comme véhicule d'une grande quantité d'électricité positive, de corps pulvérulens, de gaz méphitiques, produits par des substances animales ou végétales en putréfaction, ou enfin comme conducteurs d'un gaz délétère ou de la foudre, l'on concevra quel rôle il doit jouer dans la production des ophthalmies.

Lumière. Quoique la lumière soit le principe vivifiant de l'œil, et que sans elle il ne puisse exister, elle peut devenir une cause efficiente de l'ophthalmie, ainsi que nous allons le voir. Pour que la lumière soit en harmonie avec les fonctions de l'œil et ses besoins, il faut non seulement qu'elle soit modérée, mais encore que sa répartition soit égale.

Toute lumière éclatante trop prolongée, qu'elle émane du soleil ou de corps incandescens, par sa prolongation entraîne l'altération des fonctions visuelles, et même de l'organe. Il se manifeste dans celui-ci un état d'excitation qui dégénère facilement en ophthalmie. Aussi les hommes qui voyagent dans les pays chauds, équatoriens surtout, où la lumière la plus intense se lie à une chaleur extrême, sont-ils rapidement atteints d'ophthalmie. Il en est de même de ceux qui, par la nature de leur profession, sont exposés à une lumière éclatante : tels sont les fondeurs en métaux, les verriers, les porcelainiers et autres. Lorsque la lumière est portée brusquement sur l'œil par des condensateurs de lumière, les prismes dont se servent un grand nombre de professions, l'œil ne tarde pas à souffrir de cet usage et à contracter l'ophthalmie. La lumière n'est pas moins nuisible lorsqu'elle est réfléchie par les terrains sablonneux, crayeux ou recouverts de neige. Ces causes sont surtout si évidentes que les individus qui habitent les plaines sablonneuses de la zone torride, et ceux dont le séjour est aux pôles, sont obligés d'employer des moyens spéciaux que leur a fournis l'expérience, pour amoindrir les effets de la réverbération sur le sol qu'ils sont appelés à fouler.

Médication inopportune ou empirique. Si l'on calculait l'importance de l'œil par la facilité avec laquelle on le soumet à toutes sortes de médications, certes il serait, ou un des organes les moins importans de l'économie, ou des plus résistans aux agens délétères externes. Il n'est pas de bonnes femmes tant soit peu titrées, de monastère huppé, qui ne possède une recette admirable, une panacée universelle pour tous les maux d'yeux, dont le moindre inconvénient est de convertir un simple malaise, en une maladie fort grave. Il en est de même des prescriptions faites par des charlatans qui vendent des remèdes souvent fort énergiques qui, employés sans réserve et surtout sans indications, augmente le mal au lieu de le guérir, et produisent souvent des accidens irrémédiables.

Diagnostic des ophthalmies. Le diagnostic de l'ophthalmie se base sur deux indications principales : la connaissance des causes et l'appréciation des symptômes. Il sera rendu plus facile par la connaissance du tempérament de l'individu affecté, par l'étude des circonstances dans lesquelles il se trouve, enfin par l'examen attentif de l'œil lui-même. Il faut surtout noter avec soin la nature de l'altération et des tissus sur lesquels elle siége; et souvent par les symptômes apparens on doit calculer l'existence de ceux qui échappent à nos sens, ce qui arrive quelquefois dans les inflammations des organes profonds. Il est surtout fort important d'étudier les modifications que l'inflammation a produites dans les organes affectés, afin d'en tirer les indications convenables pour la durée de la maladie, son pronostic et son traitement. L'ophthalmie, de même que toute inflammation, peut se terminer par résolution, suppuration, induration, exsudation, concrétion, production de fausses membranes et diverses espèces d'œdèmes, la gangrène et la mort. La guérison est, sans contredit, la terminaison la plus fréquente de l'ophthalmie. Lorsqu'elle a lieu par les seuls efforts de la nature et sans le secours de l'art, elle prend le nom de résolution. Elle arrive en général lorsque l'individu est d'une bonne constitution, lorsque les causes de la maladie ont été de peu de durée, et que le malade en est atteint pour la première fois. La résolution sera d'autant plus facile que la maladie sera moins ancienne, moins grave, et surtout exempte de spécialité.

On comptera d'autant plus sur l'absence de spécialité, que c'est à elle que l'on doit les changemens de formes et de tissus que prend l'inflammation. L'expérience a prouvé la vérité de ce que j'avance; et l'on voit souvent des ophthalmies traumatiques qui eussent été très-simples chez un individu sain, acquérir de la gravité en raison de la prédominance du système lymphatique ou d'une affection syphilitique. De même que dans toutes les inflammations, la suppuration peut être de bonne ou de mauvaise nature; elle est d'autant plus fréquente, que l'inflammation a lieu sur des parties de l'œil qui, telles que la conjonctive, ont une grande propension à suppurer. Lorsque les causes traumatiques ont produit des épanchemens qui ne se résorbent point ou qui étranglent la partie, la suppuration a une grande tendance à s'en emparer. La suppuration peut être générale ou partielle; dans ce cas on la nomme abcès, qui lui-même peut varier de forme, depuis la simple pustule de la conjonctive ou de la cornée, jusqu'à l'abcès énorme des paupières, profond de l'orbite, ou envahissant tout l'intérieur de l'œil. Lorsqu'après l'évacuation du pus, l'abcès ne se cicatrise point, il forme une fistule ou un ulcère, qui peuvent se terminer ensuite par une cicatrisation convenable, ou persister et produire des décollemens ou des ulcérations perforantes. Toute inflammation qui ne se résout point, ou qui passe à la suppuration sans être dissipée par elle, produit l'induration : celle-ci peut être partielle ou générale, et exister depuis le grain de millet ou l'orgeolet jusqu'au sclérôme envahissant tout l'œil. La récidive de l'inflammation, l'atonie des vaisseaux, l'emploi inopportun des astringens, le tempérament scrofuleux, la brusque variation atmosphérique, sont tout autant de causes qui produisent l'induration. C'est surtout lorsque l'inflammation a son siége sur le tissu cellulaire et les corps glanduleux que l'induration est très-fréquente.

Lorsque le tissu cellulaire intra-orbitaire emflammé ne s'est point résorbé ou a mal suppuré, il est souvent le siége d'induration, essence première d'un grand nombre de tumeurs qui s'y développent. L'induration n'est pas une conséquence indispensable de l'augmentation du volume; cependant, dans le plus grand nombre de cas, il en résulte des changemens de forme qui gênent de plus en plus l'accomplissement des fonctions de l'organe qui en est affecté.

Quant aux exsudations, elles peuvent exister dans toutes les ophthalmies et dans tous les tissus, mais surtout sur ceux dont la vascularité est extrême ou qui participent du système séreux. L'exsudation étant toujours le résultat de la sécrétion d'une matière plastique, qui a lieu à la surface d'une partie affectée, elle est d'autant plus fréquente que la rupture inflammatoire aura été plus violente, plus durable et surtout moins avantageusement combattue. Cette exsudation sera d'autant plus défavorable, qu'elle attaquera des parties plus importantes, et que sa présence pourra changer le rapport des parties, modifier leur sensibilité ou pervertir les fonctions auxquelles elles sont destinées.]

L'exsudation se présente tantôt sous la forme de plaque, tantôt sous celle de globules, tantôt sous celle de filamens. Elle peut disparaître spontanément ou sous l'influence d'un médicament convenable; mais il est malheureusement plus commun de la voir persister. C'est par les exsudations que se forment quelquefois des adhérences isolées dans des parties destinées à être éloignées les unes des autres, et que l'inflammation seule a rapprochée (Blépharite érysipélateuse, varioleuse ou suite de brûlures).

Les fausses membranes sont toujours le résultat de l'accumulation des exsudations qui s'organisent et s'accroissent, ainsi que les anatomistes l'ont prouvé (1). C'est par le

(1) Rolando, *Recherches sur le mélanisme*, citées.

même *nisus formativus* qu'apparaissent les végétations; les luxuriations, les tumeurs, etc. L'œdème est l'accumulation des humeurs séreuses dans les tissus : il y en a d'aigus et de lents, les uns sont souvent le produit d'une sur-excitation dans les sécrétions lymphatiques ; les autres ne dépendent que de la cause des humeurs dans les vaisseaux eux-mêmes. Les phénomènes œdémateux sont souvent le résultat de la maladie elle-même ; mais il est très-commun de les voir se produire par la continuation des médications relâchantes et affaiblissantes.

La gangrène peut être le résultat de la sur-excitation locale, ou celui de l'affaiblissement de la vie dans la partie. Dans le premier cas, elle est presque toujours due à l'action pervertie des artères qui poussent le sang dans la partie, l'y pressent avec tant de force qu'elles l'accumulent et qu'il ne peut plus arriver dans les veines ; de là un étranglement qui est rapidement suivi de la mortification. Dans le second, l'atonie ayant succédé à une trop grande sur-excitation, les vaisseaux ne peuvent plus fonctionner, et la partie meurt faute d'alimentation. Cette terminaison arrive fréquemment dans les ophthalmies produites par des causes traumatiques ou chimiques agissant avec beaucoup de violence sur les tissus : ce sont alors les gangrènes du premier ordre. Les secondes sont plus fréquentes chez les hommes épuisés, cachectiques, soumis à l'influence de la congélation, des émanations putrides, virulentes ou du seigle ergoté. La gangrène se reconnaît à des signes propres, assez connus pour ne pas les énumérer ici. Si les symptômes sont tels qu'ils produisent la mort, l'on a un sphacèle dont la conséquence est la destruction de la partie, tandis que la gangrène peut laisser aussi de l'espoir.

Lorsque la force de la nature cherche toujours à limiter l'action du sphacèle par un acte inflammatoire, lorsque des causes empêchent le travail, le sphacèle marche, et le malade succombe.

Le sphacèle n'est point seul une cause de mort : les suppurations profondes, la transmission de l'inflammation aux centres nerveux entraînent le malade. Cette funeste terminaison a souvent lieu dans les ophthalmies qui se développent dans les armées, à bord des bâtimens négriers, où il règne en même temps des causes générales capables de détériorer l'économie, ...

Pronostic de l'ophthalmie. Le pronostic de l'ophthalmie, doit toujours être basé sur l'ensemble des phénomènes subjectifs, de même que sur ceux qui sont seulement présentis, il doit toujours être assis sur l'appréciation sévère des causes qui ont produit la maladie, de la période dans laquelle elle se trouve, et à ses complications reconnues ou présumées. L'ophthalmie simple, peu intense, sur un sujet d'un bon tempérament, permet en général un pronostic favorable, l'espoir d'une guérison prochaine; tandis que l'ophthalmie entachée d'une spécificité, ou aggravée par une fâcheuse constitution. Le pronostic sera d'autant plus favorable que les causes productives de la maladie auront été plus légères et moins durables. Il en est de même au sujet du degré d'inflammation des ophthalmies légères, elles ne laissent pas de traces, ne compromettent en rien la vie de l'individu, tandis que les affections qui se prolongent envahissent toutes les parties de l'œil, occasionent des phénomènes de réaction tels, qu'ils entraînent la perte de l'individu. Tout ce que nous venons de dire du degré, s'applique parfaitement aux stades où se trouve l'ophthalmie, le pronostic sera d'autant plus favorable que la maladie sera moins avancée dans son évolution, par cela même qu'il est plus facile d'en arrêter la marche, ou tout au moins de la modifier par les efforts de l'art. Quand la maladie est arrivée à la seconde période, c'est déjà une chance défavorable de plus, parce qu'elle n'est plus susceptible de résolution, surtout si l'influence de la médecine n'a que peu entravé le cours de la maladie; le pronostic

variera aussi selon l'état de simplicité ou de complication ;
selon que la maladie est épidémique ou contagieuse, entretenue par des conditions atmosphériques, miasmatiques,
ou endémiques. Avant de se prononcer, il faut toujours
s'enquérir si, la maladie est en récidive ; si l'ancienne affection a laissé des traces, si enfin le malade est, par son
tempérament ou par sa profession, sous l'influence de causes
capables d'entretenir ou d'aggraver la maladie ; enfin, on
pourra tirer des conclusions de la manière dont l'affection
se comporte sous l'influence des moyens hygiéniques et thérapeutiques qu'on lui oppose, surtout si le traitement est
contrarié par la résistance du malade à l'exécution du traitement, ou si, par la nature de ses occupations, par mauvaise volonté, ou par détresse, le traitement n'est pas convenablement appliqué.

Traitement de l'ophthalmie. Après avoir parlé des généralités qui ont rapport à l'étiologie ou diagnostic, au pronostic de l'ophthalmie, et à des causes génératrices, il convient aussi de tracer les règles générales du traitement que
nous modifierons ensuite, pour chaque espèce d'ophthalmie
quand il en sera question. Le traitement des ophthalmies
est le même que celui de toutes les inflammations, il doit
être basé sur l'intensité de la maladie, ses périodes et ses
complications, pour être rationnel et profitable ; il doit offrir trois conditions principales, qui sont :

1° L'éloignement des causes qui ont produit la maladie.

2° Diriger les forces de l'organisme, afin qu'elles contrebalancent la maladie que l'on a à traiter.

3° Surveiller avec un soin extrême la période de convalescence.

Première indication. S'il est des causes qu'il n'est pas
donné aux médecins d'apprécier, ou qu'il n'arrive pas assez
à temps pour les combattre, il en est aussi d'autres qu'il reconnaît immédiatement, et qu'il est de son devoir d'enlever
aussitôt. Il s'occupera d'extraire les corps étrangers qui

ont pénétré dans l'œil ou qui sont en rapport avec lui.
Que la position soit fixe ou errante par leur action mécanique, ils tendent à augmenter singulièrement la maladie,
et lorsqu'ils échappent à l'investigation, ils entretiennent
l'affection et l'aggravent malgré les traitemens les plus convenables; c'est ainsi que l'on a vu des parcelles métalliques, végétales, animales, des insectes parasites menus,
cachés dans les replis de la membrane clignotante, occasioner des accidens d'autant plus graves, que leur présence était ignorée. Lorsque les corps étrangers n'ont point
pénétré dans les tissus, il est plus facile de les trouver;
leur présence occasione presque toujours un larmoiement très-abondant, les larmes entraînent les corps étrangers vers le grand angle de l'œil. On favorise ce passage
par de légères frictions sur les paupières, puis, avec un
petit pinceau de martre, un morceau de papier roulé, ou
un bout de mouchoir tourné sur lui-même, on cherche à
extraire le corps étranger. Dans quelques circonstances
l'on est obligé de se servir de petites pincettes, ou de la
cuvette de Daviel. Pour les corps adhérens et pénétrans,
les brucelles sont indispensables, il est même quelquefois
nécessaire de se servir d'une aiguille à cataracte que l'on
emploie en forme de levier.
-- Dans cette opération, il faut toujours procéder avec des
précautions extrêmes pour éviter un surcroît d'irritation.
Les cils renversés doivent être redressés, et ceux qui croissent anormalement, arrachés.

Quant aux corps qui agissent chimiquement, il en est
qu'il ne faut point chercher à dissoudre avec de l'eau,
parce que leur action devient plus vive. Il vaut mieux introduire quelques gouttes d'huile pour lubrifier les parties
et chercher à les enlever avec la curette et le pinceau. Pour
ceux qui peuvent se dissoudre dans l'eau sans acquérir des
qualités plus nuisibles, on peut tirer un grand parti des injections d'eau froide ou tiède.

L'éloignement d'une lumière trop vive, le renouvellement de l'air vicié, la destruction de la fumée, des émanations putrides, la suspension des travaux pénibles, d'un mauvais régime, sont des causes qu'il faut éloigner le plus tôt possible.

La *deuxième indication* consiste, comme nous l'avons dit, à ménager les forces du malade, de telle manière qu'il soit toujours dans des conditions telles que la nature médicale ne soit pas pervertie, abolie, et que, par ce moyen, la maladie tendant à se guérir le plus tôt possible, un trop grand affaiblissement s'oppose à la réaction vitale nécessaire à la guérison, en modérant l'exaltation des vaisseaux ophthalmiques d'une manière convenable. L'on voit souvent la maladie se résoudre par elle-même; c'est pour cette raison qu'il faut toujours examiner avec soin l'état des forces, tant dans l'inflammation de l'œil que pour l'organisme en général. Dans quelques cas, leur action exaltée se transmet à l'humeur et y produit des phénomènes de réaction, dans d'autres circonstances il se présente des symptômes inverses. Quelquefois aussi les vaisseaux de l'œil sont dans un état de faiblesse tel, qu'en ne leur venant pas en aide pour la surmonter, la maladie persisterait ou s'aggraverait.

Pour remplir convenablement l'indication qui consiste à modérer l'action exaltée des vaisseaux, il faut recourir à un ensemble de moyens qui constituent la méthode antiphlogistique. Celle-ci se compose de remèdes généraux, locaux, d'externes et d'internes.

Les uns agissent directement sur les vaisseaux, les autres sur la qualité du sang et sur les autres liquides de l'économie.

Les antiphlogistiques proprement dits, qui agissent directement sur le sang, sont les saignées générales et locales. Les premiers agissent principalement sur l'organisme en général, les locaux ont une action presque spéciale sur les vaisseaux de l'œil.

Parmi les moyens antiphlogistiques généraux, l'ouverture d'un gros tronc sanguin, veineux ou artériel, selon l'indication ou l'urgence, doit tenir le premier rang. Cette méthode, qui peut produire une déplétion brusque, que l'on peut renouveler au besoin, parce qu'on enlève au vaisseau un excitant très-puissant qui affaiblit immédiatement l'état d'exaltation dans lequel il se trouve, au point qu'une évacuation sanguine convenable fait cesser rapidement et souvent instantanément la congestion, la compression et la douleur. Pour que l'effet de la saignée soit propice, il faut qu'elle soit très-abondante, afin que les phénomènes déplétifs se transmettent jusque dans les points les plus éloignés du centre circulatoire. La saignée est indiquée pour les hommes forts et vigoureux. Il faut la récidiver selon l'intensité de la maladie, la force de l'individu et sa tolérance pour les pertes de sang. Cette pratique est surtout nécessaire dans les pays chauds, où la rapidité des symptômes désorganisateurs demande un traitement énergique, exempt d'hésitation ; car, il faut le dire, les demi-moyens compromettent plutôt l'organe, que les traitemens énergiques ne détruisent la constitution.

Demours (1), dont nous invoquerons souvent la vaste expérience, en fait de pratique surtout, était grand partisan de la saignée. « J'ai adopté pour principe, dit-il, de faire saigner dans toutes les phlegmasies de l'œil, lorsque la présence d'une lumière modérée excite un sentiment de douleur. La saignée du pied, pour commencer, est préférable à toutes les autres, même à celle de la jugulaire, qui vient en rang d'utilité immédiatement après, et peut même la remplacer. Je fais faire, le plus souvent, la saignée du pied, ainsi que celle du bras, en deux temps, à une heure

(1) Demours, *Traité des maladies des yeux*, t. I, p. 238.

environ d'intervalle. Autrefois on abusait peut-être de la saignée, aujourd'hui il me semble qu'on la néglige trop. On ne doit point en être économe lorsque l'inflammation est portée au point de faire craindre un abcès à la cornée, surtout lorsqu'il y a des douleurs par élancemens dans le globe, dans l'orbite et dans la tête.

Dans quelques circonstances, il faut chercher à provoquer la syncope, et rien n'est plus convenable, dans ce cas, que de saigner aux pieds. Cette pratique, légitimée par l'expérience des médecins de tout temps et de tous les pays, était surtout fort employée par le professeur Scarpa ; je lui dois de nombreux succès. J'ai, sur ce point, des convictions bien profondes, que n'ébranleront point les opinions de M. Magendie, quelle que soit l'autorité d'un pareil nom. Car, dans un ouvrage récemment publié, l'illustre président de l'Académie des Sciences ne pense point que la saignée de pied ait une action plus directe que celle du bras. Voici comment il s'exprime sur ce sujet : « Dans un système de » tuyaux communiquant entre eux librement, peut-il y avoir » vacuité dans un point et réplétion dans un autre (1) ? »

La saignée de la jugulaire est aussi fort avantageuse dans un grand nombre de cas ; il en est de même de l'artériotomie, que l'on avait abandonnée à cause des moyens de compression, indispensables pour arrêter le sang et qui sont aujourd'hui devenus tout-à-fait inutiles grâce aux belles recherches de M. Amussat sur la torsion des artères. Quoi qu'en dise M. Sichel (2), la saignée des veines internes du nez produit d'excellens résultats, je les ai signalés ailleurs (3), les vétérinaires en retirent de très-bons effets, et nous sommes arrivés à l'époque où se réalise

---

(1) Magendie, *Leçons sur les phénomènes de la vie*, t. III, p. 32.
(2) Sichel, *Traité de l'ophthalmie, de la cataracte et de l'amaurose*, p. 34.
(3) *De la kératite scrofuleuse*, citée.

I.   23

e vœu de Boerhaave, qui désirait que la médecine zootomi-
que servît au perfectionnement de la médecine humaine.
La saignée dans le nez est, du reste, une pratique générale en Orient, ainsi qu'on peut s'en convaincre en lisant
les Voyages de Burckard et ceux plus récens d'Alphonse
Royer (1).

Quelle que soit la méthode de pratiquer la saignée générale, la nécessité de la réitérer se tire de la condition
de l'affection locale, de la persistance de la fièvre et de
l'état des forces du malade. Il faut cependant la prendre pour
règle générale, toutes les fois que la violence de l'inflammation l'exige et pendant que le malade peut la supporter
sans danger. Aussitôt que les effets de la saignée commencent à se prononcer, on peut alors employer avec avantage
l'eau froide si vantée par Schmucker (2), qui est effective-
ment un excellent réfrigérant et répercussif dans le début
de la maladie, mais qui devient nuisible, dès l'instant que
l'ophthalmie est un peu avancée ou qu'elle revêt des formes qui excluent le froid. Le froid agit non seulement en
diminuant la chaleur, mais encore en sollicitant la contraction des vaisseaux. Toutes les fois donc que l'application
du froid sera indiquée et possible, on y recourra avec
avantage, surtout dans les affections traumatiques.

On accélère l'action des saignées générales en employant
le nitrate de potasse à haute dose; c'est un très-grand
sédatif, et il ralentit singulièrement l'action des vaisseaux,
non seulement en diminuant la densité du sang, mais encore en tempérant la chaleur du corps. Ce médicament, que
vantait beaucoup Rowley (3), était très-employé par le
professeur Scarpa, qui l'associait à la crème de tartre et à
l'émétique, formule fort usitée en Italie sous le nom de

(1) Alphonse Royer, *Voyage en Orient* (*Revue de Paris*) (1837).
(2) Schmucker, *OEuvres chirurgicales*, t I, p. 193.
(3) Rowley, ouv. cité.

poudre absorbante (1). On recommande en même temps l'usage des boissons rafraîchissantes. Lorsque les troubles de la circulation ne cèdent point à ces moyens, j'ai souvent employé, d'après les avis de M. Maunoir, la teinture aqueuse de digitale en potion et en lavement.

La saignée locale est un des moyens antiphlogistiques locaux des plus efficaces; par son moyen les vaisseaux qui avoisinent l'œil éprouvent un désemplissement direct. Elles sont d'autant plus efficaces qu'elles ont été précédées de saignées générales copieuses et proportionnées à la nature du mal.

L'illustre Barthez (2) voulait qu'on attendît, pour pratiquer les saignées locales près du siége de la maladie, que la fluxion fût déjà *fixée* et *bornée*. Dans le cas contraire, il conseillait de pratiquer des saignées générales dans tous cas de pléthore ou de sur-excitation sanguine. J'ai vu fréquemment, dit-il, des fluxions inflammatoires sur les yeux qui auraient été d'abord faciles à résoudre, devenir ou fort graves ou long-temps rebelles, parce qu'on avait appliqué, dans les premiers temps, la saignée locale sans l'avoir fait précéder d'une évacuation générale, convenable aux tempes ou à toute autre partie voisine des yeux affectés.

Il ne faut recourir à ce moyen isolé que dans les ophthalmies de médiocre intensité. L'évacuation sanguine locale se pratique au moyen des ventouses scarifiées et des sangsues. Toutes les fois que l'on peut appliquer convenablement des ventouses, il faut les préférer aux sangsues; leur action est plus directe, plus sûre; car l'on peut tirer une très-grande quantité de sang, surtout si l'on emploie la méthode anglaise ou allemande; elles ont encore un avantage inappréciable, c'est de ne point prédisposer à

---

(1) Voir le formulaire.

(2) Barthez, *Mémoire sur le traitement méthodique des fluxions*, p. 44.

l'érysipèle comme le font les sangsues. Les ventouses s'appliquent aux parties dorsales et latérales du cou, derrière les oreilles, aux régions sus-orbitaires et temporales; comme moyen de révulsion sur les extrémités inférieures. L'on place avec avantage les ventouses monstres du docteur Junod (1) dont l'énergie est extrême et sur lesquelles nous reviendrons plus tard. MM. Magendie, Chomel et Récamier, ont pu constater comme moi l'efficacité de leur action sur les affections sanguines de la tête.

Les sangsues s'appliquent aussi dans les mêmes localités.

Je me suis toujours élevé contre la fâcheuse habitude d'appliquer les sangsues sur les paupières mêmes, parce que leur morsure produit presque toujours une inflammation, ou tout au moins un œdème traumatique de la peau qui recouvre les paupières; accident qui complique toujours plus ou moins la maladie. M. Demours était cependant grand partisan de cette méthode, et il déclare ne l'avoir jamais vue suivie d'accidens (2). D'un autre côté, M. Velpeau (3) a rapporté de très-beaux cas de guérison, obtenus par ce moyen et recueillis dans le service de M. Bretonneau. Ce dernier praticien avait pour habitude de placer ces annélides en grand nombre, tandis que M. Demours se bornait à poser une ou deux sangsues. C'est pour avoir vu des paupières atteintes de phlyctènes gangréneuses ou de furoncles, ayant leur siége dans les plaies faites par les sangsues; c'est enfin pour avoir vu des paupières d'enfans traversées de part en part, et le globe de l'œil blessé, que j'ai renoncé à l'application des sangsues sur les paupières. Il est plus sage, plus convenable de les placer derrière les oreilles et sur le trajet de la jugulaire

(1) *Mémoire sur les effets de la raréfaction de l'air*, ayant obtenu un prix Monthyon, en 1835.

(2) Demours, ouvrage cité, p. 235.

(3) Velpeau, *Nouveau journal de médecine.* Juillet 1820.

que de les approcher de l'œil, nous ne saurions trop blâ-
mer la pratique de ceux qui les placent sur les paupières
elles-mêmes, dans le pourtour de l'œil. Cette manière de
faire est surtout désastreuse pour les enfans, chez lesquels
elle détermine presque toujours des accidens d'œdeme
traumatique et cela au détriment de la maladie. Le professeur Scarpa en faisait placer fort souvent aux narines,
et ses élèves n'ont eu qu'à se louer d'avoir suivi son exemple. Il n'en est pas de même des scarifications de la conjonctive ; malgré son autorité, on y renonce généralement
dans la première période de la maladie, parce que cette
opération ne fournit que très-peu de sang et irrite beaucoup les malades. Cette pratique n'est réservée que pour
les cas où il y a chémosis avec boursoufflement et étranglement des parties ; c'est l'excision que l'on emploie alors,
car la scarification ne remplirait point le but que l'on se
propose. Il est des circonstances où l'on emploie avec
beaucoup d'avantage des lotions émollientes mucilagineu-
ses tièdes ; elles calment les douleurs, diminuent la tension des parties et leur sécheresse : ce sont les infusions
et les décoctions de fleurs de guimauve, de coquelicots,
du safran uni au lait ou coupé avec de l'eau d'orge miellée.
Autrefois, l'on comptait beaucoup sur les cataplasmes
émolliens, aujourd'hui leur usage est fort restreint, eu égard
à l'action mécanique et physique qu'ils exercent sur l'œil.
C'est aux ophthalmologistes allemands surtout que l'on doit
d'avoir réduit la pratique des cataplasmes, qui, toute banale et populaire qu'elle est, n'en est pas moins fort nuisible.

Les purgatifs jouent aussi un grand rôle dans le traitement général des ophthalmies, exemptes de complications intestinales qui excluent leur usage. Les purgatifs
salins, sont surtout fort utiles, en ce que leur action
peut être long-temps prolongée, sans fatiguer les organes.
Depuis un temps immémorial, l'on emploie avec succès
les eaux minérales naturelles, qui contiennent des sels pur-

gatifs. Les plus usitées sont celles de Pulna, de Marienbad, de Freucisbac et de Sedlitz. Chez les enfans on retire de très-bons avantages des purgatifs, en ce qu'ils ont le double avantage de produire une révulsion sur la muqueuse gastro-intestinale et d'évacuer une sur-abondance de lymphe, à laquelle les enfans sont en général si sujets. Ils provoquent aussi l'évacuation de quelques entozoaires et mettent ainsi sur la voie d'une cause très-fréquente d'ophthalmie chez les enfans. L'expérience a aussi sanctionné l'usage du mercure à l'intérieur et à l'extérieur. Je ne rechercherai point si, comme l'avance le professeur Fabini (1), et après lui M. Sichel (2), il agit en diminuant la plasticité du sang, ou s'il a une action spéciale sur l'inflammation; tout ce que je sais, c'est que les recherches de MM. Rasori, Tommasini, Serre d'Uzès (3), Ricord, prouvent que c'est un antiphlogistique parfait, et qu'il agit surtout dans le traitement avortif de l'inflammation.

A l'extérieur on emploie l'onguent napolitain, l'onguent avec le précipité ammoniacal, uni à la belladone ou à la ciguë pour amoindrir l'action de l'axonge oxygénée sur la peau, et pour calmer en même temps les enfans.

Le traitement que nous venons d'indiquer serait complétement inutile, si l'on n'y associait pas un régime sévère et une diététique convenable. La première de toutes les conditions est de renouveler l'air, afin que l'œil soit rafraîchi par son action. Rien n'est bon pour un œil souffrant comme un bain d'air modérément frais, ainsi que l'a dit le spirituel M. Reveillé Parise (4). La nécessité de laisser l'œil en rapport avec l'air ambiant à une température convenable, exclut de droit les enveloppes de toute espèce dont on entoure l'œil et dont l'action mécanique jointe à la

(1) Fabini, doctrine citée, p. 21.
(2) Sichel, ouvrage cité, p. 39.
(3) Serre d'Uzès, ouvrage cité.
(4) *Revue médicale*, 1831.

physique, augmente la chaleur et l'afflux du sang vers l'organe.

Une des premières et des plus importantes conditions pour la guérison des ophthalmies, est de garder un repos absolu de la partie malade, même de tout le corps. La transgression de ces principes a souvent rendu une ophthalmie simple interminable, ou provoqué la recrudescence d'une inflammation oculaire à son déclin. Les individus prudens qui voudront obtenir une guérison durable et exempte de rechute, feront bien de condamner l'organe à un repos absolu jusqu'à entière guérison, et de ne recommencer leurs travaux qu'avec des précautions extrêmes, commandées par l'importance de l'organe et de ses fonctions, que l'on ne transgresse jamais lorsqu'il s'agit d'un membre fracturé ou d'une plaie récemment cicatrisée.

Traitement de la seconde période. Lorsque l'inflammation est arrivée à cet état particulier que nous avons désigné sous le nom de seconde période, la raison nous prescrit de suspendre d'autant plus vite les moyens antiphlogistiques, que l'on a été forcé de les employer avec une certaine énergie, et que leur continuation ne tarderait pas à amener des phénomènes d'adynamie funeste à la constitution déjà altérée, et surtout fort nuisible à l'état local de la maladie. C'est aussi à cette époque qu'il faut commencer l'usage des remèdes généraux capables de combattre la spécificité, s'il en existe une; car, il faut le reconnaître, l'expérience nous le prouve tous les jours, il est des ophthalmies tenant à une disposition particulière, qui ne guériraient jamais sans un traitement qui leur fût propre. Il est nécessaire d'apporter dans l'emploi des moyens spécifiques, une modération extrême, afin de ne point réveiller l'état aigu et produire une recrudescence d'autant plus à craindre, que la maladie aura eu la première période plus intense et plus longue.

S'il n'existe aucune trace de spécificité, la première indication à remplir consiste à réveiller l'action des vaisseaux

qui, dans cet état, sont toujours dans l'asthénie, où tout au
moins dans une torpeur, suite immanquable de leur sur-
excitation. La chaleur sèche est le premier moyen qui se
présente, c'est aussi le plus simple. Il suffit de placer sur
l'œil quelques compresses chaudes et sèches, on les maintient en place avec une bande médiocrement serrée. Cette
pratique est fort ancienne chez les Égyptiens, qui l'emploient encore de nos jours au rapport d'Assalini (1). Les
ophthalmologistes allemands recommandent de renfermer
entre les compresses un mélange de fleur de sureau, de
tilleul, de coquelicots et de camomille, toutes plantes char-
gées de principes aromatiques essentiels, dont l'évapo-
ration produit des effets résolutifs avantageux. J'emploie
rarement ce moyen, si ce n'est dans les affections spécifiques, et après avoir commencé par les compresses sèches,
qui peuvent échouer complétement, il est vrai, mais non
du moins réveiller par leur poids continu des phénomènes inflammatoires encore mal éteints. L'on a attribué au
camphre des facultés résolutives, que mon expérience m'a
appris devoir être repoussées pour une époque plus éloignée que celle où on l'emploie ordinairement.

Lorque les moyens dont nous venons de parler n'ont pas
rempli le but que l'on se proposait, la maladie a besoin d'un
médicament dont l'action soit plus énergique et plus durable, et dont on puisse au besoin graduer l'action : ce médicament, c'est l'opium et ses combinaisons. Les médecins qui
sont encore sous l'influence exagérée des doctrines de l'irritation, n'ont qu'à parcourir l'ouvrage de M. Brachet de
Lyon, sur l'emploi de l'opium dans l'inflammation des
membranes muqueuses; ils y verront que leurs craintes
sont chimériques. Rarement l'opium est employé seul, rarement à haute dose. La première condition d'une théra-

(1) Assalini, *Observations sur la peste ; sur le flux dysentérique et
sur l'ophthalmie d'Égypte.* Paris, an IX ; p. 118.

peutique éclairée, est d'étudier la sensibilité individuelle du malade, afin de proportionner l'emploi des médicamens à son irritabilité. La teinture safranée d'opium est celle que l'on préfère généralement ; quelques gouttes ajoutées à une légère infusion de sureau filtré, constituent la première dose des collyres résolutifs (1). Peu à peu l'on augmente la dose de l'opium, en raison de ses effets et de la tolérance de l'individu. On peut aussi, s'il en est besoin, passer à des préparations plus actives, telles que le vin d'opium, la teinture thébaïque, le laudanum de Jæger et le nôtre. Ces substances ne doivent être appliquées pures et avec un pinceau que dans un état de faiblesse et de chronicité très-développé.

Tout ce que nous venons de dire pour l'application des collyres d'opium, se rapporte à ce composé de substances astringentes et résolutives. Les préparations de plomb jouent un grand rôle dans le traitement de la seconde période de l'ophthalmie ; elles émoussent la sensibilité, sollicitent la contraction des vaisseaux, et modèrent ou modifient les sécrétions des muqueuses. Après les préparations de plomb, viennent en première ligne, les collyres, les pommades composées avec les sels de zinc, de cuivre, de mercure, d'arsenic et d'iode.

Dans quelques cas d'ophthalmies graves et qui avaient provoqué des endurcissemens et des épaississemens de la conjonctive, M. le professeur D'Ammon (2) s'est parfaitement bien trouvé de l'application de l'huile d'olives dont on imbibait la conjonctive plusieurs fois par jour. Je n'ai jamais employé ce moyen ; mais je crois qu'il est très-convenable dans les cas où l'on a été surtout forcé d'employer de bonne heure des astringens très-actifs. Les actions huileuses combattront avantageusement la tendance à la xérophthalmie. *

(1) Voir le formulaire, *Collyres résolutifs.*
(2) D'Ammon, journal cité.

23*

C'est à cette époque de la maladie que l'on doit employer les révulsifs. Une fâcheuse routine les a fait mettre en usage sans précaution, à toutes les époques de la maladie, et surtout dans l'état aigu, comme si l'on devait, pour les maladies des yeux, transgresser les principes de la thérapeutique générale des maladies aiguës. Il n'est besoin que de se demander si dans la pleurésie, dans la pneumonie, dans la péritonite, ou dans l'entérite, etc., un praticien recommandable prescrirait un vésicatoire, dans les affections aiguës de l'œil. Les vésicatoires produisent presque toujours des phénomènes de réaction nuisibles, et que j'ai souvent fait cesser immédiatement en les enlevant; c'est surtout chez les enfans que cette action des révulsifs se montre d'une manière fâcheuse; nous y reviendrons en parlant des maladies propres aux enfans.

Boyer (1) était un praticien trop éclairé pour ne pas s'apercevoir que les vésicatoires étaient un moyen peu convenable dans la période aiguë de l'ophthalmie, surtout chez les jeunes sujets. « Nous pensons, dit-il, que le vésicatoire agit, chez les tempéramens sanguins, plutôt comme stimulant général que comme dérivatif, et que, par conséquent, ils ne sauraient convenir dans la première période de l'ophthalmie. » Les personnes nerveuses, au contraire, chez qui la douleur prédomine sur les autres symptômes inflammatoires, peuvent être soulagées par l'application d'un vésicatoire derrière le cou ou les oreilles, surtout lorsqu'on a eu le soin de ne le faire qu'après avoir pratiqué les saignées générales, jugées nécessaires.

Pour que les dérivatifs soient même très-efficaces dans la deuxième période de l'ophthalmie, il faut qu'ils soient placés dans un point un peu éloigné de l'organe souffrant, et abondamment pourvu de vaisseaux, ils produisent une irritation antagoniste, suivie souvent d'une révulsion immé-

(1) Boyer, ouvrage cité, t. V, p. 371.

diate ; c'est à Boerhaave surtout que l'on doit d'avoir insisté sur cette pratique : *rubefactio ergo debet*, dit-il, *applicari omni loco, ubi vasa nuda sunt, ad axillas, inguina, poplites, plantas pedum, etc., emplastra tenacia, ut ex galbano in aceto soluto et emplastro de meliloto ana mistis ; sic excitatur continuo sudor sub hoc emplastro. Si hæc non satis trahant, attamen violentius agendum est* (1).

C'est derrière les oreilles, à la nuque, au bras, entre les épaules, qu'on doit les placer pour obtenir des effets salutaires ; on les active ou on les entretient avec l'écorce de garou, en nature, en pommade avec l'onguent antimonial d'Autenrieth ; l'on peut aussi révulser sur les extrémités inférieures, avec des applications sinapiques vésicantes, des bains de pieds aiguisés avec la cendre, la moutarde, le savon noir ou frappé avec de l'acide hydrochlorique fumant. Il est une pratique contre laquelle nous ne cesserons de nous élever avec force ; c'est l'application du séton que quelques praticiens emploient de la manière la plus empirique, et dont la réaction est des plus dangereuses. Ne tombe-t-il pas sous le sens qu'un individu atteint d'une affection grave de l'œil, et dont la présence ne lui permet pas de coucher sur aucun des côtés, verra sa position s'aggraver, si l'on vient lui poser un séton dans la seule partie sur laquelle il puisse se reposer ?

Déjà Hoffmann (2) avait cherché à borner cette pratique banale du séton lorsqu'il disait : *Setacea et vesicatoria non facile applicanda in plethoricis, nisi soluta prius plethora, et alvo, præsertim in cacochymicis, subducta.*

L'application de ce révulsif est presque toujours suivie de fièvre, de raideur dans le cou, dont l'action a souvent fait repasser à l'état aigu des ophthalmies chroniques.

Chez les enfans, c'est une médication atroce en ce

(1) Boerhaave, *loc. cit.*, § 58, p. 50.
(2) Hoffmann, *Medicinæ ratio system.*, t. IV, part. 1, sect. 2.

qu'elle provoque à chaque pansement, des cris, des pleurs, qui font perdre tout le bénéfice qu'on aurait pu retirer de la révulsion ; je n'emploie donc le séton, que dans les cas graves chroniques, où il est besoin de produire une révulsion excessivement active ; dans presque tous les cas, je remplace ce moyen par la tonsure du cuir chevelu, sur laquelle j'ai déjà fortement insisté ailleurs (1) ; cette méthode, que l'expérience de Bloch (2), de Reimann (3) et de Preuss (4), avait recommandée à leurs successeurs, m'a toujours été d'un grand secours. On pratique sur la dénudation du cuir chevelu, des frictions avec la pommade de Lausanne, l'onguent stibié et la térébenthine. On peut, selon le précepte de Boerhaave, y appliquer un cataplasme d'ail pilé avec de fort vinaigre ; à ces révulsions externes, l'on joint celle portée sur le canal intestinal : toutes les fois qu'il est sain, l'on peut et l'on doit même recourir à des purgatifs drastiques ; les aloëtiques sont surtout fort indiqués, en ce que, en congestionnant la partie inférieure du canal digestif, ils rappellent des flux supprimés, ou en provoquent d'anormaux.

Quand l'ophthalmie aiguë n'est point arrêtée dans sa période extrême d'acuité, l'hypersécrétion de l'humeur aqueuse fait souvent distendre l'œil outre mesure et en produit l'éclatement. C'est pour s'opposer à cette funeste terminaison que Wardrop (5) proposa et employa avec succès l'évacuation de l'humeur aqueuse. J'ai employé souvent ce moyen avec le plus grand succès. Lorsque l'on sera familiarisé avec son innocuité, on l'emploiera plus souvent.

---

(1) *De la keratite scrofuleuse.* Paris, 1837, p.

(2) Bloch, *Medic. Bemerkungen*, § 59.

(3) Reimann, *Annal. Wratislow. tentamin.*, t. II, p. 298.

(4) Preuss, *Miscell. natur. curios.* 3ᵉ part., § 37.

(5) Wardrop, *On the effects of evacuating aqueous humor, in inflammation of the eye.* London, 1816.

Car, ainsi que le disait le professeur Scarpa (4) en parlant de ce moyen, que peut le raisonnement contre la pratique ! Comme l'évacuation de l'humeur aqueuse peut s'appliquer à différentes maladies de l'œil, j'indiquerai, dans un chapitre spécial, les moyens et précautions de pratiquer convenablement cette opération (2).

Malgré l'emploi des moyens les plus énergiques, opposés à la première et à la seconde période de l'ophthalmie, la maladie marche, l'espoir de résolution s'évanouit, et la suppuration devient imminente. Aussitôt qu'il se manifeste une collection purulente, il faut se hâter de lui donner issue avec les précautions indiquées pour chaque localité, et dont nous nous occuperons de chacune d'elles. Si la suppuration, en partie tégumenteuse ou glandulaire, n'a pas une marche convenable, il faut l'accélérer par l'usage des cataplasmes émolliens, de l'onguent digestif. Si les phénomènes de cicatrisation sont remplacés par la forme ulcéreuse, il faut toucher la surface de la plaie avec un pinceau imbibé de laudanum de Sydenham, de Jæger, et de Rousseau : dans quelques circonstances, il est même nécessaire d'employer des caustiques, tels que le sulfate de cuivre, la pierre divine ou le nitrate d'argent. Lorsque la suppuration a été profonde, abondante, qu'elle dure depuis long-temps, et que le malade est épuisé, il est quelquefois important d'employer un traitement interne, dont le quinquina, le vin généreux, et les boissons toniques forment la base.

Au moment où l'on croit que la suppuration va s'établir, elle disparaît tout à coup ; mais il reste dans ces parties un état de gonflement qui dégénère rapidement en induration. Celle-ci sera d'autant plus imminente qu'il y aura déjà eu un commencement d'exsudation entre les tissus. Il est mal-

(1) Scarpa, ouvrage cité, t. I, p. 468.
(2) Voyez *De l'évacuation de l'humeur aqueuse*, tom. II.

heureusement bien reconnu qu'un grand nombre d'indurations ne sont que le résultat de l'emploi prématuré ou irré-
fléchi des astringens; on traite les indurations par les
moyens généraux et locaux, parmi lesquels il faut placer
en première ligne le mercure et ses sels, l'iode et ses préparations. Ces remèdes seront d'autant plus efficaces que
l'on pourra les combiner avec les douches d'eau minérales
naturelles ou factices, les bains de mer ou de vapeur.

On arrête quelquefois l'imminence de la gangrène en détruisant l'étranglement, soit par des débridemens convenables, soit par l'usage du cautère actuel ou potentiel. Lorsque
les vaisseaux sont engorgés, et que c'est à la stase des humeurs que l'on peut attribuer la mortification prochaine de
la partie, il faut avoir recours à des scarifications pour évacuer les liquides ; on seconde l'effet de cette petite opération, par l'application de compresses chaudes ou imbibées
de substances aromatiques. Lorsque ces moyens auront été
insuffisans et que la partie se sphacèlera, il faut hâter la séparation de la partie privée de vie, en accélérant la formation du cercle inflammatoire qui tend à l'isoler des tissus
sains. Il reste ensuite à diriger avec le plus grand soin la
résolution nécessaire à la restauration des parties : trop
heureux le chirurgien, s'il peut éviter au malade une difformité irrémédiable ou une restauration douloureuse et bien
souvent incertaine !

C'est dans le traitement des ophthalmies, à la fin de leur
deuxième période, que le médecin trouve, dans l'usage
des eaux minérales chaudes, un auxiliaire du plus grand
poids. Elles sont d'autant plus convenables qu'elles apportent à la peau un surcroît de vie qui débarrasse les
yeux, en portant à l'extérieur et aux extrémités. Elles ont
le double avantage d'arracher les malades à leurs occupations habituelles, et de leur permettre de laisser l'œil dans
un état d'inaction tel, qu'il puisse accomplir sa convalescence, sans avoir la crainte de la voir traversée par des

recrudescences fâcheuses. Un exercice modéré, des boissons légèrement purgatives, complètent la cure par les eaux
minérales. Je suis parvenu, par leur aide, à détruire des
affections ophthalmiques qui avaient résisté à des traitemens énergiques et durables. Celles qui m'ont le mieux
réussi sont les eaux d'Enghein, d'Aix en Savoie, de Ba-
réges et de Plombières.

FIN DU TOME PREMIER.

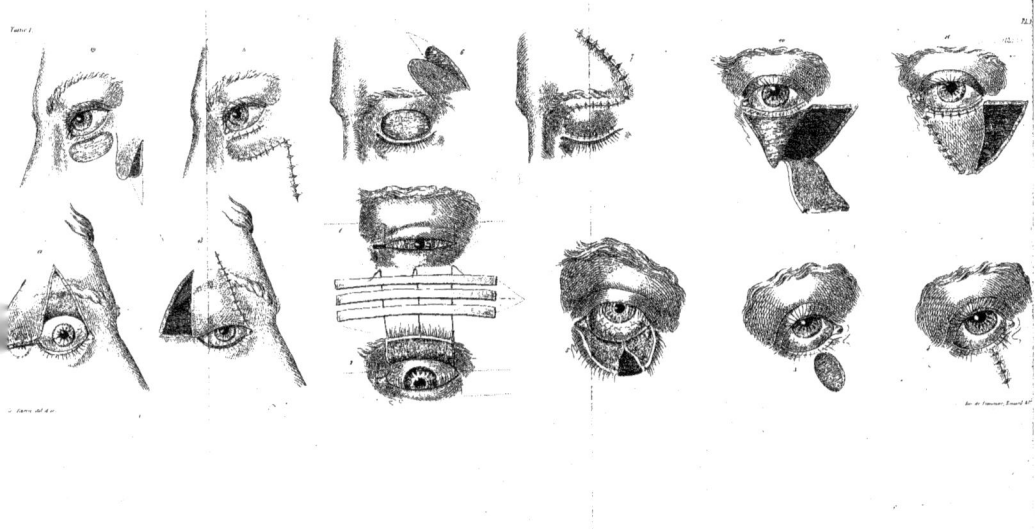

Pl. 5

Im. de Fournier, Renard N.

EXPLICATION DES PLANCHES.

PLANCHE PREMIÈRE.

Fig. 1. Cas de double trichiasis, sur lequel on a indiqué à droite et à gauche l'incision verticale proposée par Guérin de Lyon. Quand on fait deux incisions, c'est le procédé de Crampton.

Fig. 2. Cette figure représente l'application du procédé de Crampton, avec les modifications que lui a fait subir Guthrie; au moyen de fils passés dans les tarses, la paupière est relevée contre l'arcade sourcilière, et des bandelettes aglutinatives en fixent les fils sur le front.

Fig. 3. Perte de substance ovalaire, faite à la paupière inférieure pour faire renverser le tarse, dans le procédé de Janson de Lyon.

Fig. 4. Pansement par réunion, au moyen de la suture entortillée, complément du procédé indiqué fig. 3.

Fig. 5. Procédé d'Adams, pour guérir l'ectropium.

Fig. 6. Cette figure représente le premier et le second temps de la blépharoplastie, selon le procédé de Fricke. Nous y avons ajouté l'importante modification du professeur Delpech, qui consiste à terminer toutes les excisions de lambeaux en triangles très-allongés, afin qu'en disséquant les tissus sur le côté, l'on puisse les rapprocher et faire ainsi disparaître la difformité occasionée par l'emprunt des tissus.

Fig. 7. Cette figure démontre pleinement les préceptes de Delpech, que nous venons d'indiquer par la figure 6. Elle fait aussi connaître le dernier temps de la blépharophastie par transplantation. Les figures 8 et 9 indiquent pour la paupière inférieure ce que nous avons dit pour la paupière supérieure.

Fig. 10. Excision d'un lambeau triangulaire, en conservant le tarse pour la restauration d'une paupière inférieure, d'après le procédé de Dieffenbach.

Fig. 11. Paupière inférieure réunie et appliquée, complément du procédé indiqué dans la figure 10.

Fig. 12 et 13. Application du procédé de Dieffenbach à la paupière supérieure, sans conservation du cartilage tarse.

PLANCHE DEUXIÈME.

Fig. 1. Procédé de Walther pour l'ectropium; l'on vient d'enlever le lambeau triangulaire; la première aiguille est passée pour commencer le pansement de réunion par première intention.

Fig. 2. Cette figure représente un cas d'épicanthus. L'incision semi-elliptique A indique la forme que doit avoir la déperdition de substance, pour faire disparaître le replis falciforme B. Quoique fait d'après nature, l'artiste a exagéré la maladie, et cela d'après mon conseil, afin de la mieux faire sentir.

Fig. 3. Cette figure indique la disparition de l'épicanthus, au moyen de l'opération indiquée dans la figure précédente, le pansement par la suture entortillée, a réduit en une forme linéaire C, l'incision semi-elliptique A de la figure 2.

Fig. 4. Palette de Jæger et de Vacca, pour la rescision partielle ou générale du cartilage tarse dans le trichiasis.

Fig. 5. Pince de Græfe, pour exciser un pli de la paupière.

Fig. 6. Pince de Beer pour l'extraction des cils.

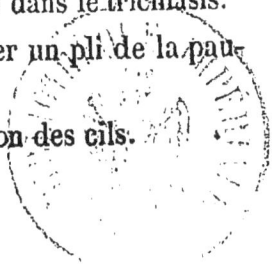

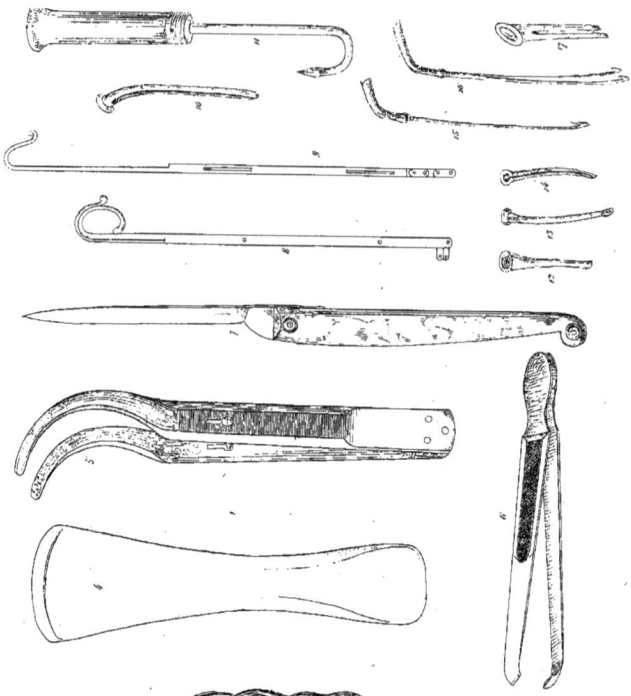

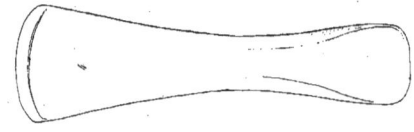

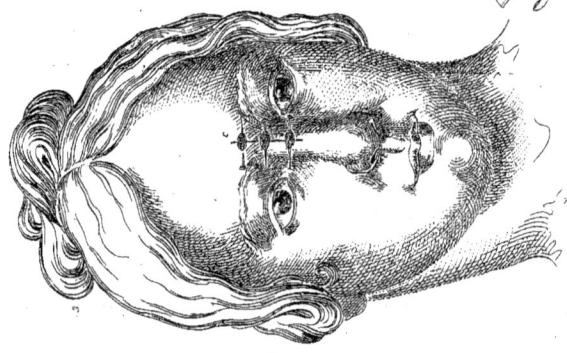

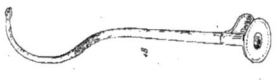

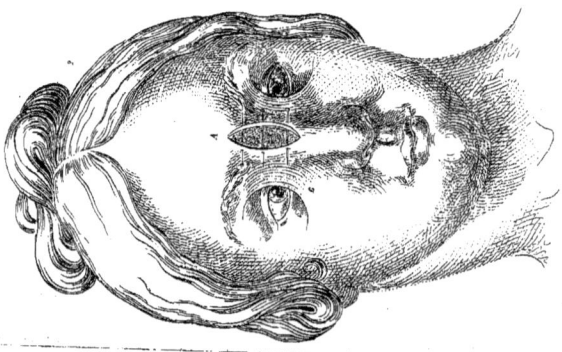

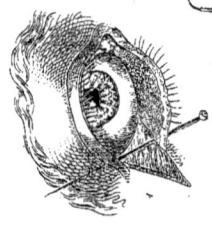

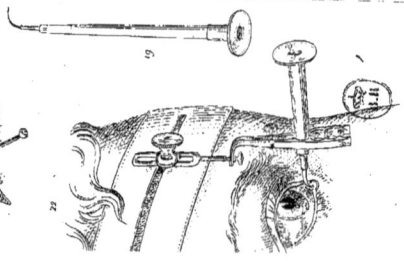

Fig. 7. Bistouri pour la fistule lacrymale.

Fig. 8. Instrument de Hayn pour mesurer la longueur du canal nasal.

Fig. 9. Le même instrument ouvert ou démonté.

Fig. 10. Clou en plomb à gouttière de Rosas, pour la fistule lacrymale.

Fig. 11. Perforateur recourbé de Scharp, mal à propos attribué à M. Laugier.

Fig. 12. Canule de Phips et Wathen.

Fig. 13. Canule de Dupuytren.

Fig. 14. Canule à ressort de Rietterich.

Fig. 15. Crochet simple de Dupuytren pour extraire la canule.

Fig. 16. Le même instrument double.

Fig. 17. Canule oblique à ressort de Rietterich.

Fig. 18. Canule à injection de Gensoul, que l'on peut convertir au besoin en porte-caustique.

Fig. 19. Canule pour injecter les points lacrymaux selon le procédé de l'auteur.

Fig. 20. Pince à dents, destinée à supporter la canule.

Fig. 21. Pièce à coulisse, s'adaptant par la partie inférieure, à la figure 20, et à la partie supérieure au frontal.

Fig. 22 et 23. Application de l'instrument tout monté. Cet appareil a été confectionné par MM. Henry et Lay, habiles fabricans d'instrumens de chirurgie, cloître Saint-Benoît, à Paris.

TABLE DES MATIÈRES

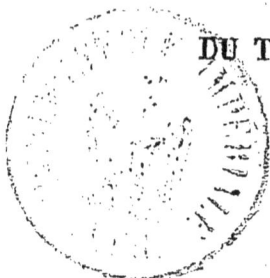

DU TOME PREMIER.

———

I.   24

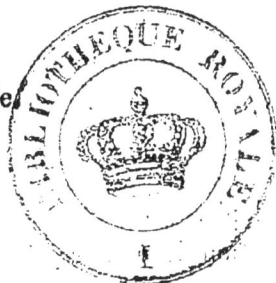

FIN DE LA TABLE DES MATIÈRES.

www.ingramcontent.com/pod-product-compliance
Lightning Source LLC
Chambersburg PA
CBHW031735210326
41599CB00018B/2587